全国高等院校医学整合教材

疾病基本病理过程

谢协驹　龙儒桃　主编

中山大學出版社
SUN YAT-SEN UNIVERSITY PRESS
·广州·

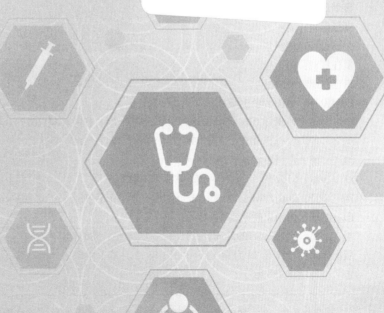

图书在版编目（CIP）数据

疾病基本病理过程/谢协驹，龙儒桃主编．—广州：中山大学出版社，2023．12
（全国高等院校医学整合教材）
ISBN 978－7－306－07906－0

Ⅰ．①疾…　Ⅱ．①谢…②龙…　Ⅲ．①病理学—医学院校—教材　Ⅳ．①R36

中国国家版本馆 CIP 数据核字（2023）第 172826 号

出 版 人：王天琪
策划编辑：吕肖剑
责任编辑：周明恩
封面设计：林绵华
责任校对：舒　思
责任技编：靳晓虹
出版发行：中山大学出版社
电　　话：编辑部 020－84110283，84113349，84111997，84110779，84110776
　　　　　发行部 020－84111998，84111981，84111160
地　　址：广州市新港西路 135 号
邮　　编：510275　　传　　真：020－84036565
网　　址：http://www.zsup.com.cn　E-mail：zdcbs@mail.sysu.edu.cn
印 刷 者：佛山家联印刷有限公司
规　　格：787mm×1092mm　1/16　23.75 印张　580 千字
版次印次：2023 年 12 月第 1 版　2023 年 12 月第 1 次印刷
定　　价：78.00 元

编审委员会

本书编委会

主　编： 谢协驹　龙儒桃

副主编： 闫庆峰　高　畅

编　委：（按姓氏笔画排序）

王　胜（海南医学院）

王生兰（青海大学医学院）

白　静（内蒙古医科大学）

刘　嫱（海南医学院）

李伟斯（海南医学院）

张　勇（海南医学院）

罗春英（右江民族医学院）

郑奕迎（海南医学院）

赵　爽（右江民族医学院）

郝　雷（内蒙古医科大学）

高　畅（海南医学院）

郭峻莉（海南医学院）

唐晓晏（川北医学院）

蒙　山（右江民族医学院）

前　言

2012 年，中国实施了“卓越医生教育培养计划”（Physician Education and Training Program of Excellence），其精髓就是通过教育体制和教学模式的改革，培养一大批高水平医师，提高中国医学创新和国际竞争能力。2013 年我们开展了卓越医生培养的基础医学课程整合改革试点，采用了以器官系统为基础的课程体系，疾病基本病理过程课程也作为其中一个模块独立开设。

根据教育部、国家卫生健康委员会、国家中医药管理局《关于加强医教协同实施卓越医生教育培养计划 2.0 的意见》（教高〔2018〕4 号）文件精神，2020 年我们在原来以器官系统为基础的课程体系改革培养卓越医生的基础上，在把握国家对新医科建设总体要求的前提下，遵循医学教育规律、遵从国家临床医学专业标准，探索开展临床医学本科五年制新医科人才培养模式改革。同时，在教育部《关于一流本科课程建设的实施意见》（教高〔2019〕8 号）、教育部《高等学校课程思政建设指导纲要》（教高〔2020〕3 号）等文件精神的引领下，升级、改造以器官系统为基础的课程体系，本课程也随之进行优化、升级，继续开设。

鉴于本课程开设已历经近十年，积累了一定的经验，2020 年初开始组织编写本教材。

本教材在编写过程中，坚持以“三基”（基本理论、基本知识、基本技能）和“五性”（思想性、科学性、先进性、启发性和适用性）为宗旨，以国家一流课程“两性一度”（高阶性、创新性、挑战度）为标准，强调教材内容做到“五个结合”（与实践相结合、与前沿相结合、与多学科交叉相结合、与思政相结合、与执医考试相结合）。

本教材的基本内容是按照器官系统教学改革要求，以病理生理学理论课教学中的基本病理过程内容为核心，融入病理生理学总论和药理学总论内容。全书共 15 章，其中前 14 章以病理生理学的总论、基本病理过程为主，第 15 章为药理学的总论。

基本内容的编写，注重学术性，力求语言简洁，图文并茂。

“五个结合”的内容以附录形式编写，主要编写要求为：

一是与实践相结合：选择病例 39 例，覆盖所有章，病例编写注重基础医学特点，注重推动基础与临床的结合，编写格式统一，每个病例均包括病例摘要、分析题、参考答案 3 个部分，并将参考答案独立编排。

二是与前沿相结合、与多学科交叉相结合：从 1901 年以来颁发的诺贝尔生理学或医学奖中，遴选与本教材内容相关的获奖项目 40 个，提供给学习者学习、借鉴，促进对学生科研思维和创新思维的培养，并作为课程思政素材，供开展思政教育参考；同时，注重科研反哺教学，在教学过程中鼓励教师结合教学内容，将自己的科学研究成果介绍给学生。

三是与思政相结合：共选择了95个案例或素材，包括国家勋章和国家荣誉称号8例、诺贝尔生理或医学奖40项、警醒案例8例、病例分析39例。根据课程思政要紧扣习近平新时代中国特色社会主义思想、社会主义核心价值观、中华优秀传统文化、宪法法治、学生职业理想和职业道德5个教育目标的要求，将思政目标、案例和相应的教学内容知识点进行契合性设计。部分素材如国家勋章和国家荣誉称号已根据教学内容知识点对应的课程思政目标做了对应的标注，其他案例可由教师在教学过程中，根据教学内容、思政目标、相应案例选择匹配，也可供学生通过阅读融会贯通。

四是与执医考试相结合：为了做好教学内容与执业医师考试内容的衔接，根据国家卫生健康委员会医师资格考试委员会颁布的《临床执业医师资格考试大纲》，介绍本教材教学内容与考试大纲相关的考点，供学生参考；同时，编写所有章的名词中英文对照及解释，方便学生复习考试时全面、快捷地学习。

本教材在编写过程中，引用、借鉴了大量的原始文献和教材、论著的相关内容，包括图、表、文字表达等，为此，谨向被我们引用、借鉴的写作相关论著的专家学者、出版者致以最崇敬的谢意。

本教材编写过程严谨、务实，编写内容经编委会确定，然后通过初稿讨论、交叉审稿、编委修改、主编再审稿和定稿等环节，力求精益求精，少出或不出错误。为此，谨向在编写过程中付出艰辛努力的各位编写人员、审稿专家以及相关人员表示由衷的感谢。

由于本教材非一人执笔，文字风格不尽一致，同时，由于我们的水平有限、经验不足，疏漏在所难免，恳请使用本教材的教师、同学和各位业内同仁及细心的读者批评指正。

即将付梓之际，期望本教材的出版与使用，能使医学专业学生和相关专业的教师及医师受益，并能助力中国医学整合课程的“金课”建设。

谢协驹　龙儒桃

2023年2月

目 录

Contents

绪 论 …… 1

第一章 疾病概论 …… 5
第一节 疾病的相关概念 …… 6
第二节 病因学 …… 8
第三节 发病学 …… 10
第四节 疾病的转归——康复与死亡 …… 13
第五节 疾病研究的基本方法 …… 15

第二章 水、电解质代谢紊乱 …… 19
第一节 正常水、钠平衡 …… 20
第二节 水、钠代谢紊乱 …… 24
第三节 钾代谢紊乱 …… 33
第四节 镁代谢紊乱 …… 42
第五节 钙、磷代谢紊乱 …… 46

第三章 酸碱平衡和酸碱平衡紊乱 …… 55
第一节 酸碱平衡及其调节 …… 56
第二节 酸碱平衡紊乱常用指标及分类 …… 62
第三节 单纯型酸碱平衡紊乱 …… 65
第四节 混合型酸碱平衡紊乱 …… 77
第五节 判断酸碱平衡紊乱的方法及其病理生理基础 …… 79

第四章 缺 氧 …… 83
第一节 常用血氧指标 …… 84
第二节 缺氧的分类、原因和血氧变化特点 …… 86
第三节 缺氧时机体的功能与代谢变化 …… 91
第四节 防治的病理生理基础 …… 99

第五章　发　热 ………………………………………………………… 101
第一节　体温的调节 ………………………………………………………… 102
第二节　发热的病因和发病机制 …………………………………………… 103
第三节　发热时机体的代谢与功能变化 …………………………………… 111
第四节　防治的病理生理基础 ……………………………………………… 113

第六章　应　激 ………………………………………………………… 115
第一节　应激概述 …………………………………………………………… 116
第二节　应激时机体功能代谢的改变及机制 ……………………………… 118
第三节　应激与疾病 ………………………………………………………… 126
第四节　病理性应激的防治原则 …………………………………………… 130

第七章　休　克 ………………………………………………………… 133
第一节　病因与分类 ………………………………………………………… 134
第二节　发生机制 …………………………………………………………… 137
第三节　机体代谢与功能变化 ……………………………………………… 145
第四节　几种常见休克的特点 ……………………………………………… 146
第五节　防治的病理生理基础 ……………………………………………… 148

第八章　凝血与抗凝血平衡紊乱 ………………………………………… 151
第一节　凝血功能异常 ……………………………………………………… 152
第二节　抗凝功能异常 ……………………………………………………… 154
第三节　纤溶功能异常 ……………………………………………………… 156
第四节　血管、血细胞异常 ………………………………………………… 157
第五节　弥散性血管内凝血 ………………………………………………… 159

第九章　缺血－再灌注损伤 ……………………………………………… 167
第一节　原因和条件 ………………………………………………………… 168
第二节　发生机制 …………………………………………………………… 169
第三节　功能代谢变化 ……………………………………………………… 176
第四节　防治的病理生理基础 ……………………………………………… 179

第十章　糖代谢紊乱 ……………………………………………………… 183
第一节　高血糖症 …………………………………………………………… 184
第二节　低血糖症 …………………………………………………………… 190

第十一章　脂代谢紊乱 …………………………………………………… 195
第一节　正常脂蛋白代谢 …………………………………………………… 196

第二节 高脂蛋白血症 …… 198
第三节 低脂蛋白血症 …… 203

第十二章 细胞信号转导异常与疾病 …… 207
第一节 细胞信号转导过程 …… 208
第二节 细胞信号转导的调节 …… 211
第三节 细胞信号转导异常的机制 …… 212
第四节 细胞信号转导异常与疾病 …… 213
第五节 防治的病理生理基础 …… 214

第十三章 细胞增殖和凋亡异常与疾病 …… 217
第一节 细胞增殖异常与疾病 …… 218
第二节 细胞凋亡异常与疾病 …… 222

第十四章 多器官功能障碍 …… 229
第一节 病因与分类 …… 230
第二节 发病机制 …… 231
第三节 机体主要功能代谢的变化 …… 235
第四节 防治的病理生理基础 …… 238

第十五章 疾病治疗药物药理学总论 …… 241
第一节 概 述 …… 242
第二节 药物效应动力学 …… 244
第三节 药物代谢动力学 …… 255
第四节 影响药物效应的因素及合理用药原则 …… 266

附录1：名词中英文对照及解释 …… 270
附录2：诺贝尔生理学或医学奖介绍 …… 284
附录3：获国家勋章和国家荣誉称号的医学科学家介绍 …… 318
附录4：警醒病例介绍 …… 321
附录5：病例分析 …… 326
附录6：病例分析参考答案 …… 342
附录7：课程思政设计 …… 358
附录8：与《临床执业医师资格考试大纲》相关内容介绍 …… 360

参考文献 …… 363

绪　论

一、疾病基本病理过程的主要内容

疾病基本病理过程（fundamental pathological process of disease）是按照器官系统教学改革要求，以病理生理学理论课教学中的基本病理过程内容为核心，融入病理生理学总论和药理学总论内容而设的课程。

病理生理学（pathophysiology）是研究疾病发生、发展过程中功能和代谢改变的规律及其机制的学科，其主要任务是揭示疾病的本质，为建立有效的疾病诊疗和预防策略提供理论和实验依据。病理生理学的理论知识和研究对象涉及临床所有疾病。根据医学课程的分工，病理生理学的主要教学内容是多种系统或器官疾病进程中带共性的功能、代谢改变规律及其内在调节机制，而针对一些具体疾病的独特病理生理学问题，将在临床相关学科讲授。因此，病理生理学理论课教学内容一般包括如下 3 个部分：第一部分为总论，包括绪论和疾病概论，主要讨论人类所有疾病的共性，包括疾病的病因学、发病学和转归学。第二部分为基本病理过程（fundamental pathological process），指可在多种疾病中出现的、共同的、成套的功能和代谢变化，如缺氧、发热、应激等。一种疾病可以包含几种基本病理过程，既可有局部病变，也可有全身反应。第三部分为各系统器官病理生理学，指在某一系统或器官中，疾病发生、发展过程中一些具有共性的病理过程和机制，包括心功能不全、呼吸功能不全、肝功能不全、肾功能不全等。

在器官系统教学改革中，疾病基本病理过程模块按独立一门课程设置，主要内容包括疾病概论，水、电解质代谢紊乱，酸碱平衡和酸碱平衡紊乱，缺氧，发热，应激，休克，凝血与抗凝血平衡紊乱，缺血－再灌注损伤，糖代谢紊乱，脂代谢紊乱，细胞信号转导异常与疾病，细胞增殖和凋亡异常与疾病，多器官功能障碍，疾病治疗药物药理学总论共 15 章，其中前 14 章以病理生理学的总论、基本病理过程为主，第 15 章为疾病治疗药物药理学总论。

除了开展理论教学外，还开展实验教学。作为一门与疾病密切联系的课程，其实验课的特点是大量涉及人类疾病模型的复制。开设缺氧、休克等实验课，不仅能让学生通过学习课题设计、具体操作、观察以及分析实验结果，验证理论课学习的知识，加深对理论课的理解和记忆；还能培养学生独立思考和提出科学问题、提高实践技能以及分析和综合的能力。

学习疾病基本病理过程，除了要充分体会该课程培养临床思维的特点以外，还要把握好疾病发生发展过程中虽然存在因果转化，但并不是所有环节都同等重要。其中有的环节起决定性作用，为其他环节的发生发展所必需，被称为发病的主导环节。

二、发展简史和未来趋势

病理生理学科是联系基础医学与临床医学的“桥梁学科”，其发展历程基本涵盖了疾病基本病理过程的发展过程。

（一）发展简史

18 世纪，意大利解剖学家 Giovanne Battista Morgagni（1682—1771 年）等通过大量尸体解剖，发现不同的疾病显示不同器官的形态变化，由此创立了器官病理学（organ

pathology)。

19 世纪末，德国病理学家 Rudolf L. K. Virchow（1821—1902 年）等通过利用光学显微镜进行观察研究，创立了细胞病理学（cellular pathology）。与此同时，法国生理学家 Claude Bernard（1813—1878 年）等开始利用动物复制人类疾病模型，并用科学实验的手段研究疾病发生过程中功能、代谢和结构的变化，从而形成了病理生理学的前身——实验病理学（experimental pathology）。1879 年，病理生理学作为一门独立课程在俄国的喀山大学正式开设。此后，东欧和德国的一些医学院校相继成立病理生理学教研室、开设病理生理学课程。在西欧及北美等国家，医学院虽然也开设了病理生理学课程，并出版了多种病理生理学教材，但有关教学内容仍由生理学专家和相关临床专家讲授。

20 世纪 50 年代初期，我国创建病理生理学学科，通过几代病理生理学工作者的努力，病理生理学学科在教学、科研、人才培养、学科及学会、杂志和网站建设等方面均取得了丰硕的成果。1985 年中国科协批准成立国家一级学会——中国病理生理学会（Chinese Association of Pathophysiology，CAP），此后相继成立了心血管疾病、受体、炎症发热和感染、微循环、休克、实验血液学、动脉粥样硬化、缺氧和呼吸、免疫、中医、肿瘤、消化、动物病理生理、大中专教育、危重病医学、功能实验教学等专业委员会。1991 年我国成为国际病理生理学会（International Society for Pathophysiology，ISP）成员国及组建国。

（二）未来趋势

随着医学模式（medical model）从单纯的“生物医学模式”向“生物 - 心理 - 社会医学模式”或是“生物 - 心理 - 社会 - 环境医学模式”的转变，疾病谱的变化，以及传统医学、循证医学、精准医学、转化医学的发展，人类对生命现象的本质、疾病与社会的关系、疾病时的身心变化、人与社会间的协调等问题的研究日趋受到关注，对病理生理学的教学和科研也提出了新要求。

本章小结

1. 病理生理学的主要内容；疾病基本病理过程的主要内容。
2. 病理生理学是联系基础医学与临床医学的“桥梁学科”。
3. 学习疾病或一些特定基本病理过程的发生发展规律，为今后学好临床医学课程与临床实践奠定坚实的基础。
4. 病理生理学的发展历史以及未来趋势。

（谢协驹　龙儒桃）

第一章 | 疾病概论

第一节　疾病的相关概念

一、健康

传统观念认为健康就是没有疾病。这是不够全面的。1946 年，世界卫生组织（WHO）提出了全新的健康概念，即健康（health）不仅是没有疾病或不虚弱，而且是身体的、心理的和社会的完美状态。该定义强调健康除了身体上没有疾病以外，还在心理上和社会上处于完好状态。

身体上的完好状态指的是机体结构、功能和代谢的正常，采用当今科技手段未发现任何异常。心理上的完好状态指的是精力充沛，处世乐观，态度积极，情绪、学习及思维等处于正常状态，应变能力强，能适应外界环境中的各种变化。社会上的完好状态指的是人的行为和社会道德规范相一致，能保持良好的人际关系，能在社会中承担合适的角色。

心理和社会上的健康与机体健康是相互影响的，心理和社会上的不健康可伤害身体，甚至引起躯体疾病。长期的躯体疾病也可影响心理和社会上的健康。健康的标准也随着社会的发展不断变化。

二、疾病

疾病概念是关于疾病本质的认识的概括。它随着人类对疾病认识水平的不断提高以及疾病本身的发展变化而有所变化。如在原始社会，人们认为疾病是鬼神作怪的结果。古印度医学（大约在公元前 2000—前 1000 年）认为疾病是气、胆、痰 3 种“体液”的失衡。中国古代医学（大约在公元前 770—前 265 年）认为疾病是阴阳五行的失调。古希腊医学家希波克拉底（Hippocrates，公元前 460—前 370 年）则认为，疾病是由来自心脏的血液、肝脏的黄胆汁、脾脏的黑胆汁和脑中的黏液 4 种元素的失衡引起的。

疾病（disease）指的是机体在病因作用下，机体内稳态（homeostasis）调节紊乱而导致的异常生命活动过程。在这一过程中，由于机能、代谢和形态的变化，机体呈现出各种临床症状和体征。疾病的特征为：①任何疾病都是有致病原因的，病因使机体内稳状态紊乱是疾病发生的基础。②自稳调节紊乱使机体出现功能代谢、形态结构的变化。这些变化导致病人出现主观症状和可被检查到的客观体征，成为诊断疾病的基础。③疾病的过程存在损害和抗损害两个方面。消除病因、减轻损害和增加抗损害的能力是疾病防治的基本原则。④疾病是一个过程，有其发生、发展和转归的一般规律。掌握其规律，有利于疾病的防治。

三、亚健康

亚健康（sub-health）是指人身体介于健康与疾病之间的一种生理功能低下的状态。WHO 的一项调查表明，人群中真正健康者约占 5%，患病者约占 20%，而处于亚健康状态者约占75%，而中年人是亚健康的高发人群。

亚健康并不是病，处于亚健康状态者，不能达到健康的标准，表现为一定时间内的活力减低、功能和适应能力减退，但又不符合现代医学有关疾病的临床或亚临床诊断标准。亚健康可以由多种原因引起。最常见的原因是学习或工作负荷过重，使人身心疲惫而导致的神经内分泌功能失调，由此引起的亚健康被称为“慢性疲劳综合征”（chronic fatigue syndrome）。环境因素、家庭社会因素、个人生活及工作方式等也可影响人体的正常平衡，导致亚健康出现。

亚健康状态处于动态变化之中。如能及时采取积极健康的生活方式，开展体育锻炼，配合某些心理疏导等措施，身体会向健康转化；如长期忽视亚健康状态，不积极应对，亚健康状态可发展成疾病。医务工作者应该充分认识亚健康的危害性，重视疾病预防，促使亚健康向健康转化。

四、医学模式对疾病与健康的认识

19 世纪的生物医学模式（biomedical model）以经典西方医学为理论基础，强调从生物属性认识疾病的发生发展，注重自然环境对人体的影响、生物病原体的致病作用以及疾病中躯体的生物学异常变化。

20 世纪 70 年代，恩格尔（G. L. Engel）在《科学》杂志发表论文，提出了生物－心理－社会医学模式（bio-psycho-social medical model），强调心理、社会因素在区分健康与疾病中的作用，强调心理、社会因素在疾病发病和防治中的作用。

最近有学者提出的生物－心理－社会－环境医学模式（bio-psycho-social-environ medical model），强调自然环境的改变或污染在疾病发生发展中的作用。

五、疾病谱

疾病谱（spectrum of disease）是指根据特定地区特定疾病的发病率或死亡率或危害程度对疾病进行的排序。

在美国，1900 年导致死亡的前五位疾病排序是肺炎、结核、腹泻、肠炎和心脏病，1997 年导致死亡的前五位疾病的排序则是心脏病、恶性肿瘤、脑卒中、慢性阻塞性肺病和非故意伤害。

在我国，1949 年前传染病引起的死亡率占总死亡率 50% 以上。到 20 世纪 90 年代，占我国人口死因前四位的疾病为：心脑血管疾病、恶性肿瘤、呼吸系统疾病和非故意伤害。

值得注意的是，由于人均寿命的显著延长，全球人口老龄化问题日趋严重，一些与老龄相关的疾病（如阿尔茨海默病、骨质疏松等）的患病率急剧上升。疾病谱的变化挑战着未来的医疗决策。

第二节　病因学

病因学（etiology）是研究疾病发生的原因与条件及其作用规律的科学，即探讨疾病是因何发生的。

一、疾病的常见原因

病因（cause of disease）指的是能引起疾病发生并决定疾病特异性的体内外因素，如流感病毒是流行性感冒的病因、伤寒沙门菌是伤寒的病因等。病因的种类很多，但目前有些疾病的病因尚不十分明确。明确病因，对疾病的预防、诊断和治疗具有非常重要的意义。病因可分为以下几大类。

（一）生物性因素（biological factors）

主要包括各种病原微生物（病毒、立克次体、细菌、螺旋体等）和寄生虫（原虫、蠕虫等）。这些是疾病的最常见病因。这类病因可引起各种感染性疾病，亦可导致各类急慢性传染性疾病而危害公共卫生安全，如肝炎病毒引起的肝炎、结核分枝杆菌引起的结核病、新型冠状病毒引起的新冠肺炎等。生物性因素的致病力取决于病原体的数目、侵袭力及毒力。其致病特点是：①病原体有特定的入侵门户和定位；②病原体与被侵个体相互作用才能导致疾病发生；③病原体作用于机体后常可引起免疫反应，病原体变异后可产生耐药性。

（二）化学性因素（chemical factors）

包括强酸、强碱、化学毒物（有机的和无机的）、生物性毒物（动物或植物）等化学因素。其致病特点是：①进入体内的毒物可因其与某种组织或器官具有亲和力，带来某些器官选择性的损害，如汞主要损伤肾脏、四氯化碳主要引起肝细胞中毒等；②除慢性中毒外，致病的潜伏期一般较短；③其致病作用与毒物本身的性质、剂量以及对机体作用部位和整体功能状态有关。

（三）物理性因素（physical factors）

主要包括机械力（引起创伤、骨折等）、高温（引起烧伤、烫伤、中暑等）、低温（引起冻伤、全身过冷等）、电流（引起电击伤等）、大气压变化（引起减压病、沉箱病等）、电离辐射（引起放射病、肿瘤等）等。其致病特点是：①对组织的损伤无选择性；②大多数只引发疾病，不影响疾病的发展。

（四）营养性因素（nutritional factors）

营养物质失衡是指各类营养物质的不足或过剩，这可以造成细胞损伤。营养不足带来各种营养缺乏症，如蛋白质、维生素和电解质（钙、铁、铜、锌、硒等）的缺乏症等。营养过剩也能致病，如长期高糖或高脂饮食易引起肥胖病，维生素 A、D 摄入过多也可引起中毒。营养不良使机体抵抗力和代偿适应能力降低，又成为诱发疾病的重要条件。

（五）遗传性因素（genetic factors）

生殖细胞或受精卵中的基因突变或染色体畸变可引起疾病。这些疾病常因遗传物质的缺陷而影响后代，即疾病具有遗传性。其致病特点是：①遗传物质的直接致病作用：基因突变引起分子病，如血红蛋白 α 链基因缺陷引起的地中海贫血；染色体畸变表现为染色体数目或结构的改变，如唐氏综合征（21－三体综合征）等。②遗传易感性：具有易患某种疾病的遗传素质，称为遗传易感性，如高血压、冠心病、精神分裂症等。遗传素质往往是多基因作用的结果，通常是遗传因素和环境因素共同作用的结果。

（六）先天性因素（congenital factors）

先天因素指损害胎儿生长发育的有害因素，如一些药物、化学物质、放射线、病原微生物等。由先天性因素引起的疾病称为先天性疾病。例如，妊娠早期孕妇感染风疹病毒，可导致婴儿患先天性心脏病。有的先天性疾病可以遗传，如多趾、唇裂等；有的则不会遗传，如先天性心脏病。

（七）免疫性因素（immunological factors）

免疫因素（immunological factors）如免疫反应过强、免疫缺陷或自身免疫反应等均可对机体造成影响。如某些花粉或食物可引起支气管哮喘、荨麻疹等变态反应性疾病；机体对异种血清、青霉素等过敏可导致过敏性休克；人类免疫缺陷病毒（human immunodeficiency virus，HIV）感染可破坏 T 淋巴细胞，导致获得性免疫缺陷综合征（acquired immune deficiency syndrome，AIDS）；当机体对自身抗原发生免疫反应时，可导致自身组织损伤或自身免疫性疾病（autoimmune disease），如系统性红斑狼疮、类风湿关节炎等。

（八）社会－心理因素（social-psychological factors）

人类的健康与疾病受人体生理与心理因素的影响，而心理社会因素贯穿疾病的整个过程。某些异常激烈的情绪变化，如过度喜悦、悲伤、忧郁，均可引起内环境平衡失调而致病。某些心绞痛的发作、高血压病、溃疡病的发生均与精神因素有关。

（九）环境生态因素（environmental and ecological factors）

自然资源的过度开发，“三废”（废水、废气、废渣）处理不善而造成的生态平衡破坏，大气、水和土壤的污染，已成为危害人类健康、导致疾病发生的重要因素。空气污染除引起呼吸系统疾病外，还显著升高冠心病、心肌梗死、高血压和脑卒中（卒中）的发病风险和死亡率。饮用亚硝酸化合物、三氯甲烷污染水可引起癌症，饮用重金属污染水可导致肝病、骨髓抑制等疾病。

二、疾病发生的条件

疾病的发生除了与病因有关以外，还与某些条件或诱因密切相关。这些条件与诱因通过改变机体的抵抗力和病因的致病力，影响着疾病的发生和病因作用的后果。

疾病发生的条件（condition）是指能促进或减缓疾病发生的某种机体状态或自然环境或社会因素。这些因素包括体内因素、自然因素和社会－心理因素等。条件本身不引起疾病，但可影响病因对机体的作用，如结核分枝杆菌是结核病的原因，而营养不良带来抵抗力下降是促进结核病发生的条件。

诱因（precipitating factor）是指能加强病因作用而促进疾病发生发展的因素。例如，高血压患者在情绪激动、寒冷刺激等诱因的作用下，易发生脑血管意外；肝硬化伴消化道大出血时，可致血氨突然增高而诱发肝性脑病。

危险因素（risk factor）指与某一疾病发生发展密切相关的因素。危险因素可能是疾病的致病因素或条件，也可能是该疾病的一个环节。例如，肥胖、吸烟、运动过少、糖尿病、高血压等是动脉粥样硬化的“危险因素”。

应该指出的是，病因和条件的划分并不是绝对的，而是相对的。一个因素在某一疾病过程中，可以是引起该病的原因，但在另一疾病过程中，则可能作为该病发生的条件，如寒冷在冻伤的发生中是致病原因，但在感冒的发生上则起条件作用。因此，正确地分析病因和条件，及时地去除病因和控制发病的条件，对疾病的防治有重要的作用。

第三节　发病学

发病学（pathogenesis）主要研究疾病发生发展的规律和机制。不同疾病均有其特定的发生机制和发展规律。

一、疾病发生发展的一般规律

（一）内稳态失衡

细胞直接接触和生存的体内环境，即细胞外液，称为机体的内环境。细胞外液包括血浆、组织液、淋巴液、脑脊液等。内环境的化学成分及理化性质，如各种离子的浓度、温度、酸碱度及渗透压等，在正常生理状况下变动范围很小，保持相对恒定的状态，称为内环境稳态，亦称内稳态。机体的内稳态平衡是保持正常生命活动和健康的先决条件，内稳态平衡是生物体内各种自我调节的结果。

人体内环境稳态失衡指的是体内各种物质在不断变化的过程中没有达到相对平衡状态，即某种或几种物质过多或过少。一旦内环境稳态遭到严重破坏，新陈代谢和机体各种功能活动将不能正常进行，即产生疾病，甚至危及生命。

（二）因果交替

在疾病的发生发展过程中，原始病因作用于机体引起某种变化，这种变化是结果；这个结果又可作为原因，引起新的变化。这样原因和结果交替进行，形成连锁反应，推动疾病的发展。

因果交替常常引起恶性循环。例如，创伤引起血管破裂大出血，使循环血量减少和血压下降；循环血量减少和血压下降又引起交感神经兴奋、血管收缩；血管收缩使组织灌流减少和缺氧；当出现脑缺血、缺氧后，可导致神经调整机能障碍，从而加重循环紊乱；循环机能障碍又会进一步使中枢缺血、缺氧加重。如此形成恶性循环，若不及时救治，可引起死亡（图1－1）。

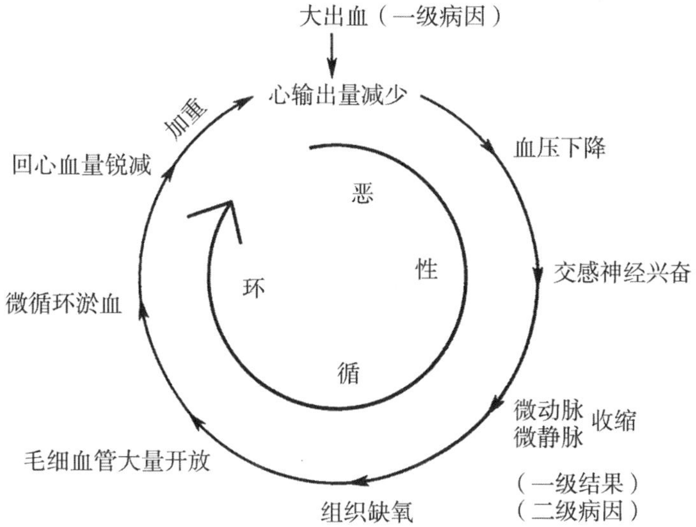

图1-1 大出血时的因果交替、损伤与抗损伤

疾病的发展常出现明显的阶段性。在不同的阶段，对疾病发展起关键作用的主导环节往往不同。因此，了解疾病过程中各种变化的因果关系，抓住主导环节，打断各种恶性循环，就可能使病情向有利的方向发展。

（三）损伤与抗损伤

病因作用于机体可引起一系列功能、代谢和形态变化。其性质包括：①损伤性变化，如组织细胞的变性坏死、物质代谢的紊乱以及器官功能障碍；②抗损伤性反应，包括机体防御适应性反应和代偿性变化，如代谢的适应，功能的代偿，组织的再生、修复、肥大，等等。在疾病过程中，损伤与抗损伤相互对立斗争，又互相联系、互相依存，贯穿疾病始终，且在一定条件下互相转化（图1-1）。

一般来说，疾病过程中损伤性变化对机体是有害的，抗损伤性反应对机体是有利的。疾病治疗过程中应减轻患者机体的损伤性反应，增加机体的抗损伤措施，使疾病向痊愈的方向发展。应当指出，有些抗损伤反应，在不同的条件下也会带来机体损害。因此，对疾病过程中各种反应的性质应根据具体情况具体分析。

（四）局部与整体

疾病的表现可限于局部，也可扩展于全身，或者两者同时存在。局部的病变可以通过神经和体液途径影响整体，例如，肺结核除可表现为咳嗽、咯血等局部症状外，还可表现为乏力、发热、盗汗、消瘦等症状。全身的功能状态也可以通过这些途径影响局部病变发展，例如，糖尿病是一种全身代谢性疾病，却可以表现为局部的皮肤瘙痒、溃疡等。充分认识每一个疾病在疾病发生发展过程中局部与整体之间的关系，对疾病的诊断、治疗和预后都具有十分重要的意义。

二、疾病发生的基本机制

（一）神经机制

神经系统在人体生命活动的维持和调控中起主导作用。病因通过直接侵犯神经系统或通过神经反射引起神经功能紊乱而致病，称为疾病的神经机制。

有些致病因素可直接损害神经系统，例如，乙型脑炎病毒、狂犬病毒、脊髓灰质炎病毒可直接破坏中枢神经系统引起疾病，破伤风杆菌的毒素可作用于中枢神经系统，引起全身抽搐和交感神经机能亢进。有些致病因素可通过神经反射引起相应器官疾病，例如，严重烧伤可引起反射性交感神经兴奋，胃肠黏膜毛细血管收缩，可引起缺血缺氧，导致应激性溃疡。此外，长期强烈的精神刺激可引起大脑皮层和免疫系统功能紊乱，并参与高血压和肿瘤等多种疾病的发生。

（二）体液机制

体液是维持机体内环境稳定的重要因素。体液中有很多种称为体液因子的物质，包括全身作用的体液性因子（如胰岛素、胰高血糖素、前列腺素、补体、凝血因子及纤溶物质等）、局部作用的体液性因子（如内皮素和某些神经肽等）、细胞因子（如白介素和肿瘤坏死因子等）。疾病的体液机制指致病因素通过改变体液因子的数量或活性，引起内环境紊乱而致病的过程。

体液因子通过以下 3 种方式作用于局部或全身，影响细胞的代谢与功能：①内分泌（endocrine）：分泌细胞分泌的体液因子经过血液循环到达远距离靶细胞，并作用于靶细胞上的受体发挥作用，如激素；②旁分泌（paracrine）：分泌细胞分泌的体液因子作用于附近的靶细胞而发挥作用，如内皮素、一氧化氮等；③自分泌（autocrine）：细胞对自身分泌的体液因子发挥作用，如多种生长因子等。

实际上，神经机制和体液机制是密不可分的，两者常常共同参与许多疾病的发生，被称为“神经体液机制”。如长期精神紧张引起心血管运动中枢反应性增强，交感神经兴奋，刺激肾上腺髓质系统释放儿茶酚胺，使外周小动脉收缩，心率加快，心输出量增加，最终导致血压增高。

（三）细胞机制

细胞是生物体最基本的结构和功能单位。病因直接作用于组织细胞引起损伤而致病，称为疾病的细胞机制，例如，机械力、酸、碱、高温、低温、细菌毒素、化学毒素、电离辐射等病因，可作用于细胞膜（膜受体、膜通道、膜电位等）、细胞器（线粒体、溶酶体、内质网等）、细胞信号传递（细胞间通信、细胞内信号传递等）、细胞骨架（微管、微丝、中间丝等）、细胞核等部位，导致它们的功能障碍，引起细胞损害和疾病的发生；再如，在炎症反应时，组胺增多，它作用于血管内皮细胞膜相应受体，经过细胞内信号传导（蛋白激酶 G 和蛋白激酶 C）系统，带来细胞骨架的变化，使内皮间裂隙增大，从而引起血管通透性增加。

需指出的是，有些因素对细胞的损伤无选择性，如外力、高温等；而有些因素则有选择性地损伤细胞，如疟原虫破坏红细胞、HIV 病毒主要破坏 T 淋巴细胞、肝炎病毒侵犯肝细胞等。

(四) 分子机制

细胞的生命活动由分子执行，疾病过程中细胞的损伤均涉及分子的变化。随着DNA双螺旋结构的发现和分子生物学崛起，疾病发生的机理已研究到分子水平。分子病(molecular disease)指的是由遗传物质或基因的变异引起的蛋白质异常为特征的疾病。例如，蚕豆病是由于编码6-磷酸-葡萄糖脱氢酶（G-6-PD）的基因缺陷所引起的溶血性疾病，家族性高胆固醇血症是由于低密度脂蛋白受体减少引起的疾病，胱氨酸尿症是由于肾小管上皮细胞转运氨基酸的载体蛋白发生遗传性缺陷形成的疾病。近年来的研究发现，有些分子病是由环境因素中多种致病因子对DNA的损害所致，例如，与结肠癌有关的家族性多发性结肠息肉症（APC）基因、强直性肌营养不良症基因等。除了单一的疾病基因引起发病以外，还有多个基因参与发病过程，如多个促进肿瘤发生的癌基因（如bcl-2、突变型p53等）或抑制肿瘤发生的癌基因（如Fas、野生型p53等）。近年来不断发现有新的基因参与疾病的发生，为阐明疾病的发生机理和防治提出新的思路和方向。

三、老化在疾病发生发展中的作用及机制

老化（aging）和衰老（senescence）均是机体在增龄过程中由于形态改变、功能减退、代谢失调而导致机体对外部环境适应力下降的综合状态。老化倾向于描述生理性增龄过程，而衰老则指伴有严重退行性变的、快速的病理性老化。老化是一些增龄性疾病的共同促发因素。老年机体功能、代谢变化的特点及其病理生理学意义归纳如下。

(一) 储备减少

如糖原储存减少，可使机体ATP生成减少，各器官、组织因供能不足发生功能障碍；同时，由于热量产生减少，老人体温常常偏低。老年人蛋白质代谢呈负氮平衡，免疫球蛋白合成减少，抗体生成不足，对许多疾病的易感性增加。

(二) 内稳态调控能力减弱

老年机体由于神经-内分泌系统老化，内稳态调控能力减弱，更容易患冠心病、动脉粥样硬化、糖尿病、高血压和骨质疏松症等病。

(三) 反应迟钝

老年机体由于各系统、器官功能全面下降，在应激条件下机体难以对体内、外致病因素做出迅速、有效的反应。因此，老年人在高温、寒冷、疲劳、感染等紧急情况下比年轻人更容易产生严重后果。

第四节 疾病的转归——康复与死亡

疾病的发生发展是一个连续的过程，疾病的最后结局取决于机体在致病因素作用后而出现的损伤与抗损伤斗争。及时诊断和恰当治疗对疾病的转归有重要影响。疾病的转归有康复和死亡两种形式。

一、康复

（一）完全康复

完全康复（complete recovery）是指致病因子的作用已停止，被损害的功能、代谢和形态结构得到完全的修复或代偿，机体的内外平衡恢复常态，临床症状和体征完全消退，劳动力恢复。完全康复是常见的，某些传染病痊愈后，机体还可获得特异性免疫，如天花。

（二）不完全康复

不完全康复（incomplete recovery）是指致病因子的作用和损害性变化得到了控制，主要症状已经消失，但受损的功能、代谢和形态结构未得到完全恢复。通过代偿作用，在一定条件下维持相对正常的生命活力。如果由于某种原因使代偿功能减弱，或外界环境剧烈变化，机体不能代偿适应时，可引起疾病再发。例如，心瓣膜病患者出现心力衰竭，经内科治疗后，患者的主要症状消失，但瓣膜狭窄或闭锁不全仍然存在；如果由于某种原因使心脏代偿功能减弱或心脏负担加重，可重新发生心力衰竭。

二、死亡

死亡（death）是生命活动的终止，有生理性死亡和病理性死亡两种。生理性死亡是衰老的结果，是生命过程发展的自然结局，然而这种死亡目前很少见。病理性死亡是疾病过程发展的一个结果，通常见于重要生命器官（脑、心、肺、肾、肝等）的严重损害，重度慢性消耗性疾病引起的全身衰竭，以及急性心跳和呼吸骤停（电击、溺水、窒息、药物中毒、过敏反应）引起的猝死等。

死亡是一个具有阶段性的过程，分为濒死期、临床死亡期和生物学死亡期。但是，如何判定生物学死亡和确认整个机体已不能复活是一个难以解决的问题，它关系到终止抢救和器官移植取材的时间。1968 年，美国哈佛大学死亡定义审查特别委员会提出将脑死亡（brain death）作为人类个体死亡的标准。脑死亡（brain death）是指全脑功能（包括大脑、间脑和脑干）不可逆的永久性丧失以及机体作为一个整体功能的永久性停止。脑死亡的判定有以下标准：①持续深昏迷，对外界刺激完全无反应；②无自主呼吸，在呼吸停止行人工呼吸 15 min 后，仍无自主呼吸；③瞳孔散大，各种颅神经反射消失（如对光反射、动眼反射、角膜反射等）；④脑电波消失；⑤脑血液循环完全停止。宣布脑死亡要谨慎。一般认为，前 3 项指标反映了脑干死亡，而脑干死亡近似于脑死亡；后两项指标是判定脑死亡的可靠标准。目前，已有很多国家以脑死亡作为死亡立法的根据。

脑死亡的确定，可以协助判定终止复苏抢救的时间，减少人力、物力不必要的消耗；此外，由于脑死亡后，在一定时间内通过人工措施，仍可维持脑以外其他器官暂时“存活”，若能及时取材，可为器官移植开辟广阔前景。

脑死亡不同于植物状态（persistent vegetation state）。植物状态是指大脑皮层功能严重受损导致的主观意识丧失，但患者仍保留皮层下中枢功能的一种状态。植物状态病人有自主呼吸，血压、脉搏、心率可以正常，有觉醒和睡眠，但无任何言语、思维，完全失去生活自理能力。超过 1 个月称为“持续性植物状态”，超过 12 个月称为“永久性植物状态”。植物状态和脑死亡有着本质的区别（表 1－1）。

表 1－1　脑死亡和植物状态的区别

项目	脑死亡	植物状态
定义	全脑功能丧失	脑的认知功能丧失
自主呼吸	无	有
意识	丧失	有睡眠－醒觉周期，但无意识
脑干反射	无	有
恢复的可能性	无	有

第五节　疾病研究的基本方法

一、疾病研究的基本方法

疾病的研究方法繁多，针对不同性质的疾病，可选择截然不同的研究策略，主要包括流行病学研究、临床研究和基础研究（表 1－2）。

表 1－2　疾病研究的基本方法

类型	方法	特征
（一）流行病学研究	1. 描述性研究（descriptive study）	应用调查或观察的方法，真实地描述疾病、健康或其他卫生事件在不同时间、地点、人群的分布特征。常以案例报告、现况调查等形式呈现
	2. 分析性研究（analytic study）	通过病例对照或队列研究等方法，发现影响疾病发生发展及其分布特征的因素
	3. 实验性研究（experimental study）	通过人为控制某些因素进行临床或现场试验，以验证病因和评价疾病的防治效果。数学建模也属于此研究方案
（二）临床研究	1. 观察性研究（observational study）	主要针对临床症状、体征和实验室检查结果，探讨疾病发生发展的规律
	2. 实验性研究（experimental study）	临床实验性研究主要包括人体实验、动物实验和体外实验。必须严格遵守人体实验的伦理原则

续表 1-2

类型	方法	特征
（三）基础研究	1. 整体动物模型	整体模型能从整体水平（神经-体液-器官/组织-分子）较全面地体现临床疾病的特征，是最能体现人类疾病特征的实验模型
	2. 离体器官模型	离体器官在合适的温度、氧气及营养条件下，可在体外生存并维持其功能，可排除神经调节造成的干扰。离体状态下器官功能难以长久维持，不宜于慢性疾病或病理过程的实验研究
	3. 细胞模型	在含有相关营养成分的培养基以及适量的氧气和二氧化碳条件下，动物及人体的各种细胞可在体外培养成活或增殖。从动物或人体组织直接分离的细胞被称为原代细胞；当某些原代细胞经长期培养、筛选后，获得无限增殖及永生化的特征，称为细胞株

二、医学研究的局限性和发展趋势

（一）传统医学

传统医学（traditional medicine）是指在近现代医学之前，已经独立发展起来的多种医疗知识体系。WHO 对传统医学的定义是：利用基于植物、动物、矿物、药物、精神疗法、肢体疗法等对疾病进行诊治和预防的医学。值得注意的是，很多文明古国都有自己的传统医学。中国的传统医学即为“中医学”。

传统医学主要依靠直觉和经验诊治和预防疾病，主要不足是缺乏系统、科学的评估体系，有关诊治经验难以验证并向大众推广。

（二）循证医学

1992 年，D. Sackett 首次提出循证医学（evidence-based medicine）的概念。循证医学的实质是一种方法学，其中心思想是依据基础和临床研究证据诊治疾病。在循证医学指导下的医疗实践中，各项诊治决策均有据可查并可推广应用，故对疾病的诊疗更具科学性。通过对近 30 年来循证医学数据的分析，大量用于疾病诊断或治疗的指南（guidelines）应运而生。然而，目前在循证医学所依赖的研究证据的获取方式及数量等方面还存在极大的局限性，根据这些数据，尚不能确定在疾病发生发展过程中谁是因、谁是果、谁是启动或推进因素、谁是伴随因素等重要问题。

（三）精准医学

精准医学是“一种基于个体化基因、环境、生活方式等因素，以提供疾病治疗方案和预防策略的新兴方法”，所以精准医学又被称为个体化医疗（personalized medicine）。实施精准医学的前提是，必须收集每例患者基因组学、表观基因学、蛋白组学、信号转导学、临床症状体征及临床实验室检测数据，结合体内微生物学、外环境暴露学、社会学等资料，建立完善的个体信息档案和疾病知识共享平台；在大数据（big data）的框架下开展循证医学研究，通过长期追踪和动态分析，寻找疾病的驱动因素和分子基础。可见，精准医学的实现可能打破两千多年来以症状和部位命名疾病的方式，对疾病进行重新分类和命名；精准医学还将改变西方医学一直沿用的从尸体解剖中寻找致病原因和解析发病机制的医学研究思维模式；其终极目标是实现对疾病更加精准的个体化诊治和预防。

（四）转化医学

美国国立卫生研究院（United States National Institutes of Health，NIH）于2003年提出转化医学（translational medicine）的概念。转化医学是指将基础医学研究和临床治疗连接起来的一种思维方式，其建立在基因组遗传学、组学芯片等基础上的生物信息学，同系统医学理论与自动化通信技术之间的互动密切，加快了科学研究向工程应用转变的产业化过程，主要目的是要打破基础医学与药物研发、临床及公共卫生之间的屏障，把基础研究获得的知识成果快速转化为临床和公共卫生方面的防治新方法。转化医学提倡的是“从实验台到临床”（bench to bed）的连续、双向、开放的研究过程。在我国，已经有大量医药院校和科研单位相继成立了转化医学中心，为我国转化医学的研究奠定了基础。

本章小结

1. 疾病、健康、亚健康、医学模式、疾病谱的基本概念。
2. 疾病病因与条件的区别。
3. 诱因、危险因素在疾病发生发展中的作用。
4. 疾病发生发展的“四个”一般规律。
5. 疾病发生的“四条”基本机制。
6. 老化在疾病发生发展中的作用及机制。
7. 疾病的转归——康复与死亡。
8. 脑死亡的判断标准和意义。脑死亡与植物状态的区别。
9. 疾病研究的基本方法。
10. 传统医学、循证医学、精准医学、转化医学的概念。

（龙儒桃）

第二章 水、电解质代谢紊乱

水是机体的重要组成成分和生命活动的必需物质，体内的水与溶解在其中的物质共称为体液。人体的新陈代谢是在体液环境中进行的。人具有精细的调节机能，能不断更新并保持体液的相对恒定，从而维持机体内环境相对稳定。

水、电解质代谢紊乱在临床上十分常见。许多器官的疾病，都可以引起或伴有水、电解质代谢紊乱；外界环境的某些变化，某些医源性因素，也可导致水、电解质代谢紊乱。如果水、电解质代谢紊乱得不到及时的纠正，可引起全身各器官系统特别是心血管系统、神经系统的生理功能和机体的物质代谢发生相应的障碍，严重时常可导致死亡。

第一节　正常水、钠平衡

一、体液的容量和分布

正常健康成年男性体液总量约占体重的 60%，细胞膜将体液分隔成细胞内液（intracellular fluid，ICF）（约占 40%）和细胞外液（extracellular fluid，ECF）（约占 20%）。细胞外液（即机体内环境）又可分为血浆（约占 5%）和组织间液（约占 15%）。组织间液中有极少部分液体存在于密闭的腔隙（如胸膜腔、腹膜腔、关节囊等）中，也称“第三间隙液”、透细胞液（transcellular fluid）（约占 1%）。透细胞液主要由上皮细胞分泌产生，包括胃肠道消化液、脑脊液、关节囊液等，又称分泌液（secreted fluid）。

体液的含量可因年龄、性别和体型的胖瘦而存在明显的个体差异（表 2－1）。人体各组织中的含水量也有很大区别，其中，肌肉组织含水量较多（可达 75%～80%），脂肪组织含水量较小（约 10%～30%）。因此，体胖者总体液所占的百分率低，其对失水的耐受性较差，而肌肉发达者则对失水的耐受性较强。

表 2－1　不同年龄体液含量的差别

	液体总量（%）	细胞内液（%）	组织间液（%）	血浆（%）
成人	60	40	15	5
儿童	65	40	20	5
婴儿	70	40	25	5
新生儿	80	35	40	5

二、体液的电解质

体液的成分电解质分为有机电解质（如蛋白质）和无机电解质（即无机盐）两部分。体液中主要的电解质有 Na^+、K^+、Cl^-、Ca^{2+}、Mg^{2+}、HCO_3^-、HPO_4^{2-} 和 SO_4^{2-} 等。细胞内液与细胞外液中的电解质成分有差异。细胞外液主要的阳离子是 Na^+，其次是 K^+、Ca^{2+}、Mg^{2+}，主要的阴离子是 Cl^- 和 HCO_3^-；细胞内液主要的阳离子是 K^+，其次是 Na^+、

Ca^{2+}、Mg^{2+}，主要的阴离子是 HPO_4^{2-}。各部分体液所含的阴离子数与阳离子数是相等的，共同维持其电中性（图 2－1）。

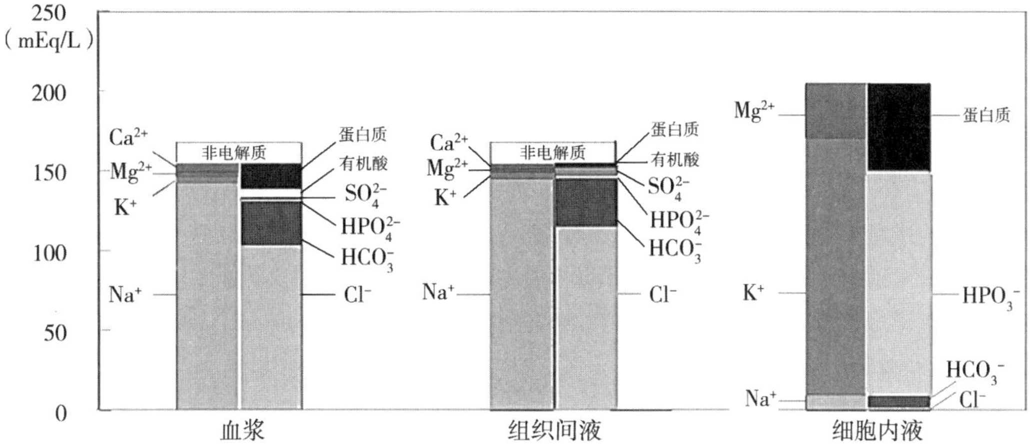

图 2－1　体液中主要的电解质含量

三、体液的渗透压

渗透压（osmotic pressure）是由溶液中的微粒所产生的渗透作用形成的，是一切溶液所固有的特性。渗透压的大小取决于溶液中渗透活性颗粒（分子或离子）的数目，而与颗粒的大小、电荷或质量无关。体液的渗透压 90%～95% 来源于 Na^+、Cl^- 和 HCO_3^-，其余 5%～10% 由 Ca^{2+}、Mg^{2+} 等其他离子，氨基酸，葡萄糖，尿素以及蛋白质等构成。体液渗透压包括晶体渗透压和胶体渗透压。由 Na^+、K^+、Cl^- 等离子（晶体颗粒）形成的渗透压，称为晶体渗透压。由蛋白质等大分子（胶体颗粒）形成的渗透压，称为胶体渗透压。体液内主要起渗透作用的是电解质。

血浆渗透压亦包括晶体渗透压和胶体渗透压。血浆蛋白在血浆中含量较高，但因其分子量相对较大，其分子数目只占血浆总分子数目的很小部分，产生的渗透作用较低，仅占血浆总渗透压的 1/200。由于蛋白质不能自由通过毛细血管壁，因此血浆胶体渗透压对于维持血管内外液体交换和血容量具有十分重要的作用。血浆中晶体物质的百分浓度尽管不大，但其粒子质量很小，粒子数目比蛋白质多，因此血浆渗透压主要取决于粒子，尤其是 Na^+ 浓度的高低。通常，血浆渗透压正常范围在 280～310 mmol/L。在此范围内，称为等渗；低于此范围，称为低渗；高于此范围，称为高渗。

四、水平衡与水的生理功能

（一）水平衡

体内水与电解质的动态平衡取决于摄入与排出之间的平衡。正常人每天水的摄取和排出处于动态平衡。水的来源有饮水、食物含水和代谢水。成人每天饮水量为 1000～1500 mL；食物含水量约为 700 mL；三大营养物质在代谢过程中生成的代谢水约为 300 mL。

机体排出水分的途径有肾脏、消化道、皮肤和肺脏。正常成人每天排出的尿量约为 1000～1500 mL；每天随粪便排出的水量约为 150 mL；每天由皮肤蒸发的水分约为 500 mL；通过肺呼吸排出的水分约为 350 mL。水的排出量基本上等于水的摄入量（表 2-2）。正常成人每天尿中的固体溶质一般不少于 35 g，尿液的最大浓度为 6%～8%，所以，排出 35g 固体溶质的最低尿量应约为 500 mL，再加上皮肤和肺部的不感蒸发和粪便排出量，则每天最低排出的水量约为 1500 mL。要维持水出入量平衡，每天需给水 1500～2000 mL，称日需要量。对无尿液的病人，每天进水量亦不应少于 700 mL，否则将出现负平衡。

排出的水分中主要物质是 NaCl，其浓度变化很大，约为 0.15%～0.50%，平均浓度约为 0.30%，此外还含有少量 K^+。出汗量多少还与活动量有关。因此，在高温环境从事体力劳动时，应注意补充水和少量 Na^+、K^+。

表 2-2　正常人每日水的摄入和排出量

摄入	量（mL）	排出	量（mL）
饮水	1000～1500	粪便	150
食物水	700	尿液	1000
代谢水	300	呼吸蒸发	350
		皮肤蒸发	500
合计	2000～2500		2000～2500

（二）水的生理功能

水参与水解、水化和加水脱氢等重要反应，并为一切生化反应的进行提供场所；水是良好的溶剂，能使许多物质溶解，而且黏度小、易流动，有利于营养物质和代谢产物的运输；水的比热大、蒸发热大，故对体温调节起重要作用；水具有润滑作用，例如泪液有助于眼球的转运、滑液有助于关节的活动等；此外，结合水（与蛋白质结合的水）能够保证各种肌肉具有独特的机械功能。

五、水、钠代谢的调节

水、钠的平衡是通过神经-内分泌系统的调节来实现的，而这种调节又主要是通过改变肾脏对水和钠的影响来完成的。

（一）渴觉中枢的调节作用

渴感机制是机体调节体液容量和渗透浓度相对稳定的重要机制之一。渴觉中枢位于下丘脑视上核和室旁核。渴觉中枢兴奋的主要刺激是血浆晶体渗透压的升高。渴则思饮寻水，饮水后血浆渗透压回降，渴感消失。此外有效血容量的减少和血管紧张素Ⅱ的增多也可以引起渴感。此外，脑啡肽和其他鸦片样介质、前列腺素、胰激肽等神经活性物质在介导渴感中也起一定作用。

（二）抗利尿激素的调节作用

抗利尿激素（antidiuretic hormone，ADH）是下丘脑视上核和室旁核的神经元分泌，并在神经垂体贮存的激素。ADH 能提高肾远曲小管和集合管对水的通透性，从而使水分的重吸收增加。

促使 ADH 释放的主要刺激是血浆晶体渗透压的增高和循环血量的减少。当机体失去大量水分而使血浆晶体渗透压增高时，可刺激下丘脑视上核或其周围区的渗透压感受器而使 ADH 释放增多，血浆渗透压乃可因肾重吸收水分增多而有所回降。大量饮水时的情况正好相反，由于 ADH 释放减少，肾排水增多，血浆渗透压乃得以回升。血浆有效渗透浓度只要升高 1%～2%，就能刺激 ADH 分泌，当血浆有效渗透浓度超过 310 mOsm/kg 时，ADH 分泌达顶点。一旦血浆渗透浓度超过此水平，进一步对高渗透浓度的防卫反应则让位于渴感机制。

循环血量过多时，可刺激左心房和胸腔内大静脉的容量感受器，反射性地引起 ADH 释放减少，结果引起利尿而使血量回降；反之，当失血等原因使血量减少时，ADH 释放增加，尿量因而减少而有助于血量的恢复。

此外，剧痛、情绪紧张、恶心、血管紧张素Ⅱ增多可使 ADH 释放增多；动脉血压升高可通过刺激颈动脉窦压力感受器而反射性地抑制 ADH 的释放（图 2－2）。

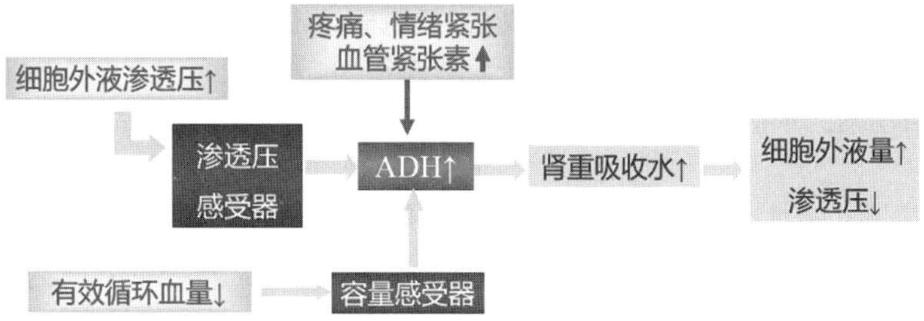

图 2－2　抗利尿激素的调节

水通道蛋白（aquaporin，AQP）是一组构成水通道与水通透有关的细胞膜转运蛋白，广泛存在于动物、植物及微生物界。目前已经发现约有 200 余种 AQP 存在于不同的物种中，其中至少有 13 种 AQP 亚型存在于哺乳动物体内。AQP1 位于近曲小管髓袢降支管腔膜和基膜以及降支直小血管管腔膜和基膜，AQP2 和 AQP3 位于集合管，AQP4 位于集合管主细胞基质侧。当 AQP2 发生功能缺陷时，将导致尿崩症。研究提示，ADH 调节集合管重吸收水而浓缩尿液的过程与 ADH 受体 V2R 和 AQP2 关系密切。

（三）醛固酮的调节作用

醛固酮（aldosterone）是肾上腺皮质球状带细胞合成和分泌的激素。醛固酮的主要作用是促进肾远曲小管和集合管对 Na^+ 的重吸收，同时也增加 Cl^- 和水的重吸收，促进 K^+ 和 H^+ 的排出。

醛固酮的分泌主要受肾素－血管紧张素系统和血浆 Na^+、K^+ 浓度的调节。当失血等原因使血容量减少、动脉血压降低时，肾入球小动脉管壁牵张感受器受刺激而致近球细胞分泌肾素增多；此时也因流经致密斑的 Na^+ 减少致近球细胞分泌肾素增多；继而使血管紧张素Ⅰ、Ⅱ、Ⅲ增多，血管紧张素Ⅱ和Ⅲ都能刺激肾上腺皮质球状带分泌醛固酮（图 2－3）。

此外，肾交感神经兴奋、肾上腺素和去甲肾上腺素也可直接刺激近球细胞分泌肾素。血浆高 K^+ 或低 Na^+ 可直接刺激肾上腺皮质球状带分泌醛固酮。

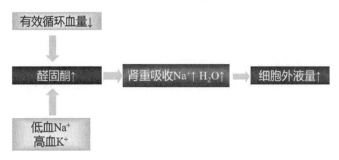

图 2－3　醛固酮的调节

（四）心房纳尿肽的调节作用

心房纳尿肽又称为心房利钠多肽（atrial natriuretic polypeptide，ANP）。它合成并贮存于心房心肌细胞中，对调节肾脏及心血管内环境稳定起着重要作用。其主要的生物学特性是具有强烈而短暂的利尿、排钠及松弛血管平滑肌的作用。动物实验证明，急性血容量增加可能通过增高右心房压力，牵张心房肌而使 ANP 释放，从而引起强大的利钠和利尿作用。反之，限制钠、水摄入或减少静脉回心血量则能减少 ANP 的释放（图 2－4）。

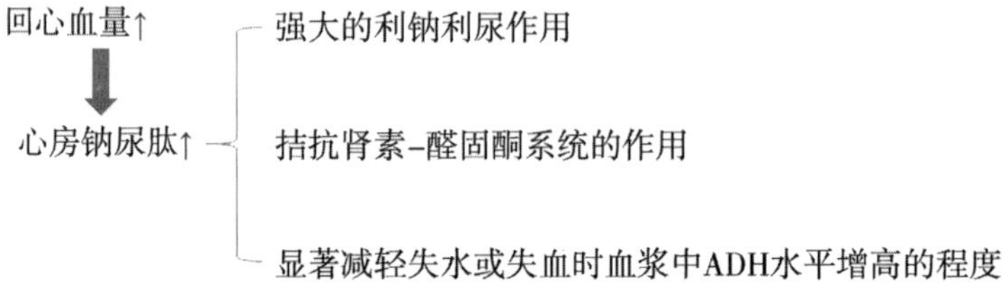

图 2－4　心房钠尿肽的调节

第二节　水、钠代谢紊乱

水、钠代谢紊乱是临床上常见的病理过程，影响疾病的发生发展和治疗效果。水、钠代谢紊乱关系密切、相互影响，可同时或先后发生。水、钠代谢紊乱有多种分类方法，为了便于理解，一般根据体液容量和渗透压分类。本节按体液容量减少和体液容量增多分类。

一、体液容量减少——脱水

脱水（dehydration）指体液容量的明显减少。脱水按细胞外液的渗透压不同可分为

3 种类型。以失水为主者，称为高渗性脱水；以失钠为主者，称为低渗性脱水；水、钠各按其在血浆中的含量成比例丢失者，称为等渗性脱水。

（一）高渗性脱水

高渗性脱水（hypertonic dehydration）指的是体液容量减少，以失水大于失钠，血清钠浓度 > 150 mmol/L、血浆渗透压 > 310 mOsm/L 为主要特征，又称为低容量性高钠血症（hypovolemic hypernatremia）。

1. 原因和机制

（1）水摄入减少：可见于以下情况：①水源断绝：如在沙漠中迷路；②不能饮水：如频繁呕吐、昏迷的病人等；③渴感障碍：有些脑部病变可损害渴觉中枢，有些脑血管意外的老年病人也可发生渴感障碍。

（2）水丢失过多：可见于以下情况：①经肺失水：任何原因引起的过度通气都可使呼吸道黏膜的不感蒸发加强以致大量失水。②经皮肤失水：高热、大量出汗或甲状腺功能亢进时，通过皮肤的蒸发可丢失大量液体。如发热时，体温每升高 1 ℃，皮肤不显性蒸发每天增加 200 ～ 300 mL；大量出汗时每小时可丢失水分 800 mL 左右。③经肾失水：中枢性尿崩症时因 ADH 产生和释放不足，肾性尿崩症时因肾远曲小管和集合管对 ADH 的反应缺乏，故肾脏可排出大量水分。因治疗反复静脉内输注甘露醇、尿素、高渗葡萄糖等时，肾小管液渗透压增高而引起渗透性利尿，排水多于排钠。④胃肠道失液：呕吐、腹泻或消化道引流时可能丧失含钠量低的消化液。

在临床实践中，高渗性脱水的原因常是综合性的，如婴幼儿腹泻时，高渗性脱水的原因除丢失肠液、入水不足外，还有发热出汗、呼吸增快等因素引起的失水过多。

2. 对机体的影响

（1）口渴感：因失水多于失钠，细胞外液渗透压增高，刺激渴觉中枢，促使患者找水喝。口渴是轻度高渗性脱水患者的早期表现（渴感障碍者除外）。

（2）尿少：除尿崩症患者外，细胞外液渗透压增高刺激丘脑下部渗透压感受器，ADH 释放增多，从而使肾重吸收水增多，尿量减少而比重增高。

（3）细胞内液向细胞外液转移：细胞外液渗透压增高，水分从渗透压较低的细胞内液向细胞外液转移，这在一定程度上减轻了细胞外液的不足，但同时也引起了细胞脱水致使细胞皱缩（图 2－5A）。

（4）尿钠的变化：早期或轻症患者，由于血容量减少不明显，醛固酮分泌不增多。故尿中仍有钠排出，其浓度还可因水重吸收增多而增高；在晚期和重症病例，可因血容量减少、醛固酮分泌增多而致尿钠含量减少。

（5）中枢神经系统功能紊乱：重度高渗性脱水患者，细胞外液渗透压增高使脑细胞脱水时，可引起一系列中枢神经系统功能障碍的症状，包括嗜睡、肌肉抽搐、昏迷，甚至导致死亡。脑细胞因脱水而显著缩小时，颅骨与脑皮质之间的血管张力增大，可致静脉破裂而出现局部脑内出血和蛛网膜下腔出血。

（6）脱水热：脱水严重的病人，尤其是小儿，由于皮肤蒸发的水分减少、散热受到影响，因而可以发生脱水热。

3. 防治的病理生理基础

（1）应防治原发疾病，去除病因。

（2）适当补液：不能口服者可由静脉输入5%～10%葡萄糖溶液。应当注意高渗性脱水时血钠浓度虽高，但患者仍有钠丢失，故还应补充一定量的含钠溶液，以免细胞外液转为低渗。

（3）适当补 Na^+：虽然患者血 Na^+ 升高，但体内总钠量是减少的，只不过是由于失水多于失 Na^+ 而已。故待缺水情况得到一定程度纠正后，应适当补 Na^+，可给予生理盐水与5%～10%葡萄糖混合液。

（4）适当补 K^+：由于细胞内脱水，K^+ 也同时从细胞内释出，引起血 K^+ 升高，尿中排 K^+ 也多。补液若只补给盐水和葡萄糖溶液，则由于增加了 K^+ 的转运至细胞内，易出现低钾血症，所以应适当补 K^+。

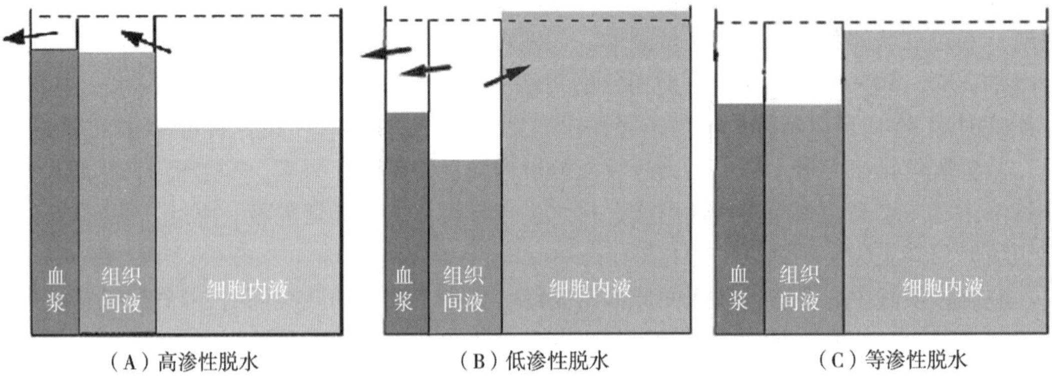

图2－5　各型脱水的细胞内、外液转移

（二）低渗性脱水

低渗性脱水（hypotonic dehydration）指的是体液容量减少，以失钠多于失水，血清钠浓度 <130 mmol/L、血浆渗透压 <280 mOsm/L 为主要特征，伴有细胞外液量减少。也可称为低容量性低钠血症（hypovolemic hyponatremia）。

1. 原因和机制

由于机体调节钠平衡的机制较为完善，单纯的摄入不足不易引起缺钠。失钠大于失水常见的原因是肾内或肾外丢失大量的液体或液体积聚在“第三间隙”后处理措施不当所致，如只给水而未给电解质平衡液。

（1）肾外失液只补水：可见于以下情况：①丧失大量消化液而只补充水分：这是最常见的原因。大多是因呕吐、腹泻，部分是因胃、肠吸引术丢失体液而只补充水分或输注葡萄糖溶液。②经皮肤丢失：汗虽为低渗液，但大量出汗也可伴有明显的钠丢失（每小时可丢失30～40 mmol左右的钠），若只补充水分则可造成细胞外液低渗；烧伤面积大，大量体液丢失而只补充水时，可发生低渗性脱水。③液体在第三间隙积聚：如胸膜炎形成大量胸水，腹膜炎、胰腺炎形成大量腹水等。

（2）肾脏失钠：可见于以下情况：①长期连续使用利尿剂：如氯噻嗪类、速尿及利尿酸等均为排钠性利尿剂，这些药物能抑制髓袢升支对钠的重吸收，故钠从尿中大量丢失。②肾实质性疾病：如慢性间质性肾疾患使肾髓质结构破坏，髓袢升支功能受损，钠的重吸收减少，随尿液排出增加。③肾上腺皮质功能不全时，由于醛固酮的分泌减少，肾小管重吸收钠减少。④肾小管性酸中毒：Ⅰ型肾小管性酸中毒（renal tubular acidosis，RTA）是一种以肾小管排酸障碍为主的疾病。其主要发病环节是集合管分泌 H^+ 功能降低，H^+-Na^+ 交换减少，导致 Na^+ 随尿排出增加。

低渗性脱水的发生，往往与治疗措施不当（失钠后只补水而不补充钠）有关。但是，即是没有这些不适当的措施，大量体液丢失本身也可以使有些患者发生低渗性脱水。这是因为大量体液丢失所致的细胞外液容量的显著减少，可通过对容量感受器的刺激而引起 ADH 分泌增多，结果是肾脏重吸收水分增加，因而引起细胞外液低渗（低渗性脱水）。

2. 对机体的影响

（1）细胞外液减少：低渗性脱水主要是细胞外液减少。如果细胞外液的低渗状态得不到及时的纠正，则水分可从细胞外液向渗透压相对较高的细胞内液转移，从而使细胞外液进一步减少，低血容量进一步加重（图 2－5B）。病人出现休克倾向，往往出现动脉血压降低、脉搏细速、四肢湿冷、静脉塌陷的状况等。

（2）脱水征：由于细胞外液减少，血浆容量也就减少，使血液浓缩，血浆胶体渗透压升高，使组织间液进入血管补充血容量，因此，在低渗性脱水时，组织间液减少最明显，因而病人皮肤弹性丧失（如眼窝和婴儿囟门凹陷，出现明显的脱水外貌）。

（3）血浆渗透压和尿量的变化：低渗性脱水时细胞外液渗透压降低，抑制下丘脑视上核渗透压感受细胞，ADH 分泌减少，肾小管对水重吸收减少。所以病人早期尿量一般不减少。但严重脱水时，血浆容量明显减少，ADH 释放增多，肾小管对水重吸收增加，结果引起少尿。

（4）尿钠的变化：经肾失钠的低渗性脱水患者，尿钠含量增多（>20 mmol/L）。而经肾外原因引起的低渗性脱水患者，则因低血容量时肾血流量减少而激活肾素－血管紧张素－醛固酮系统，使肾小管对钠的重吸收增加，结果尿钠含量减少（<10 mmol/L）。

3. 防治的病理生理基础

（1）应防治原发疾病，去除病因。

（2）对于轻度或中度低渗性脱水患者可补充等渗盐水以恢复细胞外液容量和渗透压。对于细胞外液明显降低而出现脑细胞水肿的患者，可给予小剂量高渗盐水促进水分向细胞外转移。

（3）如患者已发生休克，则须按照休克的治疗原则进行抢救。

（三）等渗性脱水

等渗性脱水（isotonic dehydration）是指体液容量减少，水与钠等比例丢失，血清钠浓度仍维持在 130～150 mmol/L，血浆渗透压仍保持在 280～310 mOsm/L 的脱水。

1. 原因和机制

任何等渗体液大量丢失所引起的脱水，在短期内均属等渗性脱水。可见于以下情况：①麻痹性肠梗阻时，大量体液潴留于肠腔内；②大量抽放胸、腹水，大面积烧伤，大量呕吐、腹泻或胃肠吸引以后；③新生儿消化道先天畸形，如幽门狭窄、胎粪肠梗阻或胃肠瘘管等所引起的消化液丧失。

2. 对机体的影响

等渗性脱水时主要丢失细胞外液，血浆容量及组织间液量均减少，但细胞内液量变化不大（图2-5C）。细胞外液的大量丢失造成细胞外液容量缩减，血液浓缩；但与此同时，机体借助调节系统使ADH和醛固酮分泌增强，通过肾脏对钠和水的重吸收加强，可使细胞外液容量得到部分的补充。患者尿量减少，尿内Na^+、Cl^-减少。若细胞外液容量明显减少，则可发生血压下降、休克甚至肾功能衰竭等。

等渗性脱水如不予及时处理，则可通过不感蒸发继续丧失水分而转变为高渗性脱水；如只补水分而不补钠盐，又可转变为低渗性脱水。

3. 防治的病理生理基础

（1）应防治原发疾病，去除病因。

（2）静脉滴注平衡盐溶液或等渗盐水，尽快补充血容量。

二、体液容量增多

体液容量增多又可根据血钠变化和增多的体液分布特点分为水肿（等渗）、水中毒（低渗）和盐中毒（高渗）。

（一）水肿

过多的液体在组织间隙或体腔中积聚称为水肿（edema）。水肿不是独立的疾病，它是多种疾病的临床体征。一般情况下，水肿是水钠等比例增多，是等渗液的积聚，水肿液与血浆的成分相近，不伴有细胞水肿。过多液体积聚在体腔称为积水或积液（hydrops），如胸腔积液（胸水）、心包积液、腹水（腹腔积液）、脑积水和睾丸鞘膜积液等。

1. 水肿的分类

根据水肿波及的范围，可分为全身性水肿（anasarca）和局部性水肿（local edema）。根据水肿的发生组织器官，可分为脑水肿、肺水肿、视神经乳头水肿、喉头水肿、皮下水肿等。根据发病原因，水肿可分为肾性水肿、肝性水肿、心性水肿、营养不良性水肿、淋巴性水肿、炎性水肿等。

2. 水肿的发生机制

正常人体组织液总量的相对恒定，主要依赖于体内外液体交换的平衡和血管内外液体交换的平衡这两大因素的调节。当这种动态平衡失调时，组织液的生成增多，引起水肿的发生。

（1）毛细血管内外液体交换失衡：正常情况下组织间液和血浆之间不断进行液体交换，使组织液生成与回流保持动态平衡。在组织液的生成过程中，驱使血管内液向外滤出的力量是平均有效流体静压，促使液体回流至毛细血管内的力量是有效胶体渗透压，有效流体静压与有效胶体渗透压的差值，称为有效滤过压。在毛细血管动脉端，组织液生成；在毛细血管静脉端，组织液重吸收。正常情况下组织液在动脉端的生成略大于静脉端的回流，剩余部分形成淋巴液，经淋巴系统回流入血液循环，维持血管内外液体交换处于动态平衡（图2-6）。以上因素先后或同时失常，都可以导致组织间液过多积聚而形成水肿。

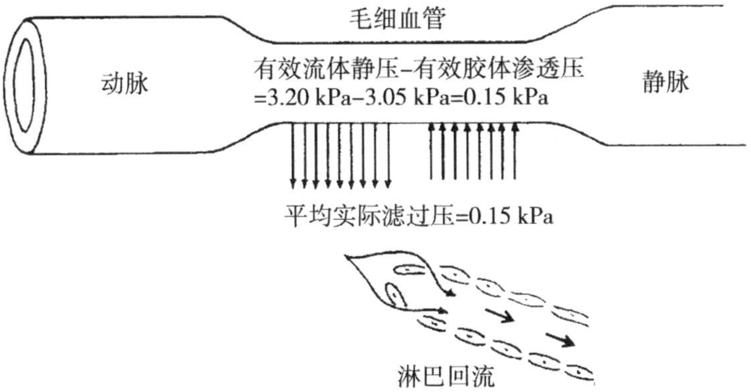

图2-6 组织液的生成与平衡示意图

1）毛细血管流体静压增高：毛细血管流体静压增高可导致有效流体静压增高，使平均实际滤过压增大，组织液生成增多。当组织液生成超过淋巴回流的代偿能力时，可引起水肿发生。全身或局部的静脉压升高，是有效流体静压增高的主要原因。如充血性心力衰竭时，因静脉回流受阻，使静脉压增高，成为全身性水肿的重要原因；肿瘤压迫静脉可使毛细血管流体静压增高，引起局部水肿。

2）血浆胶体渗透压降低：在血管内外液体交换中，血浆胶体渗透压是限制血浆液体由毛细血管向外滤过的主要力量。血浆胶体渗透压主要取决于血浆白蛋白的含量。正常血浆白蛋白含量为35～55 g/L，当血浆白蛋白含量减少时，血浆胶体渗透压下降，导致有效胶体渗透压下降，有效滤过压增大，组织液生成增加，超过淋巴代偿能力时，可发生水肿。血浆白蛋白减少可见于：①蛋白质合成障碍：如肝硬化或严重营养不良患者；②蛋白质丢失过多：如肾病综合征时大量蛋白质从尿中丢失；③蛋白质分解代谢增强：如某些恶性肿瘤、慢性感染等。

3）微血管壁通透性增加：正常毛细血管只容许微量血浆蛋白滤出，因而在毛细血管内外可形成很大的胶体渗透压梯度。当微血管壁通透性增高时，血浆蛋白从毛细血管滤出，使毛细血管内的胶体渗透压下降，组织间液的胶体渗透压增高，导致有效胶体渗透压明显下降，促使溶质及水分的滤出增多。常见于炎症和过敏反应。这类水肿的水肿液中蛋白含量较高，可高达30～60 g/L；比重大，超过1.018；细胞计数大于500 个/mm^3。

4）淋巴回流受阻：正常的淋巴回流不仅能把组织液及其所含蛋白质回流到血液循环，还能在组织液生成增多时代偿回流，因而具有重要的抗水肿作用。淋巴回流受阻时，含高蛋白质的水肿液可在组织间隙中积聚，从而形成淋巴性水肿（lymph edema）。常见的原因有：恶性肿瘤细胞侵入并堵塞淋巴管；丝虫病时主要的淋巴管道被成虫阻塞，可引起下肢和阴囊的慢性水肿；等等。

（2）体内外液体交换失衡导致钠、水潴留：肾对钠、水的调节起重要作用，在正常情况下，经肾小球通过的钠、水总量中，只有0.5%～1%左右排出体外，99%～99.5%被肾小管重吸收。约60%～70%由近曲小管主动重吸收。远曲小管和集合管对钠、水的重吸收主要受激素调节，这些调节保证了球-管平衡。肾脏的这一功能受神经-内分泌的影响，以及肾的血流量、血液分布等因素的影响。当肾小球滤过率下降或（和）肾小管重吸收钠、水增加时，会导致钠、水潴留和细胞外液量增多。

1）肾小球滤过率下降：肾小球滤过率是指单位时间内双侧肾脏生成的肾小球滤液量，主要取决于肾小球的有效滤过压、滤过膜的通透性和滤过面积（图 2－7）。引起肾小球滤过率下降的常见原因有：①广泛的肾小球病变：如急性肾小球肾炎，炎性渗出物和内皮细胞肿胀或慢性肾小球肾炎肾单位严重破坏，使滤过面积减少；②有效循环血量减少：如心力衰竭和肾病综合征等有效循环血量减少，肾血流量下降，使交感－肾上腺髓质系统兴奋和肾素－血管紧张素－醛固酮系统活性增强，入球小动脉收缩，肾血流量进一步减少，造成肾小球滤过率降低，钠水潴留。

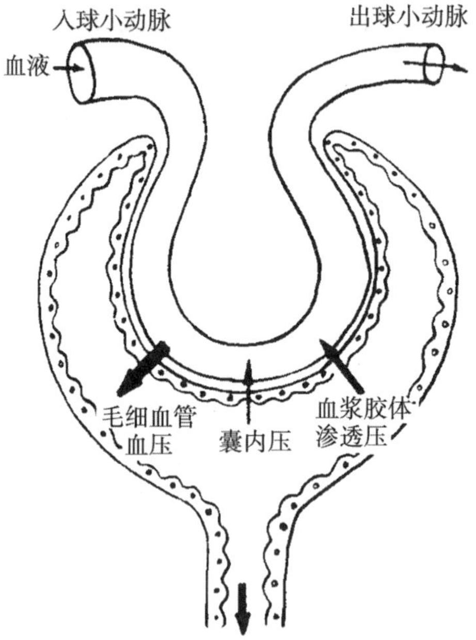

图 2－7　肾小球滤过率示意图

2）肾小管重吸收钠、水增多：引起肾小管重吸收钠、水增多的基本原因是：①肾小球滤过分数（filtration fraction）增加。肾小球滤过分数＝肾小球滤过率/肾血浆流量。充血性心力衰竭或肾病综合征时，肾血流量随有效循环血量的减少而下降，由于出球小动脉收缩比入球小动脉收缩明显，肾小球滤过率相对增高，随而肾小球滤过分数增加。此时由于无蛋白滤液相对增多，通过肾小球后，流入肾小管周围毛细血管的血液，其蛋白和血浆胶体渗透压也相应增高，同时，由于血流量的减少，流体静压下降，最终引起近曲小管重吸收钠和水增加，导致钠、水潴留。②心房钠尿肽（ANP）分泌减少。ANP 可抑制近端小管对钠的主动重吸收，也可抑制肾上腺皮质球状带醛固酮的分泌。当血容量、血压、血 Na^+ 含量发生变化时，就会影响 ANP 的释放和分泌。如循环血容量的明显减少可抑制 ANP 分泌，从而促进近端小管对钠、水的重吸收和醛固酮的分泌，导致钠、水潴留。③醛固酮含量增多。醛固酮的作用是促进远端小管重吸收钠，进而引起钠、水潴留。醛固酮增多的机制为：一方面为分泌增多：当有效循环血量下降或肾血流减少时，入球小动脉壁的牵张刺激减弱，这可激活牵张感受器；肾小球滤过率降低使流经致密斑的钠量减少。两者均可使球旁细胞分泌肾素增加，激活肾素－血管紧张素－醛固酮系统，使血中醛固酮浓度增加。另一方面为灭活减少：肝硬化患者肝细胞对醛固酮的灭活减弱，也可引起血浆中醛固酮浓度增加。多数进行性钠、水潴留的患者，其血浆醛固酮浓度往往增高；而处于平稳状态的水肿患者，则其浓度可在正常范围内。此外，单独的醛固酮增多不一定导致持久的钠、水潴留。④抗利尿激素（ADH）分泌增加：ADH 的作用是促进远曲小管和集合管对钠、水的重吸收，是引起钠、水潴留的主要原因之一。ADH 分泌增多的机制为：第一，在充血性心力衰竭等时，由于有效循环血量减少，使得左心房壁和胸腔大血管的容量感受器所受刺激减弱，反射性地引起 ADH 分泌增加。第二，当肾素－血管紧张素－醛固酮系统被激活后，血中血管紧张素Ⅱ生成增多，可引起下丘脑－神经垂体分泌和释放 ADH 增加；同时，醛固酮分泌增加可使肾小管对钠的重吸收增多，引起血浆渗透压增高，通过刺激下丘脑渗透压感受器，使 ADH 的分泌与释放增加。第三，ADH 的增多还与肝灭活减少有关。

3. 水肿的特点

（1）水肿液的性状：根据水肿液蛋白质含量的不同可将水肿液分为渗出液和漏出液。①渗出液（exudate）：为相对密度 >1.018，蛋白质含量可达 30～50 g/L，可见许多白细胞的水肿液；②漏出液（transudate）：为相对密度 <1.015，蛋白质含量低于 25 g/L，细胞数少于 500 个/100 mL 的水肿液。

（2）水肿的皮肤特点：皮下水肿是全身或躯体局部水肿的重要特征。皮下水肿可分为显性水肿和隐性水肿。正常情况下，组织间隙中有胶体网状物（化学成分是透明质酸、胶原及黏多糖等），对液体有强大的吸附能力和膨胀性。在组织液生成增多的早期，水肿液首先与胶体网状物结合呈凝胶态，不能移动，无肉眼可见的凹陷性水肿，称为隐性水肿（recessive edema），此时已有组织液的增多，并可达原体重的 10%。当水肿液生成过多，超过了胶体网状物的吸附能力时，才出现游离液体，表现为皮肤肿胀、弹性差、皱纹变浅，用手指按压时可有凹陷，称为凹陷性水肿（pitting edema），又称为显性水肿（frank edema）。

（3）全身性水肿的分布特点：与下列因素有关：①重力效应：毛细血管流体静压受重力影响，距心脏水平面垂直距离越远的部位，外周静脉压与毛细血管流体静压越高；②组织结构特点：组织结构疏松、皮肤伸展度大的部位容易容纳水肿液，如组织疏松的眼睑部；③局部血流动力学因素的参与：如肝硬化时肝静脉回流受阻，进而使肝静脉压和毛细血管流体静压增高，成为肝硬化时易伴发腹水的原因。

（4）常见水肿的特点：最常见的全身性水肿有心性水肿、肾性水肿、肝性水肿和脑水肿。

1）心性水肿：心性水肿时，水肿液的分布与心力衰竭发生部位相关。左心衰竭主要引起心源性肺水肿。右心衰竭主要引起全身性水肿，习惯上也称为心性水肿（cardiac edema）。右心衰竭时由于重力因素的作用，距离心脏水平面垂直距离越远的部位，外周静脉压与毛细血管流体静压越高。因此，首先表现为下垂部位的水肿，如双下肢水肿，严重时可波及全身。

2）肾性水肿：肾性水肿是肾疾病的重要体征。由于没有静脉压和毛细血管内压明显增高的因素存在，水肿液常分布在皮下组织疏松的部位。临床可见患者晨起时眼睑和面部水肿，随后才逐渐扩展至全身。其机制为：①大量蛋白尿引起的低蛋白血症导致的血浆胶体渗透压降低，如肾病综合征患者；②肾小球滤过率明显下降所致的水肿，如急性肾小球肾炎。

3）肝性水肿：肝性水肿常以腹水（ascites）为主要表现，多见于肝硬化失代偿期。肝内血管阻塞导致的肝窦和肝外门静脉区毛细血管流体静压升高，是腹水形成的原发因素。而继发的钠、水潴留则显著促进腹水的发展。患者早期下肢及皮下水肿不明显，但因患者长期保持坐位或立位，或其他原因致下肢静脉瘀血，则下肢皮下水肿也会明显。

4）脑水肿：脑组织中液体含量增多引起的脑容积和质量增加，称为脑水肿（brain edema）。根据发病原因和机制可将脑水肿分为：①血管源性脑水肿（vasogenic brain edema）：其主要发病机制是脑内毛细血管的通透性增高，含蛋白质的液体进入细胞间隙增多。特点是白质的细胞间隙内有大量液体积聚，而灰质无此种变化，主要表现为血管和神经元周围胶质成分肿胀。②细胞中毒性脑水肿（cytotoxic brain edema）：本类脑水肿的特点是水肿液主要分布在细胞内，包括神经细胞、胶质细胞和血管内皮细胞肿胀，而细胞外间隙不仅不扩大，反而缩小。灰、白质均有分布，但主要见于白质。③间质性脑水肿（interstitial brain edema）：主要是因为肿瘤、炎症或胶质增生堵塞了导水管或脑室孔道，引起脑积水和相应脑室周围白质的间质性水肿。脑水肿的临床表现视其发展速度和严重程度而异。轻者可无明显症状与体征。重者可引起一系列功能紊乱，严重者可导致死亡。

4. 水肿对机体的影响

水肿对机体的影响主要与水肿发生的部位、程度以及水肿发生的速度和持续时间有关。水肿主要通过以下两个方面影响机体的功能和代谢。

（1）细胞营养障碍：组织间隙中积聚过量的液体，使细胞与毛细血管间的距离增大，增加了营养物质在细胞间弥散的距离；急速发生重度水肿时，压迫微血管使营养血流减少，特别是受包膜限制的器官和组织，可致细胞发生严重的营养障碍。

（2）水肿对器官组织功能活动的影响：水肿发生在四肢或体表时影响较小，发生在重要部位时影响较大。如喉头水肿会引起气道阻塞，严重者窒息死亡；肺水肿会引起严重缺氧；脑水肿可引起颅内压增高，甚至脑疝致死。水肿的影响还取决于发生的速度及程度，急速发展的重度水肿因来不及适应及代偿，可能引起比慢性水肿更严重的功能障碍。

（二）水中毒

水中毒（water intoxication）指的是体液容量明显增多，血清钠浓度 <130 mmol/L、血浆渗透压 <280 mOsm/L，亦称为高容量性低钠血症（hypervolemic hyponatremia）。

1. 原因和机制

水中毒的主要原因是过多的低渗液体在体内储留造成细胞内外液量都增多，引起重要器官功能严重障碍。

（1）肾排水功能不足：可见于急慢性肾功能不全少尿期和严重心力衰竭或肝硬化等，由于肾脏排水功能急剧降低或有效循环血量和肾血流量减少，肾脏排水明显减少，若增加水负荷易引起中毒。

（2）ADH 分泌过多：可见于以下情况：①各种原因所致的应激：如手术、创伤及强烈的精神刺激等；②某些恶性肿瘤：可能由于肿瘤合成并释放较多的类似 ADH 的多肽类物质，或某些病变直接刺激下丘脑，使分泌 ADH 过多；③某些药物：如异丙肾上腺素、吗啡、长春新碱以及多粘菌素等能够促进 ADH 释放和/或使其作用增强。

（3）水摄入过多：静脉输入含钠少或不含钠的液体过多过快，超过肾脏的排水能力。此外，低渗性脱水晚期，由于细胞外液向细胞内转移，可造成细胞内水肿，如此时输入大量水分就可引起水中毒。

2. 对机体的影响

（1）细胞外液量增多：因水的摄入过多或排出减少，细胞外液水过多，血钠浓度降低，渗透压下降。

（2）细胞内水肿：由于血钠浓度降低，渗透压下降，水分向渗透压相对高的细胞内转移而引起细胞水肿。由于细胞内液的容量大于细胞外液的容量，所以潴留的水分大部分积聚在细胞内，因此，轻度水中毒患者组织间隙中水潴留的程度尚不足以引起明显的凹陷性水肿。

（3）中枢神经系统功能障碍：轻度或慢性水中毒患者发病缓慢，病状常不明显。当发生重症或急性水中毒时，由于脑神经细胞水肿和颅内压增高，故脑部症状出现最早而且突出，可发生各种神经精神症状，如凝视、失语、精神错乱、定向失常、嗜睡、烦躁等，并可有视神经乳头水肿；严重者可因发生脑疝而致呼吸、心跳骤停。

3. 防治的病理生理基础

（1）防治原发疾患。

（2）严格控制进水量：轻症患者在暂停给水后即可自行恢复。

（3）促进体内水分排出：重症或急症患者除暂停给水外，还可以给予利尿剂促进水的排出或给予少量高渗盐水，迅速缓解体液的低渗状态。

第三节 钾代谢紊乱

一、正常钾代谢

（一）钾平衡

钾离子是体内最重要的阳离子之一。正常成人体内含钾总量为 50 ～ 55 mmol/kg 体重。总钾量中仅 2% 左右在细胞外液，98% 左右存在于细胞内。细胞内钾浓度为 140 ～ 160 mmol/L，是细胞内最主要的阳离子，而血清钾浓度为 3.5 ～ 5.5 mmol/L。天然食物含钾都比较丰富，成人每天随饮食摄入钾 50 ～ 120 mmol，其中约 90% 在肠道被吸收，其余 10% 随粪便排出。吸收了的钾首先转移至细胞内，随后主要经肾排出体外，肾排钾与钾的摄入有关，多吃多排，少吃少排，但不吃也排。随汗液也可排出少量钾。由于每天的钾摄入量常大于其细胞外液的总钾量，因此机体必有完善的排钾机制，以避免钾在体内的潴留，引发威胁生命的高钾血症。反之，机体每天最低的排钾量（尿、粪）也在 10 mmol 以上，可达细胞外液总钾量的 1/4 左右，如果钾摄入停止或过少也会很快导致缺钾和低钾血症。

（二）钾平衡的调节

钾平衡主要依靠钾的跨细胞转移和肾的调节两大机制。在一些特殊的情况下，结肠也成为重要的排钾场所。

1. 钾的跨细胞转移

机体对快速变动的钾负荷主要依靠细胞内外 K^+ 的转移来实现，目的是维持血清钾浓度的恒定。泵 - 漏机制（pump-leak mechanism）是调节钾跨细胞转移的基本机制。泵指钠 - 钾泵，即 $Na^+ - K^+ - ATP$ 酶，将钾逆浓度差摄入细胞内；漏指 K^+ 顺浓度差到细胞外液。

（1）促进细胞外钾转入细胞内的主要因素：胰岛素是影响钾跨细胞转移的主要激素。胰岛素、β 肾上腺素受体的激活及细胞外液 K^+ 浓度的升高，可直接刺激 $Na^+ - K^+ - ATP$ 酶的活性，促进细胞摄钾；血清钾浓度的升高可直接刺激胰岛素的分泌，从而促进细胞摄钾；碱中毒也可促进 K^+ 进入细胞内。

（2）促进细胞内钾转移到细胞外的主要因素：α - 肾上腺素受体的激活、酸中毒、细胞外液渗透压的急性升高及剧烈运动时的肌肉收缩等可促进 K^+ 从细胞内移出。

2. 肾的排钾功能

肾排钾受肾小球的滤过、近端小管和髓袢对钾的重吸收、远端小管和集合小管对钾排泄的调节。一般情况下，肾小球滤过及近端小管和髓袢重吸收对钾通常无重要调节作用。对不断变动的钾摄入量，机体主要依靠远端小管和集合小管对钾的分泌和重吸收来调节，从而维持机体钾的平衡。

（1）远端小管、集合小管调节钾平衡：尿中钾的排泄量视钾的摄入量而定，高钾饮食可排出大量的钾，低钾饮食则尿中排钾量减少，由此使机体的钾摄入量与排出量保持平衡，维持机体 K^+ 浓度的相对恒定。

1）远端小管、集合小管的钾分泌：正常情况下，大约有 1/3 的尿钾是由远端小管和集合小管分泌出来的。钾的分泌由该段小管上皮的主细胞（principal cell）完成。主细胞基膜面的 $Na^+ - K^+$ 泵将 Na^+ 泵入小管间液，而将小管间液的 K^+ 泵入主细胞内，提高了细胞内的 K^+ 浓度，增加了细胞内和小管液之间的 K^+ 浓度梯度，从而促进 K^+ 分泌。主细胞的管腔面胞膜对 K^+ 具有高度的通透性。因此，影响主细胞基膜面的 $Na^+ - K^+$ 泵活性，影响管腔面胞膜对 K^+ 的通透性，改变血液与小管腔的 K^+ 电化学梯度，都可以影响主细胞对 K^+ 的分泌。

2）集合小管对钾的重吸收：一般情况下，远端小管和集合小管对钾平衡的主要功能是排泌钾。只在摄钾量明显不足的情况下，远端小管和集合小管才显示出对钾的净吸收。该段小管对钾的重吸收主要由集合小管的闰细胞（intercalated cell）执行。闰细胞的管腔面分布有 $H^+ - K^+ - ATP$ 酶，也称质子泵，向小管腔中排泌 H^+ 而重吸收 K^+。缺 K^+ 时，闰细胞肥大、腔面胞膜增生，对 K^+ 的重吸收能力增强。

（2）影响远端小管、集合小管排钾的调节因素。

1）醛固酮：醛固酮具显著的促排钾功效，它可使 $Na^+ - K^+$ 泵的活性升高，并增加主细胞腔面胞膜对钾的通透性。血清钾升高可直接刺激肾上腺皮质分泌醛固酮，从而对血清钾产生反馈调节作用。

2）细胞外液的钾浓度：细胞外液的钾浓度升高可明显增加远端小管和集合小管的泌钾速率，因细胞外液钾浓度升高可刺激 $Na^+ - K^+$ 泵的活性、增大管腔面胞膜对钾的通透性、降低肾间质液钾浓度与小管细胞内液钾浓度的差，从而也减少小管细胞内液 K^+ 向肾间质的反流。

3）远端小管的原尿流速：远端小管的原尿流速增大可促进钾的排泄，因加快的流速可迅速移去从小管细胞泌出的钾，降低小管腔中的钾浓度，这有利于 K^+ 的分泌。

4）酸碱平衡状态：H^+ 浓度升高可抑制主细胞的 Na^+-K^+ 泵，使主细胞的泌钾功能受阻。因此，急性酸中毒时肾排钾减少，碱中毒时则肾排钾增多。但慢性酸中毒患者却常显示尿钾增多，其原因与慢性酸中毒可使近端小管的水、钠重吸收受抑制，从而使远端小管的原尿流速增大有关。

3. 结肠的排钾功能

正常时，摄入的钾 90% 由肾排出，约 10% 由肠道排出，结肠泌钾量亦受醛固酮的调控。在肾衰竭、肾小球滤过率明显下降的情况下，结肠泌钾量平均可达到摄入钾量的 1/3（约 34%），成为一重要排钾途径。此外，汗液中也含有少量的钾，平均浓度约为 9 mmol/L，经汗的排钾量通常很少。但在炎热环境、重体力活动情况下，也可经皮肤丢失相当数量的钾。

（三）钾的主要生理功能

1. 维持细胞新陈代谢

钾参与多种新陈代谢过程，与糖原和蛋白质合成有密切关系。细胞内一些与糖代谢有关的酶类（如磷酸化酶和含巯基酶等），必须有高浓度钾存在才具有活性。

2. 保持细胞静息电位

钾是维持细胞静息电位的物质基础。静息电位主要决定于细胞膜对钾的通透性和膜内外钾浓度差。此电位对神经肌肉组织的兴奋性是不可缺少的。

3. 调节细胞内外液的渗透压和酸碱平衡

大量 K^+ 储存于细胞内，不仅可维持细胞内液的渗透压和酸碱平衡，也影响细胞外液的渗透压和酸碱平衡。

二、低钾血症

血清钾浓度低于 3.5 mmol/L 称为低钾血症（hypokalemia）。除体内钾分布异常外，血浆钾浓度减少常同时伴有机体总钾含量缺乏。

（一）原因和机制

1. 钾摄入不足

常见于长期不能进食或进食较少的疾病，如消化道梗阻、昏迷或术后长期禁食等。

2. 钾丢失过多

（1）经胃肠道失钾：大量消化液丧失是低钾血症最常见的原因。主要见于以下情况：①频繁呕吐、腹泻、大量胃肠吸引及肠瘘；②滥用灌肠剂或缓泻剂。发生机制为：①消化液含钾量比血浆高，故消化液丧失必然丢失大量钾；②消化液的大量丢失可导致血容量减少，引起醛固酮分泌增加，醛固酮可促使肾排钾增多。

（2）经肾脏失钾：经肾失钾原因较多，主要见于以下情况：①使用某些利尿剂：如髓袢或噻嗪类利尿剂，主要机制是抑制髓袢升支粗段及远曲小管起始部对氯和钠的重吸收，使到达远曲小管内的钠量增多，K^+与Na^+交换量随之增加，因而导致钾排泄量增多；此外，内、外源性渗透性利尿作用如高渗甘露醇等也可使机体失钾；还有抑制近曲小管碳酸酐酶活性的利尿剂也能通过使远曲小管中K^+与Na^+交换增多，促进钾排出。②醛固酮分泌过多：原发性醛固酮增多症、继发性醛固酮增多症、库欣综合征（Cushing syndrome）、异位性促肾上腺皮质激素分泌增多等时，肾排钾增多。③远端流速增加：各种肾疾病，尤其是肾间质性疾病如肾盂肾炎，由于钠和水的重吸收障碍使远端肾单位小管液流速增加导致排钾过多。④镁缺失：髓袢升支的钾重吸收有赖于肾小管上皮细胞的Na^+-K^+-ATP酶，而此酶又需Mg^{2+}的激活。缺镁时，可能因为细胞内Mg^{2+}不足而使此酶失活，钾重吸收出现障碍，引起钾丢失。⑤肾小管性酸中毒：Ⅰ型（远曲小管性）酸中毒，由于远曲小管泌H^+障碍，导致K^+-Na^+交换增加，尿钾排出增多；Ⅱ型（近曲小管性）酸中毒，近曲小管重吸收多种物质障碍，尿中丧失HCO_3^-、K^+和磷而出现代谢性酸中毒、低钾血症和低磷血症。Mg^{2+}缺失，可使远曲小管中难以重吸收的阴离子如SO_4^{2-}、HPO_4^{2-}、HCO_3^-、NO_2^-、β-羟丁酸、乙酰乙酸、青霉素以及羧苄青霉素等在远曲小管液中增多，从而增大肾小管液的负电荷，故带正电荷的钾易从肾小管上皮细胞内向管腔中转移，从而使钾排泌增多。

（3）经皮肤丢钾：一般情况下出汗不易引起低钾血症，但在高温环境下进行体力劳动时，可因大量出汗丢失大量钾，如没有及时补充可出现低钾血症。

3. 钾进入细胞内过多

当细胞外钾向细胞内转移过多时可引起低钾血症，但体内总钾量并不减少。主要见于以下情况：

（1）低钾血症型周期性麻痹：特别是发作时，钾突然移入细胞内致使血浆钾浓度急剧减少，肌肉松弛或麻痹，如不予以治疗，多于6～48 h肌张力恢复，钾返回细胞外，血浆钾浓度恢复正常。呈周期性发作。

（2）糖原合成增强：如应用大剂量胰岛素治疗糖尿病酮症酸中毒时，血钾随葡萄糖大量进入细胞内以合成糖原（每合成1 g糖原需要0.33 mmol的钾），因而血钾降低。

（3）急性碱中毒：细胞外液钾急剧转入细胞内，因而可引起低钾血症。pH每上升0.1单位，血钾浓度可下降10%～15%。

（4）β-肾上腺素受体活性增强：刺激β受体促进钾进入细胞内。

（5）某些毒物中毒：如钡中毒、粗制棉籽油中毒（主要毒素为棉酚），因特异性阻断钾从细胞内流出之孔道，故钾在细胞内潴留，而细胞外低钾。

（二）对机体的影响

低钾血症可引起多种功能代谢变化。这些变化的严重程度与血钾降低程度和起病快慢密切相关，但个体差异很大。一般而言，血清钾浓度低于2.5～3.0 mmol/L时才出现严重的临床症状。

1. 对肌肉组织的影响

（1）肌肉组织兴奋性降低，肌肉松弛无力或弛缓性麻痹：主要有骨骼肌，以下肢肌肉最为常见，严重时可累及躯干、上肢肌肉，甚至发生呼吸肌麻痹，后者是低钾血症患者的主要死亡原因。

低钾血症时出现肌肉松弛的机制是个比较复杂的问题，主要取决于细胞内外钾浓度的比值变化。因为神经肌肉细胞兴奋性大多是由静息电位与阈电位间的距离决定的，而细胞内外钾浓度比值是静息电位的重要决定因素。细胞内外钾浓度比值的变化速度与临床症状的发生关系密切。

急性低钾血症时，由于细胞外液钾浓度（$[K^+]$ e）急剧降低，而细胞内液钾浓度（$[K^+]$ i）变化不明显，故 $[K^+]$ i/$[K^+]$ e 比值增大，从而导致静息电位增大，静息电位与阈电位间的差距（Em－Et）增大，神经肌肉乃处于超极化阻滞状态，于是除极化发生障碍，兴奋性降低，故引起肌肉无力，甚至发生肌肉弛缓性麻痹（图 2－8）。

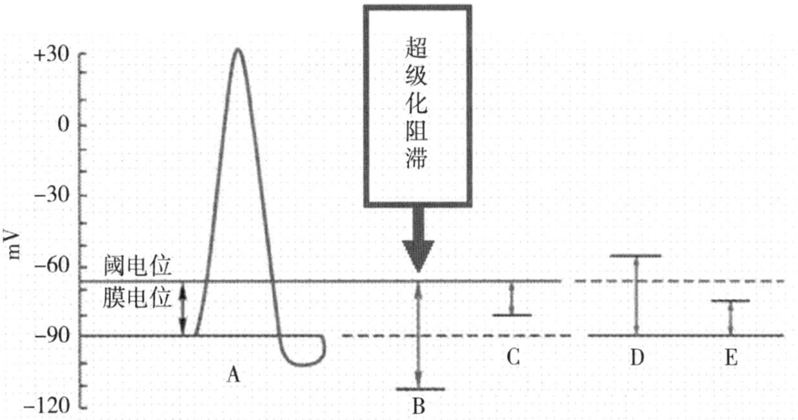

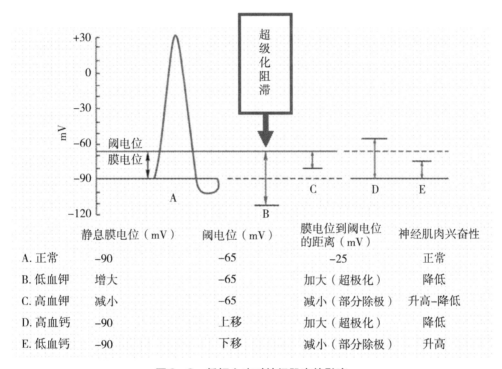

	静息膜电位（mV）	阈电位（mV）	膜电位到阈电位的距离（mV）	神经肌肉兴奋性
A. 正常	−90	−65	−25	正常
B. 低血钾	增大	−65	加大（超极化）	降低
C. 高血钾	减小	−65	减小（部分除极）	升高−降低
D. 高血钙	−90	上移	加大（超极化）	降低
E. 低血钙	−90	下移	减小（部分除极）	升高

图 2－8　低钾血症对神经肌肉的影响

慢性低钾血症时，因低钾血症发生缓慢，钾就可从细胞内转移至细胞外而降低细胞内外钾浓度的梯度，$[K^+]$ i 和 $[K^+]$ e 均减小，而 $[K^+]$ i/$[K^+]$ e 比值可比较正常，结果静息电位可正常，神经肌肉兴奋性无明显降低，临床症状不明显。

低钾血症时出现的肌肉松弛无力也受血浆 Ca^{2+} 浓度及 pH 的影响。细胞外 Ca^{2+} 对骨骼肌细胞膜 Na^+ 内流有竞争性抑制作用，因此，血浆 Ca^{2+} 浓度增高时，Na^+ 内流受抑制，触发 Na^+ 快速内流而产生的 0 期去极化受影响，即阈电位上移，从而加大了 Em 与 Et 间的距离，膜兴奋性降低。相反，血浆 Ca^{2+} 浓度降低时，对细胞膜 Na^+ 内流的抑制作用减弱，阈电位下降，膜兴奋性增高。血浆 pH 升高时，细胞膜兴奋性增加，pH 降低时，细胞膜兴奋性降低。

（2）横纹肌溶解：钾对骨骼肌的血流量有调节作用。局部钾浓度增加引起血管扩张致使血流量增加。严重钾缺乏（血钾低于 2.5 mmol/L）患者，肌肉运动时不能从细胞释出足够的钾，以致发生缺血、缺氧而引起肌痉挛、缺血性坏死和横纹肌溶解，进而可能发生肾功能衰竭。此外，严重低钾血症时，横纹肌溶解的发生还与肌肉代谢障碍有关。

2. 对心脏的影响

低钾血症可引起包括心室纤维颤动在内的各种心律失常。一般认为，低钾血症引起心律失常的发病机制可能主要与低钾影响心肌生理特性有关。

（1）对心肌兴奋性的影响：急性低钾血症时，心肌细胞的静息电位减小，这可能是由于低血钾对膜静息钾通透性有抑制作用造成的。静息电位的减小使静息电位更接近阈电位，因而引起兴奋所需的阈刺激也小，即心肌细胞的兴奋性增高。细胞外钾浓度降低时对钙内流时的抑制作用减弱，故钙内流加速，复极化 2 期（平坡期）缩短，有效不应期缩短，心肌细胞钾电导降低所致的钾外流减慢，可使复极化 3 期（末期）延长，第二次 0 期除极波可在第一次复极化完毕之前（膜处于部分除极化状态）到达。心电图上可见代表复极化 2 期的 S－T 段压低，相当于复极化 3 期的 T 波压低和增宽。超常期延长反映在 T 波后出现明显的 U 波（图 2－9）。

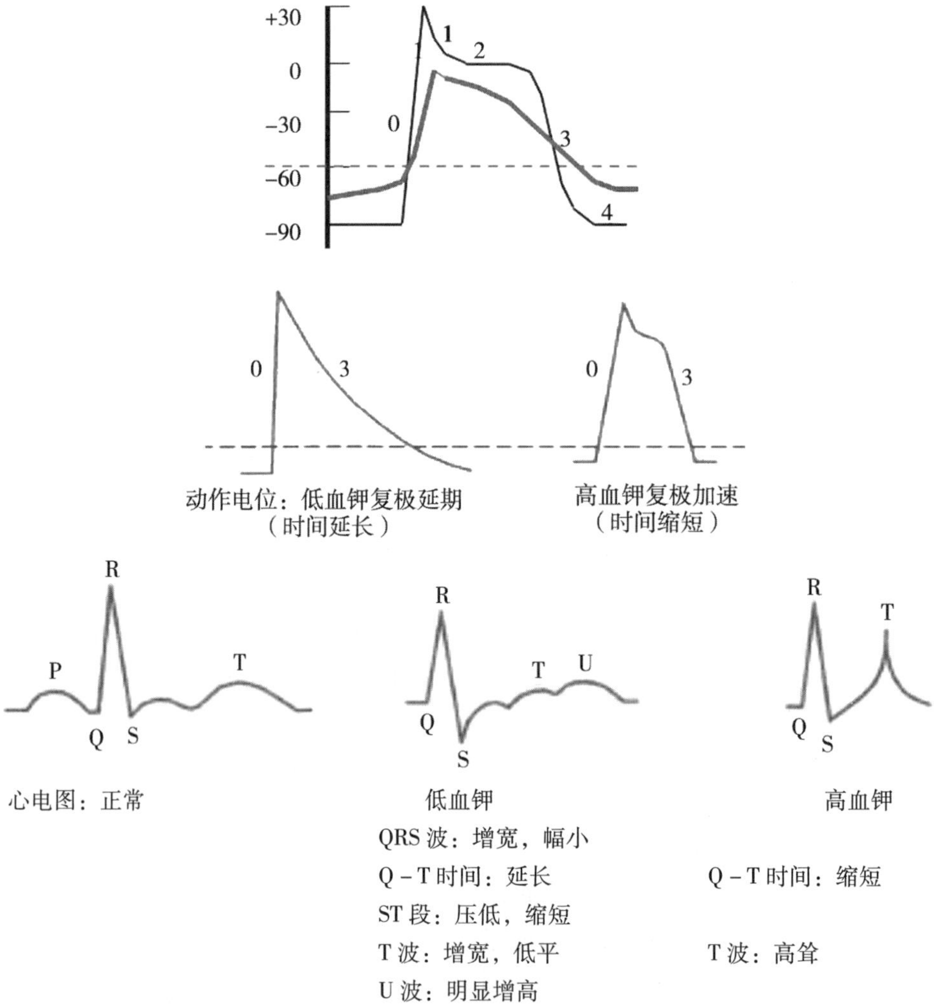

图 2－9　血钾浓度对心肌动作电位及心电图的影响

（2）对心肌传导性的影响：低钾血症时因心肌静息电位减小，故除极时钠内流速度减慢，0 期除极的速度减慢，幅度变小，因而心肌传导性降低。心电图变化有：①QRS 综合波增宽：QRS 综合波是由快速传导的除极波扩布到整个心室所产生，相当于心室肌动作电位的升支（0 期），此综合波增宽起因于心室肌传导性降低；②P－R 间期延长：这表明除极化波从心房传到心室所需的时间延长（图 2－9）。

（3）对心肌自律性的影响：低钾血症时心肌细胞膜钾电导降低，故舒张中期钾外流减慢而持续性的钠内流相对加速。因此，房室束－浦肯野纤维系统等组织的快反应细胞在 4 期（舒张期）的自动除极化加速，故自律性增高。

低钾血症时，由于心肌的兴奋性增高、超常期延长和异位起搏点的自律性增高等原因，故易发生心律失常。传导性降低可引起各种传导缓慢、单向阻滞和有效不应期缩短，有助于兴奋折返，因而也可导致心律失常包括心室纤维性颤动的发生。

（4）对心肌收缩性的影响：轻度低钾血症时，其对 Ca^{2+} 内流的抑制作用减弱，因而复极化 2 期时 Ca^{2+} 内流增多、心肌收缩性增强；但严重或慢性低钾血症时，可因细胞内缺钾，使心肌细胞代谢发生障碍而变性、坏死，心肌收缩性因而减弱。

3. 对肾脏的影响

（1）功能变化：①尿浓缩功能障碍：缺钾时集合管和远曲小管上皮细胞受损，ADH 虽能与肾小管上皮细胞膜受体结合并激活腺苷酸环化酶，但 cAMP 生成不足，故发生水的重吸收障碍；缺钾时髓袢升支粗段对 NaCl 的重吸收障碍，妨碍了髓质渗透梯度的形成而影响对水的重吸收，因而可导致多尿和低比重尿；②低钾血症时，肾小管上皮细胞 NH_3 生成增加，近曲小管对 HCO_3^- 重吸收增强，这是低钾血症时引起碱中毒的原因之一。

（2）形态结构的变化：人类钾缺乏时，近端小管上皮细胞发生空泡变性，偶尔也见于远端肾小管上皮细胞。此外，还可见到间质纤维化和小管萎缩或扩张。

4. 对消化系统的影响

钾缺乏可引起胃肠道运动减弱，患者常发生恶心、呕吐和厌食。钾严重缺乏时可导致腹胀甚至麻痹性肠梗阻。

5. 对糖代谢的影响

低钾血症可引起轻度血糖升高。低钾血症能引起胰岛素分泌减少或作用减弱；血浆钾浓度降低可直接增高血糖。

6. 对酸碱平衡的影响

低钾血症可引起代谢性碱中毒，同时发生反常性酸性尿（paradoxical acidic urine）。其发生机制是：①细胞外液 K^+ 浓度减少，此时细胞内液 K^+ 外出，而细胞外液 H^+ 内移，引起细胞外液碱中毒；②肾小管上皮细胞内 K^+ 浓度降低，H^+ 浓度增高，造成肾小管 K^+-Na^+ 交换减弱而 H^+-Na^+ 交换加强，尿排 K^+ 减少、排 H^+ 增多，加重代谢性碱中毒，且尿液呈酸性。

（三）防治的病理生理基础

1. 积极治疗原发病

尽快恢复患者的饮食和肾功能。

2. 补钾

如果低钾血症严重或出现明显的临床症状如心律失常或肌肉瘫痪等，应及时补钾。补钾最好口服，因恶心、呕吐等原因不能口服或病情严重时，才考虑静脉内滴注补钾。静脉补钾一般应注意以下事项：一般当每日尿量大于 500 mL 时，才可静脉补钾，每小时滴入量以 10 ～ 20 mmol 为宜；每天滴入量不宜超过 120 mmol；输入液钾浓度不得超过 40 mmol/L。

细胞内缺钾恢复较慢，有时需补钾 4 ～6 d 后细胞内外的钾才能达到平衡，严重病例需补 10 ～15 d 以上。因此，治疗钾缺乏勿操之过急。

3. 积极治疗并发症

引起低钾血症的原因中，有不少可以同时引起水、钠、镁等的丧失，应及时检查，一经发现积极处理。

三、高钾血症

血清钾浓度高于 5. 5 mmol/L 称为高钾血症（hyperkalemia）。

（一）原因和机制

1. 钾摄入过多

在肾功能正常时，因钾摄入过多而引起高钾血症是罕见的。当然，静脉内过多过快输入钾盐是有可能引起高钾血症的，尤其是在肾功能低下时更易发生。

2. 肾排钾减少

这是引起高钾血症的主要原因。可见于以下情况：①肾小球滤过率减少：急性肾功能衰竭患者出现少尿或无尿、慢性肾功能衰竭末期、休克、严重腹水、出血等均可因肾小球滤过率减少或肾小管排钾功能障碍而导致血钾升高。②盐皮质激素缺乏：醛固酮的主要作用是促进远曲小管和集合管对 Na^+ 的重吸收和 K^+、H^+ 的排泌。醛固酮分泌减少或作用减弱时，经常发生高钾血症。临床上常见于肾上腺皮质功能减退（Addison 病）和双侧肾上腺切除，还可见于低醛固酮症（hypoaldosteronism）和Ⅳ型肾小管酸中毒。产生低醛固酮症的原因很多，可以是低肾素性的、原发性合成障碍（先天性合成酶缺乏）、醛固酮抵抗。Ⅳ型肾小管性酸中毒是醛固酮分泌不足或肾小管上皮细胞对其反应性降低所致。③长期应用潴钾类利尿剂：安体舒通和三氨蝶呤等抗醛固酮利尿剂，具有抑制肾小管对醛固酮反应的作用。

3. 细胞内钾转移到细胞外

可见于以下情况：①急性酸中毒：常发生于有机酸酸中毒，例如乳酸酸中毒、糖尿病酮症酸中毒，以及急性肾功能不全所致的酸中毒。酸中毒时，细胞外液的氢离子进入细胞内，细胞内的钾离子则转移到细胞外液。一般血浆 pH 值每下降 0. 1，血钾浓度可上升 10%～15%。②高血糖合并胰岛素不足：见于糖尿病，其发生机制是：胰岛素缺乏妨碍了钾进入细胞内及高血糖形成的血浆高渗透压使血钾升高。血浆渗透压增高引起细胞内脱水，同时细胞内钾浓度相对增高，为钾通过细胞膜钾通道的被动外移提供了浓度梯度。③某些药物的使用：β 受体阻滞剂、洋地黄类药物中毒等通过干扰 Na^+-K^+-ATP 酶活性而妨碍细胞摄钾。肌肉松弛剂氯化琥珀碱可增大骨骼肌膜对 K^+ 的通透性，使细胞内钾外溢，导致血钾升高。④缺氧：缺氧时细胞内ATP生成减少，细胞膜钠泵运转发生障碍，故钠离子潴留于细胞内，细胞外液中钾离子不易进入细胞内，另外，缺氧可引起酸中毒和细胞坏死，细胞内钾离子释放入血加重高钾血症。⑤组织分解：细胞内钾含量比细胞外液高20～30倍，因此，组织分解（如血管内溶血、挤压综合征等）时，细胞内钾大量释放而引起高钾血症。⑥高钾血症型周期性麻痹：发作时细胞内钾向细胞外转移，血浆钾浓度多在5～6 mmol/L范围内。

（二）对机体的影响

高钾血症对机体的影响主要表现为肌无力和心传导异常，后者可形成致死性心律失常。

1. 对肌肉组织的影响

当血钾浓度高于8.0 mmol/L时，也可出现肌肉软弱无力乃至麻痹。高钾血症对肌肉组织的影响与起病的快慢和血钾升高的程度密切相关。

（1）急性高钾血症：血浆钾迅速升高时，细胞内钾变化不大，$[K^+]i/[K^+]e$比值发生明显的减小。这时，神经肌肉功能的变化又取决于血钾升高的程度，即$[K^+]i/[K^+]e$比值变小的程度。轻度高钾血症时，患者可有手足感觉异常、疼痛、肌肉轻度震颤等症状。严重高钾血症则可导致四肢软弱无力、腱反射消失甚至弛缓性麻痹。这些症状的发生机制在于：轻度高钾血症时，由于细胞膜内外钾浓度差减小，故细胞内钾外流减少，从而使静息电位变小，神经肌肉兴奋性增高，因而临床上可出现肌肉轻度震颤等症状。严重高钾血症时，静息电位显著变小以致接近阈电位水平，细胞膜处于除极化阻滞状态。静息电位过小时，钠通道失活，故动作电位的形成和传布都发生障碍。因此，严重高钾血症时神经肌肉的兴奋性降低，从而可以引起四肢软弱无力，甚至发生弛缓性麻痹。

（2）慢性高钾血症：当血浆钾缓慢地潴留时，细胞内也有一定程度的增多，故与急性高钾血症时相比，$[K^+]i/[K^+]e$比值减少的程度不明显，因而神经肌肉功能的变化也远不如急性高钾血症时明显。有人报道，慢性肾功能衰竭患者的血清钾在数周之内逐渐升高至9.5 mmol/L，但却并不出现神经肌肉方面的症状。

2. 对心脏的影响

高钾血症对机体的主要危害是引起心室纤维性颤动和心跳停止。目前对高钾血症引起心律失常的发病机制仍无确切解释。一般认为，心肌传导功能障碍具有决定性作用，也与心肌的其他病变、酸碱状态、离子状态等多种因素有关。下面主要从高钾血症对心肌生理特性影响方面作一说明。

（1）对心肌兴奋性的影响：与高钾血症对神经肌肉兴奋性的影响相似，在血钾浓度迅速轻度升高（血清钾5.5～7.0 mmol/L）时，心肌细胞静息电位也轻度减小，引起兴奋所需的阈刺激也较小，即心肌兴奋性增高。当血钾浓度迅速显著升高（血清钾7.0～9.0 mmol/L）时，由于静息电位过小，心肌兴奋性也将降低，甚至消失。

高钾血症时心肌细胞膜的钾通透性明显增高，故钾外流加速，复极化（3期）加速。因此，动作电位时间和有效不应期均缩短，但由于细胞外高钾抑制钙离子在2期内流，故2期有所延长。心电图显示相当于心室肌复极化的T波狭窄高耸（图2-9），相当于动作电位时间的Q-T间期缩短。

(2) 对心肌传导性的影响：高钾血症时，由于静息电位减小，故动作电位0期（除极化）的幅度变小，速度减慢，因而兴奋的扩布减慢，即传导性降低。心房内、房室间或心室内均可发生传导延缓或阻滞。心电图上相当于心房除极化的P波压低、增宽或消失；相当于房室传导的P－R间期延长，相当于心室除极化的R波降低；相当于心室内传导的QRS综合波增宽。

(3) 对心肌自律性的影响：高钾血症时心肌细胞膜的钾通透性增高，故在到达最大复极电位后，细胞内钾的外流比正常时加快而钠的内流相对减慢，因而自动去极化减慢，自律性降低。

(4) 对收缩性的影响：高钾血症时，细胞外液K^+浓度增高抑制了复极化2期时Ca^{2+}的内流，使心肌细胞内Ca^{2+}浓度降低，因而心肌收缩性减弱。

3. 高钾血症对酸碱平衡的影响

高钾血症可引起代谢性酸中毒，并出现反常性碱性尿（paradoxical alkaline urine）。其发生机制是：①高钾血症时，细胞外液K^+升高，此时细胞外液K^+内移，而细胞内液H^+外出，引起细胞外液酸中毒；②肾小管上皮细胞内K^+浓度增高，H^+浓度减低，造成肾小管H^+－Na^+交换减弱，而K^+－Na^+交换增强，尿排K^+增加、排H^+减少，加重代谢性酸中毒，且尿液呈碱性。

（三）防治的病理生理基础

1. 防治原发疾病

去除引起高钾血症的原因。

2. 降低血钾

常用方法：①葡萄糖和胰岛素同时静脉内注射使钾向细胞内转移；应用碳酸氢钠不仅可以提高血液pH而促进K^+进入细胞内，而且Na^+还能拮抗K^+对心肌的毒性作用；②使钾排出体外：阳离子交换树脂聚苯乙烯磺酸钠（sodium polysyrene sulfonate）经口服或灌肠后，能在胃肠道内进行Na^+－K^+交换而促进体内钾的排出。对于严重高钾血症患者，可用腹膜透析或血液透析（人工肾）移出体内过多的钾。

3. 注射钙剂和钠盐

高钾血症可采用静脉注射钙剂和钠盐以改善心肌电生理特性。

4. 纠正其他电解质代谢紊乱

高钾血症时很可能伴有高镁血症，应及时检查处理。

第四节 镁代谢紊乱

镁（magnesium）是体内具有重要生理作用的阳离子，在机体内，镁的含量仅次于钙、钠、钾；在细胞内，镁的含量仅次于钾而居第二位。镁离子（Mg^{2+}）是细胞内液的重要成分，它参与细胞内许多酶的反应。镁对于维持细胞正常代谢和生理功能是必需的。

一、正常镁代谢

（一）镁平衡

成人体内镁的总含量约 24 g（1 mol），其中约一半存在于骨骼中，另一半存在于骨骼肌和其他器官的组织中，只有不及总体 1% 的镁在血液中。血清镁浓度为 0.75 ～1.25 mmol/L，其中 20% 与蛋白质结合，80% 呈游离状态。成人每天从饮食中摄入镁约 10 mmol，其中约有 33.3%（1/3）在小肠中被吸收，其余部分随粪便排出。体液中的镁主要经肾排出。

（二）镁平衡的调节

消化道吸收和肾排泄是维持镁代谢平衡的主要环节。镁摄入量少，肠道吸收镁增加，当食物含钙少、含蛋白质多及含活性维生素 D 等，可使肠道吸收镁增加；镁摄入量多，则肠道对镁的吸收率减少。镁重吸收的主要部位是肾小管皮质髓袢升支粗段，可达滤过量的 65%。远端小管和近端小管亦可重吸收镁。影响肾小管镁重吸收的因素很多，其中血镁浓度影响最大。

（三）镁的主要生理功能

1. 维持酶的活性

镁是许多酶系的辅助因子（cofactor）或激动剂，可激活体内多种酶，如己糖激酶、Na^+-K^+-ATP 酶、羧化酶、丙酮酸脱氢酶、肽酶、胆碱酯酶等，参与体内许多重要代谢过程。

2. 抑制可兴奋细胞的兴奋性

镁对中枢神经系统、神经肌肉和心肌等，均起抑制作用。

3. 维持细胞的遗传稳定性

镁是 DNA 相关酶系中的主要辅助因子及决定细胞周期和凋亡的细胞内调节者。

二、低镁血症

血清镁浓度低于 0.75 mmol/L 称为低镁血症（hypomagnesemia）。

（一）原因和机制

1. 镁摄入不足

一般饮食含镁比较丰富，故只要能正常进食，机体就不至缺镁。营养不良、长期禁食、厌食、长期经静脉营养未注意镁的补充均可致镁摄入不足。

2. 镁排出过多

（1）经胃肠道排出过多：最常见是小肠病变，如小肠的手术切除、严重腹泻、持续胃肠吸引及脂肪痢等。此时不仅有肠对镁的吸收不良，也有消化液中的镁大量丢失，使得粪便中的镁并未减少。

（2）经肾排出过多：正常肾小球滤过的镁 25% 在肾近曲小管被重吸收，60%～70% 在髓袢升支和远曲小管重吸收。随尿排出的镁，大约相当于摄入量的 30%～60%。在下列情况下，肾排镁增多。①大量使用利尿药：如速尿、利尿酸等髓袢利尿药可抑制髓袢对镁的重吸收。甘露醇、尿素、葡萄糖所致的渗透性利尿引起镁随尿排出过多。②高钙血症：钙与镁在肾小管被重吸收时有相互竞争作用，故高钙血症时肾小管重吸收镁减少。甲状旁腺激素（parathyroid hormone，PTH）有促进肾小管重吸收镁的作用。甲状旁腺功能亢进时，过多的 PTH 本应使更多的镁在肾小管内重吸收，但这种作用被高钙血症所对消。③严重的甲状旁腺功能减退：由于 PTH 减少，肾小管对镁重吸收减少。④糖尿病酮症酸中毒：酸中毒能明显地妨碍肾小管对镁的重吸收，高血糖又可引起渗透性利尿而使镁随尿排出增多。此外，用胰岛素治疗时，因糖原合成需要镁，使细胞外液过多地转向细胞内液，促进低镁血症。⑤酒精中毒：急、慢性酒精中毒常伴有低镁血症，其机制主要是血中酒精浓度升高可抑制肾小管对镁的重吸收，使尿镁排出增多。另外，慢性酒精中毒者往往伴有营养不良和腹泻。⑥肾疾患：急性肾小管坏死多尿期、慢性肾盂肾炎、肾小管酸中毒、庆大霉素等肾损害性药物等可分别因渗透性利尿和肾小管功能受损而导致镁随尿排出增多。⑦醛固酮增多、强心甙类药物：分别可因抑制肾小管重吸收镁和促进肾排镁增多而引起低镁血症。

（二）对机体的影响

1. 神经肌肉兴奋性增高

Mg^{2+}能竞争性进入轴突，对抗 Ca^{2+} 的作用，低镁血症时，进入轴突内的 Ca^{2+} 增多，故乙酰胆碱释放增多；Mg^{2+}能抑制终板膜上乙酰胆碱受体对乙酰胆碱的敏感性，低镁血症时这种抑制作用减弱。因此，神经肌肉接头处兴奋传递加强。Mg^{2+}还能抑制神经纤维和骨骼肌的应激性，低镁血症时神经肌肉应激性增高，临床上表现为小束肌纤维收缩、震颤、Chvostek 和 Trousseau 征阳性及手足搐搦。低镁血症时，Mg^{2+}对中枢神经系统的抑制作用减弱，临床上可出现反射亢进，对声、光反应过强，焦虑，易激动等症状；同时，Mg^{2+}对胃肠道平滑肌的抑制作用减弱，平滑肌的兴奋可导致呕吐或腹泻。

2. 对心血管系统的影响

（1）心律失常：低镁血症时易发生心律失常，以室性心律失常为主，严重者可引起室颤导致猝死。其可能机制有：①细胞外液镁浓度降低时，心肌细胞 Em 绝对值变小，心肌兴奋性增高；②低镁血症时，Mg^{2+}对心肌快反应自律细胞的缓慢而恒定的钠内流的阻断作用减弱，导致钠内流相对加速，自动去极化加快，自律性增高；③低镁血症时，$Na^{+}-K^{+}-ATP$ 酶活性减弱，引起心肌细胞内缺钾而导致心律失常。

（2）高血压：低镁血症时易伴发高血压，主要原因是：血管平滑肌细胞内钙含量增高，使血管收缩，外周血管阻力增大。此外，低镁还可增强儿茶酚胺等缩血管物质的收缩血管作用，从而引起血压升高。

（3）冠心病：低镁血症在冠心病的发生发展中起一定作用，其主要机制是：①心肌细胞代谢障碍；②冠状动脉痉挛，其原因是：低镁时 Mg^{2+}拮抗 Ca^{2+}的作用减弱；低镁时血管内皮细胞产生舒血管内皮介质减少；低镁加强了儿茶酚胺等缩血管物质的收缩血管作用。

3. 低钙血症

低镁血症病人出现 PTH 分泌障碍，PTH 的靶器官骨骼系统和肾小管上皮对激素的反应也减弱，因而骨钙的动员和钙在肾小管的重吸收发生障碍，血钙得不到补充。血钙低本

应通过 Mg^{2+} 活化甲状旁腺腺体细胞膜上腺苷环化酶而刺激 PTH 分泌，但因 Mg^{2+} 浓度低，不能激活此酶，故 PTH 分泌减少，血钙可进一步降低。

4. 低钾血症

镁的缺乏能增加尿中钾的排出而产生低钾血症；缺镁使钠泵功能降低，引起细胞缺钾，特别是心肌细胞，故易导致心律失常。实验和临床皆发现低镁使低钾难以纠正，故对低钾或低钙病例，若经补钾、补钙后仍无效，应考虑有缺镁的存在。

（三）防治的病理生理基础

1. 积极治疗原发病

尽快排除发病因素。

2. 补镁

轻症低镁血症可通过肌肉注射途径补镁（一般用硫酸镁）。严重低镁血症，特别是出现心律失常时应及时静脉补镁，但应缓慢、谨慎，经常测定血清镁浓度，特别是有肾功能受损者，更应小心。小儿静脉内补镁应防止低血压的发生。补镁的剂量视缺镁的程度和症状的轻重而定。

三、高镁血症

血清镁浓度高于 1.25 mmol/L 称为高镁血症（hypermagnesemia）。

（一）原因和机制

1. 镁排出过少

正常人肾脏有较强的排镁能力，即使摄入大量镁也不致引起高镁血症。高镁血症最常见的原因是肾功能衰竭。常见于以下情况：

（1）急性或慢性肾衰竭：急性或慢性肾功能衰竭伴有少尿或无尿时，由于肾小球滤过功能降低可使尿镁排出减少。肾小球滤过率在 10 mL/min 时就可能产生轻度高镁血症，若 <5 mL/min 则产生中度高镁血症。如果此时再使用含镁的药物，则进一步加重高镁血症。严重脱水伴有少尿时，同样也可引起高镁血症。

（2）甲状腺功能减退：甲状腺素有抑制肾小管重吸收镁、促进尿镁排出的作用，故黏液性水肿的病人可发生高镁血症。

（3）醛固酮减少：醛固酮具有抑制肾小管重吸收镁、促进尿镁排出的作用，故 Addison 病患者可发生高镁血症。

2. 镁摄入过多

见于静脉内补镁过多过快时，这种情况在肾功能受损的病人更易发生。

（二）对机体的影响

血清镁浓度不超过 2 mmol/L 时，临床上很难觉察，当血清镁浓度升高到 3 mmol/L 时，才会出现镁过多或镁中毒症状。

1. 神经肌肉兴奋性降低

镁能抑制神经肌肉接头处的兴奋传递，高浓度镁有箭毒样作用。故高镁血症病人可发生显著的肌无力甚至弛缓性麻痹，四肢、吞咽和呼吸肌都可被波及，因而可导致弛缓性瘫痪，吞咽和说话困难，严重者可因呼吸肌麻痹而死亡。

2. 中枢神经系统抑制

镁能抑制中枢神经系统的突触传递，抑制中枢神经系统的功能活动。因而高镁血症也可以引起深腱反射减弱或消失，有的病人还可发生嗜睡或昏迷。

3. 心动过缓

高浓度的镁能抑制房室和心室内传导并降低心肌兴奋性，故可引起传导阻滞和心动过缓。心电图上可见 P－R 间期延长和 QRS 综合波增宽。当血清镁浓度达 7.5～10 mmol/L 时，可发生心搏骤停。

4. 平滑肌抑制

镁对平滑肌亦有抑制作用。高镁血症时，血管平滑肌扩张可导致外周血管阻力降低和动脉血压下降；内脏平滑肌受抑制可引起嗳气、呕吐、便秘、尿潴留等。

（三）防治的病理生理基础

1. 防治原发病

尽可能改善肾功能。

2. 静脉内注射葡萄糖酸钙

因为钙、镁有拮抗作用。

3. 促进镁排出体外

可用透析法以去除体内过多的镁；如肾功能尚好，也可以适当使用利尿药使肾排镁增多。

4. 其他

应注意纠正可能伴随的高钾血症和抢救呼吸肌麻痹。

第五节　钙、磷代谢紊乱

一、正常钙、磷的代谢、调节和功能

钙（calcium）和磷（phosphorus）是人体内含量最丰富的无机元素。正常成人钙总量为 700～1400 g，磷总量为 400～800 g。

（一）体内钙、磷的分布

体内约 99% 的钙和 86% 的磷以羟磷灰石形式存在于骨和牙齿，其余呈溶解状态分布于体液和软组织中。血钙指血清中所含的总钙量，正常成人为 2.25～2.75 mmo/L，儿童稍高。血钙分为非扩散钙（nondiffusible calciun）和可扩散钙（diffusible calciun）。非扩散钙是指与 Ca^{2+} 结合蛋白（calcium binding protein，CaBP）结合的钙，约占血浆总钙的 40%，不易透过毛细血管壁。可扩散钙主要为游离 Ca^{2+}（占 45%）及少量与柠檬酸、碳酸根等形成的不解离钙（占 15%）。发挥生理作用的主要为游离 Ca^{2+}。CaBP 与游离 Ca^{2+} 可互相转化，并呈动态平衡关系。此平衡受血浆 pH 影响，血液偏酸时，游离 Ca^{2+} 升高；

血液偏碱时，结合钙增多，游离 Ca^{2+} 下降。碱中毒时常伴有抽搐现象，与血浆游离钙降低有关。

血液中的磷以有机磷和无机磷两种形式存在。有机磷酸酯和磷脂存在于血细胞和血浆中，含量大。血磷通常是指血浆中的无机磷，正常人为 1.1 ～ 1.3 mmol/L，婴儿为 1.3 ～ 2.3 mmol/L，血浆无机磷酸盐的 80%～85% 以 HPO_4^{2-} 形式存在。血浆磷的浓度不如血浆钙稳定。

血浆中钙、磷浓度关系密切。正常时，两者的乘积［Ca］×［P］为 30 ～ 40。若大于 40，则钙磷以骨盐形式沉积于骨组织；若小于 35，则骨骼钙化障碍，甚至发生骨盐溶解。

（二）体内钙、磷的吸收

体内钙、磷均由食物供给。正常成人每日摄取钙约 1 g、磷约 0.8 g。儿童、孕妇需求量增加。钙主要含于牛奶、乳制品及蔬菜、水果中。食物中的钙必须转变为游离钙（Ca^{2+}）才能被肠道吸收。肠管 pH 偏碱时，Ca^{2+} 吸收减少；偏酸时，Ca^{2+} 吸收增多。Ca^{2+} 的吸收部位在小肠，吸收率约为 30%；磷（P）在空肠吸收最快，吸收率达 70%。食物缺乏或生理需要增加时，两者的吸收率增高。

Ca^{2+} 由肠腔进入黏膜细胞内是顺浓度梯度的被动扩散或易化转运，因微绒毛对 Ca^{2+} 的通透性极低，故需要 Ca^{2+} 结合蛋白（calcium binding protein，CaBP）作为特殊转运载体。磷伴随 Na^+ 的吸收进入黏膜细胞内，又随 Na^+ 的泵出而至细胞外液，称为“继发性主动转运”（secondary active transport）。食物中的有机磷酸酯，在肠管内被磷酸酶分解为无机磷酸盐后被肠道吸收。

（三）体内钙、磷的排泄

人体 Ca^{2+} 约 20% 经肾排出，80% 随粪便排出。肾小球滤过的钙，95% 以上被肾小管重吸收。血钙升高，则尿钙排出增多。

肾是排磷的主要器官，肾排出的磷占总磷排出量的 70%，其余 30% 由粪便排出。肾小球滤过的磷，约 85%～95% 被肾小管（主要为近曲小管）重吸收。

（四）钙、磷代谢的调节

1. 体内外钙稳态调节

体内钙、磷代谢，主要由甲状旁腺激素、1,25-$(OH)_2D_3$ 和降钙素 3 种激素作用于肾、骨骼和小肠 3 个靶器官调节。

（1）甲状旁腺激素（parathyroid hormone，PTH）：PTH 是由甲状旁腺主细胞合成并分泌的一种单链多肽激素，具有升高血钙、降低血磷和酸化血液等作用。PTH 在血液中半衰期仅数分钟，在甲状旁腺细胞内储存时间亦有限。血钙是调节 PTH 的主要因素。低血钙的即刻效应是刺激储存的 PTH 释放，持续作用主要是抑制 PTH 的降解速度。此外，1,25-$(OH)_2D_3$ 增多时，PTH 分泌减少；降钙素则可促进 PTH 分泌。PTH 作用于靶细胞膜，活化腺苷酸环化酶系统，增加胞质内 cAMP 及焦磷酸盐浓度。cAMP 能促进线粒体 Ca^{2+} 转入胞质；焦磷酸盐则作用于细胞膜外侧，使膜外侧 Ca^{2+} 进入细胞，结果可引起胞质内 Ca^{2+} 浓度增加，并激活细胞膜上的钙泵，将 Ca^{2+} 主动转运至细胞外液，导致血钙升高。

PTH 的生理作用包括：①对骨的作用：PTH 有促进成骨和溶骨的双重作用；②对肾的作用：PTH 增加肾近端小管、远端小管和髓袢上升段对 Ca^{2+} 的重吸收，抑制近端小管及远端小管对磷的重吸收，结果使尿钙减少、尿磷增多；③对小肠的作用：PTH 通过激活肾 1α－羟化酶，促进 1,25－$(OH)_2D_3$ 的合成，间接促进小肠吸收钙、磷，此效应出现较缓慢。

（2）1,25－$(OH)_2D_3$：1,25－$(OH)_2D_3$ 是一种具有生理活性的激素。皮肤中的胆固醇代谢中间产物，在紫外线照射下先转变为前维生素 D_3（previtamin D_3），后自动异构化为维生素 D_3（VitD_3）。VitD_3 入血后，首先在肝细胞微粒体中 25－羟化酶催化下，转变为 25－$(OH)D_3$，再在肾近端小管上皮细胞线粒体内 1α－羟化酶作用下，转变成 1,25－$(OH)_2D_3$，其活性比 VitD_3 高 10～15 倍。PTH 能促进 1α－羟化酶合成。1,25－$(OH)_2D_3$ 的生理作用为：①促进小肠对钙、磷的吸收和转运。②具有溶骨和成骨双重作用：钙、磷供应充足时，主要促进成骨；当血钙降低、肠道钙吸收不足时，主要促进溶骨，使血钙升高。③促进肾小管上皮细胞对钙、磷重吸收：其机制是增加细胞内钙结合蛋白的生物合成，此作用较弱，只是在骨骼生长、修复或钙、磷供应不足时，作用有所增强。

（3）降钙素（calcitonin，CT）：CT 是由甲状腺滤泡旁细胞（又称 C 细胞）所分泌的一种单链多肽类激素。血钙升高可刺激 CT 的分泌，血钙降低则抑制 CT 的分泌。CT 的生理功能为：①直接抑制破骨细胞的生成和活性，抑制骨基质分解和骨盐溶解；加速破骨细胞、间质细胞转化为成骨细胞，增强成骨作用，降低血钙、血磷浓度。②直接抑制肾小管对钙、磷的重吸收，从而使尿磷、尿钙排出增多。③抑制肾 1α－羟化酶，而间接抑制小肠钙、磷的吸收。

在正常人体内，通过 PTH、1,25－$(OH)_2D_3$、CT 三者的相互制约、相互协调，以适应环境变化，保持血钙浓度的相对恒定（表 2－3）。

表 2－3　3 种激素对钙磷代谢的影响

激素	肠钙吸收	溶骨作用	成骨作用	肾排钙	肾排磷	血钙	血磷
PTH	↑	↑↑	↑	↓	↑	↑	↓
1，25－$(OH)_2D_3$	↑↑	↑	↑	↓	↓	↑	↑
CT	↓	↓	↑	↑	↑	↓	↓

注：↑升高，↑↑显著升高，↓降低。

2. 细胞内钙稳态调节

正常情况下，细胞内钙浓度为 10^{-8}～10^{-7} mol/L，细胞外钙浓度为 10^{-3}～10^{-2} mol/L。细胞内约 44% 的钙存在于胞内钙库（线粒体和内质网），细胞内游离钙仅为细胞内钙的 0.005%。上述电化学梯度的维持，取决于生物膜对钙的不自由通透性和转运系统的调节。

（1）Ca^{2+} 进入胞质的途径：Ca^{2+} 进入胞质是顺浓度梯度的被动过程。一般认为，细胞外钙跨膜内流是细胞内钙释放的触发因素，细胞内 Ca^{2+} 增加主要取决于内钙释放。①质膜钙通道：电压依赖性钙通道（voltage dependent calcium channel，VDCC）可分为 T 型、L 型、N 型、P 型等亚型；受体操纵性钙通道（receptor operated calcium channel，ROCC）亦称配体门控性钙通道（ligand gated calcium channel，LGCC），此类受体由多个亚基组成，与激动剂结合后，通道开放；钙库操纵性钙通道（store operated calcium channel，SOCC）在肌质网内 Ca^{2+} 减少时可被激活。②胞内钙库钙释放通道：钙库钙释放通道（calcium release channel）属于受体操纵性钙通道，包括肌醇三磷酸操纵的钙通道（IP_3 受体通道）、理阿诺碱（ryanodine）敏感的钙通道。耦联于横小管和肌质网的理阿诺碱受体钙通道同时开放，产生局部游离钙浓度升高——“钙火花”（Ca^{2+} spark）。自发性钙火花是细胞内钙释放的基本单位，它成为引发钙振荡（calcium oscillation）和钙波（calcium wave）的位点，构成了心肌细胞兴奋收缩耦联的基础。

（2）Ca^{2+} 离开胞质的途径：Ca^{2+} 离开胞质是逆浓度梯度、耗能的主动过程。①钙泵的作用：钙泵即 $Ca^{2+}-Mg^{2+}$ －ATP 酶，它存在于质膜、内质网膜和线粒体膜上。当 $[Ca^{2+}]i$ 升高到一定程度时，该酶被激活，水解 ATP 供能，将 Ca^{2+} 泵出细胞或泵入内质网及线粒体，使细胞内 Ca^{2+} 浓度下降。②$Na^{+}-Ca^{2+}$ 交换：$Na^{+}-Ca^{2+}$ 交换蛋白是一种双向转运的跨膜蛋白，主要受跨膜 Na^{+} 梯度调节。生理条件下，Na^{+} 顺着电化学梯度进入细胞，而 Ca^{2+} 则逆着电化学梯度移出细胞。③$Ca^{2+}-H^{+}$ 交换：$[Ca^{2+}]i$ 升高时，被线粒体摄取，H^{+} 则排至胞质。

（五）钙、磷代谢的生理功能

1. 钙、磷共同参与的生理功能

（1）成骨：约 99% 的钙和 86% 以上的磷存在于骨骼和牙齿中，起支持和保护作用。骨骼是调节细胞外液游离钙、磷恒定的钙库和磷库。

（2）凝血：钙、磷共同参与凝血过程。血浆 Ca^{2+} 作为血浆凝血因子Ⅳ，在激活因子Ⅸ、Ⅹ、ⅩⅢ和凝血酶原等过程中不可缺少；磷脂是血小板因子 3 和凝血因子Ⅲ的主要成分，它们为凝血过程的重要链式反应提供了“平台”。

（3）调控生物大分子的活性：Ca^{2+} 是许多酶（脂肪酶、ATP 酶）的激活剂，Ca^{2+} 还能抑制 1α－羟化酶的活性，从而影响代谢。

2. 钙的其他生理功能

（1）调节细胞功能：细胞外 Ca^{2+} 是重要的第一信使，通过细胞膜上的钙通道（电压依赖性或受体门控性）或钙敏感受体（calcium sensing receptor，CaSR），促使细胞外 Ca^{2+} 内流，细胞内钙库释放 Ca^{2+}，而增加细胞内 Ca^{2+}。细胞外 Ca^{2+} 是 CaSR 的主要配体和激动剂，两者结合后，通过 G 蛋白激活磷脂酶 C（PLC）IP3 通路及酪氨酸激酶－丝裂原活化蛋白激酶（mitogen-activated protein kinase，MAPK）通路，引起肌质网（sarcoplasmic reticulum，SR）或内质网（endoplasmic reticulum，ER）释放 Ca^{2+}，以及细胞外 Ca^{2+} 经钙库操纵性钙通道（store operated calcium channel，SOCC）内流，使细胞内 Ca^{2+} 增加。细胞内 Ca^{2+} 作为第二信使，在肌肉收缩、激素和神经递质的分泌、体温中枢调定点的调控等方面发挥重要的调节作用。

（2）维持神经肌肉的兴奋性：血浆 Ca^{2+} 浓度降低时，神经肌肉的兴奋性增高，可引起抽搐。

（3）其他：Ca^{2+} 可降低毛细血管和细胞膜的通透性，防止渗出，控制炎症和水肿。

3. 磷的其他生理功能

（1）机体重要物质的组分：磷是构成核酸、磷脂、磷蛋白、各种酶类等遗传物质、生物膜结构、重要蛋白质等基本组分的必需元素。

（2）参与机体能量代谢：ATP ⇌ ADP + Pi ⇌ AMP + Pi。

（3）其他：磷酸盐（HPO_4^{2-}/H_2PO_4）是血液缓冲体系的重要组成成分，细胞内的磷酸盐参与许多酶促反应（如磷酸基转移反应、加磷酸分解反应等）。2, 3 - 二磷酸甘油酸（2, 3-DPG）在调节血红蛋白与氧的亲和力方面起重要作用。

二、低钙血症

当血清蛋白浓度正常时，血钙低于2.25 mmol/L，或血清游离 Ca^{2+} 低于1 mmol/L，称为低钙血症（hypocalcemia）。

（一）病因和发病机制

1. 维生素 D 代谢障碍

①维生素 D 缺乏：食物中维生素 D 缺少或紫外线照射不足；②肠吸收障碍：梗阻性黄疸、慢性腹泻、脂肪泻等；③维生素 D 羟化障碍：肝硬化、肾衰竭、遗传性 1α - 羟化酶缺乏症等。以上原因造成活性维生素 D 减少，使肠钙吸收减少和尿钙增多，导致血钙降低。

2. 甲状旁腺功能减退（hypoparathyroidism）

①PTH 缺乏：甲状旁腺切除或甲状腺手术误切除甲状旁腺，遗传因素或自身免疫导致甲状旁腺发育障碍或损伤；②PTH 抵抗：假性甲状旁腺功能减退患者，PTH 的靶器官受体异常。此时，破骨减少，成骨增加，造成一时性低钙血症。

3. 慢性肾衰竭

①肾排磷减少，血磷升高，因血液钙磷乘积为一常数，故血钙降低；②肾实质破坏，使 $1,25-(OH)_2D_3$ 生成不足，肠钙吸收减少；③血磷升高，肠道分泌磷酸根增多，与食物钙结合形成难溶的磷酸钙随粪便排出；④肾毒物损伤肠道，而影响肠道钙、磷吸收。⑤慢性肾衰竭时，骨骼对 PTH 敏感性降低，骨动员减少。

4. 镁缺乏

会抑制 PTH 分泌，影响 PTH 的骨吸收作用，引起骨盐 $Mg^{2+}-Ca^{2+}$ 交换障碍。

5. 急性胰腺炎

致机体对 PTH 的反应性降低，胰高血糖素和 CT 分泌亢进，胰腺炎症和坏死释放出的脂肪酸与钙结合成钙皂而影响肠吸收。

6. 其他

低白蛋白血症（肾病综合征）、妊娠、大量输血等。

（二）对机体的影响

1. 对神经肌肉的影响

低血钙时，神经、肌肉的兴奋性增加，可出现肌肉痉挛、手足搐搦、喉鸣和惊厥。

2. 对骨骼的影响

维生素 D 缺乏引起的佝偻病可表现为囟门闭合迟晚、方颅、鸡胸、串珠肋、手镯、膝内翻（O形腿）或膝外翻（X形腿）等，成人可表现为骨质软化、骨质疏松和纤维性骨炎等。

3. 对心肌的影响

Ca^{2+}对心肌细胞Na^{+}内流具有竞争抑制作用，称为膜屏障作用。低血钙对Na^{+}内流的膜屏障作用减小，使心肌兴奋性和传导性升高。但因膜内外Ca^{2+}的浓度差减小，Ca^{2+}内流减慢，致动作电位平台期延长，不应期亦延长。心电图表现为Q－T间期延长，T波低平或倒置。

4. 其他

婴幼儿缺钙时，免疫力低下，易发生感染。慢性缺钙，可致皮肤干燥、脱屑、指甲易脆和毛发稀疏等。

（三）防治的病理生理基础

纠治原发疾病。为缓解症状，可静脉注射葡萄糖酸钙或氯化钙。补充钙剂和维生素D。因镁缺乏引起的低钙血症，单纯补钙难于见效，需要纠正低镁血症。

三、高钙血症

当血清蛋白浓度正常时，血清钙大于2.75 mmol/L，或血清游离Ca^{2+}大于1.25 mmol/L，称为高钙血症（hypercalcemia）。

（一）病因和发病机制

1. 甲状旁腺功能亢进

由于PTH过多，促进溶骨、肾重吸收钙和维生素D活化，而引起高钙血症。

2. 恶性肿瘤

恶性肿瘤（如白血病、多发性骨髓瘤等）和恶性肿瘤骨转移是引起血钙升高的最常见原因。这些肿瘤细胞可分泌破骨细胞激活因子，这种多肽因子能激活破骨细胞。肾癌、胰腺癌、肺癌等即使未发生骨转移亦可引起高钙血症，这与前列腺素（尤其是PGE2）增多导致的溶骨作用有关。

3. 维生素D中毒

治疗甲状旁腺功能减退或预防佝偻病而长期服用大量维生素D可造成维生素D中毒，所致高钙、高磷血症可引起头痛、恶心等一系列症状及软组织和肾的钙化。

4. 甲状腺功能亢进

甲状腺素具有溶骨作用，中度甲状腺功能亢进患者约20%伴高钙血症。

5. 其他

如肾上腺功能不全、维生素A摄入过量、类肉瘤病、应用使肾对钙重吸收增多的噻嗪类药物等。

（二）对机体的影响

1. 对神经肌肉的影响

高钙血症可使神经肌肉兴奋性降低，表现为乏力、表情淡漠、喉鸣、惊厥、腱反射减弱，严重患者可出现精神障碍、木僵和昏迷。

2. 对心肌的影响

高血钙时，对 Na^{+} 内流的膜屏障作用增强，心肌兴奋性和传导性降低。Ca^{2+} 内流加速，致动作电位平台期缩短，复极加速。心电图表现为 Q－T 间期缩短、房室传导阻滞。

3. 肾损害

肾对高钙血症较敏感，主要损伤肾小管。早期表现为浓缩功能障碍，晚期发展为肾衰竭。

4. 其他

多处异位钙化灶形成，如血管壁、关节、肾、软骨、胰腺、鼓膜等，引起相应组织、器官功能损害。血清钙大于 4.5 mmol/L 时，可发生高钙血症危象，如严重脱水、高热、心律失常、意识不清等，患者易死于心搏骤停、坏死性胰腺炎和肾衰竭等。

（三）防治的病理生理基础

1. 一般疗法

停用钙剂，大量输液以纠正水、电解质代谢紊乱等。

2. 病因治疗

针对不同病因积极控制原发病，如甲状旁腺功能亢进者切除甲状旁腺可治愈。

3. 降钙治疗

使用利尿药、降钙素、糖皮质激素及透析疗法等。

四、低磷血症

血清无机磷浓度小于 0.8 mmol/L 称为低磷血症（hypophosphatemia）。

（一）病因和发病机制

1. 磷吸收不足

见于长期营养不良或剧烈呕吐、腹泻、1, 25－$(OH)_2D_3$ 不足、吸收不良综合征及过量应用结合磷酸的抗酸药（氢氧化铝、碳酸铝等）。

2. 尿磷排泄增加

见于急性酒精中毒、甲状旁腺功能亢进症（原发性、继发性）、肾小管性酸中毒、维生素 D 抵抗性佝偻病、代谢性酸中毒、糖尿病及应用糖皮质激素和利尿药。

3. 磷向细胞内转移

见于应用促进合成代谢的胰岛素、雄性激素和糖类（葡萄糖、果糖、甘油）、营养恢复综合征、呼吸性碱中毒等，与葡糖－6－磷酸、2, 3-DPG 以及 ATP 等高能磷酸化合物的形成有关。

（二）对机体的影响

低磷血症主要引起 ATP 合成不足和红细胞内 2, 3-DPG 减少。轻者无症状，重者可有肌无力、感觉异常、鸭态步、骨痛、佝偻病、病理性骨折、易激惹、精神错乱、抽搐、昏迷等。

（三）防治的病理生理基础

低磷血症通常无特异症状，易被原发病的临床症状所掩盖，故应及时诊断，适当补磷。轻中度患者可给予口服治疗，急性重症患者需胃肠补充治疗。

五、高磷血症

血清磷成人大于1.6 mmol/L，儿童大于1.9 mmol/L，称高磷血症（hyperphosphatemia）。

（一）病因和发病机制

1. 肾功能不全

急、慢性肾功能不全是高磷血症最常见的原因。肾小球滤过率低于20～30 mL/min时，肾排磷减少，血磷上升。继发性PTH分泌增多，使骨盐释放增加，而加重高磷血症。

2. 甲状旁腺功能减退

原发性、继发性和假性甲状旁腺功能减退使尿排磷减少，而导致血磷增高。

3. 维生素D中毒

促进小肠及肾对磷的重吸收。

4. 磷向细胞外移出

见于急性酸中毒、骨骼肌破坏、高热、恶性肿瘤（化学治疗）、淋巴细胞性白血病。

5. 其他

如甲状腺功能亢进，可促进溶骨；肢端肥大症活动期生长激素增多，可促进肠钙吸收和减少尿磷排泄；使用含磷轻泻药及磷酸盐静脉注射。

（二）对机体的影响

急性严重高磷血症可抑制肾1α-羟化酶，从而导致低钙血症，常发生迁移性钙化、心力衰竭、低血压、急性多发性关节痛等与低钙血症和异位钙化有关的临床表现。

（三）防治的病理生理基础

治疗原发病，降低肠吸收磷，增加补液量，促进磷的排出，必要时使用透析疗法。

本章小结

1. 正常的水、钠平衡和调节。

2. 低渗性、高渗性和等渗性脱水的概念、原因和机制及其对机体的影响。

3. 水肿的概念、分类、发病机制、各类水肿的特点及其对机体的影响。水中毒的概念、原因和机制及其对机体的影响。

4. 钾的正常代谢和调节。高钾血症和低钾血症的概念、原因和机制。高钾血症和低钾血症对机体的影响，尤其是对骨骼肌的影响，包括超极化阻滞和去极化阻滞的概念和机制；对心肌电生理特性的影响，包括心电图变化和机制。

5. 镁的正常代谢和调节。高镁血症和低镁血症的概念、原因、机制及其对机体的影响。

6. 钙、磷的正常代谢、调节和功能。高钙血症和低钙血症、高磷血症和低磷血症的概念、原因、机制及其对机体的影响。

7. 各类水、钠、钾、镁、钙和磷代谢紊乱防治的病理生理原则。

（龙儒桃）

第三章　酸碱平衡和酸碱平衡紊乱

人体的内环境必须具有适宜的酸碱度才能维持正常的生理功能与代谢。在正常情况下，机体不断摄入和产生酸性或碱性物质，但体液的酸碱度总是相对稳定的，动脉血 pH 正常值为7.35～7.45，是一变动范围狭窄的弱碱性环境。pH 的相对稳定，主要依靠体内各种缓冲系统以及肺和肾的调节功能来实现。机体这种自动调节酸碱物质的含量和比例，以维持体液 pH 相对稳定的过程称为酸碱平衡（acid-base balance）。

在疾病的过程中，多种原因可以引起体内酸碱物质含量的变化或调节机制障碍，导致体液酸碱度稳态的破坏，称为酸碱平衡紊乱（acid-base disturbance）。临床上酸碱平衡紊乱是某些疾病病理过程的继发性变化，一旦发生，病情会更加严重或复杂，甚至危及生命。因此，及时发现并正确处理酸碱平衡紊乱常常是疾病治疗成败的关键。

第一节　酸碱平衡及其调节

一、酸碱概念及来源

按照普通化学的概念，在化学反应中凡能释放 H^+ 的化学物质称为酸，如 HCl、H_2SO_4、NH_4^+、H_3PO_4、H_2CO_3 及 CH_3COOH 等；而在化学反应中，凡能接受 H^+ 的化学物质称为碱，如 OH^-、SO_4^{2-}、NH_3、$H_2PO_4^-$、HCO_3^- 及 CH_3COO^- 等。一种化学物质作为酸而释放出 H^+ 时，必然同时有一种碱形成，例如：$H_2SO_4 \rightarrow H^+ + HSO_4^-$，$H_2CO_3 \rightarrow H^+ + HCO_3^-$ 等；同理，当一种化学物质作为碱而接受 H^+ 时，也必然有一种酸形成。例如：$H^+ + HSO_4^- \rightarrow H_2SO_4$，$H^+ + HCO_3^- \rightarrow H_2CO_3$ 等。人体内的酸性物质和碱性物质，主要是在机体的物质代谢过程中产生的。

（一）酸的来源

一般情况下，由食物中摄取的酸和碱很少。机体产生的酸包括挥发性酸和非挥发性酸，后者又称固定酸。

1. 挥发性酸（volatile acid）

在人体代谢过程中，糖、脂肪和蛋白质的氧化分解产生能量，同时不断脱氢、脱羧，释放的 CO_2 与水结合生成碳酸。碳酸属于挥发性酸，容易分解为 CO_2 经肺排出体外。成人在安静状况下每天产生的 CO_2 为300～400 L，如果全部生成 H_2CO_3，释放的 H^+ 可多达15 mol。物质代谢产生的 CO_2 是体内酸性物质的主要来源。运动或代谢率增加时，CO_2 生成量显著增加，可通过肺的调节呼出过多的 CO_2。

H_2CO_3 分解为 CO_2 和 H_2O 的可逆反应可自发地缓慢进行，但在碳酸酐酶（carbonic anhydrase，CA）的作用下，其反应速度可明显加快。碳酸酐酶主要存在于红细胞、肾小管上皮细胞、肺泡上皮细胞以及胃黏膜上皮细胞，在 HCO_3^- 的生成过程中发挥重要调节作用。

$$CO_2 + H_2O \overset{CA}{\rightleftharpoons} H_2CO_3 \rightleftharpoons H^+ + HCO_3^-$$

2. 固定酸（fixed acid）

人体物质代谢过程中产生的、不能变成气体由肺呼出，而只能通过肾由尿排出的酸性物质称为固定酸或非挥发性酸（unvolatile acid）。例如，蛋白质分解代谢产生的硫酸、磷酸和尿酸；糖酵解生成的甘油酸、丙酮酸和乳酸，糖氧化过程生成的三羧酸；脂肪代谢产生的β-羟丁酸和乙酰乙酸；等等。这些酸都属于固定酸，其总量比碳酸少，正常成人 24 h 内由固定酸产生的 H^+ 为 50～100 mmol，最终经肾脏排出体外。

人体酸性物质的另一来源是直接摄入，包括饮食中所含的少量酸及服用的酸性药物等。

（二）碱的来源

体液中的碱性物质主要来源于摄入的蔬菜和瓜果等。果蔬中含有丰富的有机酸盐，如柠檬酸盐、苹果酸盐等，在细胞内分别转变为柠檬酸、苹果酸而彻底分解，所含的 K^+、Na^+ 则可与 HCO_3^- 生成碱性盐。人体的物质代谢过程中也产生碱性物质，不过量很少。氨基酸脱氨产生的 NH_3 和肾小管上皮细胞分泌的 NH_3，均可与 H^+ 结合形成 NH_4^+ 随尿排出。

二、酸碱平衡的调节

人体的组织细胞必须处于适宜的酸碱环境中，才能进行正常的机能活动和代谢活动。正常人体虽然不断地摄取和生成酸性及碱性物质，但是血液的 pH 值是相对恒定的，正常人动脉血液的 pH 为 7.35～7.45，平均 7.40。这是因为人体内存在着精细的酸碱平衡调节机制，主要包括以下 4 个方面。

（一）血液缓冲系统的调节作用

血液缓冲系统是由弱酸（缓冲酸）及其相对应的弱酸盐（缓冲碱）组成的。主要包括碳酸氢盐缓冲系统、磷酸盐缓冲系统、血浆蛋白缓冲系统、血红蛋白和氧合血红蛋白缓冲系统。它们具有很强而且很迅速的缓冲酸碱度改变的能力。每一对缓冲物质既能缓冲酸也能缓冲碱，当强酸或强碱进入血液时，就是它们首先发生缓冲反应。如 $NaHCO_3/H_2CO_3$ 缓冲对的缓冲反应如下：

$$\underset{\text{(强酸)}}{HCl} + NaHCO_3 \rightarrow \underset{\text{(弱酸)}}{H_2CO_3} + NaCl$$

$$\underset{\text{(强碱)}}{NaOH} + H_2CO_3 \rightarrow \underset{\text{(弱碱)}}{NaHCO_3} + H_2O$$

全血的 5 种缓冲系统含量与分布不同（表 3-1）。与其他缓冲对相比，人体血浆碳酸氢盐缓冲最为重要。其特点为：①含量最高，约占全血缓冲系统的 53%，作用最强大，决定着细胞外液的 pH 值。②为开放性缓冲系统，缓冲能力强，缓冲过程产生的 CO_2，通过肺的呼吸功能不断排出体外，使血液的缓冲调节与肺的调节作用联系在一起；而该缓冲对中的 $NaHCO_3$ 的浓度主要受肾脏的调节，当血浆 $NaHCO_3$ 浓度降低时，肾小管重吸收 $NaHCO_3$ 增多，反之，血浆 $NaHCO_3$ 浓度增高时，肾小管重吸收减少，血液的缓冲调节也与肾脏的调节作用联系在一起。

表3-1 血液的5种缓冲系统

缓冲酸 缓冲碱	分布	%
$H_2CO_3 \rightleftharpoons H^+ + HCO_3^-$	血浆、 红细胞	35 18
$HHb \rightleftharpoons H^+ + Hb^-$	血红蛋白	35
$HHbO_2 \rightleftharpoons H^+ + HbO_2^-$	血红蛋白	35
$HPr \rightleftharpoons H^+ + Pr^-$	血浆蛋白	7
$H_2PO_4^- \rightleftharpoons H^+ + HPO_4^{2-}$	血浆、细胞	5

（二）组织细胞对酸碱平衡的调节作用

人体细胞内液占体液总量的2/3，在酸碱平衡调节中也发挥重要作用。细胞内液的缓冲作用主要是通过细胞膜内外的离子交换而实现的。如 H^+-K^+、H^+-Na^+、Na^+-K^+ 交换以维持电中性，红细胞、肌细胞和骨骼肌细胞均能发挥这种作用。当能改变酸碱平衡的离子如 H^+、HCO_3^- 等在细胞外液中升高时，它们能进入细胞内。例如：酸中毒时，由于细胞外液 H^+ 浓度增加，H^+ 依浓度梯度弥散入细胞内，而细胞内液的 K^+ 则因静电吸引移出细胞，以维持电中性。碱中毒时恰好相反，H^+ 移出细胞，而 K^+ 进入细胞。这种离子交换的结果，能使细胞外液 H^+ 浓度的变化得到缓冲。但是，K^+ 的交换却能影响细胞外液的 K^+ 浓度，以致酸中毒时往往伴发高钾血症，而碱中毒时则常伴有低钾血症。

进入细胞内的 H^+ 可被细胞内液的缓冲对缓冲。细胞内液的缓冲系统包括 HCO_3^-/H_2CO_3，Hb^-/HHb、$HbO_2^-/HHbO_2$、$HPO_4^{2-}/H_2PO_4^-$ 及有机磷酸盐，其中以 Hb^-/HHb、$HbO_2^-/HHbO_2$ 为主。根据实验研究估算，细胞外液中的酸或碱增加后，经 2～4 h 将有 1/2 的量进入细胞内。

一些持续时间较久的代谢性酸中毒患者，组织内发生大量钙盐分解，以缓冲过多的 H^+，其反应过程缓慢而持久，往往能引起骨骼基质的破坏。某些慢性肾功能衰竭的病人和肾小管性酸中毒患者，可因此而发生骨质脱钙、骨质软化等病理变化。反应式如：$Ca_3(PO_4)_2 + 4H^+ \rightarrow 3Ca^{2+} + 2H_2PO_4^-$。

（三）肺在酸碱平衡调节中的作用

肺通过改变肺泡通气量控制 CO_2 的排出量，以维持血浆中 HCO_3^- 和 H_2CO_3 的正常比值，从而参与机体酸碱平衡的调节，作用快而有效，一般在 10～30 min 可发挥最大作用。每排出一个 CO_2 分子，也就等于清除了一个 H^+，如：$H^+ + HCO_3^- \rightarrow H_2CO_3 \rightarrow H_2O + CO_2\uparrow$。

呼吸运动受呼吸中枢的控制，延髓呼吸中枢接受来自中枢化学感受器和外周化学感受器的传入冲动。中枢化学感受器位于延髓腹外侧浅表部位，对动脉血液的二氧化碳分压（$PaCO_2$）变化非常敏感。$PaCO_2$ 增高，可以刺激中枢化学感受器，反射性地兴奋呼吸中枢，引起呼吸加深加快，肺泡通气量增大，CO_2 大量呼出，使 $PaCO_2$ 和血中 H_2CO_3 浓度降低。相反，$PaCO_2$ 降低，则使化学感受器和呼吸中枢的兴奋性降低，呼吸变浅变慢甚至暂停，由此可使 $PaCO_2$ 增高，血液 H_2CO_3 浓度升高。正常人 $PaCO_2$ 正常值为 40 mmHg。但若 $PaCO_2$ 超过 80 mmHg，则呼吸中枢反而受到抑制。颈动脉体和主动脉体属外周化学感受器。特别是颈动脉体，对缺氧、pH 值和 $PaCO_2$ 的改变比较敏感，主要感受低氧，当 PaO_2 降低、$PaCO_2$ 升高或 H^+ 浓度升高时，传入冲动即增加，使呼吸中枢兴奋。PaO_2 降低对呼吸中枢的直接作用是轻度抑制效应，但却能通过刺激外周化学感受器，增加通气量。不过，正常情况下中枢化学感受器的调节作用远较外周化学感受器的调节作用重要。

（四）肾脏在酸碱平衡调节中的作用

肾脏是机体酸碱平衡调节的最终保证。因为只有可挥发酸 H_2CO_3 可以 CO_2 的方式经肺排出体外，而其他非挥发酸和碱性化合物均需通过肾脏的泌尿功能排出体外。肾脏调节和维持血液 pH 的作用缓慢而有效，一般在 4 ～5 h 后开始发挥作用，4 ～5 d 后出现明显效果。其主要机制是通过肾小管泌 H^+、NH_4^+，重吸收 $NaHCO_3$ 和排出可滴定酸。

1. 泌 H^+ 和重吸收 $NaHCO_3$

虽然全部肾小管的细胞都有分泌 H^+ 的功能，但主要部位在近曲小管，此处的分泌量占 H^+ 分泌总量的 85%。H^+ 的分泌是主动的，是以 H^+-Na^+ 交换形式进行的。具体过程是：肾小管上皮细胞内的 CO_2 和 H_2O 在碳酸酐酶催化下，生成 H_2CO_3，而后 H_2CO_3 快速解离成 H^+ 和 HCO_3^-，H^+ 被肾小管细胞主动分泌入管腔，同时小管液中的 Na^+ 被动进入细胞内，形成 H^+-Na^+ 交换。当 Na^+ 从细胞内向细胞间液主动转运时，细胞内的 HCO_3^- 和 Cl^- 就顺着电化学梯度被动弥散入组织间液，并伴有水的等比例重吸收。这里与 Cl^- 相比，HCO_3^- 优先被重吸收，形成 $NaHCO_3$ 回到血液循环中。肾小管上皮细胞分泌的 H^+ 则与管腔内的 HCO_3^- 生成 H_2CO_3，在肾小管上皮细胞刷状缘碳酸酐酶作用下分解为 CO_2 和 H_2O，H_2O 随尿排出体外，CO_2 又扩散到肾小管上皮细胞内，与其中的 H_2O 在碳酸酐酶的作用下再结合生成 H_2CO_3。分泌的 H^+ 最终以 H_2O 的形式随尿排出（图 3－1）。

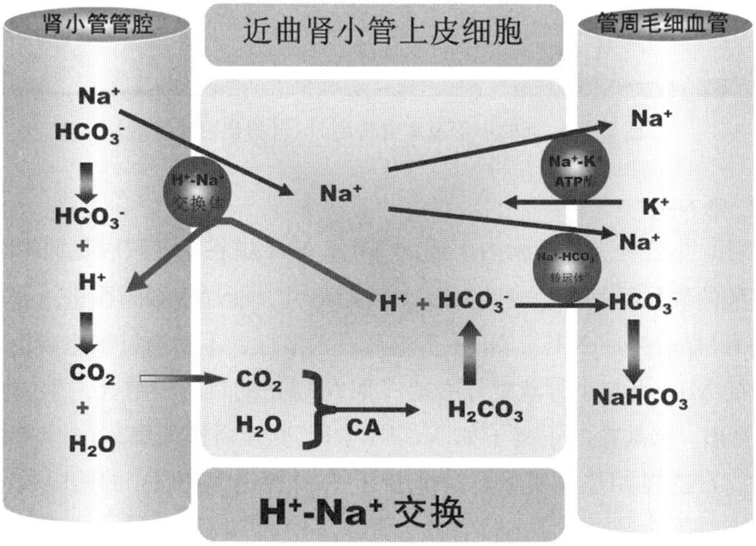

图 3－1　近端小管和集合管泌 H^+、重吸收 HCO_3^-

2. 排出可滴定酸

$H_2PO_4^-$ 转变为 HPO_4^{2-} 的过程称为滴定，因此 $H_2PO_4^-$ 称为可滴定酸。肾小管上皮细胞分泌的 H^+，在近曲小管几乎全部用于重吸收 HCO_3^-，在远曲小管则几乎全部用于生成可滴定酸和 NH_4^+。

正常人体在血液 pH 为7.40时，血浆 HPO_4^{2-} 与 $H_2PO_4^-$ 的比值是4∶1。近曲小管管腔液中两者的比值与血浆相似。当原尿流经远曲小管时，由于肾小管上皮细胞分泌 H^+，使 Na_2HPO_4 转变为 NaH_2PO_4 随尿排出；置换出来的 Na^+ 则进入细胞，与 HCO_3^- 结合成 $NaHCO_3$ 进入血液。当体内酸性产物增多时，随着肾小管泌 H^+ 增多，绝大多数 Na_2HPO_4 转变为酸性较强的 NaH_2PO_4，能使管腔液中它们的比值由原来的4∶1变为1∶99，尿液的 pH 可降低到4.8左右，从而成为肾脏排 H^+ 的一种重要方式（图3－2）。但是，通过磷酸盐缓冲对增加酸分泌的作用是有限的，因为当尿 pH 低于5.0时，尿中所有的 Na_2HPO_4 都已转变为 NaH_2PO_4，进一步发挥缓冲作用已不可能。

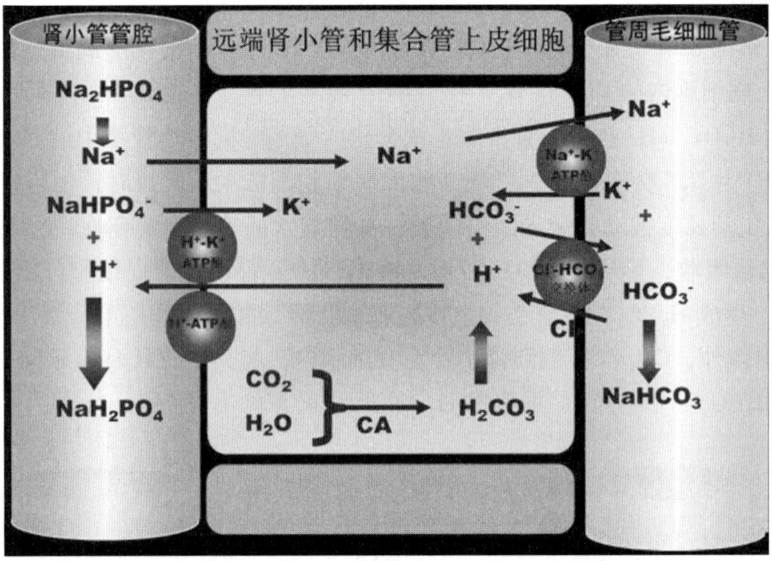

图3－2　远曲小管及集合管泌 H^+（排出可滴定酸）

3. 产 NH_3 排 NH_4^+

在远曲小管、集合管上皮细胞内生成的 NH_3，60%由谷氨酰胺脱氨而来，其余的40%来自其他氨基酸的氧化脱氨。生成的 NH_3 具有脂溶性，能通过细胞膜进入肾小管管腔，并与小管液中的 H^+ 结合生成 NH_4^+。NH_4^+ 带电荷，水溶性，不易透过细胞膜返回肾小管上皮细胞内。生成的 NH_4^+ 可与小管液中强酸盐（如 NaCl）的负离子结合，生成酸性铵盐（如 NH_4Cl）随尿排出。强酸盐的正离子如 Na^+ 则与 H^+ 交换而进入细胞内，和 HCO_3^- 一起转运回血。因此，肾脏排 NH_4^+，实际上是排出 H^+，并促进 $NaHCO_3$ 的重吸收（图3－3）。

综上所述，肾脏一方面全部重吸收肾小管滤液中的 HCO_3^-，另一方面肾小管上皮细胞分泌 H^+ 与肾小管滤液中的 NH_3 或 HPO_4^{2-} 结合，形成 NH_4^+ 或 $H_2PO_4^-$ 随尿排出，在酸碱平衡调节中发挥重要作用。

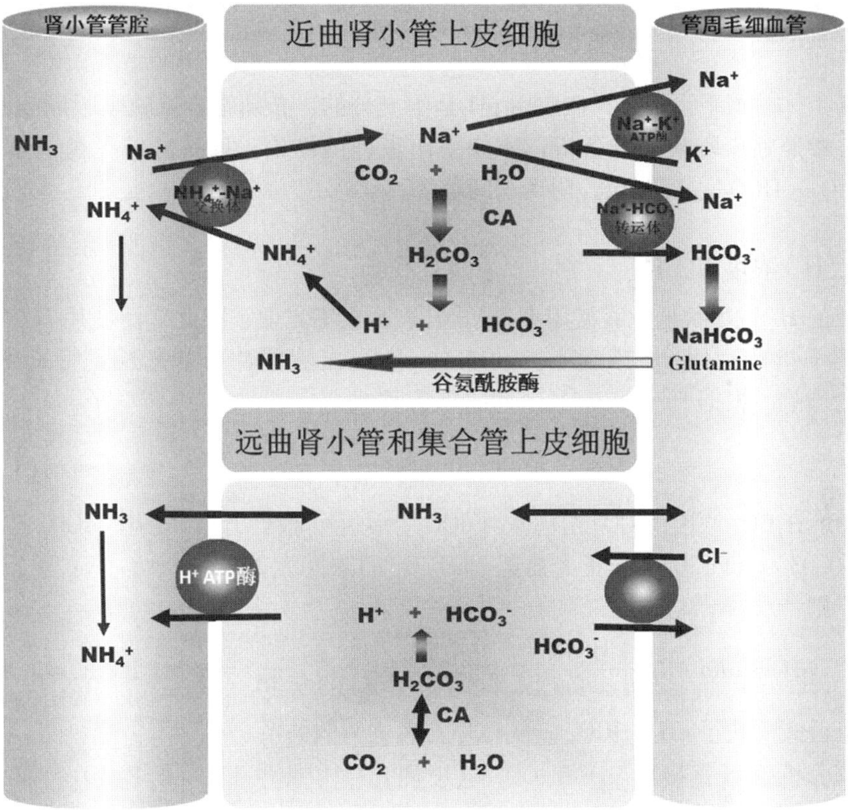

图 3-3　肾小管排 NH_4^+

4. H^+-Na^+ 交换与 K^+-Na^+ 交换的竞争性抑制

在远曲小管和集合管处，除了 H^+-Na^+ 交换外，还有 K^+-Na^+ 交换，两者是相互竞争的。即 K^+ 多则 H^+ 分泌少，H^+ 多则 K^+ 分泌少。例如在酸中毒的情况下，肾小管细胞内碳酸酐酶活性增强，H^+ 生成量增加，于是 H^+-Na^+ 交换增加，而 K^+-Na^+ 交换减少，从而导致尿中 H^+ 浓度增加和血液中 K^+ 浓度增高；如果用乙酰唑胺抑制碳酸酐酶活性时，则 H^+ 生成量减少，于是 H^+-Na^+ 交换减少而 K^+-Na^+ 交换增加，结果引起尿排 K^+ 量增加和血液中 H^+ 浓度增高。

综上所述，上述 4 个方面的调节作用共同维持体内的酸碱平衡，但在作用时间和强度上是有差别的。血液缓冲系统反应最为迅速，但不易持久；肺的调节作用效能大，也很迅速，在几分钟内开始，30 min 时达最高峰，但仅对 CO_2 有调节作用，随后 1～2 d 内呼吸兴奋反应减弱为原先的 1/5 左右；细胞内液的缓冲作用强于细胞外液，3～4 h 后才发挥调节作用，通过细胞内外离子的转移来维持酸碱平衡，但可引起血钾浓度的改变；肾脏的调节作用发挥较慢，常在酸碱平衡紊乱发生后 12～24 h 才发挥作用，但效率高，作用持久，对排出非挥发酸及保留 $NaHCO_3$ 有重要作用。

第二节 酸碱平衡紊乱常用指标及分类

判断人体酸碱平衡状态，仅应用 pH 是不充分的，必须结合反映呼吸因素和代谢因素的指标，参照临床资料综合分析，才能得出正确的结论。反映酸碱平衡的常用指标有：pH、$PaCO_2$、HCO_3^-、碱剩余，阴离子间隙等。

一、H^+浓度和 pH

血液的 H^+ 浓度很低，直接用克离子/升表示很不方便，因此广泛使用 H^+ 浓度的负对数（氢离子指数）即 pH 来表示。动脉血 pH 受血液缓冲对的影响，特别是 HCO_3^- 与 H_2CO_3 的影响。根据 Henderson-Hasselbalch 方程式：

$$pH = pKa + \lg\frac{[HCO_3^-]}{[H_2CO_3]}$$

式中，H_2CO_3 浓度由 CO_2 溶解量（dCO_2）决定，根据 Herry 定律，dCO_2 = 在血中溶解度（$\alpha = 0.03$）$\times PaCO_2$。正常人血浆 $NaHCO_3$ 的浓度为 24 mmol/L，pKa 等于 6.1，代入方程式，则：

$$pH = pKa + \lg\frac{[HCO_3^-]}{\alpha \times PaCO_2} = 6.1 + \lg\frac{24}{0.03 \times 40} = 6.1 + \lg\frac{24}{12} = 7.4$$

以上公式反映了 pH、HCO_3^-、H_2CO_3 三者之间的关系。

血气分析仪可直接用 pH 和 CO_2 电极测出 pH 或［H^+］及 $PaCO_2$。如 H^+ 浓度为 100 nmol/L 时，pH 是 7，因此 pH 是表示溶液中 H^+ 浓度的简明指标（表 3－2）。

表 3－2 动脉血 pH 和 H^+ 浓度的关系

pH	6.9	7.0	7.1	7.2	7.3	7.4	7.5	7.6	7.7	7.8
H^+浓度（nmol/L）	125	100	80	63	50	40	32	26	20	16

正常人动脉血液的 pH 为 7.35～7.45，平均值为 7.40，婴幼儿和儿童血液的 pH 低于成人。例如新生儿血浆 pH 为 7.30～7.35，就处于正常成人 pH 的下限以下。这是因为年龄越小，血浆二氧化碳分压越高，仍属正常生理范围。正常成人动脉血液 pH 比静脉血液高约 0.02～0.10，组织间液 pH 与血浆近似细胞内液 pH 比细胞外液低，视细胞代谢旺盛程度而不同，其范围约为 6.0～7.40，平均值为 7.0。

pH 是判断体液酸碱度的指标，成人动脉血 pH $<$ 7.35 说明发生了失代偿性酸中毒，pH $>$ 7.45 指示为失代偿性碱中毒。动脉血液 pH 在正常范围内可见于：①正常人；②代偿性酸中毒或代偿性碱中毒时，即机体发生了酸中毒或碱中毒，血液 HCO_3^- 浓度和（或）H_2CO_3 浓度的绝对值已经发生了改变，但通过代偿调节作用，HCO_3^- 和 H_2CO_3 浓度的比值仍维持在 20∶1 左右，血液 pH 仍在正常范围内；③混合型酸碱平衡紊乱时，酸碱中毒并存相互抵消，如代谢性酸中毒合并呼吸性碱中毒、呼吸性酸中毒合并代谢性碱中毒等。

二、动脉血二氧化碳分压

动脉血二氧化碳分压（partial pressure of CO_2，$PaCO_2$）是指溶解在动脉血浆中的 CO_2 分子所产生的压力。成人 $PaCO_2$ 的正常范围是 33 ～46 mmHg，平均值为 40 mmHg。$H_2CO_3^-$ =40 ×0. 03 =1. 2 mmol/L。一般情况下，肺泡气与动脉血液中的溶解气体完全平衡，因此，肺的通气换气功能可以直接调节 $PaCO_2$ 水平，因而 $PaCO_2$ 也成为反映呼吸因素的最佳指标。当 $PaCO_2$ <33 mmHg 时，表示肺通气过度，CO_2 排出过多，可能是某些原因直接引起呼吸加深加快，导致呼吸性碱中毒时发生的原发性变化，也可能是代谢性疾病引起代谢性酸中毒时呼吸功能代偿而发生的继发性改变。与此相反，当 $PaCO_2$ >46 mmHg 时，表示通气不足，体内有 CO_2 潴留，可能是呼吸性酸中毒时的原发性变化，也可以是代谢性碱中毒时呼吸抑制引起的继发性改变。

三、标准碳酸氢盐与实际碳酸氢盐

标准碳酸氢盐（standard bicarbonate，SB）是血标本在标准条件下，即 38 ℃、血红蛋白氧饱和度为 100%、$PaCO_2$ 为 40 mmHg 的气体平衡后测得的血浆 HCO_3^- 浓度。由于这种标准气体的平衡排除了呼吸因素的影响，故 SB 是判断代谢因素的指标。SB 在代谢性碱中毒时增高，在代谢性酸中毒时降低，均属原发性改变。慢性呼吸性酸中毒和慢性呼吸性碱中毒时，由于肾脏参与代偿，前者可见 SB 增高，后者可见 SB 降低，但两者都是代偿过程引起的继发性变化。

实际碳酸氢盐（actual bicarbonate，AB）是指隔绝空气的血液标本，在实际 $PaCO_2$ 和血氧饱和度的条件下测得的血浆 HCO_3^- 浓度。AB 主要反映与代谢因素有关的 HCO_3^- 含量（即 SB），但也受呼吸因素的影响，因为血液内有如下平衡关系：$CO_2 + H_2O \rightarrow H_2CO_3 \rightarrow H^+ + HCO_3^-$。由于正常人的条件和测定 SB 的人工标准条件是相同的，因此正常人 AB = SB，正常值为 22 ～27 mmol/L，平均值为 24 mmol/L。

AB 与 SB 的差值反映了呼吸因素对酸碱平衡的影响。AB > SB 指示有 CO_2 潴留，见于呼吸性酸中毒及呼吸参与代偿的代谢性碱中毒。AB < SB 指示有过度通气，CO_2 排出过多，见于呼吸性碱中毒及呼吸参与代偿的代谢性酸中毒。若 AB 与 SB 同时增高或降低，那是由于 SB 的增减带动了 AB 的增减。SB 增高时，AB 也增高，这种现象可见于代谢性碱中毒及慢性呼吸性酸中毒。与之相反，SB 与 AB 同时降低，可见于代谢性酸中毒及慢性呼吸性碱中毒。

四、缓冲碱

缓冲碱（buffer base，BB）是指血液中一切具有缓冲作用的碱性物质的总和，也即血液中具有缓冲作用的负离子的总量（包括 HCO_3^-、Hb^-、HbO_2^-、Pr^-、HPO_4^{2-} 等）。缓冲碱通常用氧饱和的全血测定，故又称全血缓冲碱（BBb），正常范围是 45 ～ 52 mmol/L，平均值为 48 mmol/L。缓冲碱是反映代谢性因素的指标，呼吸因素对它无直接影响。代谢性酸中毒时，患者大量丢失碱性消化液（如腹泻），BB 原发性减少；代谢性碱中毒时，患者体内碱性物质增多，BB 原发性增多。呼吸性酸中毒和呼吸性碱中毒时，本不影响 BB 测定值，但在慢性过程中，由于肾脏参与代偿，前者可见 BB 增大，后者可见 BB 减少。因此，慢性呼吸性酸中毒或碱中毒时，BB 可发生继发性改变。

五、碱剩余

碱剩余（base excess，BE）是指在标准条件下，即 38 ℃、$PaCO_2$ 40 mmHg、血红蛋白 150 g/L 和氧饱和度 100% 的情况下，用酸或碱将 1 L 全血或血浆滴定到 pH 等于 7.40 时所用酸或碱的物质的量。若用酸滴定，表明受测血样缓冲碱多，说明有碱剩余，用正值表示为 +BE。若用碱滴定，则表明受测血样中缓冲碱减少，说明碱缺失（base deficit，BD），一般用碱剩余的负值表示，即 -BE。测定 BE 时血液标本已用标准气体即正常人的肺泡气平衡，排除了呼吸因素的直接影响，因此，它是反映代谢因素的指标。BE 的正常值为 0 ± 3 mmol/L。测得 BE 正值增大，指示血液中碱性物质过多，见于代谢性碱中毒，是疾病本身使体内碱性物质增多引起的原发性变化；也可见于慢性呼吸性酸中毒，是肾脏参与代偿、不断排出酸性物质、大量吸收 $NaHCO_3$ 而引起的继发性变化。测得 BE 负值增大，指示血液中碱不足，见于代谢性酸中毒的原发性改变；也可见于肾脏参与代偿的慢性呼吸性碱中毒，属继发性变化。

BE 也可由全血 BB 和 BB 正常值（NBB）算出：

$$BE = BB - NBB = BB - 48$$

六、阴离子间隙

阴离子间隙（anion gap，AG）是指血浆中未测定的阴离子（undetermined anion，UA）减去未测定的阳离子（undetermined cation，UC）的差值（图 3-4）。

$$即\ AG = UA - UC$$

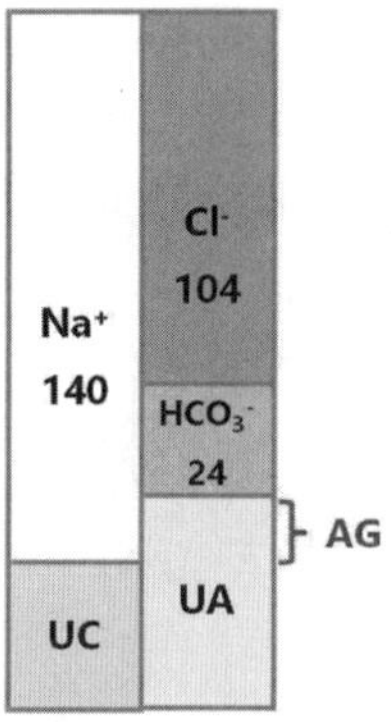

图 3-4　血浆阴离子间隙示意图（单位：mmol/L）

正常人体血浆阳离子和阴离子总量相等。其中，Na^+ 是主要阳离子，占全部阳离子总和的 90%，一般称为可测定阳离子；Cl^- 和 HCO_3^- 是主要阴离子，又称为可测定的阴离子，占全部阴离子总和的 85%。UA 包括 Pr^-、SO_4^{2-} 以及有机酸根等。UC 包括 K^+、Ca^{2+}、Mg^{2+} 等。依据血浆中阴阳离子的组成，可构成下列等式：

$$Na^+ + UC = Cl^- + HCO_3^- + UA$$

移项后则成为：

$$Na^+ - Cl^- - HCO_3^- = UA - UC$$

因此，实际测定时，可用 Na^+ 浓度减去 Cl^- 和 HCO_3^- 浓度而求得。正常血浆 Na^+ 为 140 mmol/L，Cl^- 为 104 mmol/L，HCO_3^- 为 24 mmol/L，代入上式，则：

$$AG = 140 - 104 - 24 = 12(mmol/L)$$

AG 的正常范围是 10 ～ 14 mmol/L，平均值为 12 mmol/L。

AG 对于区别代谢性酸中毒的原因并进行分类有重要作用。一般而言，若测得患者 AG 增大，均应考虑代谢性酸中毒的诊断，对某些复杂的酸碱平衡紊乱尤其应该注意。

目前多以 AG > 16 mmol/L 作为判断是否有 AG 增高代谢性酸中毒的界限，常见于固定酸增多的情况：如磷酸盐和硫酸盐储留、乳酸堆积、酮体过多及水杨酸中毒、甲醇中毒等。AG 增高还可见于与代谢性酸中毒无关的情况下，如脱水、使用大量含钠盐的药物和骨髓瘤患者释出本 - 周蛋白过多的情况下。AG 降低在诊断酸碱失衡方面意义不大，仅见于未测定阴离子减少或未测定阳离子增多，如低蛋白血症等。

以上指标是当前临床上经常使用的，要熟悉其含义及其诊断意义。许多临床工作者认为测定 pH、$PaCO_2$ 和 HCO_3^- 3 个指标即可区别代谢性或呼吸性酸、碱中毒，也可以区别代偿性或失代偿性酸、碱中毒。至于 SB、BB、BE 等指标，由于排除了呼吸因素的影响，它们对于诊断有特殊的帮助，临床工作者也非常重视。

第三节　单纯型酸碱平衡紊乱

$pH = pKa + \lg \frac{[HCO_3^-]}{[H_2CO_3]}$，根据 pH 的高低，可将酸碱平衡紊乱分为两大类，pH 降低称为酸中毒（acidosis），pH 升高称为碱中毒（alkalosis）。HCO_3^- 浓度含量主要受代谢性因素的影响，由其浓度原发性降低或升高引起的酸碱平衡紊乱，称为代谢性酸中毒（metabolic acidosis）或代谢性碱中毒（metabolic alkalosis）；H_2CO_3 含量主要受呼吸性因素的影响，由其浓度原发性增高或降低引起的酸碱平衡紊乱，称为呼吸性酸中毒（respiratory acidosis）或呼吸性碱中毒（respiratory alkalosis）。另外，在单纯型酸中毒或碱中毒时，由于机体的调节，虽然体内酸性或碱性物质的含量已经发生改变，但是血液 pH 尚在正常范围之内，称为代偿性酸中毒或代偿性碱中毒。如果血液 pH 低于或高于正常范围，则称为失代偿性酸中毒或代偿性碱中毒。

临床患者情况是复杂的，同一患者不但可以发生一种酸碱平衡紊乱，还可以同时发生两种或两种以上的酸碱平衡紊乱。如是单一的，称为单纯型酸碱平衡紊乱（simple acid-base disturbance）；如是两种或两种以上的酸碱平衡紊乱同时存在，称为混合型酸碱平衡紊乱（mixed acid-base disturbance）。

一、代谢性酸中毒

代谢性酸中毒（metabolic acidosis）是指固定酸增多和（或）HCO_3^- 丢失引起的pH下降，以血浆 HCO_3^- 原发性减少为特征，是临床上常见的酸碱平衡紊乱类型。

（一）原因和机制

1. 酸过多

主要见于某些代谢性疾病和缺氧时体内固定酸产生过多，或肾功能障碍时酸性物质排出减少以及外源性固定酸摄入过多。

（1）固定酸产生过多：①酮症酸中毒（keto-acidosis）：多见于体内脂肪大量动员引起的血中酮体（β-羟丁酸及乙酰乙酸）含量增多导致的酸中毒，如糖尿病、饥饿、长期发热和酒精中毒等。糖尿病时，患者因胰岛素绝对或相对不足，使葡萄糖利用障碍或糖原耗竭，脂肪分解加速，大量脂肪酸进入肝，形成过多的酮体，超过了外周组织的氧化能力及肾的排出能力时发生酮症酸中毒；长期饥饿或禁食，体内糖原耗尽后，脂肪分解加速，也可使酮体产生增多，出现酮症酸中毒。②乳酸酸中毒（lactic acidosis）：由各种原因致组织缺血、缺氧，糖酵解加强引起乳酸生成增多。可见于休克、心脏停搏、肺部疾病（肺水肿、肺炎）、严重贫血、心力衰竭等。此外，严重的肝脏疾病使乳酸利用发生障碍也可引起血浆乳酸过高。

（2）肾排固定酸减少：①肾衰竭：人体代谢过程中产生的非挥发性酸性代谢产物，正常主要由肾脏排出。急性和慢性肾衰竭晚期，肾小球滤过率降低，酸性产物如硫酸、磷酸、酮体等不能充分被排出而储留在体内，导致 H^+ 浓度增加和 HCO_3^- 浓度减少。②肾小管性酸中毒：Ⅰ型肾小管性酸中毒（renal tubular acidosis，RTA）的发病环节是由于远曲小管的泌 H^+ 功能障碍，H^+ 在体内蓄积导致血浆 HCO_3^- 浓度进行性下降。

（3）外源性固定酸摄入过多：常见于水杨酸中毒，氯化铵、盐酸精氨酸等摄入过多，造成血内 H^+ 和 Cl^- 增多，同时 HCO_3^- 缓冲 H^+ 而被消耗。如氯化铵、盐酸精氨酸经肝脏合成尿素，并释放出HCl：$2NH_4Cl + CO_2 \rightarrow (NH_2)_2CO + 2HCl + H_2O$。

2. 碱过少

（1）消化道丢失 HCO_3^- 过多：人体的肠液、胰液、胆汁均为碱性消化液，所含 HCO_3^- 浓度高于血浆 HCO_3^- 浓度。当严重腹泻、小肠和胆道瘘管、肠道减压或引流等，均可引起 HCO_3^- 大量丧失。

（2）肾丢失 HCO_3^- 过多：大量使用碳酸酐酶抑制剂，如利尿剂乙酰唑胺可阻碍肾小管上皮细胞分泌 H^+ 和重吸收 HCO_3^-。此外，Ⅱ型肾小管性酸中毒时，由于碳酸酐酶活性降低，导致 HCO_3^- 生成和重吸收减少，血浆 HCO_3^- 浓度下降，而经尿排出的增多，可引起反常性碱性尿。

3. 其他原因

（1）高钾血症：当各种原因引起血钾升高时，通过 H^+-K^+ 交换，使 K^+ 进入细胞内，H^+ 移出细胞外，引起酸中毒。高血钾引起代谢性酸中毒时，因尿液未酸化而呈碱性，称为反常性碱性尿。

（2）血液稀释：如快速大量输入无 HCO_3^- 液体时，血液稀释，可造成血浆中 HCO_3^- 浓度降低。

（二）分类

根据阴离子间隙的改变，可将代谢性酸中毒分为两类，即 AG 增大型代谢性酸中毒和 AG 正常型代谢性酸中毒（图 3－5）。

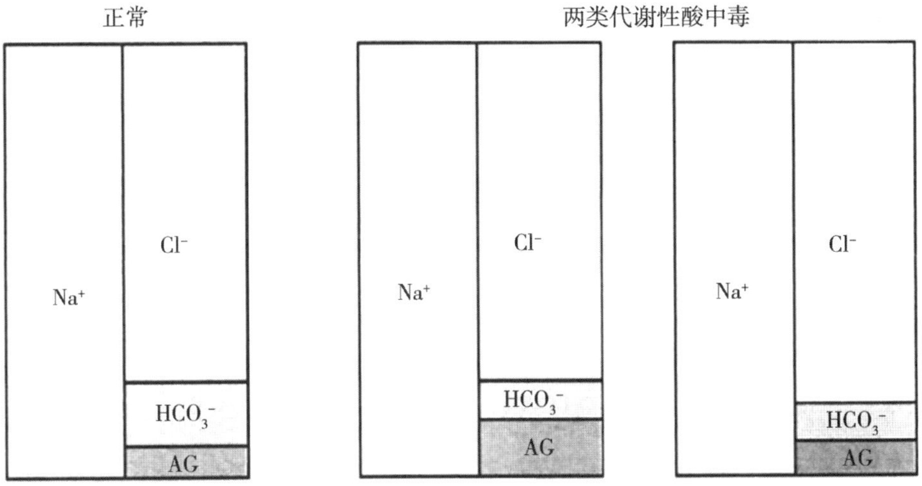

图 3－5　代谢性酸中毒时阴离子间隙

1. AG 增大型代谢性酸中毒

凡由血浆内所含固定酸（如硫酸、磷酸、乳酸、酮体及其他有机酸等）浓度增加引起的代谢性酸中毒，都属于此类。这些酸都含有未测定的阴离子，可使 AG 增大，HCO_3^- 原发性降低，Cl^- 浓度无明显变化，故又称 AG 增大型正常血氯性代谢性酸中毒。如乳酸性酸中毒、酮症酸中毒、严重肾功能衰竭、水杨酸中毒等。

2. AG 正常型代谢性酸中毒

其特点是 AG 正常，血氯增高。当代谢性酸中毒不伴有未测定的阴离子增加时，血浆 HCO_3^- 浓度降低，同时会有 Cl^- 浓度代偿性增高，因而会形成 AG 正常型高血氯性代谢性酸中毒。如大量丧失碱性消化液、轻度或中度肾功能衰竭、肾小管性酸中毒、碳酸酐酶抑制剂的应用或含氯的酸性药物摄入过多等。

（三）机体的代偿调节

1. 血液的缓冲作用

代谢性酸中毒时，细胞外液 H^+ 浓度增加，可迅速与血液缓冲对发生缓冲反应。碳酸氢盐缓冲对中的 HCO_3^- 与 H^+ 结合形成碳酸，并不断放出 CO_2 由肺排出。其结果是血浆 HCO_3^- 不断被消耗。反应为：

$$H^+ + HCO_3^- \rightarrow H_2CO_3 \rightarrow H_2O + CO_2\uparrow$$

因此，代谢性酸中毒患者作血气分析时，可见含有 HCO_3^- 的化验指标均降低。

2. 肺的代偿调节

当发生代谢性酸中毒时，血液中 H^+ 浓度增加，刺激颈动脉体、主动脉体外周化学感受器以及位于延髓腹外侧浅表部位的中枢化学感受器，反射性地兴奋延髓呼吸中枢，使呼吸加深加快（也称为酸中毒 Kussmauld 深大呼吸），CO_2 排出增多。肺的代偿使血液中 H_2CO_3 浓度相应减少，HCO_3^-/H_2CO_3 的比值恢复到 20∶1 左右。肺的这种代偿调节非常迅速，数分钟内发生，30 min 后即达代偿，12～24 h 达代偿高峰，但一般不容易获得完全代偿。一般情况下，血浆 HCO_3^- 浓度每降低 1 mmol/L，肺的代偿可使 $PaCO_2$ 下降 1～1.3 mmHg，$PaCO_2$ 下降极限为 8～10 mmHg。

3. 肾脏的代偿调节

除肾脏功能障碍引起的代谢性酸中毒外，其他原因引起代谢性酸中毒时，肾脏均发挥重要代偿调节作用。这种代偿调节作用主要表现为肾小管排泌 H^+、NH_4^+ 增多，重吸收 $NaHCO_3$ 增加，尿内 NH_4Cl 和 NaH_2PO_4 浓度升高，尿液 pH 降低。这些代偿调节作用，一般是在酸中毒持续数小时后开始，3～5 d 内发挥最大效能，持续时间可达数周到数月。

4. 细胞内外离子交换

酸中毒时约有 60% 的 H^+ 在细胞内被缓冲。代谢性酸中毒时，细胞外液 H^+ 浓度增多，H^+ 进入细胞，由细胞内缓冲体系进行中和；同时，细胞内 K^+ 外移，使血清中 K^+ 升高。细胞的代偿作用在酸中毒后 2～4 个 h 可出现。

（四）血气指标变化

代谢性酸中毒患者经过代偿调节，由于大量丢失或消耗 HCO_3^-，血气分析时可测得 AB、SB、BB 降低，BE 负值增大，pH 下降，同时由于呼吸代偿，可使 $PaCO_2$ 降低，AB 小于 SB。

（五）对机体的影响

1. 中枢神经系统机能障碍

代谢性酸中毒病人常有乏力、疲倦、感觉迟钝、反应缓慢等中枢神经系统功能抑制的表现，严重者可出现嗜睡和昏迷。其发生机制可能为：

（1）神经细胞能量代谢障碍：酸中毒可抑制细胞内参与生物氧化的酶类，使氧化磷酸化发生障碍，ATP 生成减少，神经细胞能量供应不足。

（2）γ-氨基丁酸增多：γ-氨基丁酸是抑制性神经递质，代谢性酸中毒时谷氨酸脱羧酶活性增强，γ-氨基丁酸生成增多；同时，γ-氨基丁酸氨基转移酶活性降低，使其转化发生障碍，因而能在中枢神经系统大量聚积，引起神经中枢抑制效应。

2. 心血管系统改变

酸中毒患者常有心肌收缩功能降低和心律失常，也容易伴发低血压，其发生机制为：

（1）心律失常：酸中毒时容易伴发心律失常，严重时可发生心脏传导阻滞、心室纤颤甚至心脏停搏。其机制与血钾升高密切相关：①H^+ 浓度增多时，H^+ 进入细胞内，细胞内 K^+ 则外移，形成高血钾血症；②肾小管排 H^+ 增多，排 K^+ 减少。

（2）心肌的收缩性减弱：轻度酸中毒时，心肌收缩力可不降低，但严重酸中毒时，心肌收缩力减弱，心输出量显著减少。其机制主要是：①细胞内 H^+ 可与 Ca^{2+} 竞争结合肌钙蛋白；②H^+能抑制细胞膜外Ca^{2+}内流；③H^+能抑制心肌细胞肌浆网释放Ca^{2+}，因而能干扰心肌收缩机制，降低收缩力。

（3）血管对儿茶酚胺的敏感性降低：血液中H^+浓度增多，能降低阻力血管（小动脉、微动脉和毛细血管前括约肌）对儿茶酚胺的反应性，引起血管扩张、血压下降，严重时可导致休克。

3. 骨骼系统改变

慢性酸中毒患者，尤其是慢性肾功能不全患者，病程持久且不断加重，由于持续从骨骼释放钙盐缓冲H^+，能影响小儿骨骼发育，延缓生长，严重者可发生肾性佝偻病和纤维性骨炎；成人则可发生骨软化症和骨骼畸形，还易发生骨折。

4. 呼吸系统

症状较轻的病人不易察觉。重症病人，呼吸加深加快。糖尿病酸中毒时，病人呼出气中有烂苹果味（丙酮味）。

（六）防治的病理生理基础

1. 积极防治原发病

防治原发疾病，清除酸中毒的发病原因，是治疗代谢性酸中毒的基本原则。例如，糖尿病酮症酸中毒的治疗关键是补充胰岛素，治疗糖尿病；而患者伴有体液丧失和血液循环障碍，应及时补充液体，恢复有效循环血量，改善组织血液灌流。

2. 补充碱性药物

对轻症代谢性酸中毒患者可口服碳酸氢钠片。对于严重的代谢性酸中毒患者，需在血气监护下分次补碱，补碱量宜小不宜大。补碱常用药物有以下几种：

（1）碳酸氢钠：如果患者的原发病因是HCO_3^-减少，碳酸氢钠可作为首选补碱药物，直接由静脉滴入，补充HCO_3^-，促使患者细胞外液的$NaHCO_3/H_2CO_3$比值恢复正常。实际应用时，需根据血浆HCO_3^-测定值计算补药剂量，小心补充1/2～2/3，再根据病情确定进一步的治疗。

（2）乳酸钠：乳酸钠是一种既能中和酸、其产物又可为机体利用的碱性药物。乳酸钠在体内可中和酸而转变为乳酸。乳酸在肝脏内能彻底氧化为H_2O和CO_2，为人体提供能量。但在乳酸性酸中毒和肝功能有损害的病人不宜采用。

（3）三羟甲基氨基甲烷（trometamd，THAM）：为不含钠的有机胺，在体内不仅可中和固定酸，也可中和H_2CO_3，产生HCO_3^-，增加缓冲碱，其反应为：$THAM + H_2CO_3 \rightarrow THAM \cdot H^+ + HCO_3^-$。因此，THAM可用于纠正代谢性酸中毒，也可用于呼吸性酸中毒及混合性酸中毒。但需注意，大量快速滴入此药虽然能迅速降低血浆H^+浓度和$PaCO_2$，但却会抑制呼吸中枢，引起低血压、低血糖等副作用。

3. 防治低血钾和低血钙

酸中毒时，可引起高血钾，纠正酸中毒后，K^+返回细胞内，可引起低血钾。酸中毒时，血浆中的结合钙可解离为Ca^{2+}和血浆蛋白，使游离钙增多，纠正酸中毒后，Ca^{2+}和血浆蛋白在碱性条件下又形成结合钙，游离钙明显减少，患者可出现手脚抽搐。

4. 血液净化治疗

包括腹膜透析和血液透析。对于严重肾功能衰竭引起的酸中毒，则需进行腹膜透析或血液透析才能纠正水、电解质及酸碱平衡紊乱。

二、呼吸性酸中毒

呼吸性酸中毒（respiratory acidosis）是指 CO_2 排出障碍或吸入过多引起的 pH 下降，以血浆 H_2CO_3 浓度原发性升高为特征。这也是临床上常见的一种酸碱平衡紊乱类型。

（一）原因和机制

临床上最常见的情况是慢性呼吸系统疾病引起肺泡通气功能障碍，导致 CO_2 潴留和高碳酸血症。少数病例是由吸入过多 CO_2 所致。

1. 呼吸中枢深度抑制

凡是处于深昏迷状态的病人，均可因呼吸中枢深度抑制而致通气不足。例如严重颅脑损伤、脑炎、脑出血、呼吸中枢抑制药（如吗啡、巴比妥）及全身麻醉药用量过大、酒精中毒等，均可因此而致 CO_2 潴留，引起急性呼吸性酸中毒。

2. 呼吸肌麻痹

当患严重的急性脊髓灰质炎、传染性多发性神经根炎、重症肌无力、有机磷中毒及严重低钾血症、周期性麻痹、脊髓高位损伤等病时，由于呼吸运动困难，可使 CO_2 潴留而发生呼吸性酸中毒。

3. 呼吸道阻塞

严重的喉头水肿、溺水及气管内异物、大量分泌物或水肿液堵塞呼吸道，均可引起肺泡通气功能障碍而致急性呼吸性酸中毒。

4. 胸廓及胸腔疾患

大量胸腔积液、气胸及严重胸部创伤和某些胸廓畸形，都能降低通气功能，使体内 CO_2 潴留、H_2CO_3 浓度增高。

5. 广泛的肺组织病变

大范围的肺不张及严重的肺水肿、肺气肿，可显著损害肺泡通气功能，引起 CO_2 潴留和呼吸性酸中毒。

6. 人工呼吸器管理不当

人工呼吸器管理不当时，通气量过小而使 CO_2 排出困难。

7. CO_2 吸入过多

在通风不良的环境中，如某些坑道、深井和空气不流通的密闭空间内，含有过高浓度 CO_2，人体在其中停留过久，便可吸入过多 CO_2 而引起呼吸性酸中毒。

（二）分类

呼吸性酸中毒按病程可分为两类：

1. 急性呼吸性酸中毒

常见于急性气道阻塞、中枢或呼吸肌麻痹引起的呼吸暂停等。

2. 慢性呼吸性酸中毒

见于气道及肺部慢性炎症引起的 COPD 及肺广泛性纤维化或肺不张时，一般指 $PaCO_2$ 高浓度储留持续达 24 h 以上者。

（三）机体的代偿调节

由于呼吸性酸中毒的病人一般都有肺通气功能障碍的存在，所以肺往往不能发挥代偿调节作用。呼吸性酸中毒时，$PaCO_2$ 升高，产生的大量 H_2CO_3 不能靠碳酸氢盐缓冲系统缓冲，而主要靠血液非碳酸氢盐缓冲系统和肾脏代偿。

1. 细胞内缓冲

当急性呼吸性酸中毒时，由于肾脏的代偿作用较缓慢，因此主要靠细胞内缓冲及细胞内外离子交换，这种调节非常有限，因此常表现为失代偿状态。

（1）潴留的 CO_2 迅速弥散入红细胞，在碳酸酐酶的作用下发生如下反应：$CO_2 + H_2O_2 \rightarrow H_2CO_3 \rightarrow H^+ + HCO_3^-$，$H^+$ 被血红蛋白系统缓冲，HCO_3^- 则进入血浆与 Cl^- 交换，使血浆 HCO_3^- 浓度升高，血 Cl^- 降低。

（2）H^+ 与细胞内 K^+ 进行交换，H^+ 被细胞内蛋白质阴离子缓冲，K^+ 外移使血钾升高。

2. 肾脏的代偿调节

这是慢性呼吸性酸中毒主要的代偿方式。这主要由于：

（1）肾脏的保碱作用较强大，随着 $PaCO_2$ 升高，HCO_3^- 也呈比例的增高，可使 HCO_3^-/H_2CO_3 比值接近 20∶1，因此在轻、中度慢性呼吸性酸中毒时是有可能代偿的。

（2）H^+ 浓度增高和 $PaCO_2$ 增高可刺激肾小管上皮细胞的碳酸酐酶和谷氨酰胺酶活性，表现为泌 H^+、泌 NH_4^+ 和重吸收 HCO_3^- 增加。

3. 肾脏的代偿调节作用

慢性呼吸性酸中毒多为慢性呼吸系统疾患引起，有长期的血内 CO_2 潴留，且有进行性加重。随着 $PaCO_2$ 升高和 H^+ 浓度增加，可使肾小管上皮细胞内碳酸酐酶活性增强，线粒体内谷氨酰胺酶活性增高，促进肾小管产生和排泌 H^+、NH_4^+，并能加强 $NaHCO_3$ 的重吸收，对慢性呼吸性酸中毒进行有效的调节。

（四）血气指标变化

当发生急性呼吸性酸中毒时，$PaCO_2$ 原发性升高使 pH 降低，由于肾来不及代偿，AB、SB、BB 值均在正常范围内。当发生慢性呼吸性酸中毒时，$PaCO_2$ 原发性升高使 pH 降低，通过肾代偿后 HCO_3^- 继发性升高，所以 AB、SB、BB 值均增大，$AB > SB$，BE 正值增大。

（五）对机体的影响

当发生呼吸性酸中毒时，对机体的影响除了基本上与代谢性酸中毒相似之外，还会因 $PaCO_2$ 升高引起一系列血管运动和神经精神方面的障碍。

1. CO_2 直接舒张血管的作用

高浓度的 CO_2 能直接引起脑血管扩张，使脑血流增加、颅内压增高，因此常引起持续性头痛，尤以夜间和晨起时为甚。

2. 对中枢神经系统功能的影响

持续较久的酸中毒，或严重失代偿性急性呼吸性酸中毒时可发生“CO_2 麻醉”，患者可出现精神错乱、震颤、谵妄或嗜睡，甚至昏迷，临床称为肺性脑病（pulmonary encephalopathy）。这主要是因为 CO_2 为脂溶性，能迅速通过血脑屏障，而 HCO_3^- 则为水溶性，通过屏障极为缓慢，因而脑脊液中的 pH 的降低较一般细胞外液更为显著，导致中枢神经系统的功能紊乱在呼吸性酸中毒时较代谢性酸中毒时更为显著。

（六）防治的病理生理基础

1. 积极防治原发病

急性呼吸性酸中毒应及时去除引起通气障碍的原因，慢性阻塞性肺病是引起慢性呼吸性酸中毒最常见的原因，临床上应积极抗感染、解痉、祛痰等。对颅脑外伤、药物中毒、气胸等具体疾病，也应采取针对性措施。

2. 改善肺通气功能

排除体内潴留的 CO_2 是治疗呼吸性酸中毒的关键。如控制感染、改善呼吸中枢机能状态、保持呼吸道通畅以及正确使用人工呼吸机等。

3. 持续低浓度吸氧

不宜单纯给高浓度氧，防止因血氧浓度迅速提高会解除缺氧对呼吸中枢的兴奋作用，造成呼吸抑制。

4. 慎用碱性药物

适当给予碱性药物，但要慎用，因为在通气功能障碍时使用碱性药物产生的 CO_2 不能及时排出，有可能会引起 $PaCO_2$ 进一步增高。如错误地使用 $NaHCO_3$ 等可产生 CO_2 的碱性药物，则可引起代谢性碱中毒，并可增加 CO_2 潴留。必要时可使用三羟甲基氨基甲烷（trometamd，THAM），可迅速降低血浆 $PaCO_2$ 和 H^+，纠正酸中毒。

三、代谢性碱中毒

代谢性碱中毒（metabolic alkalosis）是指各种原因引起细胞外液碱增多和（或）H^+ 丢失引起的 pH 升高，以血浆 HCO_3^- 浓度原发性增高为特征。

（一）原因和机制

1. H^+ 丢失过多

H^+ 丢失过多是引起代谢性碱中毒最常见的原因。

（1）胃液丢失：胃液丢失是代谢性碱中毒最常见的原因。常见于剧烈呕吐及胃液吸引等引起的酸性胃液大量丢失。可见于严重呕吐、长期胃液引流时，含有丰富 HCl 的胃液丢失。正常情况下，胃黏膜壁细胞在分泌 HCl 到胃腔的同时，伴有 HCO_3^- 返回血液，使血浆 HCO_3^- 浓度暂时增高。胃液进入十二指肠后，在 H^+ 刺激下，十二指肠上皮细胞及胰腺分泌 HCO_3^- 进入肠腔，同时生成的 H^+ 返回血液与来自胃黏膜壁细胞的 HCO_3^- 中和。由于剧烈呕吐等原因使胃腔中 HCl 丢失时，来自胃黏膜壁细胞的 HCO_3^- 得不到来自十二指肠上皮细胞及胰腺的 H^+ 的中和，导致血中 HCO_3^- 浓度升高，发生代谢性碱中毒，加上胃液中 Cl^- 和 K^+ 的丢失，以及细胞外液减少所致的醛固酮分泌增多，更加重了碱中毒。

（2）经肾丢失：①肾上腺皮质激素增多：如原发或继发的醛固酮增多症。醛固酮是肾上腺盐皮质激素中作用最强的一种，能促进远端肾小管 Na^+ 和 H_2O 的重吸收，加速 K^+ 和

H^+的排泌。这些激素过多能使肾脏丢失H^+，并增加$NaHCO_3$的重吸收，引起代谢性碱中毒。醛固酮的排K^+作用引起的低钾血症也与碱中毒的形成有关。糖皮质激素过多（如Cushing综合征）也可发生代谢性碱中毒，因为皮质醇也有盐皮质激素活性；②某些利尿剂：如噻嗪类、呋噻米等能抑制髓袢对和Na^+的重吸收，促进远曲小管和集合管泌H^+、泌NH_4^+增加，H^+-Na^+交换增强使重吸收HCO_3^-增加，引起低氯性碱中毒。

2. 低钾血症

当发生低钾血症时，一方面由于细胞外液K^+浓度降低，K^+移出细胞外，H^+移入细胞内，造成细胞内酸中毒而细胞外碱中毒；另一方面肾小管上皮细胞K^+浓度降低，促使H^+排泌增加，H^+-Na^+交换增加，HCO_3^-重吸收加强，患者排出反常性酸性尿。

3. 碱性物质摄入过多

常为医源性的。可见于消化性溃疡患者服用过多的$NaHCO_3$；纠正酸中毒时静脉输入过多的$NaHCO_3$；摄入乳酸钠、乙酸钠之后，这些有机酸盐在体内氧化可产生$NaHCO_3$或大量输入含柠檬酸盐抗凝的库存血，因库存血中含有柠檬酸盐，代谢后可生成HCO_3^-；脱水时只丢失H_2O和NaCl造成浓缩性碱中毒（contraction alkalosis）。

（二）分类

根据代谢性碱中毒的发病机制和给予生理盐水治疗后代谢性碱中毒能否得到纠正，可将其分为两类。

1. 盐水反应性碱中毒（saline-responsive alkalosis）

主要见于呕吐、胃液吸引或使用噻嗪类利尿剂和速尿等利尿剂时，由于伴随细胞外液减少、有效循环血量不足，也常有低钾和低氯存在，而影响肾排出HCO_3^-的能力，导致碱中毒。治疗时补充生理盐水，肾小管腔中Cl^-浓度增高，可充分重吸收以减少H^+的分泌和HCO_3^-的产生，从而纠正代谢性碱中毒。

2. 盐水抵抗性碱中毒（saline-resistant alkalosis）

常见于全身性水肿、原发性醛固醇增多症、严重低血钾及Cushing综合征等，维持因素是盐皮质激素的直接作用和低K^+。这一类碱中毒病人，没有低氯血症，用生理盐水治疗无效。

（三）机体的代偿调节

1. 血液的缓冲

代谢性碱中毒时，H^+浓度降低，OH^-浓度升高，OH^-可被缓冲系统中的弱酸所中和。需要指出的是，在血液缓冲系统的组成成分中，碱性化合物比例较大，酸性成分含量很少。因此，血液对碱性物质的缓冲能力有限，对碱中毒的缓冲调节作用也比较小。

2. 肺的代偿调节

当发生代谢性碱中毒时，细胞外液HCO_3^-浓度增加，H^+浓度降低，使呼吸中枢受抑制，随着呼吸运动变浅变慢，肺泡通气量降低，CO_2排出减少，可使$PaCO_2$和血浆H_2CO_3浓度增加，使HCO_3^-/H_2CO_3比值趋于正常。但是，肺的此种代偿调节是有限的，因为呼吸浅慢虽可提高$PaCO_2$水平，却可降低PaO_2，而后者可通过外周化学感受器使呼吸中枢兴奋。

3. 细胞内外离子交换

当细胞外液 H^+ 浓度降低时，细胞内 H^+ 转移到细胞外补充，而细胞外 K^+ 则进入细胞内，造成低钾血症。

4. 肾的代偿调节

肾脏在代谢性碱中毒的代偿调节中具有重要作用。其代偿作用发挥较晚。血浆 H^+ 浓度降低和 pH 增高使肾小管上皮细胞的碳酸酐酶和谷氨酰胺酶活性降低，泌 H^+、泌 NH_4^+ 减少，对 HCO_3^- 的重吸收减少而排出增多，尿液呈碱性。但在发生低钾性碱中毒时，肾小管上皮细胞排 K^+ 减少、排 H^+ 增多，尿液呈酸性，称为反常性酸性尿，这是低钾性碱中毒的一个特征。

（四）血气指标改变

当发生代谢性碱中毒时，由于 HCO_3^- 原发性升高，所以反映代谢性因素指标 AB、SB、BB 值均增高，BE 正值增大，pH > 7.45；同时，由于呼吸抑制，可使 $PaCO_2$ 继发性增高，AB > SB。

（五）对机体的影响

1. 中枢神经系统功能紊乱

代谢性碱中毒对中枢神经系统的影响主要表现为兴奋，患者可有烦躁不安、精神错乱、谵妄等症状。其发生机制可能是：①γ－氨基丁酸含量减少：血液 pH 增高时，γ－氨基丁酸转氨酶活性增高，而谷氨酸脱羧酶活性降低，遂使 γ－氨基丁酸生成减少而分解增强。γ－氨基丁酸对中枢神经系统有抑制作用，其含量减少，对中枢的抑制作用减弱，而出现兴奋症状；②脑组织缺氧：碱中毒时，氧合血红蛋白解离曲线左移，此时虽然动脉血内氧含量正常，但由于血红蛋白不易释放氧，脑组织因缺氧而出现精神症状，如精神紊乱，甚至昏迷。

2. 对神经肌肉的影响

当发生急性或严重性碱中毒时，神经肌肉的应激性增高，患者可表现为面部和肢体肌肉抽动、腱反射亢进及手足抽搐，严重者可有癫痫样发作。这主要与 pH 增高使血浆中游离 Ca^{2+} 减少有关。但如果患者伴有低钾血症，可出现肌肉软弱无力、肌麻痹等症状，因而能掩盖碱中毒的影响。有人认为碱中毒发生惊厥，也可能与脑组织中 γ－氨基丁酸减少有关。

3. 低钾血症

当发生碱中毒时，细胞外液 H^+ 浓度减少，细胞内 H^+ 外逸，细胞外 K^+ 内移，血钾降低；同时肾小管上皮细胞排 H^+ 减少，排 K^+ 增多，也可导致低钾血症。碱中毒可引起低钾血症，低钾血症也可以引起代谢性碱中毒，两者往往互为因果，推动病情发展。

（六）防治的病理生理基础

1. 积极防治原发病，消除引起碱中毒的原因

如防治引起呕吐的原发病、合理使用利尿剂、注意调整钾平衡等。

2. 合理选用药物纠正碱中毒

（1）盐水反应性碱中毒：只要输入生理盐水或葡萄糖生理盐水，即可矫正碱中毒。因

为与人体细胞外液相比，生理盐水中不含 HCO_3^-，但 Cl^- 浓度较血浆为高，而且生理盐水的 pH 比血浆为低，故特别有利于纠正低氯性碱中毒。患者多数伴有 K^+ 和 Cl^- 的丢失，应用 KCl 常能收到较好效果。

严重的代谢性碱中毒患者可由静脉缓慢输入 0.1 mol/L 的盐酸，轻症患者也可采用口服稀盐酸或胃蛋白酶合剂（内含稀盐酸）的方法。口服氯化铵可治疗代谢性碱中毒。氯化铵在体内能解离为 Cl^- 和 NH_4^+，NH_4^+ 可在肝脏转变为 NH_3 和 H^+，NH_3 通过鸟氨酸循环合成尿素，H^+ 则可中和 HCO_3^-。由于 NH_4Cl 含有大量 Cl^-，故可用于低氯性碱中毒，但肝功能损害者慎用，以免发生 NH_3 中毒。

（2）盐水抵抗性碱中毒：因肾上腺皮质激素过多引起的碱中毒，可应用抗醛固酮药物并补充 K^+。对严重缺钾的患者，只有补充 K^+ 才能纠正碱中毒。补钾应补充 KCl，其他钾盐无效。

使用髓袢或噻嗪类利尿剂治疗水肿患者，应警惕发生碱中毒。碳酸酐酶抑制剂乙酰唑胺可抑制肾小管上皮细胞内的碳酸酐酶活性，因而泌 H^+ 和重吸收 HCO_3^- 减少，Na^+ 和 HCO_3^- 的排出增加，结果可获得治疗碱中毒和水肿的双重目的。

3. 监测血 K^+ 变化和神经肌肉的兴奋性，进行对症处理

四、呼吸性碱中毒

呼吸性碱中毒（respiratory alkalosis）是指肺通气过度引起的 $PaCO_2$ 降低、pH 升高，以血浆 H_2CO_3 浓度原发性减少为特征的酸碱平衡紊乱。

（一）原因和机制

过度通气是发生呼吸性碱中毒的基本机制。只要能引起呼吸加深加快，发生过度通气，CO_2 过多排出，就易导致呼吸性碱中毒，常见的原因如下：

1. 低氧血症和肺疾患

当吸入气氧分压过低或出现肺炎、肺水肿等外呼吸功能障碍时，PaO_2 降低时，刺激呼吸运动中枢，使呼吸运动增强，CO_2 排出增多。部分肺疾病如肺炎、肺水肿等引起通气过度，除与低氧血症有关外，还与肺牵张感受器和肺毛细血管旁感受器受刺激，反射性地使通气增加。这些均可引起血浆 H_2CO_3 浓度下降而出现呼吸性碱中毒。

2. 精神性过度通气

癔病患者哭笑无常及小儿持续哭闹，均可发生深快呼吸，使 CO_2 排出过多，遂使 $PaCO_2$ 下降，血浆 H_2CO_3 浓度降低，是引起急性呼吸性碱中毒比较常见的原因。

3. 机体代谢亢进

高热和甲状腺功能亢进患者，代谢水平和耗氧量比正常人高，由体温过高和代谢过高产生的酸性物质等，均可使呼吸中枢兴奋，引起深快呼吸和过度通气，发生呼吸性碱中毒。

4. 呼吸机使用不当

在抢救重危病人过程中，使用人工呼吸器不当导致通气量过大，从而引起过度通气。

5. 其他

某些药物（如水杨酸）和疾病（如颅脑疾患、严重肝脏病）可能刺激呼吸中枢兴奋，引起过度通气。

（二）分类

呼吸性碱中毒也可按发病时间分为急性呼吸性碱中毒和慢性呼吸性碱中毒两类。

1. 急性呼吸性碱中毒

一般指 $PaCO_2$ 在 24 h 内急剧下降而导致 pH 升高，常见于人工呼吸机使用不当引起的过度通气、高热和低氧血症时。

2. 慢性呼吸性碱中毒

指持久的 $PaCO_2$ 下降超过 24 h 而导致 pH 升高，常见于慢性颅脑疾病、肺部疾患、肝脏疾患、缺氧和氨兴奋呼吸中枢。

（三）机体的代偿调节

1. 细胞内外离子交换和红细胞缓冲

这是急性呼吸性碱中毒时主要的代偿方式。主要表现为：①急性呼吸性碱中毒时，血浆 H_2CO_3 浓度迅速降低，细胞内的 H^+ 与细胞外的 K^+ 交换。细胞外液的 HCO_3^- 与 H^+ 结合成 H_2CO_3，可使血浆 H_2CO_3 浓度有所回升；②血浆中的 H_2CO_3 转移到红细胞内，被血红蛋白缓冲系统缓冲；③红细胞内的 CO_2 进入血浆形成 H_2CO_3，也使血浆 H_2CO_3 浓度回升。

2. 肾脏的调节

这是慢性呼吸性碱中毒时主要的代偿方式。当发生急性呼吸性碱中毒时，由于肾脏代偿调节作用来不及发挥，血中受代谢性因素影响的酸碱指标不会发生明显改变。当发生慢性呼吸性碱中毒时，$PaCO_2$ 降低，血浆 H^+ 浓度降低，使肾小管上皮细胞排出 H^+ 和 NH_4^+ 减少，重吸收 HCO_3^- 降低，随尿排出 HCO_3^- 增多。因此，血浆 HCO_3^- 浓度代偿性降低。

呼吸性碱中毒患者，由于 $PaCO_2$ 降低及全身性抽搐，往往引起呼吸暂停或浅慢呼吸，使血浆 $PaCO_2$ 回升，病情得到好转。如果病程发展较为缓慢，全身其他调节过程也可参与代偿。

（四）血气指标变化

当发生急性呼吸性碱中毒时，$PaCO_2$ 原发性降低使 pH 升高，由于肾来不及代偿，AB、SB、BB 值均在正常范围内。当发生慢性呼吸性碱中毒时，通过肾代偿后继发性降低，所以 AB、SB、BB 值均降低，$AB < SB$，BE 负值增大。

（五）对机体的影响

呼吸性碱中毒比代谢性碱中毒更易出现眩晕、四肢及口周围感觉异常、意识障碍及抽搐等。神经系统功能障碍除与碱中毒对脑功能的损伤有关外，还与脑血流量减少有关。

1. 对中枢神经系统的影响

当发生急性呼吸性碱中毒时，患者常有头痛、头晕、易激动等症状，严重者甚至意识不清。一般认为，这与低碳酸血症时引起的脑血管收缩、脑血流量减少有关。慢性呼吸性碱中毒病人此类症状较少，可能是多数患者得到完全代偿之故。

2. 对神经肌肉的影响

病人多有四肢和面部肌肉抽动、手足搐搦、气促、感觉异常等表现，严重者可发生惊厥。其发生机制主要与血清 Ca^{2+} 浓度降低有关。

此外，当发生呼吸性碱中毒时，也可因细胞内外离子交换和肾脏排钾增加而发生低钾血症；因氧合血红蛋白解离曲线左移而发生脑缺氧和其他组织器官缺氧。

（六）防治的病理生理基础

1. 防治原发病

应查清原发病，排除引起过度通气的原因，如精神过度激动的病人应采取镇静措施、高热患者需及时降低体温等。

2. 吸入含 CO_2 的气体

急性呼吸性碱中毒病人可吸入含 5% CO_2 的混合气体，或用纸袋罩于患者面部，使其吸入自己呼出的 CO_2，以提高血浆 $PaCO_2$ 和 H_2CO_3 浓度。

3. 对症处理

若有反复抽搐者，可静脉注射钙剂；若有明显缺钾症状者，应及时补充钾盐；若有明显缺氧症状者，可给予吸氧。

第四节 混合型酸碱平衡紊乱

混合型酸碱平衡紊乱（mixed acid base disturbances）是指同一病人有两种或两种以上的单纯性酸碱平衡紊乱并存。通常将两种单纯性酸碱平衡紊乱并存称为双重性酸碱失衡（double acid-base disorders），将 3 种单纯性酸碱平衡紊乱并存称为三重性酸碱失衡（triple acid-base disorders）。4 种单纯型酸碱紊乱可以分别组成多种混合型酸碱紊乱。其中有酸碱一致的混合型，使 pH 向相同方向改变，即两种酸中毒并存，或是两种碱中毒并存；如果病人既有酸中毒又有碱中毒，使 pH 向相反方向改变，这种情况称为酸碱混合型。但应注意，呼吸性酸中毒与呼吸性碱中毒不可能同时发生在同一病人身上，所以三重性酸碱紊乱仅见于代谢性酸中毒加代谢性碱中毒合并呼吸性酸中毒或呼吸性碱中毒两种情况（表 3－3）。

表 3－3 临床混合型酸碱失衡的主要类型

双重性酸碱失衡	三重性酸碱失衡
酸碱一致型：呼酸＋代酸，呼碱＋代碱 酸碱混合型：呼酸＋代碱，呼碱＋代酸 高 AG 代酸合并代碱	呼酸＋高 AG 代酸＋代碱 呼碱＋高 AG 代酸＋代碱

一、双重性酸碱失衡

（一）呼吸性酸中毒合并代谢性酸中毒

1. 病因

呼吸性酸中毒合并代谢性酸中毒又称混合性酸中毒，临床上较多见。常见原因：①慢性阻塞性肺疾病合并严重缺氧：患者多为慢性呼吸性酸中毒，同时严重缺氧引起乳酸性酸中毒；②呼吸心跳骤停：患者呼吸和血液循环突然停止，通气换气功能停止引起急性呼吸性酸中毒，组织缺氧引起乳酸性酸中毒；③肺水肿：特别是急性和慢性左心衰竭引起的广泛肺水肿，可导致呼吸性酸中毒和乳酸性酸中毒。

2. 特点

呼吸性酸中毒合并代谢性酸中毒的病人，由于两种紊乱都使血浆 H^+ 浓度增加，故 pH 显著降低；由于代谢性酸中毒使血浆 HCO_3^- 浓度和 $PaCO_2$ 降低，而呼吸性酸中毒使这两项指标增大，其最终结果将取决于占优势的一方。血气分析结果显示 HCO_3^- 浓度降低，而 $PaCO_2$ 增高，pH 显著降低。AB、SB、BB 均降低，AB > SB，BE 负值增大，AG 增大，血 K^+ 浓度增高。

（二）呼吸性碱中毒合并代谢性碱中毒

1. 病因

常见原因：①发热呕吐的患者，因发热有过度通气引起的呼吸性碱中毒，同时严重呕吐丢失胃酸而致代谢性碱中毒；②肝硬化患者有腹水，因 NH_3 刺激而通气过度，同时大量使用利尿剂或呕吐时。

2. 特点

呼吸性碱中毒伴代谢性碱中毒的病人，由于两种紊乱都使血浆 H^+ 浓度降低，故血浆 pH 显著升高。此外，呼吸性碱中毒使 $PaCO_2$ 和血浆 HCO_3^- 浓度都降低，而代谢性碱中毒使这两项指标都增高，其最终结果将取决于占优势的一方。比较常见的是 $PaCO_2$ 降低，HCO_3^- 浓度增高。

（三）呼吸性酸中毒合并代谢性碱中毒

1. 病因

临床上常见于慢性肺源性心脏病或慢性阻塞性肺疾病患者长期大量应用利尿剂，不断丢失 Cl^- 和 K^+，可合并代谢性碱中毒。若患者伴有呕吐或应用碱性药物的条件，则更容易发生此种紊乱。

2. 特点

此类病人，由于呼吸性酸中毒使血浆 H^+ 浓度增高，而代谢性碱中毒使血浆 H^+ 浓度降低，血浆的 pH 最终将取决于两种紊乱的严重程度，多数在正常范围内，也常低于正常值，少数病人可高于正常上限。血气分析：HCO_3^- 和 $PaCO_2$ 显著增高，pH 变化不大，甚至可以正常。AB、SB、BB 均升高，AB > SB，BE 正值增大。

（四）代谢性酸中毒合并呼吸性碱中毒

1. 病因

多数患者是在代谢性酸中毒的基础上由于过度通气而并发呼吸性碱中毒。常见于：肾衰竭感染性休克糖尿病心肺疾病患者伴有高热或机械过度通气；慢性肝病，高血氨并发肾功能障碍；水杨酸或乳酸盐中毒，增多的 H^+ 可反射性兴奋呼吸中枢。

2. 特点

代谢性酸中毒使血浆 H^+ 浓度增加，而呼吸性碱中毒使血浆 H^+ 浓度降低，血浆 pH 将取决于两种紊乱的严重程度，多数在正常范围内，但也可以增高或者降低。两种紊乱都使 $PaCO_2$ 降低、HCO_3^- 浓度减小，故最终可使病人的血浆 HCO_3^- 浓度和 $PaCO_2$ 均显著下降。

（五）代谢性酸中毒合并代谢性碱中毒

1. 病因

常见于：①某些急性胃肠炎患者有剧烈的上吐下泻症状，频繁呕吐丢失胃酸，严重腹泻又可丧失 HCO_3^-；②肾功能衰竭或糖尿病病人伴有剧烈呕吐。肾功能衰竭或糖尿病酮症引起代谢性酸中毒，剧烈呕吐引起代谢性碱中毒。

2. 特点

当发生此型酸碱紊乱时，代谢性酸中毒使血浆 pH、$PaCO_2$ 和 HCO_3^- 浓度均降低；而代谢性碱中毒使这 3 项指标均增高。最终结果将取决于占优势的一方。因此，3 项指标可以降低，也可以升高；如果两种紊乱程度大致相等，各项指标可能完全在正常范围内。

二、三重性酸碱失衡

三重性混合型酸碱平衡紊乱，是在代谢性酸中毒合并代谢性碱中毒的基础上，受到呼吸因素的影响而产生的酸碱平衡紊乱。有两种类型：呼吸性酸中毒合并 AG 增高型代谢性酸中毒和代谢性碱中毒；呼吸性碱中毒合并 AG 增高型代谢性酸中毒和代谢性碱中毒。

（一）呼吸性酸中毒合并 AG 增高型代谢性酸中毒和代谢性碱中毒

1. 病因

可见于Ⅱ型呼吸衰竭患者合并呕吐或利尿剂使用不当。Ⅱ型呼吸衰竭患者，因 CO_2 潴留发生呼吸性酸中毒；因 PaO_2 降低，乳酸增多，引起 AG 增高型代谢性酸中毒；因呕吐或利尿剂应用不当可致代谢性碱中毒。

2. 特点

血气变化特点：$PaCO_2$ 增高，AG 升高（大于 16 mmol/L），HCO_3^- 浓度一般也升高，血 Cl^- 浓度下降明显。

（二）呼吸性碱中毒合并 AG 增高型代谢性酸中毒和代谢性碱中毒

1. 病因

可见于肾衰竭患者在某些情况下，合并发生呕吐和发热时，有可能出现这种情况。

2. 特点

血气变化特点：$PaCO_2$ 降低，AG 升高（大于 16 mmol/L），HCO_3^- 浓度可高可低，血 Cl^- 浓度一般低于正常。

第五节　判断酸碱平衡紊乱的方法及其病理生理基础

一、单纯型酸碱平衡紊乱的判断

分析判断酸碱失衡，主要依靠血气分析诊断。在分析血气分析报告时，一般遵循以下规律。

（1）根据 pH 或 H^+ 的变化，可判断是酸中毒还是碱中毒。凡 pH <7.35 则为酸中毒；

pH >7.45 则为碱中毒。

（2）根据病史和 pH、$PaCO_2$ 及 HCO_3^- 3 个变量之间的关系，判断 $PaCO_2$ 和 HCO_3^- 谁是原发改变、谁是继发改变。比如，由于肾脏疾病或休克而导致的酸碱平衡紊乱，一般 HCO_3^- 的变化为原发性；由于呼吸系统的疾患而导致的酸碱平衡紊乱，一般 $PaCO_2$ 的变化为原发改变。

（3）根据原发改变判断为呼吸性还是代谢性酸碱平衡紊乱。如果是原发性的 $PaCO_2$ 的升高，则为呼吸性酸中毒；如果是原发性的 $PaCO_2$ 的降低，则为呼吸性碱中毒；如果是原发性的 HCO_3^- 升高，则为代谢性碱中毒；如果是原发性的 HCO_3^- 降低，则为代谢性酸中毒。

（4）根据代偿情况可判断为单纯型酸碱平衡紊乱还是混合型酸碱平衡紊乱。代偿的规律是代谢性酸碱平衡紊乱主要靠肺代偿，而呼吸性酸碱平衡紊乱主要靠肾代偿，单纯型酸碱平衡紊乱继发性代偿变化与原发性紊乱同向，但继发性代偿变化一定小于原发性平衡紊乱，其代偿公式见表 3－4。

表 3－4　单纯型酸碱平衡紊乱的代偿范围

原发失衡	原发性变化	继发性代偿	预计代偿公式	代偿时限	代偿极限
代谢性酸中毒	$[HCO_3^-]\downarrow$	$PaCO_2\downarrow$	$PaCO_2 = 1.5\times[HCO_3^-]+8\pm2$		
			$\Delta PaCO_2 = 1.2\times\Delta[HCO_3^-]\pm2$	12～24 h	10 mmHg
代谢性碱中毒	$[HCO_3^-]\uparrow$	$PaCO_2\uparrow$	$PaCO_2 = 40+0.7\times[HCO_3^-]+5$		
			$\Delta PaCO_2 = 0.7\times\Delta[HCO_3^-]+5$	12～24 h	55 mmHg
呼吸性酸中毒	$PaCO_2\uparrow$	$[HCO_3^-]\uparrow$			
急性：			$\Delta[HCO_3^-] = 0.1\times\Delta PaCO_2+1.5$	几分钟	30 mmol/L
慢性：			$\Delta[HCO_3^-] = 0.35\times\Delta PaCO_2+3$	3～5 d	42～45 mmol/L
呼吸性碱中毒	$PaCO_2\downarrow$	$[HCO_3^-]\downarrow$			
急性：			$\Delta[HCO_3^-] = 0.2\times\Delta PaCO_2+2.5$	几分钟	18 mmol/L
慢性：			$\Delta[HCO_3^-] = 0.5\times\Delta PaCO_2+2.5$	3～5 d	12～15 mmol/L

注：①有“⊿”为变化值，无“⊿”表示绝对值；②代偿极限：指单纯型酸碱失衡代偿所能达到的最小值或最大值；③代偿时限指体内达到最大代偿反应所需的时间。

二、混合型酸碱平衡紊乱的判断

临床所见酸碱平衡紊乱极其复杂，患者病因各不相同，严重程度互有差别，机体代偿能力因人而异，因而在诊断酸碱平衡紊乱时，需要密切联系临床实际，全面分析血气指标和其他化验资料，并借助一些代偿公式和列线图，才能做出准确的判断。

（一）代偿公式

当发生单纯型酸碱平衡紊乱时，呼吸性因素（$PaCO_2$）的原发性变化，由代谢性因素（HCO_3^-）来进行继发性代偿；而代谢性因素（HCO_3^-）的原发性变化，由呼吸性因素（$PaCO_2$）来进行继发性代偿。当发生混合型酸碱平衡紊乱时，$PaCO_2$ 与 HCO_3^- 变化方向相反者为酸碱一致型混合型酸碱平衡紊乱，$PaCO_2$ 与 HCO_3^- 变化方向一致者为酸碱混合型酸碱平衡紊乱。大量临床研究资料表明，单纯型酸碱平衡紊乱这种原发性变化与继发性代偿之间，有一定的数量关系，也就是说代偿变化有一定的限度。这种数量关系，已被许多学者总结为一些经验公式（表3－4），用以预测原发性变化的指标改变到某种程度时，代偿性变化指标的改变范围。超过范围就说明不是代偿的后果，而是合并有其他酸碱紊乱。例如，某尿路梗阻患者入院后放置了导管，两天后患者有发热和低血压，尿中发现有大量白细胞和细菌，血气检测结果是：pH 7.32、$PaCO_2$ 18 mmHg、HCO_3^- 10 mmol/L。初步判断为感染性休克。血气检测指标中 pH 值降低，指示有酸中毒；造成 pH 值下降的原因可以是 HCO_3^- 浓度的下降或 $PaCO_2$ 的增高，但患者只有 HCO_3^- 浓度的下降，故可以判定是代谢性酸中毒。根据代偿公式，代谢性酸中毒时：

$$\begin{aligned}\triangle PaCO_2 &= \triangle[HCO_3^-] \times 1.2 \pm 2\\ &= (24-10) \times 1.2 \pm 2\\ &= 16.8 \pm 2\end{aligned}$$

即 $PaCO_2$ 应为 40 mmHg－16.8 mmHg＝23.2 mmHg，患者 $PaCO_2$ 实测值为 18 mmHg，比预计值 23.2 mmHg 还低，说明除代谢性酸中毒外，还合并有呼吸性碱中毒，属于混合型酸碱平衡紊乱。

在发生酸中毒或碱中毒时，机体的代偿能力是有一定限度的，这个限度是指代偿功能需要经过一定时间才能达到最大代偿和代偿限制，这个一定时间是指达到最大代偿所需要的时间，即最大代偿时间。在对血气检测结果进行分析时，要注意达到充分代偿所需要的时间。

（二）以 AG 值判断代谢性酸中毒的类型及混合型酸碱平衡紊乱

AG 值是区分代谢性酸中毒类型的标志，也是判断单纯型或混合型酸碱平衡紊乱的重要指标。对于病情较为复杂的患者，计算 AG 值能将其潜在的代谢性酸中毒显露出来。如 AG 值明显升高，提示患者存在代谢性酸中毒。

需要注意的是，无论是单纯型还是混合型酸碱平衡紊乱，都不是一成不变的，在诊断和治疗酸碱平衡紊乱时，一定要密切结合患者的病史，观测血 pH、$PaCO_2$ 及 HCO_3^- 的动态变化，综合分析病情，及时作出正确诊断和适当治疗。

本章小结

1. 正常酸碱平衡及其调节。
2. 酸碱平衡紊乱常用指标及分类。
3. 4 个类型单纯型酸碱平衡紊乱的概念、原因和机制、分类、代偿特点、血气指标变化、对机体的影响、防治的病理生理基础。
4. 混合型酸碱平衡紊乱的分类、原因、特点。
5. 判断酸碱平衡紊乱的方法及其病理生理基础。

（龙儒桃）

第四章 缺　氧

氧是人体所必需的物质。正常成年人在静息状态时，每分钟耗氧量约为250 mL，剧烈运动时可增加 8 ～9 倍，而体内氧储量仅约为1500 mL，因而一旦呼吸、心跳停止，数分钟内就可能死于缺氧。

缺氧（hypoxia）指的是组织氧供减少或用氧障碍，导致组织代谢、功能和形态结构异常变化的病理过程。缺氧是临床多种疾病所共有的病理过程和死亡原因，也是如高原、高空、坑道和密闭环境等特殊环境存在的现象。

外界的氧通过外呼吸，弥散入血，与血液中的血红蛋白结合（hemoglobin，Hb），由血液循环输送到全身组织，绝大部分被细胞的线粒体利用合成为能量。外呼吸包括肺通气和肺换气两个过程，由呼吸系统完成。肺通气是指肺与外界环境之间的气体交换过程，机体通过肺通气，吸入外界中的氧，排出肺内的二氧化碳。肺换气是指肺泡与肺毛细血管血液之间进行气体交换的过程，肺泡中的氧气向血液弥散，而血液中的二氧化碳向肺泡弥散。血液中的氧绝大多数与血红蛋白化学结合形成氧合血红蛋白，少部分以物理溶解运输。血液流经毛细血管时，血液中的氧依靠氧分压差弥散入组织细胞，进入细胞内的氧大部分在线粒体生物氧化合成 ATP，少部分氧在线粒体外如微粒体等用于生物合成、生物降解、氧化解毒等代谢过程。

第一节　常用血氧指标

氧在体内主要由血液携带运输，临床上通过血气指标来反映组织的供氧和用氧情况。

组织的供氧量 = 动脉血氧含量 × 组织血流量

组织的耗氧量 =（动脉血氧含量 - 静脉血氧含量）× 组织血流量

临床上评价缺氧的常用血氧指标有血氧分压、血氧容量、血氧含量和血氧饱和度等。

一、血氧分压

血氧分压（partial pressure of oxygen，PO_2）为物理溶解于血液中的氧分子所产生的张力，故又称血氧张力（oxygen tension）。动脉血氧分压（PaO_2）正常约为100 mmHg，其高低主要取决于吸入气体的氧分压和外呼吸的功能状态。静脉血氧分压（PvO_2）正常约为 40 mmHg，可反映组织、细胞摄取和利用氧的状态。

二、血氧容量

血氧容量（oxygen binding capacity，CO_2max）指在氧分压为 150 mmHg，温度为 38 ℃，二氧化碳分压为40 mmHg时，在体外100 mL血液中的 Hb 充分氧合后的最大带氧量。取决于血液中 Hb 的质（与 O_2 结合的能力）和量。每克 Hb 能结合 1. 34 mL 氧。健康成人每100 mL 血液约含 15 g Hb，所以血氧容量 = 1. 34（mL/g）×15（g/dL）=20 mL/dL。

三、血氧含量

血氧含量（oxygen content，CO_2）指100 mL血液中实际含有的氧量，包括物理溶解的氧量和化学结合的氧量，但正常时物理溶解的氧量很少（0.3 mL/dL），可忽略不计。血氧含量取决于血氧分压和血氧容量。正常动脉血氧含量（CaO_2）约为 19 mL/dL，静脉血氧含量（CvO_2）约为 14 mL/dL。动静脉血氧含量差（$CaO_2 - CvO_2$）约为 5 mL/dL，反映了组织的摄氧能力。

四、血氧饱和度

血氧饱和度（oxygen saturation，SO_2）指 Hb 的氧饱和度，即血液中氧合 Hb 占总 Hb 的百分数。血氧饱和度 =（血氧含量 - 溶解的氧量）/血氧容量，由于正常时溶解的氧很少，所以血氧饱和度约等于血氧含量和血氧容量的比值。正常动脉血氧饱和度（SaO_2）为 95%～98%，静脉血氧饱和度（SvO_2）为 70%～75%。SO_2 主要取决于 PO_2，两者之间的关系曲线呈 S 形，称为氧合 Hb 解离曲线，简称氧解离曲线（oxygen dissociation curve）（图 4-1）。需要注意的是，PO_2 在 60 mmHg 以上，曲线比较平坦，表示 PO_2 对 Hb 氧饱和度和氧含量影响不大。而 PO_2 在 60 mmHg 以下，曲线较陡，表示 PO_2 出现轻度下降即可引起 Hb 氧饱和度和血氧含量较大下降。此外，SO_2 还受血液 pH、温度、CO_2 分压，以及红细胞内 2,3-二磷酸甘油酸（2,3-diphosphoglyceric acid，2,3-DPG）含量的影响。血液 pH 下降、温度升高、CO_2 分压升高或红细胞内 2,3-DPG 增多时，血氧饱和度变小，氧解离曲线右移；反之，血氧饱和度增大，氧解离曲线左移。

五、P_{50}

P_{50} 指 Hb 氧饱和度为 50% 时的血氧分压，是反映 Hb 与 O_2 的亲和力的指标，正常值约为 27 mmHg。P_{50} 降低反映 Hb 与氧的亲和力增高，氧解离曲线左移；反之，P_{50} 增大反映 Hb 与氧的亲和力降低，氧离曲线右移（图 4-1）。

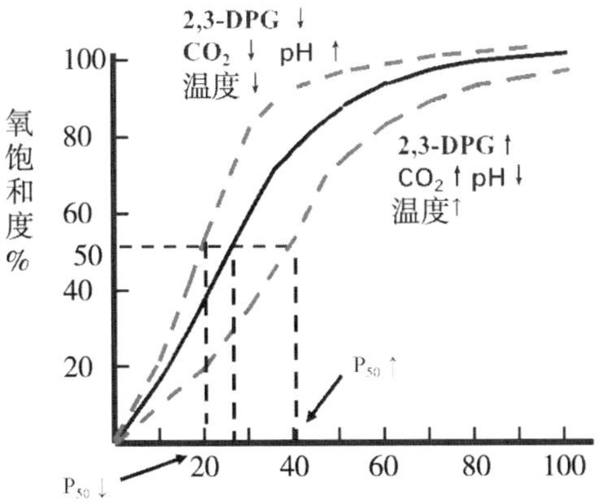

图 4-1　氧合 Hb 解离曲线及其影响因素

第二节　缺氧的分类、原因和血氧变化特点

大气中的氧通过呼吸进入肺泡，弥散入血，与血红蛋白结合，由血液循环输送到全身，被组织、细胞摄取利用，整个过程分为氧供和用氧两个环节，任一环节发生障碍都可引起缺氧。根据原因和血氧变化的特点，缺氧可分为以下 4 种类型（图 4－2）。

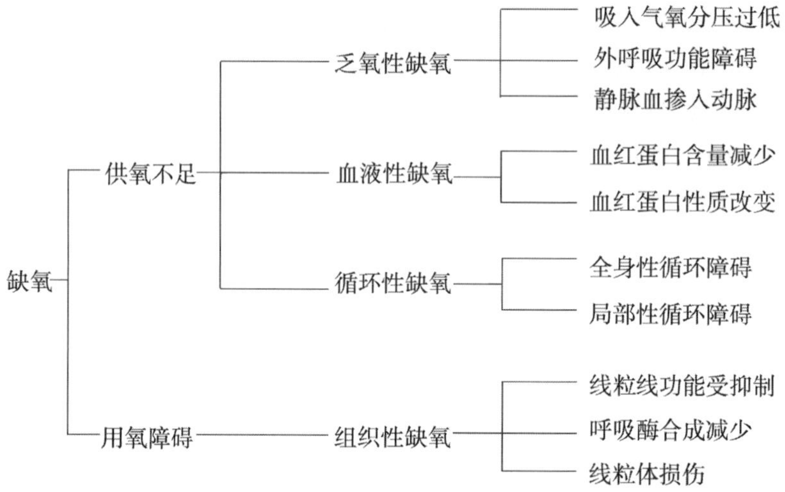

图 4－2　缺氧的病因和分类

一、乏氧性缺氧

乏氧性缺氧（hypoxic hypoxia）以 PaO_2 降低为特征，是由于血氧含量减少，引起组织供氧不足的缺氧，又称低张性缺氧（hypotensive hypoxia）。

（一）原因

1. 吸入气氧分压过低

多发生于海拔 3000 m 以上的高原、高空，或通风不良的坑道、矿井，或吸入低氧混合气体等。体内供氧的多少，首先取决于大气氧分压的高低。随着海拔的升高，大气压下降，吸入气氧分压也相应降低，导致肺泡气氧分压和 PaO_2 降低（表 4－1）。

表 4－1　不同海拔高度大气压、吸入气与肺泡气氧分压、动脉血氧饱和度的关系

海拔高度（km）	大气压（mmHg）	吸入气氧分压（mmHg）	肺泡气氧分压（mmHg）	动脉血氧饱和度（%）
0	760	159	105	95
1	680	140	90	94

续表 4－1

海拔高度（km）	大气压（mmHg）	吸入气氧分压（mmHg）	肺泡气氧分压（mmHg）	动脉血氧饱和度（%）
2	600	125	70	92
3	530	110	62	90
4	460	98	50	85
5	405	85	45	75
6	355	74	40	70
7	310	65	35	60
8	270	56	30	50

2. 外呼吸功能障碍

临床最常见的一类导致缺氧的原因。肺的通气功能障碍可引起肺泡气氧分压降低，进而引起 PaO_2 降低；肺的换气功能障碍可导致肺泡氧弥散到血液的减少，从而引起 PaO_2 降低。外呼吸功能障碍引起的缺氧又称为呼吸性缺氧（respiratory hypoxia）。

3. 静脉血分流入动脉

多见于某些先天性心脏病，如房间隔或室间隔缺损伴有肺动脉狭窄或肺动脉高压，或法洛氏（Fallot's）四联症等，由于右心的压力高于左心，出现右向左的分流，未经氧合的静脉血掺入动脉血，导致 PaO_2 降低。

（二）血氧变化的特点及缺氧的机制

1. PaO_2 降低

PaO_2 主要取决于吸入气体的氧分压和外呼吸功能，乏氧性缺氧是由于吸入气氧分压过低和（或）外呼吸功能障碍，使弥散入动脉血中的氧减少，血液中物理溶解的氧量也减少，导致 PaO_2 降低。

2. SaO_2 降低

血氧饱和度主要取决于血氧分压，由于乏氧性缺氧时 PaO_2 降低，因此 SaO_2 降低。

3. CaO_2 减少

乏氧性缺氧时，由于 SaO_2 降低，即血液中与血红蛋白结合的氧减少，因此 CaO_2 减少。由于氧分压在 60 mmHg 以上时，氧解离曲线比较平坦，只有当 PaO_2 降至 60 mmHg 以下才会使 SaO_2 及 CaO_2 显著减少，导致组织缺氧。

4. 血氧容量正常或增高

急性乏氧性缺氧时，因 Hb 无明显变化，所以氧容量一般正常；但是慢性乏氧性缺氧时，红细胞和 Hb 可因机体代偿增多而使氧容量增加。

5. 动－静脉血氧含量差减少或正常

乏氧性缺氧时，PaO_2 降低，血液与组织细胞之间的氧分压差降低，氧弥散的动力减少，血液向组织细胞弥散的氧减少，动－静脉血氧含量差降低；但是，慢性缺氧时，组织对氧的利用代偿性加强，动－静脉血氧含量差接近于正常。

正常毛细血管血液中脱氧 Hb 浓度约为 2.6 g/dL。乏氧性缺氧时，血液中的脱氧 Hb 浓度增高。当毛细血管血液中脱氧 Hb 浓度达到或超过 5 g/dL 时，皮肤和黏膜呈青紫色，称为发绀（cyanosis）或紫绀。在 Hb 含量正常的人，发绀与缺氧同时存在，可根据发绀的程度大致估计缺氧的程度。当 Hb 过多或过少时，发绀与缺氧常不一致，如重度贫血患者，Hb 可降至 5 g/dL 以下，出现严重缺氧，但不会发生发绀；而红细胞增多症者，血中脱氧 Hb 超过 5 g/dL，可出现发绀，但无缺氧。

二、血液性缺氧

血液性缺氧（hemic hypoxia）指由于红细胞数量和 Hb 含量减少，或 Hb 性质改变，使血液携氧能力降低，或与 Hb 结合的氧不易释放，而导致的组织缺氧。此时 PaO_2 正常，故又称等张性低氧血症（isotonic hypoxemia）。

（一）原因

1. Hb 含量减少

见于各种原因引起的严重贫血，又称为贫血性缺氧（anemic hypoxia）。

2. 一氧化碳中毒

一氧化碳（CO）是含碳物质未完全燃烧时的产物。CO 可与 Hb 结合形成碳氧血红蛋白（carboxyhemoglobin，HbCO）。CO 与 Hb 的亲和力是氧的 210 倍，当吸入气中含有 0.1% 的 CO 时，血液中大约有 50% 的 Hb 与之结合形成 HbCO。HbCO 失去携氧能力，同时还可抑制红细胞的糖酵解，使 2,3-DPG 生成减少，氧解离曲线左移，HbO_2 中的 O_2 不易释放，进一步加重组织缺氧。

3. 高铁血红蛋白血症

血红素中正常的二价铁可在亚硝酸盐、过氯酸盐及磺胺衍生物等氧化剂的作用下氧化成三价铁，形成高铁血红蛋白（methemoglobin，$HbFe^{3+}OH$），导致高铁血红蛋白血症（methemoglobinemia）。高铁血红蛋白中的 Fe^{3+} 因与羟基结合牢固，失去结合氧的能力，而且 Hb 中的 4 个 Fe^{2+} 中有部分氧化成 Fe^{3+}，剩余的 Fe^{2+} 虽能结合氧，但不易解离，导致氧解离曲线左移，使组织缺氧。生理情况下，血液中不断形成极少量的高铁血红蛋白，又不断被血液中的 NADH、抗坏血酸、还原型谷胱甘肽等还原剂还原为二价铁。所以正常成人血液中的高铁血红蛋白含量不超过 Hb 总量的 2%。当亚硝酸盐等氧化剂中毒时，若高铁血红蛋白含量超过 Hb 总量的 10%，就可出现缺氧表现；达到 30%～50%，则发生严重缺氧，如全身青紫、头痛、精神恍惚、意识不清以至昏迷。食用新腌咸菜，可含有的大量硝酸盐经肠道细菌作用还原为亚硝酸盐，大量吸收入血后，导致高铁血红蛋白血症，皮肤、黏膜可出现青紫颜色，称为肠源性发绀（enterogenous cyanosis）。高铁血红蛋白血症也见于某些遗传缺陷性疾病，如先天性高铁血红蛋白血症。

4. Hb 与氧的亲和力异常增高

见于输入大量库存血或大量的碱性液体，也可见于某些血红蛋白病。库存血中红细胞的 2,3-DPG 含量降低或碱性液体由于 pH 升高而通过 Bohr 效应，均可增强 Hb 与 O_2 的亲和力，氧不容易释放；另外，已发现 30 多种血红蛋白病，由于肽链中存在氨基酸替代，以致 Hb 与 O_2 的亲和力明显增高，导致组织缺氧。

（二）血氧变化的特点及缺氧的机制

血液性缺氧是由于 Hb 的质或量的改变，因此血氧变化的特点主要是：

1. PaO_2 正常

血液性缺氧由于吸入气氧分压和外呼吸功能正常，故 PaO_2 正常。

2. SaO_2 正常或降低

SaO_2 主要取决于 PaO_2，血液性缺氧时由于 PaO_2 正常，故 SaO_2 也正常。CO 中毒和高铁血红蛋白血症引起缺氧时，SaO_2 可降低。

3. 血氧容量和 CaO_2 减少

Hb 含量减少（贫血）或性质改变（CO 中毒和高铁血红蛋白血症），使血氧容量降低，CaO_2 也降低。由于血氧容量是在体外用氧充分饱和后测得的 Hb 最大携氧量，因此 CO 中毒时，在体外测定的血氧容量虽可正常，但在患者体内的部分 Hb 已与 CO 结合形成 HbCO，能够与 O_2 结合的 Hb 量减少，因此，体内实际的血氧容量和血氧含量降低。

4. 动 - 静脉血氧含量差减小

贫血患者虽然 PaO_2 正常，但由于 CaO_2 降低，血液流经毛细血管时，血氧分压降低得更快，使毛细血管中的平均氧分压降低，血管 - 组织细胞间的氧分压差减小，氧向组织弥散的驱动力减小，导致组织在单位时间内获得的氧减少，动 - 静脉血氧含量差减小。CO 中毒和高铁血红蛋白血症时，由于 CaO_2 明显减少且 Hb 与氧的亲和力增加，结合的氧不易释放，动 - 静脉血氧含量差减小。

血液性缺氧时，患者的皮肤、黏膜颜色可有不同表现。严重贫血时，由于 Hb 明显减少，脱氧 Hb 降低，故患者皮肤、黏膜呈苍白色；CO 中毒时，由于碳氧血红蛋白为鲜红色，故患者皮肤、黏膜呈樱桃红色；高铁血红蛋白血症时，由于高铁血红蛋白呈棕褐色，故患者皮肤、黏膜呈咖啡色；Hb 与 O_2 的亲和力增高时，由于 Hb 结合的氧不易释放，毛细血管中脱氧 Hb 少于正常，故患者皮肤、黏膜可呈鲜红色。

三、循环性缺氧

循环性缺氧（circulatory hypoxia）指因组织血流流量减少引起的缺氧，又称为低血流性缺氧或低动力性缺氧（hypokinetic hypoxia）。其中因动脉血灌流不足引起的缺氧称为缺血性缺氧（ischemic hypoxia），因静脉血回流障碍引起的缺氧称为瘀血性缺氧（congestive hypoxia）。

（一）原因

1. 全身性循环障碍

见于休克和心力衰竭。休克时有效循环血量急剧减少，引起组织缺氧。心力衰竭患者心排出量减少，向全身各组织器官运送的氧量减少，同时又可因静脉回流受阻，引起组织瘀血和缺氧。全身性循环障碍引起的缺氧，易导致酸性代谢产物蓄积，发生酸中毒，使心肌收缩力进一步减弱，心排出量降低，加重循环性缺氧，形成恶性循环。

2. 局部性循环障碍

见于动脉硬化、血栓形成和栓塞、血管痉挛或受压、血管炎等。因血管阻塞或受压，引起局部组织缺血性或瘀血性缺氧。

（二）血氧变化的特点及缺氧的机制

循环性缺氧时，动脉血氧分压、氧容量、氧含量和氧饱和度均正常。因缺血或瘀血引起血流缓慢，单位时间内流过毛细血管的血量减少，弥散到组织细胞的氧量减少，导致组织缺氧。血液通过毛细血管的时间延长，组织细胞从单位容量血液中摄取的氧量增多，同时，由于血流瘀滞，二氧化碳含量增加，促使氧解离曲线右移，氧释放增加，静脉血氧分压和氧含量降低，因而动－静脉血氧含量差增大。缺血性缺氧患者，因组织的血量不足，皮肤变得苍白。瘀血性缺氧患者，毛细血管中瘀滞的血液脱氧 Hb 含量增加，易出现发绀。

四、组织性缺氧

组织性缺氧（histogenous hypoxia）指组织供氧正常的情况下，因组织细胞利用氧障碍，引起 ATP 生成减少所引起的缺氧，又称为氧利用障碍性缺氧。

（一）原因

1. 线粒体功能受抑制

细胞生成 ATP 的主要途径是氧化磷酸化。线粒体是氧化磷酸化的主要场所。任何影响线粒体电子传递或氧化磷酸化的因素均可引起组织性缺氧。可见于以下情况：①电子传递受抑制：氰化物、抗霉素 A、巴比妥类及鱼藤酮等药物和毒物可抑制呼吸链中的电子传递，使氧化磷酸化过程受阻，ATP 生成减少，引起组织性缺氧（图 4－3）。例如，氰化物中毒时，分解出的 CN^- 迅速与细胞色素 aa_3 铁原子中的配位键结合，形成氰化高铁 cyt aa_3，阻碍其还原为还原型细胞色素氧化酶，使呼吸链的电子传递中断，生物氧化受阻。②氧化磷酸化解耦联：寡霉素和 2，4－二硝基酚等虽不抑制呼吸链的电子传递，但可使呼吸链电子传递过程中泵出的 H^+ 不经 ATP 合酶的 F_0 质子通道回流，使生物氧化产生的能量不能用于 ADP 的磷酸化，使氧化磷酸化解耦联，ATP 生成减少。

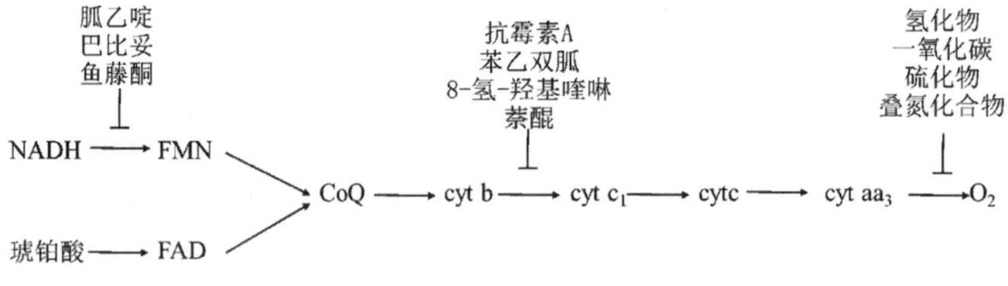

图 4－3　呼吸链及氧化磷酸化抑制剂作用环节示意

2. 呼吸酶合成减少

维生素 B_1 是丙酮酸脱羧酶的辅酶组成成分，维生素 B_2（核黄素）是黄素单核苷酸（FMN）和黄素腺嘌呤二核苷酸（FAD）的组成成分，维生素 PP（烟酰胺）参与组成烟酰胺腺嘌呤二核苷酸（NAD^+）和烟酰胺腺嘌呤二核苷酸磷酸（$NADP^+$）的组成成分，它们均参加氧化磷酸化，这些维生素的严重缺乏可影响能量的生成。

3. 线粒体损伤

高温、大剂量放射线辐射、钙超载和细菌毒素等可损伤线粒体，引起线粒体功能障碍，引起细胞生物氧化障碍。

（二）血氧变化的特点及缺氧的机制

组织性缺氧时，动脉血氧分压、血氧含量、血氧容量和血氧饱和度均正常。由于组织利用氧减少，静脉血氧分压、血氧含量和氧饱和度均高于正常，动－静脉血氧含量差降低。因细胞利用氧障碍，使氧合 Hb 增多，患者皮肤和黏膜可呈玫瑰红色。

各型缺氧的血氧变化特点见表 4－2。

表 4－2　各型缺氧的血氧变化特点

缺氧类型	动脉血氧分压（PaO_2）	动脉血氧饱和度（SaO_2）	动脉血氧容量（CaO_2max）	动脉血氧含量（CaO_2）	动－静脉血氧含量差（$CaO_2 - CvO_2$）
乏氧性缺氧	↓	↓	N 或↑	↓	N 或↓
血液性缺氧	N	↓或 N	↓或 N	↓或 N	↓
循环性缺氧	N	N	N	N	↑
组织性缺氧	N	N	N	N	↓

临床常用的缺氧多为混合性缺氧，如失血性休克病人，因血液循环障碍有循环性缺氧，又可因大量失血加上复苏过程中大量输液使血液过度稀释而引起血液性缺氧，若休克并发肺功能障碍，则又可出现乏氧性缺氧。

第三节　缺氧时机体的功能与代谢变化

机体对缺氧的影响因缺氧发生的原因、速度、程度、部位、持续的时间以及机体对缺氧的耐受性和代偿反应有关。例如，氰化物中毒时生物氧化过程受阻，机体可在几分钟内死亡。而在 3700 m 的高原地区，适应良好的个体可正常生活、工作，不出现明显的症状。急性缺氧发生速度快，机体往往来不及充分代偿而以损伤表现为主；而慢性缺氧发生慢，可通过机体的代偿反应，减轻缺氧的损伤。如 CO 中毒时，当半数 Hb 与 CO 结合失去携带氧能力时，即可危及生命。而贫血患者，即使 Hb 减少一半，仍可正常生活。

缺氧时机体往往是代偿性变化和损伤性变化并存，其结果取决于反应的程度。例如，缺氧时红细胞内的 2, 3-DPG 含量增多，氧解离曲线右移，如果 PaO_2 不低于 60 mmHg，此时氧解离曲线右移有利于血液内的氧向组织释放，但 PaO_2 处于氧解离曲线陡直部分，此时氧解离曲线右移将妨碍 Hb 与氧结合，加重组织缺氧。

各种类型的缺氧所引起的变化既有相似，又各有特点。以下主要以乏氧性缺氧为例，介绍缺氧对机体的影响。

一、呼吸系统的变化

（一）肺通气量增大

PaO_2 降低，可刺激颈动脉体和主动脉体化学感受器，反射性兴奋呼吸中枢，使呼吸加深加快，肺通气量增加，这种现象称为低氧通气反应（hypoxia ventilation reaction，HVR），这是对急性缺氧最重要的代偿反应，其意义在于：①呼吸深快可使更多的空气进入肺泡，增大呼吸膜面积，提高氧的弥散，使 PaO_2 升高；②呼吸深快可提高肺泡气氧分压，进而提高 PaO_2；③呼吸深快时胸廓运动增强，胸腔负压增加，促进静脉回流，回心血量增多，进而增加肺血流量和心排出量。肺血流量增多有利于气体在肺内的交换，心排出量增多有利于氧在血液的运输。

低氧通气反应与缺氧持续的时间有关。初到 4000 m 高原时，肺通气量立即增加（比在平原时高约 65%），随后逐渐增强，4～7 d 后达到高峰（可达在平原水平的 5～7 倍），但久居高原后，肺通气量逐渐回降，仅高于平原 15% 左右。这一现象的机制是：进入高原初期，发生低氧通气反应，但过度通气可导致呼吸性碱中毒和低碳酸血症，脑积液中 CO_2 分压降低、pH 增高，对呼吸中枢有抑制作用，部分抵消低氧通气反应。数日后，通过肾脏代偿性排出 HCO_3^-，呼吸性碱中毒得到部分纠正，脑组织中 pH 逐渐恢复正常，解除对中枢化学感受器的抑制作用，使低氧通气反应的作用得以充分发挥。在高原停留一段时间后，通气反应逐渐回降，可能是由于外周化学感受器对低氧的敏感性降低所致。长期缺氧所致肺通气反应减弱也是一种慢性适应性反应，因为肺通气增加、呼吸肌耗氧增加，可加剧机体对氧的供需矛盾。

血液性缺氧、循环性缺氧和组织性缺氧，由于 PaO_2 正常，肺通气量可无明显增强。

（二）中枢性呼吸衰竭

严重的缺氧影响中枢神经系统的能量代谢，可直接抑制呼吸中枢，出现周期性呼吸，呼吸减弱甚至呼吸停止。当 $PaO_2 < 30$ mmHg 时，缺氧对呼吸中枢的直接抑制作用超过其对外周化学感受器的兴奋作用，发生中枢性呼吸衰竭，表现为呼吸抑制、呼吸节律和频率不规则、周期性呼吸，最终可因呼吸中枢麻痹导致呼吸停止或死亡。

中枢性呼吸衰竭出现周期性呼吸（periodic breathing）时，表现为呼吸加强与减弱减慢甚至暂停交替出现，常见的有潮式呼吸和间停呼吸两种形式。潮式呼吸又称陈－施呼吸（Cheyne-Stokes respiration），其特点是呼吸逐渐增强、增快，再逐渐减弱、减慢，与呼吸暂停交替出现；间停呼吸又称比－奥呼吸（Biot respiration），其特点是在一次或多次强呼吸后，继以长时间呼吸停止，之后再次出现数次强的呼吸（图 4－4）。

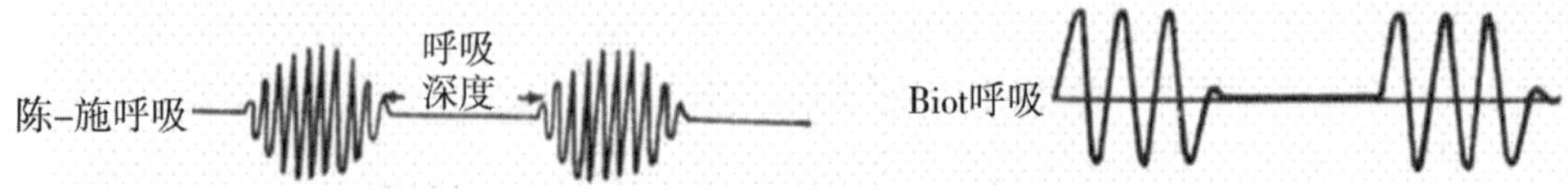

图 4－4　周期性呼吸示意

（三）高原肺水肿

少数人从平原快速进入2500 m以上高原时，可因低压缺氧而发生一种高原特发性疾病——高原肺水肿（high altitude pulmonary edema，HAPE），临床表现为呼吸困难，严重发绀，咳粉红色泡沫痰或白色泡沫痰，肺部有湿啰音等。高原肺水肿的发生机制尚不十分明了，可能与缺氧引起下列变化有关。

1. 肺血管收缩

引起肺动脉压增高，肺毛细血管内压增高，血浆、蛋白和红细胞经肺泡－毛细血管壁漏出至间质或肺泡。

2. 肺血管内皮细胞通透性增高

可导致液体渗出增加。

3. 外周血管收缩

可致肺血流量增多，液体容易外漏。

4. 肺水清除障碍

肺泡上皮具有主动转运清除肺泡内液体的功能，缺氧时肺泡上皮的钠、水主动转运系统相关蛋白表达降低，对肺泡内钠和水的清除能力降低。

二、循环系统的变化

（一）心脏功能变化

1. 心率

当发生急性轻度或中度缺氧时，心率增快，可能的机制有：①PaO_2降低，兴奋颈动脉体和主动脉体外周化学感受器；②呼吸加深，刺激肺牵张感受器；③缺氧使交感神经兴奋。严重缺氧可直接抑制心血管运动中枢，并引起心肌能量代谢障碍，使心率减慢。

2. 心肌收缩力

缺氧早期，交感神经兴奋，儿茶酚胺释放增多，作用于心肌细胞β－肾上腺素能受体，心肌收缩力增强。随着缺氧时间的延长，由于缺氧所导致的酸中毒以及心肌本身的缺氧，使心肌收缩力减弱。极严重的缺氧可直接抑制心血管运动中枢和引起心肌变性、坏死，心肌舒缩功能产生障碍。

3. 心排出量

进入高原的初期，心排出量显著增加，久居高原后，心排出量逐渐回降。心排出量的增加是由于心率加快、心肌收缩力增强以及因呼吸运动增强而致的回心血量增加。心排出量增加有利于增加组织器官的血液供应，提高组织供氧量，对急性缺氧有一定的代偿作用。极严重的缺氧可因心率减慢、心肌收缩力减弱以及回心血量减少，引起心排出量降低。

4. 心律

严重缺氧可引起窦性心动过缓、期前收缩、传导阻滞，甚至是心室颤动。PaO_2过度降低可经颈动脉体反射性地兴奋迷走神经，引起窦性心动过缓。缺氧时，细胞内外离子分布改变，心肌细胞内K^+减少、Na^+增多，静息膜电位降低，心肌兴奋性和自律性增高，传导性降低，易发生异位心律和传导阻滞。

5. 心力衰竭

慢性缺氧患者，由于肺血管收缩、肺血管重塑等导致肺动脉压升高，红细胞增多导致血液黏滞度增加，可使右心室后负荷加重，右心室肥大，严重时发生心力衰竭。

（二）血流分布改变

缺氧时心和脑的血流量增多，而皮肤、内脏、骨骼肌和肾的组织血流量减少。血流分布改变的机制如下。

1. 部分器官的血管收缩

皮肤、内脏、骨骼肌和肾的血管 α 受体密度高，对儿茶酚胺敏感性高，急性缺氧时，交感神经兴奋，这些器官血管收缩明显，血流量减少。

2. 扩血管物质增多

心和脑组织缺氧时产生大量乳酸、腺苷和 PGI_2 等扩血管物质，引起心、脑血管的扩张。

3. 钾通道开放

缺氧引起心、脑血管平滑肌细胞膜的钾通道开放，钾外流增加，细胞膜超极化，Ca^{2+}内流减少，血管平滑肌松弛，血管舒张。

4. 血液重新分布

心、脑血管上的 α 受体密度低，对儿茶酚胺相对不敏感。血液重新分布有利于保证心、脑重要生命器官氧的供应，具有重要的代偿意义。但如果反应过于强烈也有不利的影响，例如，平原人进入高原后，脑血流增多，虽然有利于脑的血氧供应，但也可导致颅内压增高，引起急性高原反应，患者发生头痛、恶心、呕吐等。

（三）肺循环的变化

正常肺循环有流量大、压力低、阻力低、容量大等特点，主要功能是使血液充分氧合。急性缺氧引起肺血管收缩，慢性缺氧引起肺血管收缩和肺血管重塑，导致肺动脉高压。

1. 缺氧性肺血管收缩

肺泡气 PO_2 降低可引起该部位肺小动脉收缩，称为缺氧性肺血管收缩（hypoxic pulmonary vasoconstriction，HPV）。HPV 可使血流从缺氧的肺泡流向通气充足的肺泡，有助于维持肺泡通气与血流的适当比值，从而维持较高的 PaO_2，具有一定的代偿意义。但过强的肺血管收缩可导致肺动脉压升高，促进肺水肿的发生。长期持久的肺血管收缩是缺氧性肺动脉高压发生的重要机制。

缺氧引起肺血管收缩的机制较为复杂，主要有以下机制：

（1）缺氧对肺血管平滑肌的直接作用：电压依赖性钾通道（K_v）、K_{Ca}和 K_{ATP}，其中K_v是肺动脉平滑肌细胞上的主要钾通道，决定其静息电位。急性缺氧可抑制该通道的开放，K^+外流减少，细胞膜去极化，Ca^{2+}内流增多，血管收缩。

（2）活性氧作用：缺氧引起肺血管平滑肌细胞线粒体功能障碍，导致活性氧（reactive oxygen species，ROS）产生增多。ROS 可抑制 K_v通道，使 Ca^{2+}内流增多。同时，

ROS 可促进肌浆网释放钙，使细胞内游离钙增多，血管收缩。

（3）体液因素的作用：肺组织能产生许多血管活性物质，其中有的能收缩肺血管，如内皮素、血栓素 A_2、血管紧张素Ⅱ、5－羟色胺等；有的能舒张血管，如前列腺素、一氧化氮等。缺氧时缩血管物质增多占优势，使肺血管收缩。

（4）交感神经的作用：肺血管 α 肾上腺素受体密度较高，缺氧时交感神经兴奋，肺血管收缩。慢性缺氧还可引起肺血管 α 受体表达增加。

2. 肺血管重塑与缺氧性肺动脉高压

慢性缺氧使肺小动脉长期处于收缩状态，可导致肺血管重塑（remodeling），形成持久的肺动脉高压，主要表现为肺血管壁平滑肌细胞和成纤维细胞肥大和增生，无肌型微动脉肌化，胶原和弹性纤维沉积，血管管壁增厚、管腔狭窄，血管硬化，反应性降低，形成持久的缺氧性肺动脉高压（hypoxic pulmonary hypertension，HPH），长久以后，右心室因后负荷增加而导致右心室肥大甚至右心衰竭。缺氧性肺动脉高压是肺源性心脏病和高原心脏病发生的主要机制。HPH 的发生机制包括血管收缩和结构改建两个方面，主要机制有：

（1）长期缺氧可选择性抑制肺动脉 K_v 通道 β 亚单位的表达：使外向性 K^+ 电流减少，细胞膜去极化，Ca^{2+} 内流增加，在引起血管收缩的同时促进平滑肌细胞增殖。

（2）缺氧可引起缩血管物质产生增多，舒血管物质产生减少：它们在引起血管收缩的同时，可促进血管平滑肌细胞、成纤维细胞增殖，以及细胞外基质沉积。

（3）缺氧时细胞内 ROS 增多：可激活 RhoA 、Rho 激酶，进而提高肌球蛋白轻链的磷酸化水平（MLC-P），引起平滑肌持续收缩。同时，RhoA 可与缺氧诱导因子－1（hvpoxia inducible factor 1，HIF-1）一起，上调多种增殖相关基因的表达，促进细胞增殖。

（4）肺血管持续收缩：可通过细胞骨架应力变化等途径促进细胞增殖。

（四）组织毛细血管增生

长期缺氧可使缺氧组织尤其是心、脑和骨骼肌的毛细血管增生。毛细血管密度增加，氧从血管内向组织细胞弥散的距离缩短，从而增加了组织的供氧量，具有代偿意义。长期缺氧时，缺氧诱导因子－1（hypoxia inducible factor－1，HIF-1）含量增多，上调血管内皮生长因子（vascular endothelium growth factor，VEGF）等基因的表达，促进 VEGF 等合成，导致缺氧组织内毛细血管增生。此外，缺氧时，ATP 生成减少，腺苷增加，也可以刺激血管生成。组织中毛细血管增生、密度增大，缩短了氧从血管向组织细胞弥散的距离，增加了组织供氧量，具有代偿意义。

三、血液系统的变化

缺氧时红细胞增多和氧解离曲线右移，使氧的运输和向组织释放氧的能力增强。

（一）红细胞增多

急性缺氧时，交感神经兴奋，肝、脾等储血器官收缩，将储存的血液释放入循环系统，红细胞数目增多。慢性缺氧时红细胞增多主要是由骨髓造血功能增强所致，当低氧血流经肾脏时，刺激肾小管旁间质细胞生成并释放促红细胞生成素（erythropoietin，EPO），促进骨髓造血。红细胞和 Hb 增多可增加血氧容量和血氧含量，提高血液携带氧的能力，增加组织的供氧量。但如果红细胞过度增多，会引起血液粘滞度增高，血流阻力增加，以致血流减慢，并加重心脏后负荷，对机体不利。

（二）红细胞内 2, 3-DPG 含量增多，氧解离曲线右移

2, 3-DPG 是红细胞内糖酵解过程的中间产物，二磷酸甘油酸变位酶（DPGM）催化它的合成，二磷酸甘油酸磷酸酶（DPGP）促进它的分解。缺氧时，红细胞内 2, 3-DPG 增多的机制如下。

1. 生成增加

HbO_2 的中央孔穴小，不能结合 2, 3-DPG，而脱氧 Hb 的中央空穴大，可结合 2, 3-DPG（图 4－5）。乏氧性缺氧时，HbO_2 减少而脱氧 Hb 增多。脱氧 Hb 增多，对 2, 3-DPG 的结合增加，红细胞内游离的 2, 3-DPG 减少，使 2, 3-DPG 对磷酸果糖激酶和 DPGM 的抑制作用减弱，糖酵解增强，从而使 2, 3-DPG 生成增多；缺氧时出现的代偿性过度通气所致呼吸性碱中毒，加上脱氧 Hb 偏碱性，致使 pH 增高，进而促进磷酸果糖激酶和 DPGM 的活性，使 2, 3-DPG 生成增加。

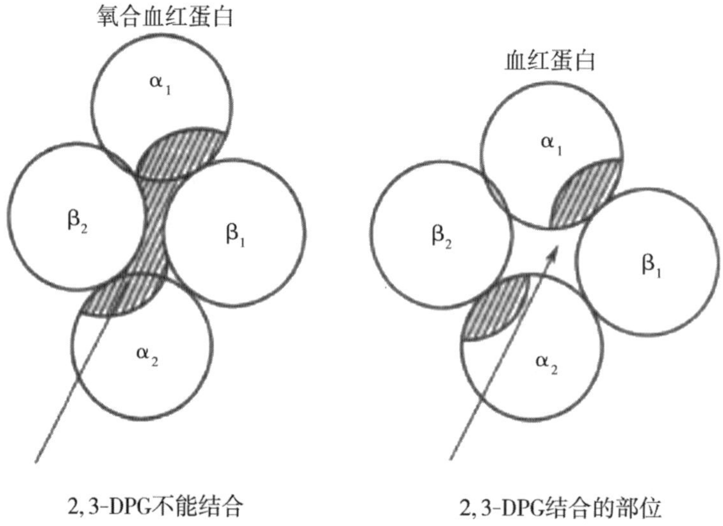

图 4－5　低张性缺氧时 2, 3-DPG 与 HHb 结合的空穴示意

2. 分解减少

pH 增高抑制 DPGP 的活性，使 2, 3-DPG 分解减少。

红细胞内 2, 3-DPG 增多，与脱氧 Hb 结合，稳定其空间结构，降低与氧结合的能力；2, 3-DPG 本身为酸性，使红细胞内 pH 降低，通过 Bohr 效应降低 Hb 与氧的亲和力，氧解离曲线右移，有利于红细胞释放出更多的氧供组织细胞利用。但如果 PaO_2 明显降低的情况下，红细胞内过多的 2, 3-DPG 又可妨碍 Hb 与氧的结合，因而失去了代偿意义。

四、中枢神经系统的变化

脑组织的能量主要来源于葡萄糖的有氧氧化，而脑内葡萄糖和氧的贮备很少。脑重仅

为体重的2%左右，而脑血流量却约占心输出量的15%，脑氧耗量约占总氧耗量的23%。所以脑对缺氧极为敏感，特别是大脑皮层和小脑灰质耗氧最多，对缺氧耐受性更差。一般情况下，脑组织完全缺氧15 s，即可引起昏迷几分钟；完全缺氧3 min以上，可致昏迷数日；完全缺氧8～10 min，脑细胞即可发生不可逆损害。

缺氧可出现一系列中枢神经系统功能紊乱的症状。急性缺氧可引起头痛，情绪烦躁，思维力、记忆力及判断力降低或丧失以及动作不协调等症状，严重者可出现惊厥和昏迷。慢性缺氧时精神神经症状较为缓和，表现有注意力不集中、容易疲劳、嗜睡及轻度精神抑郁等。缺氧引起的脑组织形态学变化主要是脑细胞肿胀、变性、坏死及间质脑水肿。

缺氧引起中枢神经系统功能障碍的机制较复杂。神经细胞膜电位的降低、神经介质的合成减少、ATP的生成不足、酸中毒、细胞内游离Ca^{2+}增多、溶酶体酶的释放以及细胞水肿等，均可导致神经系统的功能障碍，甚至神经细胞结构的破坏。极少数人进入3000 m以上的高原后，可发生脑水肿，表现为剧烈头痛、共济失调和昏迷，救治不及时易致死亡。其发生机制如下。

（1）脑血管扩张。引起脑血流量增加，脑循环流体静压升高，引起液体外漏。

（2）缺氧时脑细胞氧化磷酸化过程减弱。导致ATP生成减少，钠泵功能障碍，细胞内钠、水潴留，脑细胞肿胀。

（3）血管内皮细胞损伤，脑微血管通透性增高。缺氧时的代谢性酸中毒、自由基生成增多，以及细胞因子和炎症介质等可损伤血管内皮细胞，使血管通透性增高。此外，缺氧可引起血－脑屏障紧密连接蛋白表达和分布异常，使内皮细胞间隙增大，血管通透性增高。缺氧时血管内皮生长因子（VEGF）表达增多，可诱导内皮细胞紧密连接开放，增加血管壁通透性。

五、组织、细胞的变化

机体所有的细胞均有氧感受器，如含铁血红素蛋白（包括Hb、细胞色素aa_3、P_{450}等）、K_{ATP}和脯氨酸羟化酶等，可感知PO_2的降低，并通过一系列的信号转导以及缺氧相关基因的表达，从而决定细胞的命运——代偿（存活）还是失代偿（损伤、死亡）。

（一）代偿适应性变化

1. 无氧酵解增强

磷酸果糖激酶是糖酵解的限速酶。缺氧可导致ATP生成减少，ATP/ADP比值降低，使磷酸果糖激酶活性增强，促进糖酵解过程加强，在一定程度上补偿能量的不足。但糖酵解产生乳酸，所以缺氧会导致乳酸酸中毒，临床上如休克时常可通过测定血中乳酸盐浓度来反映机体的缺氧程度。

2. 细胞利用氧的能力增强

慢性缺氧可使细胞内线粒体的数量增多和膜表面积增大，呼吸链中的酶如琥珀酸脱氢酶、细胞色素氧化酶含量增多，酶活性增高，细胞对氧的利用能力增强。

3. 载氧蛋白表达增多

慢性缺氧可使体内多种载氧蛋白如肌红蛋白（myoglobin，Mb）、胞红蛋白（cytoglobin，CGB）和脑红蛋白（neuroglobin，NGB）含量增多，从而增加组织细胞对氧的摄取和储存能力。例如，久居高原的人或动物肌肉中的 Mb 含量增加。由于 Mb 在体内的量较多，与氧的亲和力又大（当 PO_2 为 10 mmHg 时，Hb 的氧饱和度为 10%，而 Mb 的氧饱和度可达 70%），因此，Mb 能有效促进氧向细胞转移，并介导氧向线粒体的传递，同时还可以作为氧的储存形式，当氧分压进一步降低时，释放出大量的氧。

4. 低代谢状态

缺氧时细胞的耗能过程减弱，如糖和蛋白质的合成减少、离子泵功能受到抑制等，细胞处于低代谢状态，以节约能量，并将其用于维持细胞生存基本需求的生命活动，有利于细胞生存。

缺氧时在细胞水平发生的一系列代偿适应性反应多是通过基因水平的改变来实现的。目前已知缺氧可诱导上百种基因的表达，这些基因统称为缺氧相关基因（hypoxia related gene），所编码蛋白质的功能涉及红细胞生成、血管增生、血管张力调节、糖酵解，以及细胞增殖、凋亡等，在介导细胞缺氧反应中发挥重要作用。缺氧相关基因的表达受转录因子的调控，其中以 HIF-1 的作用最为重要。

（二）损伤性变化

缺氧性细胞损伤主要有细胞膜、线粒体和溶酶体的改变。

1. 细胞膜损伤

细胞膜是细胞缺氧最早发生损伤的部位。缺氧时 ATP 生成减少，供给膜上 Na^+-K^+-ATP 酶的能量不足；加上细胞内乳酸增多、pH 降低，使细胞膜通透性升高，因而细胞内 Na^+、水增多，细胞水肿；细胞内 Na^+ 增多和 K^+ 减少，还可使细胞膜电位负值变小，影响细胞功能。严重缺氧使细胞膜对 Ca^{2+} 的通透性增高，导致 Ca^{2+} 内流增多；同时，ATP 减少影响 Ca^{2+} 的外流和肌浆网摄取 Ca^{2+}，使胞浆 Ca^{2+} 浓度增加。Ca^{2+} 可激活磷脂酶使膜磷脂分解，进一步引起细胞膜和溶酶体的损伤。此外，细胞内 Ca^{2+} 增多还可激活 Ca^{2+} 依赖性的蛋白水解酶，促进自由基的形成而加重细胞的损伤。

2. 线粒体损伤

缺氧可损伤线粒体，线粒体损伤又可导致缺氧，两者互为因果。严重缺氧可引起线粒体结构损伤，表现为线粒体肿胀、嵴断裂崩解、钙盐沉积，甚至外膜破裂、基质外溢等，使 ATP 的产生进一步减少。缺氧引起线粒体损伤的机制在于：缺氧时产生大量氧自由基诱发脂质过氧化反应，破坏线粒体膜的结构和功能；缺氧时细胞内 Ca^{2+} 超载，线粒体摄取钙增多，并在线粒体内聚集形成磷酸钙沉积，抑制氧化磷酸化，使 ATP 生成减少。

3. 溶酶体的变化

缺氧时酸中毒和钙超载可激活磷脂酶，分解溶酶体上的膜磷脂，溶酶体膜通透性升高，甚至破裂，溶酶体内蛋白水解酶（如酸性磷酸酶、组织蛋白酶、β 葡萄糖醛酸苷酶等）逸出，引起细胞自溶，溶酶体酶进入血液循环可破坏多种组织细胞，造成广泛的损伤。

第四节　防治的病理生理基础

一、去除病因

缺氧的治疗原则首先是去除病因，如改善肺通气和肺换气功能，对先天性心脏病患者应及时进行手术，利用维生素 C 和亚甲蓝等还原剂促进高铁血红蛋白的还原，对急性组织性缺氧应及时解毒等。

二、氧疗

吸入氧分压较高的空气或纯氧治疗各种缺氧性疾病的方法称为氧疗（oxygen therapy）。氧疗是治疗缺氧的基本方法，对各种类型的缺氧均有一定的疗效，但因缺氧的原因不同而疗效有所不同。

吸氧能提高肺泡气 PO_2，促进氧在肺中的弥散与交换，提高 PaO_2 和 SaO_2，增加 CaO_2。因而吸氧对乏氧性缺氧最为有效。比如高原肺水肿患者吸氧后数小时至数日，肺水肿症状可显著缓解，肺部体征随之消失。常压氧疗对由右向左分流所致缺氧的作用较小，因吸入的氧无法与经动－静脉短路流入左心的血液起氧合作用，改善缺氧的作用较小。但吸入纯氧可使血浆中物理溶解的氧量从 0.3 mL/dL 增至 2.0 mL/dL。高压氧疗（3 个大气压）可使血浆中物理溶解的氧增至 6 mL/dL。

血液性缺氧、循环性缺氧和组织性缺氧的共同特点是 PaO_2 和 SaO_2 均正常。此时氧疗可以提高 PaO_2，虽与血红蛋白结合的氧增加很有限，但血浆中溶解的氧量可明显增加，改善对组织的供氧。此外，氧疗可提高血液与组织细胞之间的氧分压差，提高氧的弥散速度。CO 中毒时吸入纯氧特别是高压氧可使血氧分压增高，氧与 CO 竞争与血红蛋白结合，促使碳氧血红蛋白解离，因而对 CO 中毒性缺氧的治疗效果较好。

三、防止氧中毒

氧疗虽然对治疗缺氧十分重要，但如果长时间吸入氧分压过高的气体则可引起组织、细胞损害，称为氧中毒（oxygen intoxication）。氧中毒的发生主要取决于吸入气氧分压，在长时间、高流量、吸入纯氧时容易发生氧中毒，一般常压下吸入纯氧 12～14 h、高压下吸氧 3～4 h 即可发生氧中毒。一般认为氧中毒的发生跟活性氧的毒性作用有关，当吸入气的 PO_2 过高时，肺泡气及动脉血的 PO_2 随之增高，血液与组织细胞之间的 PO_2 差增大，氧的弥散速度加快，组织细胞因获得过多氧、产生过多活性氧而中毒。氧中毒可导致全身各组织器官发生损害，其中肺和中枢神经系统的损害比较突出，还可造成视网膜的损伤和溶血。随吸入气的 PO_2、氧浓度和给氧持续的时间不同，氧中毒的临床表现不同，可分为脑型、肺型和眼型氧中毒，分别是中枢神经系统功能障碍、呼吸系统功能障碍和早产儿视力障碍等。

本章小结

1. 缺氧、发绀的概念。
2. 常用的血氧指标。
3. 各型缺氧的原因、血氧变化特点及缺氧机制。
4. 缺氧时机体的功能与代谢变化。
5. 缺氧治疗的病理生理基础。

（郑奕迎）

第五章　发　　热

人为恒温动物。实际上，人体各部位的温度并不完全相同。机体核心部位如心、肺、脑和腹腔内脏的温度称为体核温度（core temperature）。人体的表层组织如皮肤、皮下组织和肌肉的温度称为体表温度（shell temperature）。通常所说的体温（body temperature）指的是机体核心部分的平均温度。临床上常用的体温测量包括以下几种：腋下温度（正常值：36.0 ℃～37.4 ℃），口腔温度（正常值：36.7 ℃～37.7 ℃），直肠温度（正常值：36.9 ℃～37.9 ℃）。相对恒定的体温对维持生命系统具有重大的意义，是机体正常生理活动的前提。

体温是健康评估的重要指标。正常成人体温维持在 37 ℃左右，一昼夜波动范围不超过 1 ℃。当人处在严寒或酷热的极端气温时，其体温变化很少超过 0.6 ℃。在某些病理情况下，体温会发生升高。发热（fever）是指在致热原的作用下，体温调定点上移而引起调节性体温升高的情况，一般超过正常值 0.5 ℃。发热的出现与疾病的发生和发展有着密切的关系。

第一节　体温的调节

一、体温调节的基本方式

体温的调节方式有自主性调节和行为性调节两大类。

自主性体温调节（autonomic thermoregulation）是指人和高等动物的体温在下丘脑体温调节中枢的控制下，通过增减皮肤血流量、发汗、寒战等生理调节反应，使机体的散热量和产热量水平一致，从而维持体温的相对恒定。

行为性体温调节（behavioral thermoregulation）是指机体在不同温度环境中产生一定的姿势和行为，以避寒或避暑从而保持体温的相对恒定，如增减衣物。

二、体温调节中枢

体温的调节涉及神经系统的多个水平，从脊髓到大脑皮层的整个中枢神经系统都存在参与体温调节的神经元。恒温动物体温调节的高级中枢位于视前区下丘脑前部（preoptic anterior hypothalamus，POAH）。此外，延髓、脊髓、大脑皮层也参与体温的调控。

三、体温调定点学说

体温的中枢调节主要以“调定点”（set point，SP）学说来解释。该学说认为，体温的调节原理与恒温器的工作类似：体温中枢接受温度感受器传来的体温信息，与中枢的调定点温度相比较，据此调节机体的产热、散热活动。当体温低于调定点时，冷敏神经元的放电频率高于热敏神经元，体温调节中枢就会通过调节产热增加、散热减少，使体温回升；而当体温高于调定点时，热敏神经元的放电频率高于冷敏神经元，中枢调节机体散热增加、产热减少，使体温下降。这种调节的作用，使得机体的体温始终朝向中枢调定点的方向变化，而不会过于远离调定点的范围。

四、体温调控异常

（一）发热

发热是一种病理性的体温升高，发热不是体温调节障碍，其体温调节功能正常，只是由于调定点上移，将体温调节到较高水平。其基本特点为：①体温调节功能正常；②体温与调定点基本一致。因此，发热也称为调节性的体温升高。发热的病因可以是感染性因素，如流感病毒、大肠杆菌的感染；也可以是非感染性因素，如红斑狼疮病人体内自身免疫性抗原-抗体复合物的作用、大手术等。

（二）过热

过热（hyperthermia）是由于体温调节障碍（如体温调节中枢损伤），或散热障碍（皮肤鱼鳞病和环境高温所致的中暑等）及产热器官功能异常（甲状腺功能亢进）等，体温调节中枢不能将体温控制在与调定点相适应的水平上，是被动性体温升高。过热也属于病理性的体温升高，其基本特点如下：①体温调节功能异常；②体温与调定点不一致。

某些生理情况也会出现体温升高，如剧烈运动、月经前期、心理性应激等。人赛跑时体温可升高 3 ℃，这主要是由于肌肉产热过多所致。它们属于生理性反应，故称之为生理性体温升高，但也有学者将其称为非病理性发热（图 5-1）。

- 体温升高
  - 生理性
    - 剧烈运动
    - 女性排卵期
    - 精神紧张
  - 病理性
    - 发热
    - 过热

图 5-1　体温升高的分类

（三）体温过低

一般将低于 36 ℃的体温称为体温过低或低体温。当环境温度过低，如浸泡在冷水中时，由于体温调节中枢的作用，机体散热大于产热，引起体温降低。长时间低温环境还可抑制中枢神经，引起昏迷，又称低温麻醉。严重外伤也可引起体温过低。

第二节　发热的病因和发病机制

发热是一个与多种疾病都紧密联系的基本病理过程，它经常出现在疾病的早期，因此被视为疾病的重要信号。发热的病因很多，发生机制比较复杂，许多细节仍有待查明。目前认为，发热时体温升高的基本环节为：发热激活物激活产致热原细胞，使其分泌内生致热原（endogenous pyrogen，EP），内生致热原作用于体温调节中枢，在中枢调节介质的作用下，体温调定点上移，在体温调节系统的作用下，机体产热增加、散热减少，从而引起体温升高。

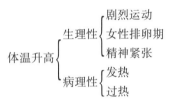

一、发热激活物

凡是能直接或间接激活体内细胞，使其产生和释放 EP，进而引起体温升高功能的物质，称为发热激活物（pyrogenic activator）。根据来源的不同，可将发热激活物分为两大类：外致热原和体内产物（表 5－1）。

表 5－1　发热激活物

类别	物质	致热成分
外致热原	细菌	革兰氏阴性菌：大肠杆菌、伤寒杆菌、淋球菌、脑膜炎球菌等。致热成分为其全菌体和内毒素（ET）成分，后者包括菌壁中的脂多糖（LPS）和肽聚糖
		革兰氏阳性菌：肺炎球菌、葡萄球菌、链球菌、白喉杆菌等。致热成分为其全菌体、肽聚糖和外毒素
		分枝杆菌：结核杆菌。致热成分为其全菌体及细胞壁中所含肽聚糖、多糖和蛋白质
	病毒	流行性感冒病毒、麻疹病毒、SARS 病毒、埃博拉病毒、狂犬病病毒、人类免疫缺陷病毒（HIV）等。致热成分为其全病毒体，或病毒包膜中的脂蛋白、血凝素
	真菌	白色念珠菌感染。致热成分为其全菌体，以及菌体内的荚膜多糖、蛋白质
	寄生虫	疟原虫、血吸虫、卫氏并殖吸虫、旋毛虫等。致热成分为其虫体、裂殖子，或代谢产物
	其他病原微生物	螺旋体、立克次体、衣原体等，致热成分可能是其胞壁中的 LPS
体内产物	抗原－抗体复合物	抗原－抗体复合物，如自身免疫性疾病系统性红斑狼疮、类风湿关节炎
	致炎物和炎症灶激活物	某些致炎物如硅酸盐结晶、尿酸盐结晶等；组织的大量坏死（炎症灶激活物），如心脏病急性发作、脾梗死、肺梗死
	致热性类固醇	本胆烷醇酮（睾丸酮的中间代谢产物）和石胆酸

二、内生致热源

（一）内生致热原的种类

1984 年，Beeson 等人首先发现，将家兔腹腔无菌炎性渗出液中的白细胞培育于无菌生理盐液中，能产生和释放致热原。由于这种致热原来自白细胞，于是被命名为白细胞致热原（leucocytic pyrogen，LP）。之后，Atkin 和 Wood 等人又将 LP 称为内生致热原（endogenous pyrogen，EP），以表示其来自体内。随后的研究证明了 EP 的多细胞来源特性。单核细胞是产生 EP 的主要来源，此外，巨噬细胞、内皮细胞、淋巴细胞、神经胶质细胞、肾小球膜细胞、肿瘤细胞等均可产生并释放 EP，它们统称为产致热原细胞（产 EP 细胞）。

发热激活物不能直接作用于体温调节中枢引起发热，而是首先激活产致热原细胞，使其产生、释放一些活性物质进而作用于体温调节中枢。在发热激活物的作用下，产致热原细胞产生和释放的能引起体温升高的物质，统称为内生致热原。目前已明确的 EP 主要有以下几种。

1. 白细胞介素 -1（interleukin-1，IL-1）

IL-1 是最早发现的内生致热原，几乎所有的产致热原细胞均可产生和释放 IL-1，单核细胞是产生 IL-1 的主要细胞。IL-1 分子有两种亚型，酸性的 IL-1α（分子量为 17 kD）和中性的 IL-1β（分子量为 17.5 kD），两者都能作用于相同的 IL-1 的受体（IL-1R）。IL-1α 和 IL-1β 有相同的生物学活性，但对不同种属的动物，两者致热效应不同。IL-1 对体温中枢的活动有明显影响，其受体广泛分布于脑内，在靠近体温调节中枢的下丘脑外侧密度最为集中。实验发现，将提纯的 IL-1 导入大鼠的视前区 - 下丘脑前部，能引起热敏神经元的放电频率下降和冷敏神经元的放电频率增加，该反应可被解热药水杨酸钠或 IL-1 受体拮抗剂所阻断。给家兔静脉注射小剂量（0.1 μg/kg）的 IL-1 就可引起明显发热，大剂量注射 IL-1 可引起双峰热型。由此可见，IL-1 所致发热效应很强。IL-1 不耐热，在 70 ℃下处理 30 min 即可灭活。

2. 肿瘤坏死因子（tumor necrosis factor，TNF）

TNF 也有两种亚型：TNF-α 和 TNF-β。TNF-α（分子量 17 kD）主要由单核 - 巨噬细胞产生，TNF-β（分子量 25 kD）主要由淋巴细胞产生，两者的致热活性相似。实验发现，给家兔注射小剂量 TNF（50～200 ng/kg）可迅速引起单相热，该反应可被解热药布洛芬所阻断；注射大剂量（10 μg/kg）可引起持久的双相热；给动物脑室内注射 TNF 引起发热的同时，脑室中前列环素（PGE）的浓度随之升高。另外，体内外实验均表明，TNF-α 能刺激单核细胞产生 IL-1β，IL-1β 也可诱导 TNF-α。有研究者认为，TNF 双相热的第一峰是 TNF 直接作用于体温调节中枢引起的，第二峰则是通过 IL-1 所致热的。TNF 亦不耐热，在 70 ℃下处理 30 min 即可灭活。

3. 干扰素（interferon，IFN）

IFN 主要由单核细胞和淋巴细胞产生，有 3 种亚型：IFN-α（分子量为 19 kD），IFN-β（分子量为 23 kD），和 IFN-γ（分子量为 40 kD）。IFN 的致热效应有明显的种属差异。IFN-α、IFN-γ 对人体的致热性显著较强，但 IFN-β 对人类几乎不具有致热性。给人体平均注射 1 mg/kg 即可引起 1 ℃的体温升高，而家兔需要注射 50 mg/kg 才可达到相同水平。另外，IFN-α 和 IFN-γ 的致热方式可能不同。实验发现，IFN-α 能够作用于体温调节中枢引起发热，并伴随脑室中 PGE 的浓度升高，说明 IFN-α 引起发热的机制与其他 EP 相同。相反，IFN-γ 不能直接作用于体温调节中枢。实验发现，IFN-γ 在体外能够增强内毒素诱导的 IL-1 和 TNF 的产生，这可能是 IFN-γ 的致热机制。此外，与 IL-1 相比，IFN 引起的发热具有更长的潜伏期和持续期。IFN 亦不耐热，在 60 ℃下处理 40 min 即可灭活。

4. 白细胞介素 -6（interleukin-6，IL-6）

IL-6 的分子量为 21 kD，由单核 - 巨噬细胞、淋巴细胞、内皮细胞和成纤维细胞产生。实验发现，对家兔注射 IL-6 引起典型的 EP 发热；在动物发热期间，血浆或脑脊液中的 IL-6 可见增高。烧伤患者发热时，其体温升高程度和血中 IL-6 水平密切相关。IL-6 可刺激 PGE 的合成，布洛芬或吲哚美辛可阻断 IL-6 引起的发热。因此，IL-6 属于典型的 EP。IL-6 的致热作用较 IL-1 和 TNF 弱，其潜伏期和达到发热峰值所需时间均较长，发热峰值也较低。此外，TNF-α 和 IL-1β 均可诱导 IL-6 的产生，而 IL-6 能够下调 TNF-α 和 IL-1β 的表达。

5. 巨噬细胞炎症蛋白 -1（macrophage inflammatory protein，MIP-1）

MIP-1 由巨噬细胞产生，有两种亚型：MIP-1α（分子量为 8 kD）和 MIP-1β（分子量为 7.8 kD）。实验发现，给家兔静脉注射 MIP-1 可引起剂量依赖性单相热。MIP-1 引起的发热潜伏期较短，其作用机制尚需要进一步探索。

除上述因素外，有研究发现睫状神经营养因子（ciliary neurotrophic factor，CNTF）、白细胞介素 -2（IL-2）以及白细胞介素 -8（IL-8）以及内皮素（endothelin）等也具有致热作用，因此可能是潜在的 EP，它们的作用机制尚需验证。

（二）内生致热原的产生和释放

当产 EP 细胞被激活时，这些细胞开始合成并释放 EP。EP 的产生和释放是一个复杂的过程，涉及多种细胞信号转导途径和基因表达调控。产 EP 细胞激活和 EP 合成的两种经典信号通路有以下两种。

1. Toll 样受体（Toll-like receptors，TLR）介导的信号通路

许多由菌血症或内毒素血症引起的感染相关发热是由 TLR 信号通路介导的。Toll 样受体（TLR）是哺乳动物受体的一个大家族，在各种免疫细胞上表达。TLR 配体存在于病毒、细菌、真菌、原生动物、寄生虫和许多病原体中。不同的病原体可以激活 TLR 这一高度保守的成分，这种作用方式称为“病原体相关分子模式”（PAMPS），是激活先天免疫系统并导致发热的共同途径。TLR 是一个进化保守的单通道跨膜蛋白家族。它们的胞外结构域包含富含亮氨酸和富含半胱氨酸的区域，其胞内结构域与 IL-1 受体家族相似。TLR 的胞外部分识别特定的 PAMP，而胞内结构域在 PAMP 与其同源受体之间的相互作用后激活信号转导级联。在它们各自的 PAMPS 结合后，TLR 发生二聚化并活化。一些 TLR 可直接与微生物组成上的配体结合，一些 TLR 需要辅助分子来激活。例如，LPS 向其受体的转移依赖于膜结合或可溶性 CD14 以及 LPS 结合血清蛋白。当 TLR 信号通路激活时，许多细胞内衔接蛋白（MyD88、IRAK 和 TRAP6）触发转录因子 NF-κB，将其转移到细胞核中。此后，许多靶基因的转录被启动，包括致脓毒性细胞因子，如 IL-1、TNF-α 和 IL-6。最终，EP 被合成并释放到血液中。

2. 非 TLR 介导的信号通路

某些非传染性发热性疾病不是由 TLR 信号通路介导的，而可能是纯粹的细胞因子介导的发热。单纯的细胞因子介导的发烧会由多发性创伤、脑血管意外、心肌梗死、输血反应和几种自身免疫疾病引起。例如，在松节油诱导的无菌脓肿的小鼠模型中，阻断 IL-1α 作

用的抗体可预防发烧。此外，与结核分枝杆菌感染相关的发热也可能是细胞因子介导的，而非 TLR 介导。由转化的巨噬细胞和 T 细胞组成的肉芽肿也可能引起发热，这可能是细胞因子和 T 细胞受体（TCR）结合所介导的。T 细胞通过 TCR-CD3 簇识别 pMHC 复合物之后，多种分子被质膜上激活的受体所募集，并参与信号转导。磷脂酶 C-γ1（PLC-γ1）将膜磷脂酰肌醇二磷酸（PIP2）分子裂解为三磷酸肌醇（IP3）和二酰甘油（DAG）；IP3 与其内质网受体的相互作用上调了胞浆中 Ca^{2+} 的水平，进一步激活了 Ca^{2+} 结合蛋白钙调蛋白，随后调节活化 T 细胞（NFAT）蛋白的核因子。此外，DAG 激活 Ras/细胞外调节激酶（Erk）途径，调节核因子 c-Fos 和 c-Jun。通过所有这些相互作用的信号通路，TNF、IL-1 和 IFN-γ 等致热原的靶基因被激活，产生并释放 EP。TCR 介导的机制也可以对革兰氏阳性细菌的外毒素做出反应，如带有肠毒素的葡萄球菌和带有毒性休克综合征毒素（TSST）的葡萄球菌。这些物质充当超级抗原（SAgs），导致非特异性 T 细胞活化和 EP 的产生。

三、发热时的体温调节机制

EP 的作用部位在视前区下丘脑前部的体温调节中枢。然而，EP 并不是引起调定点上移的最终物质。当 EP 进入神经中枢后，一方面，刺激发热的正调节中枢，使其释放正调节介质来促进调定点上移；另一方面，发热的负调节中枢同样被激活，并释放负调节介质来限制调定点的上移。正负调节的共同作用决定了发热的时程和幅度。

（一）体温调节中枢

中枢神经系统的多个部位都参与了体温的调节，包括脊髓、脑干、下丘脑、大脑皮质边缘。其中，视前区下丘脑前部（POAH）被视为体温调节的基本中枢，同时也是发热的正调节中枢，对发热时体温的升高起到促进作用。而中杏仁核（medial amygdaloid nucleus，MAN）、腹中膈（ventral septal area，VSA）、弓状核对发热时的体温发挥负调控作用，因此是发热的负调节中枢。目前认为，当致热信号传入中枢后，发热的正负调节机制同时启动，正调节中枢使体温上升，负调节中枢限制体温过度升高。调定点上移的水平以及发热的时程和幅度由正负调节的综合作用决定。

（二）致热信号传入中枢的途径

大脑毛细血管中内皮细胞彼此连接紧密，细胞间的孔径非常小，能有效地阻止大分子物质从内皮细胞连接处通过，又称为血脑屏障（blood-brain barrier，BBB）。目前研究认为，血液循环中的 EP 可能通过以下 3 种作用作用于体温调节中枢。

1. 通过终板血管器作用于体温调节中枢

终板血管器（organum vasculosum laminae terminalis，OVLT）位于第三脑室壁的视上隐窝处，紧邻 POAH 的体温调节中枢。OVLT 是 BBB 的薄弱部位，此处的毛细血管属有孔毛细血管，EP 可能通过这种毛细血管入脑。但也有学者认为，EP 并不直接进入大脑，而是首先作用于血管内的巨噬细胞、神经胶质细胞等，使其产生新的发热介质如 PGE，再将致热信息传入 OVLT 区神经元，通过神经元的连接作用于体温调节中枢。

2. 通过血脑屏障进入中枢

由于 BBB 的毛细血管床处存在 IL-1、IL-6、TNF 的可饱和转运机制，有学者推测，相应 EP 可特异性地转运入脑。此外，EP 也可能从 BBB 的脉络丛渗透或易化扩散先进入脑脊液循环，最终作用于 POAH 神经元。

3. 通过迷走神经传递发热信号

实验发现，EP 类细胞因子可刺激肝巨噬细胞周围的迷走神经，将信息传入神经中枢；若切除膈下迷走神经，或切断迷走神经肝支，之后腹腔注射 IL-1 或静脉注射 LPS 不再引起发热。因此推测，胸、腹腔的致热信号可以经迷走神经传入中枢。

（三）发热中枢调节介质

大量研究表明，EP 的作用需经历一个或多个中间环节，通过产生中枢介质才可引起调定点的变化。这些中枢性发热介质又可分为正调节介质和负调节介质。

1. 正调节介质

发热的正调节介质应该具备以下条件：①可以出现在 POAH 部位。②脑室内或 POAH 内注射这类物质，其前体物质和该类物质的激动剂，可促使内生致热原引起的体温上升；而注射其拮抗剂，则抑制内生致热原所致发热的进展。③从发热动物的脑室或 POAH 的灌洗液中可以检测到这类物质。④当 POAH 内注射这类物质后，可以改变温敏神经元的放电特性。中枢性发热介质的具体作用模式目前尚无定论，部分仍存在争议。

（1）前列腺素 E（prostagladin E，PGE）：不少学者认为，PGE 是 EP 引起发热的主要中枢性发热介质，主要依据如下：①下丘脑可以合成和分泌 PGE_2，在 EP 引起的发热期间，脑脊液内 PGE_2 含量明显增加；②动物脑室内注射 PGE_2 可引起明显发热，体温升高的潜伏期比 EP 性发热的潜伏期短；③IL-1α、IFN、TNF 均能诱导下丘脑组织产生 PGE_2；④阿司匹林、布洛芬等前列腺素合成酶抑制剂（环氧合酶抑制剂，COX inhibitor）对 IL-1α、IFN、TNF 诱导的发热有解热作用；⑤ PGE_2 对温敏神经元放电特性的影响与 EP 类似；⑥静脉注射 LPS 可诱导血管周围的小胶质细胞和脑膜的巨噬细胞表达环氧合酶（cyclooxygenase，COX），增加 PGE_2 的合成和释放，后者作用于温度敏感神经元引起调定点升高。

但是，也有一些研究不支持 PGE 作为发热的中枢介质，部分实验结果甚至与上述相反。这可能是因为不同的研究所采用的实验方法以及观察的侧重点差异。

（2）环磷酸腺苷（cyclic adenosine monophosphate，cAMP）：cAMP 被认为是重要的中枢性发热介质，主要依据有：①对动物静脉注射或脑室内注射外源性 cAMP 可迅速引起发热，其潜伏期明显短于 EP 性发热。②对家兔静脉注射 EP 引起发热时，脑脊液中 cAMP 含量明显增高，而环境高温引起的体温升高不伴有脑脊液中 cAMP 增多。③茶碱等 cAMP 抑制剂可减少 cAMP 分解，在增高脑内 cAMP 浓度的同时增强 EP 引起的发热；相反，注射尼克酸（cAMP 激活剂，加速 cAMP 分解）则在降低 cAMP 浓度的同时减弱 EP 性发热。④在双相热期间，脑脊液中 cAMP 的含量与体温呈同步变化。目前广泛认为，cAMP 是更接近发热终末环节的中枢性发热介质，对 EP 引起的体温调定点升高起到重要作用。

（3）Na^+/Ca^{2+} 比值：Na^+/Ca^{2+} 比值的变化在发热过程中可能起着重要的中介作用。实验发现，下丘脑中 Na^+ 与 Ca^2 的作用完全相反：给动物脑室内灌注 Na^+ 溶液可使体温很快升高，灌注 Ca^{2+} 则使体温很快下降；在 EP 引起发热时，脑室 Na^+/Ca^{2+} 比值升高。此外，脑室内灌注降钙剂如 EGTA 也可引起体温升高，同时，脑脊液中的 cAMP 含量明显升高；预先灌注 $CaCl_2$ 可阻断 EGTA 的致热作用，同时防止脑脊液中的 cAMP 的升高。因此有学者认为，通过升高下丘脑体温调节中枢内 Na^+/Ca^{2+}，并进一步提升 cAMP 水平，最终引起体温调定点的上移是多种 EP 引起发热的重要途径。

（4）促肾上腺皮质激素释放激素（corticotrophin releasing hormone，CRH）：CRH 主要由室旁核和杏仁核产生。实验发现，将 CRH 注入中枢可以引起脑室温度上升；IL-1β 和 IL-6 在体内外均能刺激下丘脑释放 CRH；IL-1β 和 IL-6 等 EP 的致热作用可以被 CRH 单克隆抗体或 CRH 受体阻断剂所完全抑制，但不受 COX 抑制剂的影响。以上实验说明 CRH 具有介导 EP 性发热的作用。另外，IL-1α 和 TNF-α 的致热作用不通过 CRH 介导。由此可见，不同 EP 在脑内可能通过多种通路和机制引起发热。

但是，也有实验发现，将 CRH 注入发热动物的脑室可使已升高的体温下降。因此，CRH 被认为是发热中枢的双向调节介质。

（5）一氧化氮（nitric oxide，NO）：NO 是一种近年发现的神经递质，广泛分布于中枢神经系统。在大脑皮质、小脑、海马及下丘脑视上核、室旁核、OVLT 和 POAH 等部位均可表达一氧化氮合酶（nitric oxide synthetase，NOS）。NO 作为中枢性发热介质的主要依据有：①NO 可作用于 OVLT、POAH 等部位，介导发热时的体温上升；②NO 可刺激棕色脂肪组织的代谢活动，增加产热；③NO 对发热时负调节介质的合成和释放有抑制作用。

2. 负调节介质

临床观察发现，各种感染性疾病引起发热时，体温一般不会超过 41 ℃，通常达不到 42 ℃。动物实验也发现，EP 引起的发热效应在一定范围内呈量效依赖关系，但到达一定水平后，即使继续增加 EP 剂量，发热效应也不再增加。这种发热时体温上升的高度被限制在一定范围内的现象称为热限（febrile ceiling 或 febrile limit）。热限对防止体温无限上升而危及生命具有十分重要的意义，是机体重要的自我保护机制。热限的存在可能与体温的负反馈调节机制有关，发热中枢的负调节介质在其中发挥了重要作用。

（1）精氨酸加压素（arginine vasopressin，AVP）：AVP 即抗利尿激素（antidiuretic hormone，ADH），是由下丘脑合成的神经垂体肽类激素，也是一种神经递质。AVP 作为发热的负调节介质的主要依据有：①发热时，下丘脑腹中隔区的神经纤维和神经终端的 AVP 释放增加，阻断其释放会引起发热时间延长；②将微量 AVP 注射入动物脑内，对 LPS、EP、PGE 诱导的发热均有解热作用；③AVP 的阻断剂或受体拮抗剂能够抑制 AVP 的解热作用，加强 EP 的致热效应。AVP 的解热作用会受到外界环境温度的影响：在 25 ℃时，它主要通过加强散热来降温；而在 4 ℃时，它的作用主要表现为减少产热。

（2）黑素细胞刺激素（α-melanocyte-stimulating hormone，α-MSH）：α-MSH 是腺垂体分泌的多肽激素，具有强大的解热作用，它既可以限制发热时体温升高的程度，又可以缩短发热的时长。α-MSH 的解热作用是醋氨酚（扑热息痛）的 25 000 倍，其作为负调节介质的主要依据有：①在 EP 性发热时，脑室中 α-MSH 的含量增高；②将 α-MSH 注入脑室，可引起发热减弱；③将 α-MSH 用于家兔的解热时，兔耳温度升高（即散热加强）；④α-MSH的抗血清能阻断内源性 α-MSH 的作用，升高体温上升幅度，延长发热时间。以上实验说明，EP 在引起发热的同时伴随负性调节介质 α-MSH 的合成增加，α-MSH 的作用可能是热限形成的重要机制。

（3）脂皮质蛋白－1（lipocotin-1）：脂皮质蛋白－1又称为膜联蛋白A1（annexin A1），是一种钙依赖性磷酸脂结合蛋白。它在体内分布十分广泛，在脑、肺等器官中含量较高。实验发现，糖皮质激素的解热作用有赖于脑内脂皮质蛋白－1的释放；将脂皮质蛋白－1注入大鼠中枢，对IL-1、IL-6、IL-8、CRH诱导的发热有明显抑制作用。因此，脂皮质蛋白－1被认为是发热时体温的负调节介质。

（4）白细胞介素－10（interleukin-10，IL-10）：主要由T淋巴细胞产生，也可由单核细胞、角质细胞和活化的B细胞产生。IL-10能抑制LPS诱导的各种动物的发热反应，其主要证据为给动物脑室或静脉内注射IL-10，可明显抑制LPS引起的发热所产生的IL-1β、TNF和IL-6的增高，被认为是发热的外周负调节物质。

总的来说，在发热激活物的作用下，产EP细胞分泌内生性致热源，经过血液循环作用于发热的体温调节中枢，引起正、负调节介质的释放，共同决定体温调定点升高的时程和幅度，并通过调节产热增多、散热减少，最终引起体温的升高（图5－2）。之后，随着发热激活物、EP和发热介质的清除或消解，调定点恢复到正常水平，体温也随之回落。发热的发生机制尚未完全清楚，仍有待进一步研究。

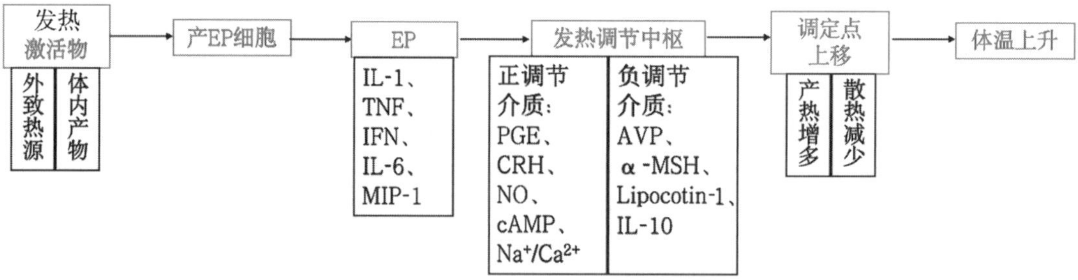

图5－2　发热发病学示意

四、发热时体温调节的方式及发热的时相

发热的出现与消退与体内的疾病发展密切相关。多数发热病人的临床过程可分为3个时相（图5－3）：体温上升期、高温持续期（高峰期），及体温下降期（退热期）。每个时相又各有其热代谢特点和典型的临床表现。

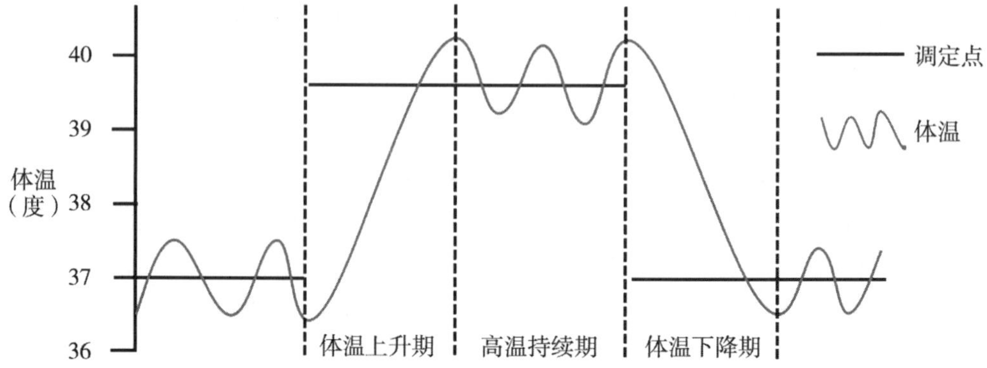

图5－3　典型发热时相

（一）体温上升期

调定点上移后，在体温调节中枢的作用下，机体温度也逐渐升高，这个阶段即体温上升期（effervescence period）。有的病人的体温上升期只需要约几小时或一昼夜，有的会需要几天时间。

由于此时体温低于调定点，这个时期的热代谢特点是产热增多、散热减少，产热大于散热。在体温调节中枢的作用下，体温逐步上升至调定点水平。患者会出现畏寒、皮肤苍白、“鸡皮疙瘩”（立毛肌收缩）和寒战（骨骼肌收缩）等临床表现。

（二）高温持续期

当体温升至与调定点水平后，会在调定点附近持续波动，直到调定点再次改变，这段体温升高后的平台期即高温持续期（persistent febrile period），又称为高峰期或稽留期。高温持续期的长短与疾病有关，有的病人高热持续期只有数小时，如疟疾；有的为几天，如肺炎；有的可达一周以上，如伤寒。

这个时期体温已与调定点相适应，其热代谢特点是散热反应加强，产热和散热在高水平上保持相对平衡。患者会自觉酷热，并出现皮肤发红，口唇、皮肤干燥等临床表现。

（三）体温下降期

当发热持续一定时间后，随着致热物质的消解，EP 和正调节介质被清除或降解，使发热正调节作用受到限制；同时，负调节介质的产生和释放使负调节作用加强。此时，调定点开始下降至正常水平，体温也随之下降，这个阶段即体温下降期（defervescence period）。体温下降期可能为几小时、一昼夜，或几天时间（渐退）。

由于体温高于调定点，这个时期的热代谢特点是散热进一步加强，产热减少，散热大于产热，使体温下降至调定点水平。这个时期，患者会出现明显的发汗反应。若大量出汗而未补充水和电解质，还可能会引起脱水，甚至循环衰竭。

第三节 发热时机体的代谢与功能变化

发热对机体的影响是全身性的，主要表现为代谢率的升高和全身各系统的功能改变。

一、物质代谢的变化

一般认为，体温每升高 1 ℃，基础代谢率提高 13%。发热时机体的代谢变化有两方面的原因。一方面，EP 作用使调定点高于体温，体温调节中枢通过提高骨骼肌的物质代谢增加产热；另一方面，体温升高本身亦引起代谢加快。发热时，糖、蛋白质、脂肪的分解加速，血糖、脂肪酸浓度也随之升高，尿氮增加。若未及时补充蛋白质，骨骼肌蛋白的消耗可引起负氮平衡，造成病人消瘦。代谢率的提高还可能造成组织对氧的需求量增加，产生“氧债”，引起乳酸水平升高。

在发热的 3 个时相，机体的水、电解质代谢的变化是不同的。在体温上升期，由于交感神经兴奋，肾血管收缩，尿量减少，因此水、Na^+、Cl^- 的排泄会减少。在高温持续期，经皮肤和呼吸道蒸发的水分增加，水分流失增多。在体温下降期，大量出汗和尿量增加可导致水、Na^+、Cl^-的排出增加，严重者可能脱水。随着水分流失，各种水溶性维生素的消耗明显增多，易出现维生素C和维生素B的缺乏。另外，发热时组织分解增强，细胞内K^+大量释放入血，可升高血钾和尿钾水平。

二、生理功能的改变

（一）中枢神经系统

发热可使神经系统兴奋性增高，引起烦躁、头痛、头晕，高热患者甚至出现谵语和幻觉。也有高热患者会出现神经系统的抑制，表现为淡漠、嗜睡。婴幼儿在高热中可出现短时间肌肉搐搦，又称为热惊厥（febrile convulsion）。热惊厥的机制尚不清楚，严重者可能造成大脑缺氧损伤。

（二）循环系统

发热时，体温每升高1 ℃，心率加快约18 次/min，儿童可增加更多。但也有例外，如伤寒患者体温40 ℃时，心率仅为80～90 次/min。发热时心率的加快可能与血温升高对窦房结的刺激作用，以及交感系统兴奋性增加有关。在体温上升期，由于心率加快以及外周血管收缩，血压可小幅升高。在高热持续期和体温下降期，由于外周血管舒张，血压又会轻度下降。由于高温会增加心脏负担，发热可能成为心力衰竭的诱因。

（三）消化系统

发热时，消化液分泌减少，消化酶活性降低，胃肠蠕动减慢。患者可表现为口干、厌食、恶心、腹胀、便秘。消化系统的这些变化可能与交感系统的兴奋和副交感系统的抑制有关。

（四）呼吸系统

发热时，呼吸系统的活动增强，呼吸加快。其原因与体温升高刺激呼吸中枢、高代谢状态造成CO_2生成增多并刺激呼吸中枢有关。

（五）防御功能改变

发热对机体防御功能的影响是利弊并存，不能一概而论，应全面分析，具体对待。

1. 抗感染能力的改变

一定高温可将淋病奈瑟菌和梅毒螺旋体灭活，也可抑制肺炎球菌。研究发现，环境的温度能够影响天然病原感染的蜥蜴存活率：在高温环境（40～42 ℃）中的个体均存活，而在低温环境中的个体大部分死亡。可见，高温能提高动物的抗感染能力。

由于EP本身是免疫因子，不仅可以直接抑制病原微生物的生长、繁殖，还能够调控机体的免疫应答，增强免疫系统的功能。例如，IFN能诱导细胞产生抗病毒蛋白，还能够诱导T细胞向Th1细胞分化，上调细胞MHC表达以介导抗原提呈功能；TNF能够直接杀伤感染细胞；IL-6能促进B细胞的活化、增殖、分化和抗体生成；IL-1、IL-6可以促进T、B细胞的活化和分化；IFN、IL-6能够促进CTL的分化和杀伤功能；IL-1、TNF可以促进DC成熟；IL-1、IFN、TNF可以激活单核/巨噬细胞，促进其吞噬、杀伤功能。实验还证实，某些免疫细胞的功能在发热时有所加强。例如，38 ℃以上的高温能促进白细胞的吞噬和趋化功能；中性粒细胞的功能在 40 ℃时显著加强。

然而，也有研究发现，在发热时，NK 细胞的活性降低；沙门菌感染的大鼠在人工发热时死亡率升高。可见发热也可能降低免疫细胞功能和机体抗感染能力。另外，发热可使内毒素中毒动物的死亡率增高。

2. 急性期反应（acute phase response）

EP 在诱导发热的同时，也引起急性期反应。主要包括急性期蛋白（acute phase protein，APP）的合成增多、血浆微量元素浓度的改变及白细胞计数的改变。APP 具有抗感染、抗损伤、调节凝血与纤溶、结合运输等广泛的生物学功能。

3. 对肿瘤细胞的影响

肿瘤性发热（简称瘤热）是指肿瘤本身引起的发热。发热时产 EP 细胞所产生的大量 EP（IL-1、TNF、IFN 等）能够直接杀伤肿瘤细胞，或通过介导免疫反应发挥抗肿瘤作用。另外，肿瘤细胞对高温不耐受，当体温升高到 41 ℃左右时，正常细胞尚可耐受，肿瘤细胞的生长会受到显著抑制；高温还能杀死部分对放化疗产生抵抗的肿瘤细胞。因此，发热疗法也被用于肿瘤的综合治疗。

第四节　防治的病理生理基础

一、治疗原发病

发热病人的治疗关键在于消除原发病因。对感染性的疾病，应先清除病原体、控制感染；对非感染性的疾病，应积极治疗原发病。

二、须及时解热的情况

发热在下列情况会加重病情或危及生命，应及时处理。

（一）高热（>39 ℃）病人

高热会严重影响中枢神经系统，引起心力衰竭。因此，无论是否有明显原发病，高热都应尽早解热。

（二）心脏病及心肌劳损者

发热时交感神经系统兴奋会加快心率和加强心肌收缩力，增加心脏负担甚至诱发心衰。因此，对心脏病患者及有潜在的心肌者，也须及早解热。

（三）妊娠期妇女及幼儿

临床研究报道，妊娠早期的妇女发热可能造成畸胎；妊娠中、晚期，由于循环血量增多加重心脏负担，发热可能诱发心力衰竭。小儿高热，容易诱发惊厥，更应及早预防为佳。因此，妊娠期妇女及幼儿发热应及时解热。

（四）肿瘤患者（>40 ℃）

采用免疫治疗肿瘤可能引起低热的副反应，持续时间较短，不需特殊治疗，低热可自行消退。若患者出现 40 ℃以上的高热，可能与细胞因子活化的杀伤细胞（cytokine induced killer cells，CIK）制备及回输过程受到细菌污染有关，或者与发生严重免疫反应有关，此时需及时解热。

三、一般发热的处理

除了以上几种情况，一般不应急于降低体温，以免掩盖病情、延长病程。对于发热低于 39 ℃且没有伴随严重疾病的病人，可针对性地补充营养物质、水、电解质、维生素等。

四、解热措施

（一）药物解热

1. 化学药物

非甾体抗炎药，如阿司匹林、对乙酰氨基酚等，主要通过抑制环氧化酶、阻断 PGE 合成等方式发挥作用。

2. 类固醇解热药

以糖皮质激素为代表，可能主要抑制免疫反应和炎症反应、减少炎症介质的合成和释放、减少发热的中枢效应有关。

3. 清热解毒中草药

部分中草药也有解热作用，可适当选用。

（二）物理降温

冰帽或冰袋冷敷头部可保护中枢神经免受高热损伤，在四肢关节内侧用酒精擦浴可促进散热，属于物理降温，在病情危急时可以辅助解热。在退热期，也可将患者置于较低的环境温度中，通过加强空气流通以增加散热。

本章小结

1. 体温的调节。
2. 发热、过热、体温过低的概念。
3. 发热激活物、内生致热源的概念、种类、产生。
4. 发热时的体温调节机制。
5. 发热时体温调节的方式及发热的时相。
6. 发热时机体的代谢与功能变化。
7. 发热防治的病理生理基础。

（高　畅）

第六章 | 应　　激

第一节　应激概述

20 世纪 20 年代，美国生理学家 W. B. Cannon 首先发现，动物在处于威胁性的紧张环境或受到强烈的躯体刺激时，有肾上腺激素释放入血，提出了交感神经系统在机体紧急情况下起重要平衡作用的紧急学说（emergency theory）。20 世纪 30 年代，加拿大内分泌生理学家 Hans Selye 第一个明确提出了应激（stress）和应激原（stressor）概念，他强调，应激的非特异性和垂体－肾上腺皮质系统激活在应激中的作用。他还是第一个提出良性和劣性应激的人。“二战”之后（1945 年 9 月 2 日之后），社会心理因素在应激和疾病发生发展中的重要作用越来越受到关注，研究表明，心理应激与身心疾病（psychosomatic disease）的发生密切相关。近些年的研究还证实不仅高等生物，当原核或真核单细胞生物遭遇各种明显的环境变化或遭遇大分子损伤时，亦能产生被称为细胞应激（cellular stress）的一系列适应性的变化，以增强细胞抗损伤能力和在不利环境下的生存能力。细胞应激的证实表明应激反应的保守性。

应激（stress）是指机体在感受到各种因素的强烈刺激时，为满足其应对需求，内环境稳态发生的适应性变化与重建。应激的生物学效应具有双重性。一方面，应激有利于提高机体适应与应对环境变化的能力；另一方面，过强或持续时间过长的应激可导致急性或慢性的器官功能障碍和代谢紊乱。应激与心血管疾病、消化道疾病、精神神经疾病和肿瘤等多种疾病的发生发展密切相关，是常见的基本病理生理过程。

一、应激原

引起应激反应的各种因素统称为应激原（stressor）。一种刺激因素要成为应激原，必须达到一定的强度。

（一）按性质分类

根据性质的不同，可分为物理性、化学性、生物性和心理性应激原四大类。

（二）按来源分类

一般来说，大部分应激原来自躯体和心理两方面的因素。躯体性应激原包括来自外环境和内环境的各种因素，躯体性应激原都是客观存在的。根据来源的不同，可细分为外环境因素、内环境因素、社会和心理因素三大类。

1. 外环境因素

指来自外界环境中的各种理化因素（如温度的剧变、射线、噪声、电击、低氧等）和生物学因素（如中毒、病原微生物感染等）。

2. 内环境因素

指机体自身生理功能和状态的客观变化，如贫血、失血、脱水、休克、低血糖和器官功能衰竭等。

3. 社会和心理因素

心理性应激原是来自大脑主观的思维和情感，如恐惧、愤怒和焦虑等，往往是外界刺激因素（含社会因素）作用的结果，可以是真实的，也可以是想象的，与个体的反应性有关。如职业竞争、工作压力、人事纠纷、重大或突发的生活事件（如亲人亡故、婚姻解体）、社会动荡（战争、突发事件）以及自然灾害（地震、水灾、飓风）、孤独、愤怒、恐惧和焦虑等。

二、应激反应的种类

根据应激原的种类、作用强度、持续时间以及产生后果，可将应激分为以下类型。

（一）躯体性应激和心理性应激

1. 躯体性应激（physical stress）

指外环境因素或内环境因素等躯体性应激原所致的应激反应。

2. 心理性应激（psychological stress）

指由心理、社会心理因素所致的应激反应，是机体在遭遇不良事件或者主观感觉到压力和威胁时，产生的一种伴有生理、情绪和行为改变的心理紧张状态。一些应激原既可导致躯体性应激，也可导致心理性应激。如严重创伤和疾病迁延不愈可使患者产生对残疾、治疗和愈后的焦虑，引发心理改变，进而导致心理性应激。

（二）急性应激和慢性应激

1. 急性应激（acute stress）

指机体受到突然刺激（如突发的天灾人祸、意外受伤等）所致的应激。过强的急性应激可诱发心源性猝死、急性心肌梗死以及精神障碍等。

2. 慢性应激（chronic stress）

指由应激原长时间的作用所致，如长期处于高负荷的学习和工作状态。慢性应激可导致消瘦、影响生长发育，并可引发抑郁和高血压等疾病。

（三）生理性应激和病理性应激

机体对应激原的反应除取决于应激原的种类、作用的强度和时程外，还受遗传因素、个性特点、生活阅历等个体因素的影响，因此，不同个体对应激原的敏感性和耐受性不尽相同，从而表现出不同程度的应激反应。根据应激原对机体影响的程度和导致的结果，可将应激分为生理性应激和病理性应激。

1. 生理性应激

指适度、持续时间不长的应激反应，如体育竞赛、适度的工作压力。这种应激可促进体内的物质代谢和调动器官的储备功能，增加人的活力，提高机体的认知、判断和应对各种事件的能力，也称为良性应激（eustress）。

2. 病理性应激

指由强烈或作用持续时间过长的应激原（如大面积烧伤或严重的精神创伤）导致的应激反应，可造成代谢紊乱和器官功能障碍，进而导致疾病，故也称为劣性应激（distress）。

第二节 应激时机体功能代谢的改变及机制

应激时，机体发生以神经内分泌反应为基础，同时涉及免疫反应、急性期反应、细胞应激反应、应激心理行为反应等功能代谢的改变。

一、应激的神经内分泌反应及机制

中枢神经系统（CNS）是高等动物应激反应的调节中枢。机体通过大脑的认知和评估功能，感受应激原的刺激。在意识丧失的情况下，机体对大多数应激原，包括许多躯体损伤的刺激，不会出现应激反应。

应激相关的神经结构包括新皮质以及边缘系统（limbic system）的重要组成部分，如杏仁体（amygdata）、海马（hippocampus）、下丘脑（hypothalamus）和脑桥蓝斑（locus ceruleus）等。

应激时，神经内分泌反应是代谢和多种器官功能变化的基础。其中，最重要的神经内分泌反应是激活脑桥蓝斑－交感－肾上腺髓质系统（locus ceruleus-sympathetic-adrenal medulla system，LSAM）和下丘脑－垂体－肾上腺皮质系统（hypothalamus-pituitary-adrenal cortex system，HPAC）（图6－1）。此外，还可出现其他多种神经内分泌的变化。应激时，这些部位可出现神经传导、神经递质释放和神经内分泌反应等，并产生相应的情绪反应，如兴奋、警觉、紧张等。

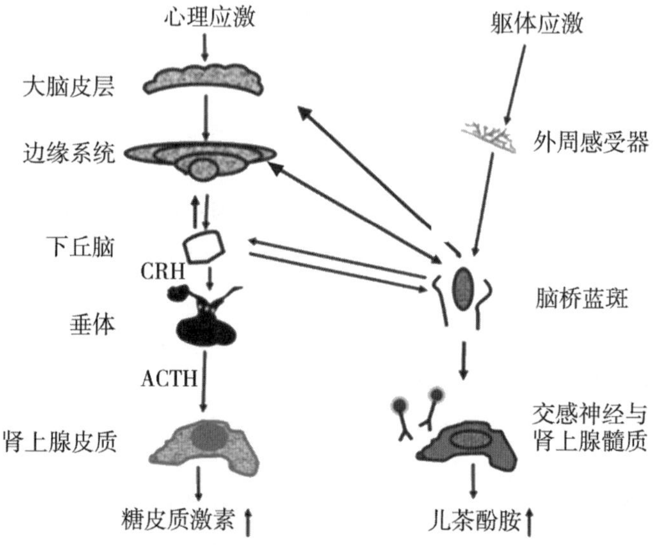

图6－1 应激时机体的神经内分泌反应

（一）蓝斑－交感－肾上腺髓质系统的变化

1. 结构基础

蓝斑是 LSAM 系统的主要中枢整合部位，位于第四脑室底、脑桥前背部，富含上行和下行的去甲肾上腺素能神经元。其上行纤维主要投射至杏仁体、海马和新皮质，是应激时情绪、认知和行为变化的结构基础；下行纤维则主要投射至脊髓侧角，调节交感神经的活性和肾上腺髓质中儿茶酚胺的释放。蓝斑去甲肾上腺素能神经元还与下丘脑室旁核分泌促肾上腺皮质激素释放激素（CRH）的神经元有直接的纤维联系，可能在应激启动 HPAC 系统中发挥关键作用。

2. 中枢效应

主要表现为兴奋、警觉、专注和紧张，过度激活则会产生焦虑、害怕或愤怒等情绪反应。这与蓝斑去甲肾上腺素能神经元上行投射脑区中（杏仁体、海马、边缘系统、新皮质）的去甲肾上腺素（norepinephrine，NE）水平升高有关。

3. 外周效应

主要表现为血浆儿茶酚胺（去甲肾上腺素、肾上腺素和多巴胺等）迅速升高。

一方面，通过对血液循环、呼吸和代谢等多个环节的紧急动员和综合调节，使机体处于一种唤起（arousal）状态，保障心、脑和骨骼肌等重要器官在应激反应时的能量需求，其机制包括以下方面。

（1）增强心脏功能：交感兴奋和儿茶酚胺的释放导致心率加快、心肌的收缩力增强，从而提高心输出量。

（2）调节血液灌流：在儿茶酚胺的作用下，心输出量和血管外周阻力增加，导致血压升高的同时发生了血流的重新分布。皮肤以及胃肠道、肾脏等内脏器官的血管强烈收缩，血液灌流减少，而冠状动脉和骨骼肌血管扩张、灌流增加，脑血管口径无明显变化，从而保证了应激时心脏、脑和骨骼肌等重要器官的血液灌流。

（3）改善呼吸功能：儿茶酚胺引起支气管扩张，有利于改善肺泡通气，以满足应激时机体耗氧和排出二氧化碳增加的需求。

（4）促进能量代谢：儿茶酚胺通过兴奋 α 受体抑制胰岛素（insulin）的分泌，通过兴奋 β 受体促进胰高血糖素（glucagon）的分泌，从而促进糖原分解和葡萄糖异生，导致血糖升高；同时，还促进脂肪的动员和分解，导致血浆游离脂肪酸增加，以满足应激时机体能量代谢增加的需求。

另一方面，强烈和持续的交感－肾上腺髓质系统兴奋也可产生明显的损害作用。如腹腔内脏血管的持续收缩可导致相应器官的缺血、缺氧，胃肠黏膜糜烂、溃疡、出血；儿茶酚胺可使血小板数目增加和黏附聚集性增强，导致血液黏滞度升高，促进血栓形成；心率加快和心肌耗氧量增加可导致心肌缺血，严重时可诱发致死性心律失常等。

（二）下丘脑－垂体－肾上腺皮质激素系统的变化

1. 结构基础

下丘脑室旁核（paraventricular nucleus，PVN）是 HPAC 系统的中枢位点，其上行神经纤维主要投射至杏仁体、海马，下行纤维通过分泌的促肾上腺皮质激素释放激素（corticotropinrelea-sing hormone，CRH）调控腺垂体释放促肾上腺皮质激素（adrenocorticotropic hormone，ACTH），从而调节肾上腺皮质合成与分泌糖皮质激素（glucocorticoid，GC）。此外，室旁核与蓝斑之间有着丰富的交互联络，蓝斑神经元释放的去甲肾上腺素对 CRH 的分泌具有调控作用。CRH 分泌是 HPAC 系统激活的关键环节。应激时，直接来自躯体的应激传入信号，或是经边缘系统整合的下行应激信号，都可促进 CRH 的分泌。

2. 中枢效应

主要是导致情绪行为的变化。适量的 CRH 分泌增加可使机体保持兴奋或愉快感，是有利的适应反应；而 CRH 过度分泌，特别是慢性应激时的持续分泌，可导致适应机制障碍，出现焦虑、抑郁、学习与记忆能力下降、食欲和性欲减退等。

3. 外周效应

应激时 HPAC 系统激活的外周效应主要由 GC 介导。正常情况下，成人每日分泌量约为 25 ～37 mg。应激时，GC 分泌量迅速增加。如外科手术导致的应激可使 GC 分泌量增加 3 ～5 倍，达到 100 mg/d。如无术后并发症，血浆 GC 通常于 24 h 内恢复至正常水平。若应激原持续存在，血浆 GC 水平则可持续升高。如大面积烧伤患者，血浆 GC 水平升高可持续 2 ～3 个月。

GC 在机体抵抗有害刺激的应激反应中发挥至关重要的作用。动物实验表明，切除双侧肾上腺后，动物几乎不能适应任何应激环境，轻微的有害刺激即可导致其死亡。但如果仅去除肾上腺髓质而保留肾上腺皮质，动物在应激状态下仍可存活。给摘除肾上腺的动物注射 GC，可恢复其抗损伤的应激能力。GC 进入细胞后，与胞质中的糖皮质激素受体（glucocorticoid receptor，GR）结合，激活的 GR 进入细胞核，通过调节下游靶基因的转录水平发挥作用。GC 在应激反应中的正面作用主要包括以下方面。

（1）有利于维持血压：GC 本身对心血管没有直接的调节作用，但是儿茶酚胺发挥心血管调节活性需要 GC 的存在，这被称为 GC 的允许作用（permissive action）。肾上腺皮质切除后，循环系统对儿茶酚胺的反应性减弱甚至无反应，应激时容易发生低血压和循环衰竭。

（2）有利于维持血糖：促进蛋白质分解、葡糖异生，补充肝糖原储备，诱导肌肉组织对葡萄糖的利用，从而有利于升高血糖，以保证脑等重要器官的葡萄糖供应。肾上腺皮质功能不全的动物，应激时很容易发生低血糖。

（3）有利于脂动员：对儿茶酚胺、胰高血糖素和生长激素的脂动员具有允许作用，促进脂肪分解、供能。

（4）对抗细胞损伤：GC 的诱导产物脂调蛋白（lipomodulin）对磷脂酶 A_2 的活性具有抑制作用，从而可抑制膜磷脂的降解，增强细胞膜稳定性，减轻溶酶体酶对组织细胞的损害，对细胞具有保护作用。

（5）抑制炎症反应：抑制中性粒细胞活化和促炎介质产生，促进抗炎介质的产生，从而发挥抑制炎症和免疫反应的作用。

但是，GC 持续分泌增加也会对机体产生一系列不利影响，如抑制免疫系统，导致机体免疫力下降，容易并发感染；抑制甲状腺和性腺功能，导致内分泌紊乱和性功能减退、月经不调、哺乳期泌乳减少等；导致胰岛素抵抗，血糖和血脂升高。

（三）其他神经内分泌反应

1. 胰高血糖素与胰岛素

一方面，交感兴奋可导致胰高血糖素分泌增多、胰岛素分泌减少；另一方面，糖皮质激素可抑制骨骼肌的胰岛素敏感性和葡萄糖利用，从而有助于维持血糖水平，以保证脑等重要器官的葡萄糖需求。

2. 抗利尿激素与醛固酮

运动、情绪紧张、创伤、疼痛、手术等应激原可引起抗利尿激素（antidiuretic hormone，ADH）分泌增加，也可激活肾素－血管紧张素－醛固酮系统，使得血浆醛固酮水平升高，从而导致肾小管上皮细胞对水和钠的重吸收增加，尿量减少，有利于维持血容量。

3. β－内啡肽（beta-endorphin）

主要在腺垂体合成，也可在其他组织细胞（如免疫细胞）中产生。β－内啡肽和ACTH都来自阿黑皮素原（pro-opiomelanocortin，POMC）这一共同的前体，在CRH的刺激下，释放增加。多种应激原（创伤、休克、感染等）可使其分泌增多。β－内啡肽有很强的镇痛作用，可减轻创伤患者的疼痛及由此诱发的其他不良应激反应。此外，β－内啡肽还可抑制交感－肾上腺髓质系统，抑制ACTH和GC的分泌，以避免这两个系统在应激中被过度激活，从而在应激反应的调控中发挥重要作用。

除上述变化外，应激时还可引起其他多种神经内分泌的变化，其中降低的有TRH、TSH、GnRH、LH、FSH以及T_4、T_3等，升高的如β－内啡肽、ADH、PRL等（表6－1）。

表6－1　应激时其他内分泌反应

名称	变化	分泌部位
β－内啡肽（β-endorphin）	升高	腺垂体等
抗利尿激素（ADH）	升高	下丘脑室旁核
促性腺激素释放激素（GnRH）	降低	下丘脑
生长激素（growth hormone）	急性应激升高，慢性应激降低	腺垂体
催乳素（PRL）	升高	腺垂体
促甲状腺素释放激素（TRH）	降低	下丘脑
促甲状腺素（TSH）	降低	垂体前叶
甲状腺素（T_4、T_3）	降低	甲状腺
黄体生成素（LH）	降低	垂体前叶
卵泡刺激素（FSH）	降低	垂体前叶

二、应激时的免疫反应

免疫系统是机体应激反应的重要组成部分，与神经内分泌系统有多种形式的相互作用。一方面，某些应激（如感染、急性损伤）可直接导致免疫反应；另一方面，神经内分泌系统可通过神经纤维、神经递质和激素调节免疫系统的功能。免疫器官和免疫细胞都受神经内分泌系统的支配，如巨噬细胞、T淋巴细胞和B淋巴细胞等免疫细胞表达肾上腺素受体、糖皮质激素受体等多种神经-内分泌激素受体，因此应激时免疫反应的变化与神经内分泌的作用密切相关。

反之，免疫系统也可通过产生的多种神经内分泌激素和细胞因子，调节神经内分泌系统的功能。由于免疫细胞的游走性，它们分泌的激素和因子既可在局部发挥生理或病理作用，亦可进入循环产生相应的内分泌激素样作用。总之，神经内分泌和免疫系统拥有一套共同的信息分子（神经肽、激素、细胞因子等）及其相应的受体，通过合成和释放这些信息分子，从而实现系统内或系统间的相互作用，并以网络的形式共同调节机体的应激反应（图6-2）。

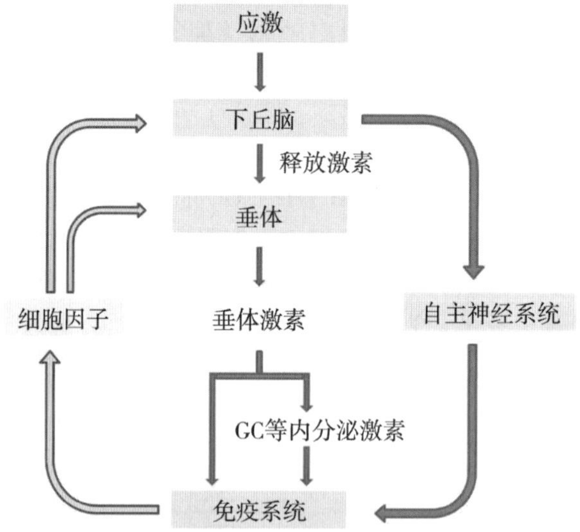

图6-2 应激时神经内分泌和免疫系统间的相互作用

三、急性期反应和急性期蛋白

急性期反应（acute phase response，APR）是感染、烧伤、大手术、创伤等强烈应激原诱发机体产生的一种快速防御反应，表现为体温升高、血糖升高、分解代谢增强、血浆蛋白含量急剧变化。相关的血浆蛋白多肽统称为急性期反应蛋白（acute phase protein，APP）。APP种类繁多，据估计可达200多种。

正常情况下，血浆APP含量较低，并保持相对稳定。急性期反应时，不同APP表现出各自不同的变化特征，如C-反应蛋白（C-reactive protein，CRP）和血清淀粉样蛋白A等可升高1000倍以上，α_1-抗胰蛋白酶、α_1-抗糜蛋白酶和α_1-酸性糖蛋白等升高数倍，而铜蓝蛋白（ceruloplasmin）和补体C_3等仅升高50%左右（表6-2）。此外，少数血浆蛋白在APR时反而降低，如白蛋白、转铁蛋白（transferrin）等。

表 6－2 应激时急性期反应蛋白的增加变化

成分	急性期反应增加幅度	反应时间（h）
C－反应蛋白	>1000 倍	6～10
血清淀粉样蛋白	>1000 倍	6～10
α_1－酸性糖蛋白	2～3 倍	24
α_1－抗糜蛋白酶	2～3 倍	10
结合珠蛋白	2～3 倍	24
纤维蛋白原	2～3 倍	24
铜蓝蛋白	50%	48～72
补体成分 C_3	50%	48～72

注：白蛋白、转铁蛋白呈下降变化。

APP 属于分泌型蛋白，主要由肝细胞合成；此外，单核－吞噬细胞、血管内皮细胞和成纤维细胞也可产生少量 APP。APP 的产生机制主要与活化的单核－巨噬细胞释放炎性细胞因子有关，包括白细胞介素 1（interleukin-1，IL-1）、IL-6 和肿瘤坏死因子 α（tumor necrosis factor alpha，TNF-α）等。IL-1 和 TNF-α 可刺激产生 CRP、血清淀粉样蛋白 A 和补体 C_3，而 IL-6 可刺激产生 α_1－抗胰蛋白酶、纤维蛋白原和铜蓝蛋白。APP 的生物学功能广泛，主要包括以下几个方面。

1. 抗感染

有些 APP 可参与激活补体系统，介导先天性免疫应答，从而发挥抗感染作用，如 CRP、补体 C_3 和纤维连接蛋白等。CRP 可结合细菌的细胞壁，发挥抗体样调理作用；还可激活补体经典途径，增强吞噬细胞功能，从而有利于快速清除细菌。纤维连接蛋白可增强单核－巨噬细胞的趋化活性、Fc 受体表达水平及吞噬功能，还可上调其补体 C_{3b}受体的表达，激活补体旁路途径。血浆 CRP 水平常与炎症、急性期反应程度呈正相关，因此临床上常将其作为炎症和疾病活动性的重要指标。

2. 抗损伤

在创伤、感染、炎症等应激状态下，体内蛋白水解酶释放和氧自由基产生增加，可导致组织细胞损伤。APP 中的多种蛋白酶抑制物，如 α_1－抗胰蛋白酶、α_1－抗糜蛋白酶和 C_1酯酶抑制因子等，可抑制相应蛋白酶的活性；而铜蓝蛋白可活化超氧化物歧化酶（superoxide dismutase，SOD），促进氧自由基的清除，从而减轻组织细胞损伤。

3. 调节凝血与纤溶

在组织损伤早期增加的凝血因子，如凝血因子Ⅷ和纤维蛋白原，可促进凝血，有利于阻止病原体及其毒性产物的扩散。在凝血后期，纤溶酶原增加可促进纤溶系统的激活和纤维蛋白凝块的溶解，有利于组织修复。

4. 结合运输功能

作为载体蛋白，结合珠蛋白、铜蓝蛋白和血红素结合蛋白等可与相应的物质结合，调节其代谢与功能，避免过多的游离 Cu^{2+}、血红素等对机体造成危害。

四、细胞应激反应

细胞应激反应（cellular stress response）是指在各种有害因素导致生物大分子（如膜脂质、蛋白质和 DNA）损伤、细胞稳态破坏时，细胞通过调节自身的蛋白表达与活性，产生一系列防御性反应，以增强其抗损伤能力、重建细胞稳态。细胞应激反应在进化上高度保守，广泛存在于高等动物、低等动物和单细胞生物。导致细胞应激反应的应激原很多，包括各种理化因素（冷、热、低氧、渗透压、射线、活性氧、自由基、化学药物、化学毒物）、生物因素（细菌或病毒等病原微生物感染）和营养因素（营养不良、营养过剩）等。

根据应激原和应激反应特点的不同，细胞应激反应可分为热应激、低氧应激、氧化应激、基因毒应激、渗透性应激、内质网应激、代谢性应激等。基因毒应激是由于各种理化和生物因素造成 DNA 损伤，从而导致的细胞应激反应。一些应激原往往可引起两种甚至多种细胞应激反应，如氧自由基可同时攻击膜脂质、蛋白质和核酸，既可导致氧化应激，也能引发基因毒应激；而 DNA 损伤制剂除了能引起基因毒应激外，还可损伤蛋白质，并能促进活性氧（reactive oxygen species，ROS）的产生而导致氧化应激。细胞应激反应是一个高度复杂的有序过程，包括信号感知、转导和效应等环节。细胞通过监控生物大分子损伤间接感知各种应激原的刺激，而大多数应激原引起的生物大分子损伤都与 ROS 有关，因此 ROS 被认为是启动细胞应激反应的第二信使。细胞感知应激原信号后，通过复杂的生化机制和特定的转录因子，使多种蛋白质的表达水平发生改变，从而发挥抗损伤和稳态重建功能。若细胞的损伤比较严重，则可通过诱导细胞凋亡来清除损伤细胞，以维护内环境的稳定。

尽管导致生物大分子损伤的应激原差异很大，但是由其激发的细胞防御反应往往表现出应激原非特异性。同时，一些应激原特异性的应激反应大多与细胞稳态重建有关。这里重点介绍常见的热休克反应和氧化应激。

（一）热休克反应

1. 概念

热休克反应（heat shock response，HSR）是指生物体在热刺激或其他应激原作用下，所表现出以热休克蛋白（heat shock protein，HSP）生成增多为特征的细胞反应。HSR 是最早发现的细胞应激反应。1962 年，Ritossa 等将培养的果蝇幼虫由 25 ℃移至 30 ℃环境中，30 min 后在果蝇唾液腺的多个染色体上观察到了蓬松或膨凸现象，提示位于这些区带的基因发生了转录状态的变化，并可能伴有某些蛋白质的合成增加。后续研究证实，热休克或热应激能诱导细胞表达 HSP。实际上，HSP 的产生并不限于热应激。许多对机体有害的应激原，如低氧、缺血、活性氧、基因毒物质、ATP 缺乏、酸中毒、炎症以及感染等都可快速诱导 HSP 的生成，故 HSP 又名应激蛋白（stress protein），但习惯上仍称 HSP。

2. HSP 分类

HSP 是一组广泛存在于生物体中、结构高度保守的胞内蛋白质。其按分子量可分成若干个亚家族，如 HSP90、HSP70 和 HSP27 等，按生成方式又可分为组成性和诱导性。其中，与应激关系最为密切的是 HSP70 亚家族成员，应激时表达明显增加。

3. HSP 功能

主要参与蛋白质的折叠、转位、复性和降解等生化过程，被称为分子伴侣（molecular chaperone）。无论是应激时新合成、尚未正确折叠的蛋白质，还是在应激原作用下变性的蛋白质，其疏水区域被暴露在分子表面，通过疏水基团的互相结合，可导致蛋白质的聚集与失活。同时，蛋白质聚集物还可对细胞造成严重损伤。HSP 可通过其 C 端的疏水区与新合成或变性蛋白质暴露在分子表面的疏水区域结合，并依赖其 N 端的 ATP 酶活性，帮助蛋白质进行正确折叠，促进变性蛋白质复性，防止蛋白质聚集；而当蛋白质损伤严重而不能复性时，HSP 则协助蛋白酶系统对它们进行降解。因此，HSP 可增强细胞应对有害刺激的抗损伤能力，从而发挥非特异性保护作用。

4. HSP 的表达调控

正常情况下，大多数 HSP 在细胞中有不同程度的基础表达，即组成性表达（constitutive expression），如 HSP90β、HSC70、HSP60、GRP78、HSP27；应激状态下，HSP 表达水平进一步升高，称诱导性表达（inducible expression）。有些 HSP 在正常状态下表达水平很低，应激状态下急剧升高，如 HSP70。

在应激诱导 HSP 表达的过程中，热休克因子（heat shock factor，HSF）发挥着重要作用。HSF 是一种转录因子，几乎所有 HSP 基因的启动子区都存在 HSF 的作用位点，即热休克元件（heat shock element，HSE）。在非应激条件下，HSF 与 HSP70 结合，以单体形式存在于胞质中，没有转录活性。在应激原的作用下，细胞内发生蛋白质变性，变性蛋白质通过其表面的疏水基团与 HSF 竞争结合 HSP70，从而使 HSF 与 HSP70 发生解离并激活；活化的 HSF 形成三聚体，从胞质中转位至核内，与 HSP 基因启动子区的 HSE 结合，从而激活 HSP 的基因转录，导致 HSP 蛋白表达水平升高。

（二）氧化应激

正常生理条件下，机体的氧化－抗氧化（即还原）能力保持相对的稳态。一方面，机体自身会产生具有氧化作用的自由基；另一方面，机体可通过抗氧化系统来清除自由基。由于内源性和（或）外源性刺激使机体自由基产生过多和（或）清除减少，导致氧化－抗氧化稳态失衡，过多自由基引起组织细胞的氧化损伤反应称为氧化应激（oxidative stress）。广义上讲，参与氧化应激的自由基也包括 ROS 和活性氮（reactive nitrogen species，RNS）等。氧化应激通过其氧化作用调节许多生理过程和生化反应，同时也可对细胞、亚细胞结构以及膜脂质、蛋白质和核酸等生物大分子造成氧化损伤。因此，氧化应激具有广泛的生理与病理学意义，参与神经系统疾病、心血管疾病、糖尿病和肿瘤等多种疾病的病理过程。

氧化应激也可激活机体的抗损伤反应。如 ROS 可激活细胞的多条信号转导通路以及转录因子（如 AP-1 和 NF-κB），诱导锰离子超氧化物歧化酶（Mn-SOD）、过氧化氢酶和谷胱甘肽过氧化物酶（GSH-Px）等抗氧化系统相关蛋白酶的表达，从而增强对 ROS 的清除能力，产生对氧化损伤特异性的保护作用。

此外，NF-κB 还能增强多种抗凋亡基因（如 Bcl-xl、c-FLIP、cIAPs 等）的表达，提高细胞在活性氧条件下的抗凋亡能力和存活能力。若活性氧生成过多，或者细胞抗氧化能力不足，氧化应激也可激活信号通路，诱导细胞的凋亡。

五、应激的心理行为反应

无论是社会心理因素，还是躯体因素的应激原，都可引起心理反应。现实生活中，紧张的生活工作节奏、激烈的职业竞争、失业、人事纠纷、重大或突发的生活事件（如亲人亡故、婚姻解体）、社会动荡（战争、突发事件）、自然灾害（地震、水灾、飓风）和疾病等是导致人心理应激的常见应激原。

根据对应激原的最终适应效果，心理反应可分为两类。一类能提高机体的警觉水平和活动能力，集中注意力，动员全部力量，增强对应激原的判断和应对能力（如急中生智），属于积极的心理反应；另一类能降低机体的活动水平，使人意识狭窄、行为刻板，表现为对应激原的无能为力，属于消极的心理反应，但也具有缓解心理应激水平与内心痛苦的作用。过度和长时间刺激所致的严重或慢性心理应激可导致不同程度的精神障碍。心理反应往往受到个体的主观评价、人格特征和既往经验等诸多因素的影响，存在很大的差异。应激的心理反应可以表现为情绪反应、行为反应和心理自卫等方面，它们往往以综合或交错的形式出现。

（一）情绪反应

应激的情绪反应（emotional response）主要包括焦虑、抑郁、恐惧和愤怒等，这些负面的情绪反应既是对各种应激原的最初反应，也是引起后续反应的信号，进而动员机体全部的应对能力。情绪反应的产生机制与蓝斑去甲肾上腺素能神经元兴奋、下丘脑室旁核释放 CRH 密切相关。

（二）行为反应

应激的行为反应（behavioral response）是指机体为缓解应激对个体自身的不利影响、摆脱心身紧张状态而采取的行为应对策略，包括敌对与攻击、逃避与回避、冷漠、无助与自怜、病态固执、物质滥用（如酗酒、暴饮暴食、药物滥用）等。

（三）心理自卫

应激的心理自卫（psychological defense）是指个体处于挫折与冲突的应激情境时，为了解脱烦恼、摆脱困境、缓解痛苦与不安，而发生的一种自觉或不自觉的适应性心理倾向与心理活动，以稳定情绪、恢复心理平衡。常见的表现形式包括否认、转移、合理化、升华、补偿、幻想、潜抑、推诿和幽默等。

第三节　应激与疾病

当应激反应过强或者持续时间过长时，无论是躯体的还是心理的，都可引起代谢异常和器官功能紊乱，从而导致疾病。应激不仅是某些疾病的病因，还是多种疾病发生发展的重要参与因素。75%～90%的人类疾病与应激有关，可被应激所诱发或恶化。习惯上，以应激为主要致病因素的疾病称为应激性疾病，如应激性溃疡（stress ulcer，SU）。此外，应激也可作为一个重要原因和诱因，参与疾病的发生发展过程，这些疾病统称为应激相关疾病（stress-related illnesses），如原发性高血压、冠心病、溃疡性结肠炎、代谢性疾病、支气管哮喘、癌症、抑郁症等。其中，将以社会心理因素为主要病因或诱因的一类躯体疾病统称为心身疾病（psychosomatic disease）。

一、应激与心血管疾病

应激时，LSAM 和 HPAC 系统兴奋，释放大量的儿茶酚胺和糖皮质激素；同时伴有 ADH 的释放和肾素－血管紧张素－醛固酮（RAA）系统的激活，从而导致心率增快、心肌收缩力增强、心排血量增加、血容量增加、血压升高，以保证重要脏器的供血需要。强烈应激以及长时间的心理性应激可对心血管系统产生明显的不利影响，促进相关心血管疾病的发生与发展，甚至引发致命性后果。

（一）心源性猝死

心源性猝死（cardiac sudden death，CSD）是最严重的应激性疾病，其前奏往往是致死性心律失常（arrhythmias）。精神神经因素，如强烈的情绪反应或心理应激，是致死性心律失常和心源性猝死的重要原因。大量实验和临床证据表明，交感－肾上腺髓质的强烈兴奋，会引起冠状动脉痉挛，在冠状动脉和心肌已有病理损害的基础上，加重心肌缺血，导致心肌纤维断裂、心肌细胞的凋亡和坏死；此外，还可引起心肌电活动异常，诱发室性期前收缩，降低心室纤颤的阈值，严重时可诱发致死性心室纤颤（ventricular fibrillation，Vh），导致猝死。

（二）冠状动脉性心脏病

由于冠状动脉的功能性痉挛或粥样硬化，导致其管腔阻塞，心肌缺血、缺氧而引起的心脏病称为冠状动脉性心脏病（coronary heart disease，CHD），简称冠心病。脂代谢紊乱、血流动力学改变和冠状动脉壁的病变是影响冠心病的直接因素。据资料显示，1/3 ～ 1/2 的冠心病患者在发病前有不同程度的应激，以情绪激动、心理紧张及体力劳动最为多见。因此，心理应激是冠心病发生、加重和复发的重要诱因。其作用机制涉及多个环节，如应激时糖皮质激素的持续升高可影响到胆固醇代谢，使血胆固醇水平升高；交感兴奋引起的急性期反应可使血液黏滞度和凝固性升高，促进血管损伤部位（如粥样损伤部位）的血栓形成，引起急性心肌缺血、心肌梗死。

（三）高血压

过度的脑力工作负荷、持续紧张、长期精神刺激、烦恼、焦虑等可使心理长期处于紧张状态。应激可激活交感－肾上腺髓质系统和 RAA 系统，导致小血管收缩，外周阻力增大；而糖皮质激素的持续升高可增加血管平滑肌细胞对儿茶酚胺的敏感性。同时，持续的交感兴奋还可引起血管壁增生变厚，管壁与口径的比值增大，对交感冲动的反应性增加；而醛固酮与 ADH 分泌增加，可促进水钠潴留。这些因素综合作用，可促进高血压（hypertension）的发生和发展。

二、应激与消化道疾病

应激可引起消化道功能紊乱，严重时可导致应激性溃疡。

（一）功能性胃肠病

功能性胃肠病（functional gastrointestinal disorder，FGID）是一类具有消化道症状而没有明确的器质性病变或生化指标异常的胃肠道疾病。所有 FGID 的发病都与心理因素有直接或间接的关系，其机制可能与应激抑制胃排空及刺激结肠运动有关。

肠易激综合征（irritable bowel syndrome，IBS）是一种以腹痛或腹部不适伴排便异常为特征的肠功能紊乱性综合征，属于 FGID 的典型代表。临床上，IBS 发病以 20～50 岁多见，女性多于男性，主要表现为慢性和反复发作的腹痛、腹胀、腹鸣、便秘或腹泻等症状，但胃肠道并没有明确的形态学和生化方面的异常。IBS 与心理应激密切相关，常伴有焦虑、抑郁等情感障碍。

（二）应激性溃疡

应激性溃疡是指由强烈应激（如严重创伤、大手术、重病等）导致的胃、十二指肠黏膜急性病变，主要表现为糜烂、浅溃疡、渗血等，严重时可发生胃肠道穿孔和大出血，是应激最具有特征性的病理变化。据内镜检查，重伤、重病时，应激性溃疡的发病率可高达 75%～100%。如未发生穿孔，应激性溃疡可在应激原消失后数日内自愈。因此，应激性溃疡是一种典型的应激性疾病。目前认为，应激性溃疡的发生机制与以下因素有关。

1. 胃肠黏膜缺血

由于交感－肾上腺髓质系统的强烈兴奋，胃肠血管收缩，血流量减少，特别是胃肠黏膜的缺血、缺氧，可造成胃肠黏膜的损害。黏膜的缺血，以及应激时明显增加的糖皮质激素导致的蛋白质合成减少而分解增加，使得胃肠黏膜上皮细胞再生和修复能力降低，这些成为应激时出现胃肠黏膜糜烂、溃疡、出血的基本原因。

2. 黏膜屏障功能降低

黏膜缺血使上皮细胞能量不足，不能产生足量的碳酸氢盐和乳液，而糖皮质激素可使盐酸和胃蛋白酶的分泌增加，胃黏液分泌减少，致使黏膜上皮细胞间的紧密连接和覆盖于黏膜表面的碳酸氢盐－黏液层所组成的胃黏膜屏障遭到破坏。黏液减少使黏膜屏障功能降低，胃酸中的 H^+ 反向逆流入黏膜增多，而碳酸氢盐减少，又导致中和胃酸的能力减弱。已知在胃黏膜血流灌注良好的情况下，反向弥散至黏膜内的过量 H^+ 可被血流中的 HCO_3^- 所中和或被血流及时运走，从而防止 H^+ 对细胞的损害。而在应激的状况下，因黏膜血流量的减少不能及时将弥散入黏膜的 H^+ 运走，可使 H^+ 在黏膜内积聚而造成损伤。

3. 其他损伤因素

如胆汁逆流在胃黏膜缺血的情况下可损害黏膜的屏障功能，使黏膜通透性升高，H^+ 反向逆流入黏膜增多。此外，一些损伤性应激时氧自由基对黏膜上皮的损伤也与应激溃疡的发生有关。

总之，应激性溃疡的发生是机体神经内分泌失调、胃黏膜屏障保护功能削弱及胃黏膜损伤因素作用相对增强等多因素综合作用的结果。

三、应激与精神神经疾病

高强度的应激负荷是由于神经内分泌反应过度亢奋，导致强烈而广泛的情绪和行为反应，可引起多种形式的精神和认知障碍。

（一）应激性精神障碍（acute stress disorder）

根据其临床表现及病程长短，应激相关的精神障碍可分为以下三大类。

1. 急性应激障碍

其又称为急性应激反应（acute stress reaction）或急性心因性反应，是由于急剧、严重社会心理因素的强烈刺激，即刻（1 h 内）发生的功能性精神障碍。其表现为强烈恐惧体验的精神运动性兴奋，如叫喊、无目的地乱跑甚至痉挛发作；或者表现为精神运动性抑制，如不言不语甚至木僵。应激原消除后，经适当治疗，预后良好，精神可恢复正常，一般无人格缺陷。

2. 创伤后应激障碍（posttraumatic stress disorder，PTSD）

这是指经受异乎寻常的威胁性或灾难性心理创伤后，延迟出现并长期持续的精神障碍综合征。个体以反复重现和体验先前的恐怖经历或目睹的应激场面（如残酷的战争、突发性自然灾害、被强暴或劫持以及长期的身心虐待）为特征，表现为极度恐惧、痛苦和无助，并伴有情绪的易激惹和回避行为。这种特殊的心身反应状态与应激事件的发生密切相关，且会在应激原撤除后继续进展和恶化。

3. 适应障碍（adjustment disorders）

这是由于长期存在的心理应激或困难处境，加上自身脆弱的心理特点和人格缺陷，产生的以抑郁、焦虑、烦躁等情感障碍为主，伴有社会适应不良和学习工作能力下降的一类精神障碍。通常应激后 1 个月内发生，一般持续时间不超过 6 个月。

（二）抑郁症

抑郁症（depression）是常见的精神疾病，属于情感性精神障碍或心境障碍性疾病，表现为无助和绝望，可伴有食欲下降、睡眠不佳、精神疲惫、思维迟钝甚至混乱。抑郁症的发展常常是由社会环境和心理应激所致，因此应激是抑郁症的重要诱发因素。其机制与应激导致的神经内分泌反应过强，包括糖皮质激素水平过高以及免疫功能紊乱有关。

四、应激与免疫相关疾病

（一）免疫功能抑制

无论是躯体应激或者心理应激，都会导致机体免疫功能的改变。例如，愤怒、惊吓、心理紧张可诱使哮喘发作；慢性应激和长时间的心理应激可引起免疫功能低下，对感染性疾病的抵抗力下降，并可促进肿瘤的发生和发展。应激时免疫功能低下主要与神经内分泌的变化有关，如过度释放的糖皮质激素和儿茶酚胺对免疫系统具有抑制作用。

（二）自身免疫性疾病

应激也可以诱发自身免疫性疾病。一些自身免疫性疾病（如类风湿性关节炎、系统性红斑性狼疮）患者常有精神创伤史，严重的心理应激可诱发这些疾病的急性发作，但具体作用机制尚不清楚。

五、应激与内分泌和代谢性疾病

急性应激时，代谢率升高，糖、蛋白质和脂肪的分解代谢增强、合成代谢降低，可出现应激性高血糖、血中游离脂肪酸和酮体增多以及负氮平衡。如果应激持续时间过长，会引起消瘦、体重下降和贫血等，导致创面愈合迟缓、机体抵抗力降低。其主要机制是应激时儿茶酚胺、糖皮质激素和胰高血糖素释放增多，而胰岛素分泌相对不足以及胰岛素抵抗等。因此，长期心理应激可促进糖尿病的发生发展。

应激还可导致其他内分泌疾病。如慢性心理应激还可影响垂体生长激素（growth hormone，GH）的释放，导致儿童生长发育迟缓、青春期延迟，并常伴有行为异常，如抑郁、异食癖等，被称为心理社会呆小状态或心因性侏儒（psychogenic dwarf）。应激状态解除后，其血浆 GH 浓度会很快回升，生长发育亦随之加速。此外，心理应激时，下丘脑－垂体－肾上腺轴可在各个环节抑制性腺轴，如下丘脑分泌的促性腺激素释放激素降低或者分泌节律紊乱，性腺对性激素产生抵抗，从而引起性功能障碍，导致育龄妇女性欲减退、月经紊乱或停经等，哺乳期妇女乳汁减少甚至断乳。

第四节　病理性应激的防治原则

一、及时去除应激原

在明确躯体应激原的情况下，应尽量予以及时去除，如控制感染、修复创面、清除有毒物质、改变生活环境等。去除躯体应激原不仅有利于治疗躯体疾病，同时也有利于消除或缓解心理应激。

及时消除、缓解患者的心理应激，注重心理治疗和心理护理，增强患者的康复信心。根据需要可采用抗焦虑药、抗抑郁药治疗。

二、合理使用糖皮质激素

在严重创伤、感染、休克等应激状态下，糖皮质激素具有重要的防御保护作用。因此，对应激反应低下的患者（可表现为皮质醇含量偏低），在上述情况下，可适当补充糖皮质激素，帮助患者度过危险期。

三、补充营养

应激时的高代谢率及脂肪、糖原和蛋白质的大量分解，对机体造成巨大消耗，可经胃肠道或静脉补充氨基酸和白蛋白等。

本章小结

1. 应激的概念、应激原的分类、应激反应的种类。

2. 应激时主要的神经内分泌反应、免疫反应、急性期反应与急性期蛋白、细胞应激反应、应激的心理行为反应。

3. 应激与疾病。

4. 病理性应激的防治原则。

（郑奕迎）

第七章　休　克

“休克”（shock）原意为震荡或打击。自 1731 年法国医师 Le Dran 首次使用法语 secousseuc 一词描述创伤引起的危重临床状态并译成英语 shock 以来，医学界对休克的认识和研究已有 200 多年的历史，经历了症状描述、急性循环衰竭的认识、微循环学说的创立、细胞分子水平研究 4 个主要发展阶段。

第一阶段：症状描述阶段。19 世纪 Warren 和 Crile 首先对休克病人的临床症状进行了整体水平描述：面色苍白或发绀、皮肤湿冷、脉搏细速、脉压缩小、尿量减少、神志淡漠和低血压。这是从整体水平最初对休克临床表现的描述，至今仍对休克的临床诊断有一定的指导意义。

第二阶段：急性循环衰竭的认识阶段。学界提出休克是以中枢机能降低为主导、外周小动脉扩张为重点、血压下降为特征的一个危重病理过程，提出休克的治疗原则就是提升血压。

第三阶段：微循环学说的创立阶段。20 世纪 60 年代以来，学界认为休克的本质是由于微循环灌注障碍导致全身机能普遍降低。其发病的关键是血流，而不是血压。由于有效循环血量减少和交感 - 肾上腺髓质系统强烈兴奋导致休克发生。微循环的障碍则是休克发展过程中的一般共同通路。

第四阶段：细胞分子水平研究阶段。20 世纪 80 年代以来，学界从细胞、亚细胞和分子水平来研究休克发生机制。发现休克的发生与许多炎症介质和细胞因子紊乱有关，提出全身炎症反应综合征（SIRS）。这些研究成果给休克的治疗带来新治疗理念和重要的指导意义。

经历对休克 4 个阶段的认识，目前对休克的定义为：休克（shock）是机体在严重的失血、失液、感染、创伤等强烈的致病因子作用下，以组织的有效循环血液流量急剧降低为特征，引起细胞缺血、缺氧，甚至各重要器官机能、代谢障碍或结构损害的全身性危重病理过程。

第一节　病因与分类

一、病因

许多致病因子强烈作用于机体可引起休克，常见的病因如图 7 - 1 所示。

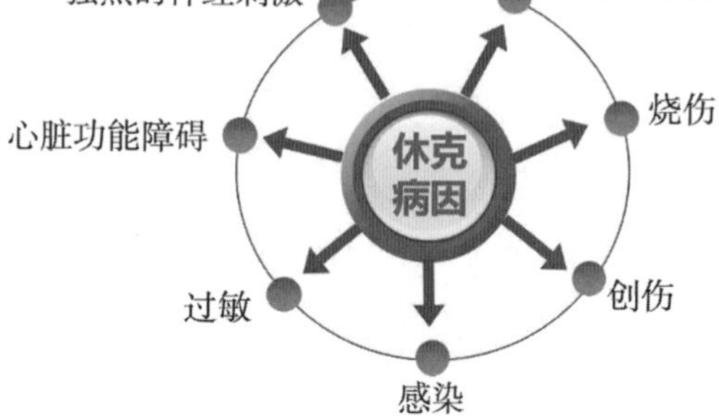

图 7 - 1　休克的病因

（一）失血与失液

1. 失血

大量失血致有效循环血量锐减引起的休克，称为失血性休克（hemorrhagic shock）。常见于外伤出血、胃溃疡出血、食道静脉曲张出血、宫外孕及产后大出血等。

2. 失液

大量体液丢失导致有效循环血量锐减引起失液性休克（dehydration shock），过去称为虚脱（collapse）。常见于剧烈呕吐或腹泻、肠梗阻、大汗及糖尿病时的多尿等导致的体液丢失。

（二）烧伤

大面积烧伤可伴有大量血浆渗出，使有效循环血量减少，引起烧伤性休克（burn shock）。烧伤性休克早期还与疼痛有关，晚期因继发感染可发展为脓毒性休克。

（三）创伤

严重创伤致剧烈疼痛、大量失血和失液而引起的休克，称为创伤性休克（traumatic shock）。

（四）感染

细菌、病毒、真菌、立克次体等病原微生物的严重感染引起的休克，称为感染性休克（infectious shock），也称脓毒性休克（septic shock）。脓毒性休克可通过释放大量的炎症介质，增加毛细血管通透性，使大量血浆外渗，导致血容量减少；或引起血管扩张，使血管床容量增加，导致有效循环血量的相对不足；或与细菌毒素一起直接损伤心肌细胞，造成心泵功能障碍。临床上，常见引起休克的病原微生物为革兰阴性杆菌，占感染性休克病因的70%～80%。

（五）过敏

过敏体质者注射某些药物（如青霉素）、血清制剂或疫苗，甚至进食某些食物、接触某些物品（如花粉）后，发生Ⅰ型超敏反应，血管床容量明显增加，有效循环血量减少，引起过敏性休克（anaphylactic shock）。

（六）心脏功能障碍

因心脏泵血功能障碍，心排血量急剧减少，使有效循环血量严重不足而引起的休克，称为心源性休克（cardiogenic shock）。常见的原因为心肌收缩性降低（如急性心肌梗死）和心房血液回流减少（如心包积液）。

（七）强烈的神经刺激

强烈的神经刺激可导致神经源性休克（neurogenic shock），主要因剧烈疼痛、脊髓损伤或高位脊髓麻醉、中枢镇静药过量可抑制交感缩血管功能，使阻力血管扩张、血管床容积增大、有效循环血量相对不足而引起休克。这种休克的微循环灌流正常并且预后较好，常不需治疗而自愈。有人称这种状况为低血压状态（hypotensivestate），并非休克。

二、分类

（一）按病因分类

可按引起休克的病因，分为失血性休克、烧伤性休克、创伤性休克、脓毒性休克、过敏性休克、心源性休克、神经源性休克等。

（二）按始动环节分类

有效循环血量减少是大多数休克的共同发病学环节。机体有效循环血量由 3 个因素决定：①足够的血容量；②正常的血管舒缩功能；③正常的心泵功能。这 3 个因素称为休克的 3 个始动环节。按始动环节将休克分为 3 类（表 7－1）。

表 7－1　休克按始动环节分类

始动环节	定义	涵盖病因分类
低血容量性休克	机体血容量减少所致的休克	失血失液性休克、创伤性休克、烧伤性休克
血管源性休克	由于外周血管扩张，血管床容量增加，大量血液瘀滞在扩张的小血管内，使有效循环血量减少而引起的休克。又称分布异常性休克或低阻力性休克	过敏性休克、脓毒性休克、神经源性休克
心源性休克	由于心泵功能障碍，心排血量急剧减少，使有效循环血量显著下降所引起的休克	心肌源性休克、非心肌源性休克

1. 低血容量性休克

机体血容量减少引起的休克称为低血容量性休克（hypovolemic shock），是指血容量急剧减少带来静脉回流不足、心输出量减少和血压下降，使压力感受器的负反馈调节冲动减弱，引起交感神经兴奋、外周血管收缩、组织灌流量减少而引起的休克；主要包括失血失液性休克、烧伤性休克和创伤性休克。在临床上出现三低一高的现象，即中心静脉压（central venous pressure，CVP）、心输出量（cardiac output，CO）、动脉血压（blood pressure，BP）下降和外周阻力（peripheral resistance，PR）增高。

2. 血管源性休克

机体血管床容量明显增加引起的休克称为血管源性休克（vasogenic shock），是指由于外周血管扩张，血管床容量增加，大量血液瘀滞在扩张的小血管内，使有效循环血量减少且分布异常，导致组织灌流量减少而引起的休克，故又称低阻力性休克（low-resistance shock）或分布性休克（distributive shock）。可见于过敏性休克、脓毒性休克、神经源性休克。

机体的血管床总量很大，血管全部舒张开放时的容量远远大于血液量。如肝毛细血管全部开放时，就能容纳全身血量。正常时毛细血管仅有 20% 开放，80% 呈闭合状态，这种开放—闭合交替进行，不会导致组织细胞缺血缺氧。当发生脓毒性休克或过敏性休克时，内源性或外源性血管活性物质可使小血管特别是腹腔内脏小血管扩张，血管床容量明显增加，大量血液瘀滞在扩张的小血管内，使有效循环血量减少；当发生神经源性休克时，交感缩血管功能可被抑制，使动静脉血管张力难以维持，引起一过性血管扩张，使静脉血管容量明显增加，有效循环血量明显减少，血压下降。

3. 心源性休克

心输出量迅速降低引起的休克称为心源性休克（cardiogenic shock），是指由于心脏泵血功能障碍，心排血量急剧减少，使有效循环血量和微循环灌流量显著下降所引起的休克。其病因可分为心肌源性和非心肌源性两类。心肌源性病因包括大面积心肌梗死、心肌病、严重的心律失常、瓣膜性心脏病及其他严重心脏病的晚期，是心肌源性原因心肌收缩性降低而直接导致心输出量急剧下降而引起休克；非心肌源性病因包括压力性或阻塞性的病因，如急性心脏压塞、心脏肿瘤和张力性气胸，或心脏射血受阻如肺血管栓塞、肺动脉高压等。非心肌源性原因最终引起血液回流受阻，心舒张期充盈减少，心输出量急剧下降，致使有效循环血量严重不足，组织血液灌注不能维持，这种由非心肌源性原因引起的心源性休克又被称为阻塞性休克（obstructive shock）。心源性休克发病急骤，死亡率高，预后较差。

第二节 发生机制

一、微循环机制

微循环（microcirculation）是指微动脉和微静脉之间的微血管内的血液循环，是血液与组织进行物质交换的基本结构和最小功能单位。微血管包括微动脉、后微动脉、毛细血管前括约肌、真毛细血管、直捷通路、动静脉短路和微静脉（图7－2A）。前阻力血管包括微动脉、后微动脉和毛细血管前括约肌，决定微循环的灌入血量；后阻力血管为微静脉，决定微循环的流出血量；其他微血管中，真毛细血管（又称交换血管）是血管内外物质交换的主要场所，直捷通路、动静脉短路的血液可迅速回到静脉，较少进行物质交换。

微循环主要受神经体液的调节。交感神经兴奋，通过α－肾上腺能受体使微动脉、后微动脉和微静脉收缩。全身性体液因子如儿茶酚胺、血管紧张素Ⅱ、血管加压素、血栓素A_2（TXA_2）和内皮素（ET）等可使微血管收缩；局部血管活性物质如组胺、激肽、腺苷、PGI_2、内啡肽、肿瘤坏死因子（TNF）和一氧化氮（nitric oxide，NO）等引起血管舒张；乳酸等酸性产物的局部堆积则可降低血管平滑肌对缩血管物质的反应性，而导致血管扩张。生理情况下，微循环的舒缩活动主要由局部产生的舒血管物质进行反馈调节，全身血管收缩物质浓度很少发生变化。

20世纪60年代，Richard C. Lillehei等提出了休克的微循环学说，认为各种类型休克的基本发病环节是微循环血液灌流障碍，并以失血性休克为例，将休克病程分为三期：微循环缺血期、微循环瘀血期、微循环衰竭期（图7－2）。微循环学说的创立对于阐明休克的发病机制、加强休克的防治，发挥了重要作用。

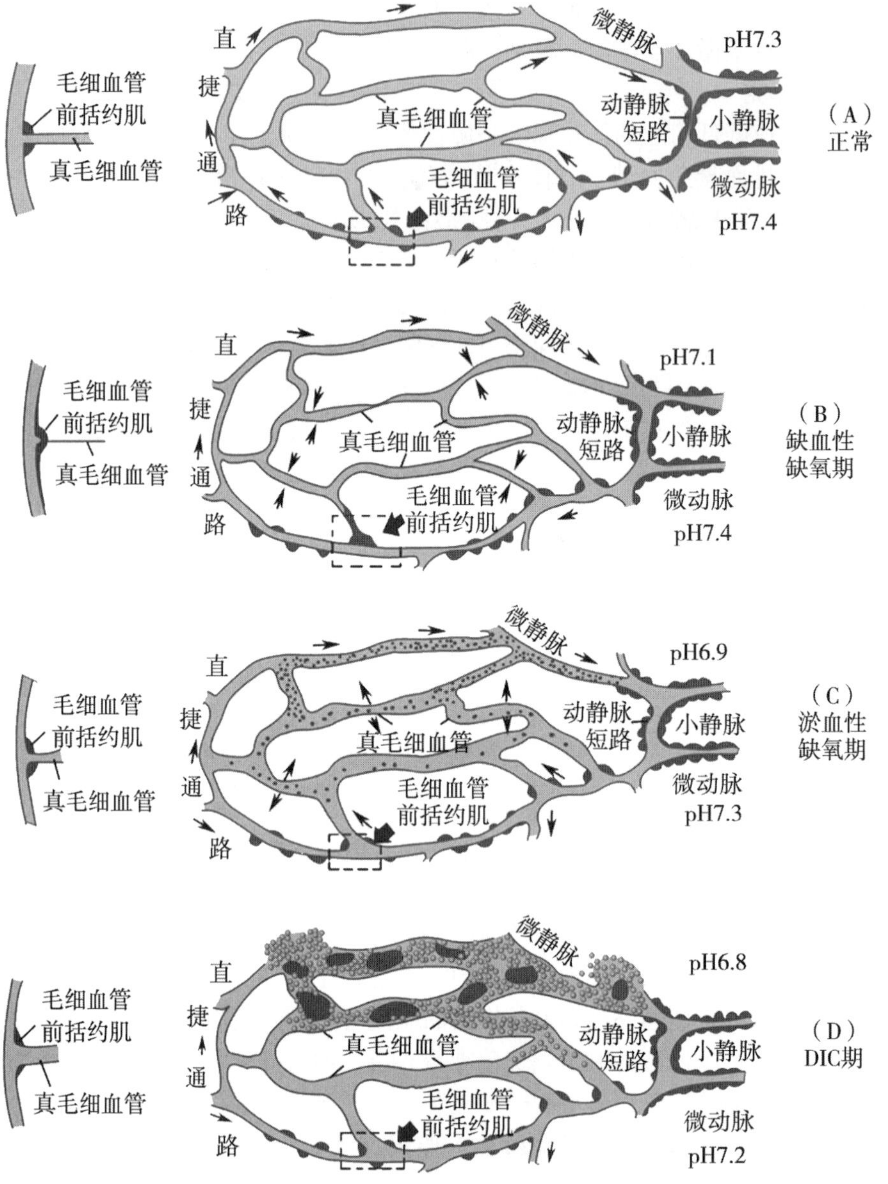

图7-2　休克各期微循环变化示意

（一）微循环缺血期

1. 微循环变化特点

微循环缺血期为休克早期，在临床上属于休克代偿期（compensatory stage）。此期微循环血液灌流减少，组织缺血、缺氧，故又称缺血性缺氧期（ischemic anoxia phase）。发生原因是：①全身小血管收缩，尤其是前阻力血管收缩更明显，前阻力增加，大量真毛细血管网关闭，微循环内血液流速减慢，轴流消失，血细胞出现齿轮状运动；②开放的毛细血管数减少，血流主要通过直捷通路或动－静脉短路回流，组织灌流明显减少。

该期微循环灌流特点是：少灌少流，灌少于流，组织呈缺血缺氧状态（图 7－2B）。

2. 微循环变化机制

（1）交感神经兴奋：脓毒性休克时的内毒素刺激、创伤性休克和烧伤性休克时的疼痛刺激等可直接引起交感神经兴奋；低血容量性休克和心源性休克时，心排出量减少，动脉血压下降，引起交感－肾上腺髓质系统兴奋，儿茶酚胺（catecholamine）大量释放入血。儿茶酚胺主要发挥以下作用：①α 受体效应：皮肤、腹腔脏器的小血管收缩，外周阻力升高，血液灌流不足，组织缺血、缺氧，但对心脑血管影响不大。②β 受体效应：微循环动－静脉短路开放，血液绕过真毛细血管网直接进入微静脉，使组织灌流量减少；肺微循环的动－静脉短路大量开放，影响静脉血的氧合，使 PaO_2 降低，加重组织缺氧。

（2）其他缩血管体液因子释放：①血管紧张素Ⅱ（AngⅡ）：交感－肾上腺髓质系统兴奋和血容量减少，可激活肾素－血管紧张素系统，产生大量血管紧张素，收缩血管，其中 AngⅡ的作用最强，比去甲肾上腺素约强 10 倍；②血管升压素（vasopressin，VP）：又称抗利尿激素（ADH），在血容量减少及疼痛刺激其分泌增加，对内脏小血管有收缩作用；③血栓素 A_2（thromboxane A_2，TXA_2）：是细胞膜磷脂的分解代谢产物，具有强烈的缩血管作用；④内皮素（endothelin，ET）：由血管内皮细胞产生，具有强烈而持久的收缩小血管和微血管的作用；⑤白三烯类（LTs）物质：为细胞膜磷脂分解时由花生四烯酸在脂加氧酶作用下生成，具有收缩腹腔内脏小血管的作用。

3. 微循环变化的代偿意义

（1）有助于动脉血压的维持：主要通过以下 3 个机制来实现。

①回心血量增加：一方面为“自身输血”作用：肌性微静脉、小静脉和肝脾等储血器官的收缩，可减少血管床容量，迅速而短暂地增加回心血量，有利于动脉血压的维持，是休克时增加回心血量和循环血量的“第一道防线”。另一方面为“自身输液”作用：由于毛细血管前阻力血管比微静脉收缩强度更大，致使毛细血管中流体静压下降，组织液进入血管，是休克时增加回心血量的“第二道防线”。研究发现，中度失血的患者，进入毛细血管的组织液每小时达 50～120 mL，成人 24 h 最多可有 1500 mL 的组织液进入血液。

②心排出量增加：交感神经兴奋和儿茶酚胺增多可使心率加快、心收缩力加强、心排血量增加，有助于血压的维持。

③外周阻力增高：交感神经兴奋和缩血管体液因子释放可使全身小动脉痉挛收缩、外周阻力增高、血压回升。

（2）有助于心脑血液供应：不同器官血管对交感神经兴奋和儿茶酚胺增多的反应不一致，导致血液的重新分布。皮肤、骨骼肌以及内脏血管的 α 受体分布密度高，对儿茶酚胺的敏感性较高，收缩明显；冠状动脉以 β 受体为主，激活时引起冠状动脉舒张；脑动脉则主要受局部扩血管物质影响，只要血压不低于 60 mmHg，脑血管可通过自身调节维持脑血流量的相对正常。因此，在微循环缺血性缺氧期，心、脑微血管灌流量能稳定在一定水平。

4. 临床表现

患者表现为脸色苍白、四肢湿冷、出冷汗、脉搏加快、脉压减小、尿量减少、烦躁不安。患者神志一般是清楚的，主要是由于血液的重新分配，心、脑灌流量仍可维持正常；患者血压可骤降（如大失血），也可略降，甚至因代偿作用可正常或轻度升高，但前阻力血管收缩，脉压会明显缩小。所以，不能以血压是否下降作为判断早期休克的指标，而应结合脉压变小及强烈的致休克病因，即使血压不下降，甚至轻微升高，也可考虑为早期休克。

微循环缺血期是机体的代偿期，应尽早治疗，防止休克向失代偿的微循环瘀血期发展。

（二）微循环瘀血期

如果微循环缺血期的组织缺血缺氧持续存在，休克将继续发展进入微循环瘀血期。

1. 微循环变化特点

微循环瘀血期为可逆性休克失代偿期（decompensatory stage）或称休克进展期（progressive stage of shock）。此期微循环血液流速显著减慢，红细胞和血小板聚集，白细胞滚动、贴壁、嵌塞、血黏度增大，血液“泥化”（sludge）瘀滞，微循环瘀血，组织灌流量进一步减少，缺氧更为严重，故又称瘀血性缺氧期（stagnant anoxia phase）。发生原因是：①微动脉、后微动脉和毛细血管前括约肌收缩性减弱甚至扩张，大量血液涌入真毛细血管网；②微静脉虽也表现为扩张，但因血流缓慢、细胞嵌塞，使微循环流出道阻力增加，毛细血管后阻力大于前阻力而导致血液瘀滞于微循环中。

此期微循环灌流特点是：灌而少流，灌大于流，组织呈瘀血性缺氧状态（图 7－2C）。

2. 微循环变化机制

此期微循环改变的主要机制是组织细胞长时间缺氧，导致酸中毒、扩血管物质生成增多和白细胞黏附的改变。

（1）微血管扩张机制：进入微循环瘀血期后，尽管交感－肾上腺髓质系统持续兴奋，血浆儿茶酚胺浓度进一步增高，但微血管却表现为扩张，与下面两个因素有关：①酸中毒使血管平滑肌对儿茶酚胺的反应性降低：微循环缺血期长时间的缺血、缺氧引起二氧化碳和乳酸堆积，血液中 H^+ 增高，致使微血管对儿茶酚胺反应性下降，收缩性减弱，尤其是毛细血管前括约肌最为明显。②扩血管物质生成增多：长期缺血、缺氧、酸中毒可刺激肥大细胞释放组胺增多；ATP 分解增强，其代谢产物腺苷在局部堆积；细胞分解破坏后大量释出 K^+；激肽系统激活，使缓激肽生成增多。当发生脓毒性休克或其他休克引起肠源性内毒素或细菌转位入血时，诱导型一氧化氮合酶（iNOS）表达明显增加，产生大量一氧化氮和其他细胞因子（如 TNF-α 等）。

微血管扩张，血压进行性下降，心脑血液供应不能维持，全身各脏器缺血缺氧的程度加重。

（2）血液瘀滞机制：①白细胞黏附于微静脉：在缺氧、酸中毒、感染等因素的刺激下，炎症细胞活化，TNF-α、白细胞介素－1（IL-1）、白三烯 B4（LTB_4）、血小板活化因子（platelet activating factor，PAF）等炎症因子和细胞表面黏附分子（cell adhesion molecules，CAMs）大量表达，白细胞滚动、黏附于内皮细胞。其中，选择素（selectin）介导白细胞与血管内皮细胞（vessel endothelial cell，VEC）的起始黏附，即白细胞在 VEC 上黏附、脱落、再黏附交替进行，称白细胞滚动（rolling）。白细胞的牢固黏附及向血管外

移动是在 β_2 整合素（integrin）（如 CD11/CD18）与其内皮细胞上的受体细胞间黏附分子－1（intercellular adhesion molecule-1，ICAM-1）相互作用下完成的。白细胞黏附于微静脉，增加了微循环流出通路的血流阻力，导致毛细血管中血流瘀滞。②血液浓缩：组胺、激肽、降钙素基因相关肽（CGRP）等物质生成增多，可导致毛细血管通透性增高，血浆外渗，血液浓缩，血细胞比容增高，血液黏度增加，红细胞和血小板聚集。

血液瘀滞减慢微循环血流速度，血液泥化瘀滞，加重组织脏器缺血缺氧。

3. 失代偿及恶性循环的产生

本期因微血管反应性下降，血液大量瘀滞在微循环内，导致整个循环系统功能恶化，形成恶性循环。

（1）回心血量急剧减少：小动脉、微动脉扩张，真毛细血管网大量开放，血液被分隔并瘀滞在内脏器官内，以及细胞嵌塞、静脉回流受阻等，均可使回心血量急剧减少，有效循环血量进一步下降。

（2）自身输液停止：由于毛细血管后阻力大于前阻力，血管内流体静压升高，使组织液进入毛细血管的缓慢“自身输液”停止，甚至有血浆渗出到组织间隙。血浆外渗导致血液浓缩，血黏度增加，红细胞聚集，微循环瘀滞加重，使有效循环血量进一步减少，形成恶性循环。

（3）心脑血液灌流量减少：由于回心血量及有效循环血量进一步减少，动脉血压进行性下降。当平均动脉血压低于 50 mmHg 时，心、脑血管对血流量的自身调节作用丧失，导致冠状动脉和脑血管血液灌流量严重减少。

4. 临床表现

此期患者的临床表现与其微循环变化特点密切相关，主要表现为：①血压和脉压进行性下降，血压呈明显下降，脉搏细速，静脉萎陷；②大脑血液灌流明显减少导致中枢神经系统功能障碍，患者神志淡漠，甚至昏迷；③肾血流量严重不足，出现少尿甚至无尿。④微循环瘀血，使脱氧血红蛋白增多，皮肤黏膜发绀或出现花斑。

微循环缺血期发展至微循环瘀血期后，休克即由代偿期进入了失代偿期。此时如果治疗方案正确，休克仍是可逆的。否则，休克将进入难治期。

（三）微循环衰竭期

尽管采取多种抗休克措施，仍难以纠正休克状态，微循环瘀滞更加严重，休克将发展为微循环衰竭期。

1. 微循环变化特点

微循环衰竭期（microcirculatory failure stage）又称难治期（refractory stage）、弥散性血管内凝血（disseminated intravascular coagulation，DIC）。有学者认为休克进入此期便不可逆，故又称不可逆期（irreversible stage）。有人把该期包括在休克失代偿期内，认为是休克失代偿期患者临终前的表现。此期微血管发生麻痹性扩张，毛细血管大量开放，微循环中可有微血栓形成，血流停止，出现不灌不流状态，组织几乎完全不能进行物质交换，得不到氧气和营养物质供应，甚至可出现毛细血管无复流现象（no-reflow phenomenon），即指在输血补液治疗后，血压虽可一度回升，但微循环灌流量仍无明显改善，毛细血管中瘀滞停止的血流也不能恢复流动的现象。微循环衰竭期微循环变化的发生，不像休克由微循环缺血期进入微循环瘀血期那样具有明显的特征。

此期微循环灌流特点是：不灌不流，组织几乎完全不能进行物质交换（图7－2D）。

2. 微循环变化机制

严重的酸中毒、大量一氧化氮和局部代谢产物的释放以及血管内皮细胞和血管平滑肌的损伤等，均可使微循环衰竭，导致微血管麻痹性扩张或DIC的形成。

（1）微血管麻痹性扩张：其机制目前尚不完全清楚，可能既与酸中毒有关，也与一氧化氮和氧自由基等炎症介质生成增多有关。

（2）DIC形成：微循环衰竭期易发生DIC，其机制涉及以下3个方面：①血液流变学的改变：血液浓缩、血细胞聚集使血黏度增高，使血液处于高凝状态。②凝血系统激活：严重缺氧、酸中毒或脂多糖（lipopolysacchande，LPS）等损伤血管内皮细胞，使组织因子大量释放，启动外源性凝血系统；内皮细胞损伤还可暴露胶原纤维，激活因子Ⅻ，启动内源性凝血系统；同时，在严重创伤、烧伤等引起的休克，组织大量破坏可导致组织因子的大量表达释放；各种休克时红细胞破坏释放的ADP等可启动血小板的释放反应，促进凝血过程。③TXA_2－PCI_2平衡失调：休克时内皮细胞的损伤，既可使PCI_2生成释放减少，也可因胶原纤维暴露，使血小板激活、黏附、聚集，生成和释放TXA_2增多。因为PCI_2具有抑制血小板聚集和扩张小血管的作用，而TXA_2则具有促进血小板聚集和收缩小血管的作用，上述TXA_2－PCI_2的平衡失调，可促进DIC的发生。

3. 微循环变化的严重后果

微循环的无复流现象及微血栓的形成，导致全身器官的持续低灌流，内环境受到严重破坏，特别是溶酶体酶的释放以及细胞因子、活性氧等的大量产生，造成组织器官和细胞功能的损伤，严重时可导致多器官功能障碍或衰竭甚至死亡。

4. 临床表现

本期病情危重，患者濒临死亡，主要体现在以下3个方面。

（1）循环衰竭：患者出现进行性顽固性低血压，甚至测不到，采用升压药难以恢复；心音低弱，脉搏细弱而频速，甚至摸不到，中心静脉压下降；浅表静脉塌陷，静脉输液十分困难。

（2）并发DIC：本期常可并发DIC，出现出血、贫血、皮下瘀斑等典型临床表现。由于休克的原始病因和机体自身反应性的差异，并非所有休克患者都会发生DIC。患者一旦发生DIC，则会使休克进一步恶化。

（3）重要器官功能障碍：持续严重低血压及DIC引起血液灌流停止，加重细胞损伤，使心、脑、肺、肝、肾等重要器官功能代谢障碍加重，可出现呼吸困难、少尿或无尿、意识模糊甚至昏迷等多器官功能障碍或多器官功能衰竭（multiple system organ failure，MSOF）的临床表现。

上述3期微循环变化（表7－2）是由不同病因和始动环节引起的休克，各期的出现并不完全遵循循序渐进的发展规律。失血、失液性休克可依次出现典型的三期微循环变；严重过敏性休克的微循环障碍可能从瘀血性缺氧期开始；严重感染或烧伤引起的休克，可能直接进入微循环衰竭期，很快发生DIC或多器官功能障碍。

表 7-2　休克各期微循环变化特点

休克分期	别称	微循环灌流特点	微循环变化机制	代偿或失代偿	血压变化
微循环缺血期	缺血性缺氧期、休克代偿期	少灌少流，灌少于流	交感神经兴奋和其他缩血管体液因子释放	代偿：有助于动脉血压的维持和有助于心脑血液供应	血压可骤降、略降、正常、轻度升高；脉压明显缩小
微循环瘀血期	瘀血性缺氧期、可逆性休克失代偿期、休克进展期	灌而少流，灌大于流	微血管扩张和血液瘀滞	失代偿：回心血量急剧减少；自身输液停止；心脑血液灌流量减少	血压和脉压进行性下降
微循环衰竭期	DIC 期、不可逆期、难治期	不灌不流	微血管麻痹性扩张和 DIC 形成	损伤：持续低灌流，致组织细胞损伤，多器官功能障碍或衰竭甚至死亡	进行性顽固性低血压

二、细胞分子机制

20 世纪 60 年代以来的研究发现，微循环学说并不能完全解释休克的有关问题，如：①休克时某些细胞分子水平的变化，发生在血压降低和微循环紊乱之前；②器官微循环灌流恢复后，器官功能却未能恢复；③细胞功能恢复促进了微循环的改善；④促进细胞功能恢复的药物，具有明显的抗休克疗效。有研究表明，休克时的细胞和器官功能障碍，既可继发于微循环紊乱之后，也可由休克的原始病因直接引起或通过释放多种有害因子引起。因此，休克的发生发展还可能与许多十分复杂的细胞分子机制有关，现仅从细胞损伤和炎症细胞活化及炎症介质表达增多两个方面进行阐述。

（一）细胞损伤

细胞损伤是休克时各器官功能障碍的共同基础。首先发生在生物膜（包括细胞膜、线粒体膜、溶酶体膜等），继而细胞器发生功能障碍或结构破坏，直至细胞凋亡或坏死。

1. 细胞膜的变化

休克时细胞最早发生损伤的部位是细胞膜。缺氧、ATP 减少、酸中毒、高血钾、溶酶体酶、氧自由基以及其他炎症介质等都可损伤细胞膜，引起膜离子泵功能障碍或通透性增高，使 K^+ 外流而 Na^+、Ca^{2+} 内流，进而导致细胞水肿。发生内皮细胞肿胀可使微血管管腔狭窄，而组织细胞肿胀可压迫微血管，加重微循环障碍。

2. 线粒体的变化

休克时最先发生变化的细胞器是线粒体，表现为肿胀、致密结构和嵴消失、钙盐沉着，甚至膜破裂。由于线粒体是细胞氧化磷酸化的部位，其损伤可使ATP合成减少，进一步影响细胞功能。

3. 溶酶体的变化

休克时缺血、缺氧和酸中毒等，致溶酶体肿胀、空泡形成并释放溶酶体酶，包括酸性蛋白酶（组织蛋白酶）和中性蛋白酶（胶原酶和弹性蛋白酶）以及β葡萄糖醛酸酶等，可水解蛋白质引起细胞自溶；可损伤血管内皮细胞、消化基底膜，扩大内皮窗，增加微血管通透性；可激活激肽系统、纤溶系统，并促进组胺等炎症介质的释放。因此，溶酶体酶可通过直接或间接的作用，导致组织细胞损伤和多器官功能障碍，在休克发生发展和病情恶化中起着重要作用（图7-3）。

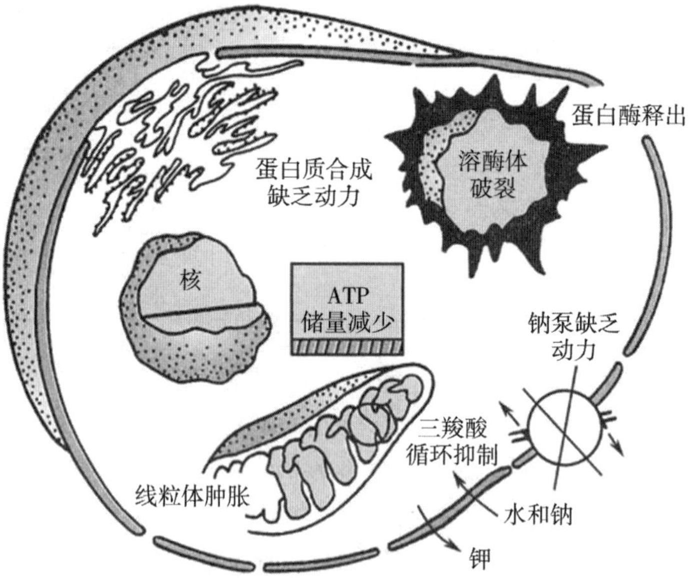

图7-3 休克时细胞损伤示意

4. 细胞死亡

休克时的细胞死亡是细胞损伤的最终结果，包括凋亡（apoptosis）和坏死两种形式。休克原发致病因素的直接损伤，或休克发展过程中所出现的缺血、缺氧、酸中毒、代谢障碍、能量生成减少、溶酶体酶释放、炎症介质产生等，均可导致细胞凋亡或坏死。细胞凋亡和坏死是休克时器官功能障碍或衰竭的病理基础。

（二）炎症细胞活化及炎症介质表达增多

休克的原发致病因素或休克发展过程中所出现的内环境和血流动力学的改变等，都可刺激炎症细胞活化，使其产生大量炎症介质，引起全身炎症反应综合征（systemic inflammatory response syndrome，SIRS），发生机体内促炎—抗炎自稳失衡所致的、伴有免疫防御功能下降的、持续不受控制的炎症反应。当超出机体代偿能力时，机体出现过度的炎症反应，引起广泛组织细胞损伤，加速休克的发生发展。各种休克都可引起全身炎症反应，但以感染、创伤性休克更为明显。

第三节　机体代谢与功能变化

一、物质代谢紊乱

休克时物质代谢变化一般表现为氧耗减少，糖酵解加强，糖原、脂肪和蛋白分解代谢增强，合成代谢减弱。1996 年，Micbie 将脓毒性休克时出现的这种现象称为“脓毒性自身分解代谢”（septic autocatabolism）。

（一）分解代谢增强

休克早期由于休克病因引起的应激反应，可出现一过性高血糖和糖尿，这与血浆中胰高血糖素、皮质醇及儿茶酚胺浓度升高有关。这些激素促进脂肪分解及蛋白质分解，导致血中游离脂肪酸、甘油三酯、极低密度脂蛋白和酮体增多，血中氨基酸特别是丙氨酸水平升高，尿氮排出增多，出现负氮平衡。

（二）合成代谢减弱

休克过程中机体因处于高代谢状态，能量消耗增高，所需氧耗量增大而导致组织氧债增大。氧债（oxygendebt）指机体所需的氧耗量与实测氧耗量之差。氧债增大说明组织缺氧，ATP 生成减少，主要原因有：①组织利用氧障碍：微循环内微血栓形成使血流中断，组织水肿导致氧弥散到细胞的距离增大，使细胞摄取氧受限；②能量生成减少：休克时由于线粒体的结构和功能受损，使氧化磷酸化发生障碍。

当发生脓毒性休克、烧伤性休克时，骨骼肌蛋白分解增强，氨基酸从骨骼肌中溢出向肝脏转移，促进急性期蛋白合成。

二、电解质与酸碱平衡紊乱

（一）代谢性酸中毒

休克时的微循环障碍及组织缺氧，使线粒体氧化磷酸化受到抑制，葡萄糖无氧酵解增强及乳酸生成增多；休克导致肝功能受损不能将乳酸转化为葡萄糖，肾功能受损不能将乳酸排除，结果导致高乳酸血症及代谢性酸中毒。

H^+ 增高使心肌收缩力下降和血管平滑肌对儿茶酚胺反应性降低，导致心排血量减少和血压下降；酸中毒可损伤血管内皮，诱发 DIC。两者都进一步加重微循环紊乱。

（二）呼吸性碱中毒

在休克早期，创伤、出血、感染等刺激可引起呼吸加深加快、通气量增加、$PaCO_2$ 下降，导致呼吸性碱中毒。呼吸性碱中毒一般发生在血压下降和血乳酸增高之前，可作为早期休克的诊断指标之一。

休克后期由于休克肺的发生，患者因通气、换气功能障碍，又可出现呼吸性酸中毒，使机体处于混合性酸碱失衡状态。

（三）高钾血症

休克时的缺血、缺氧使 ATP 生成明显减少，进而使细胞膜上的钠泵（Na^+-K^+-ATP 酶）运转失灵，细胞内 Na^+ 泵出减少，导致细胞内钠水潴留，细胞外 K^+ 增多，引起高 K^+ 血症；休克引起的酸中毒还可经细胞内外 H^+-K^+ 交换而加重高钾血症。

三、器官功能障碍

休克过程中由于微循环功能障碍及细胞损伤、全身炎症反应综合征等，常引起肺、肾、肝、胃肠、心、脑等器官受损，甚至导致多器官功能障碍综合征（multiple organ dysfunction syndrome，MODS）或多器官衰竭。

第四节　几种常见休克的特点

前面介绍了休克发生发展的一般规律。由于休克的病因不同，始动环节各异，各型休克还有其各自的特点。

一、失血性休克

一般 15～20 min 内失血少于全身总血量的 10%～15% 时，机体可代偿，血压和组织灌流量基本保持正常；若在 15 min 内快速大量失血超过总血量的 20%（约 1000 mL），则超出了机体的代偿能力，即可引起心输血量和平均动脉压（mean arterial pressure，MAP）下降而发生失血性休克。如果失血量超过总血量的 45%～50%，会很快导致死亡。

失血性休克分期较明显，其发展过程基本上遵循缺血性缺氧期、瘀血性缺氧期、微循环衰竭期逐渐发展的特点，具有“休克综合征”的典型临床表现，是休克研究的基础模型。失血性休克早期就出现肾血流灌注不足，导致急性肾衰，即休克肾（shock kidney）；肠血流灌注减少使肠屏障功能降低，引起肠源性内毒素移位及细菌移位，导致肠源性内毒素血症或脓毒性休克；休克持续较久时，肺可出现严重的间质性和肺泡性肺水肿、瘀血出血、局限性肺不张、毛细血管内微血栓形成以及肺泡透明膜形成等，具有这些特征的肺称休克肺（shock lung）。

二、脓毒性休克

脓毒性休克的死亡率高达 60% 左右，仅美国每年就有 10 万人死于这类休克。脓毒性休克是指病原微生物（如细菌、病毒、真菌、立克次体等）感染所引起的休克，可见于流行性脑脊髓膜炎、细菌性痢疾、大叶性肺炎和腹膜炎等严重感染性疾病。革兰氏阴性杆菌感染引起的脓毒性休克在临床最为常见，细菌所释放的内毒素即脂多糖（LPS）是其重要的致病因子。如给动物直接注射 LPS，可引起脓毒性休克类似的表现，称为内毒素性休克（endotoxic shock）。

脓毒性休克的发生机制十分复杂，与休克的 3 个始动环节均有关。感染灶中的病原微生物及其释放的各种毒素均可刺激单核 - 巨噬细胞、中性粒细胞、肥大细胞、内皮细胞等，表达释放大量的炎症介质，引起 SIRS，促进休克的发生发展。其中某些细胞因子和血管活性物质可增加毛细血管通透性，使大量血浆外渗，导致血容量减少；或引起血管扩张，使血管床容量增加，导致有效循环血量的相对不足；细菌毒素及炎症介质可直接损伤心肌细胞，造成心泵功能障碍。脓毒性休克按其血流动力学变化可分为两种类型。

（一）高动力型休克

高动力型休克（hyperdynamic shock）指病原体或其毒素侵入机体后，引起高代谢和高动力循环状态，即出现发热、心输出量增加、外周阻力降低、脉压增大等临床特点，又称为高排低阻型休克或暖休克（warm shock）。患者临床表现为皮肤呈粉红色，温热而干燥、少尿、血压下降及乳酸酸中毒等。其机制如下：①β 受体激活：脓毒性休克时交感－肾上腺髓质系统兴奋，儿茶酚胺分泌增多，后者作用于 β 受体使心收缩力增强，动－静脉短路开放，回心血量增多，心输出量增加；②外周血管扩张：脓毒性休克时机体产生大量 TNF-α、IL-1、NO 或其他扩血管性物质（如 PGE_2、PGI_2、IL-2、缓激肽等）；细胞膜上的 K_{ATP}通道被激活，Ca^{2+}内流减少。两者均使外周血管扩张，外周阻力下降。高动力型休克时，虽然心排出量增加，但由于动－静脉短路开放，真毛细血管网血液灌流量仍然减少，组织仍然缺血、缺氧。脓毒性休克一般首先表现为高动力型休克，可继续发展为低动力型休克。

（二）低动力型休克

低动力型休克（hypodynamic shock）具有心输出量减少、外周阻力增高、脉压明显缩小等特点，又称低排高阻型休克或冷休克（cold shock）。临床上表现为皮肤苍白、四肢湿冷、尿量减少、血压下降及乳酸酸中毒，类似于一般低血容量性休克。其发生与下列因素有关：①病原体毒素、酸中毒及某些炎症介质可直接抑制或损伤心肌，使心肌收缩力减弱；微循环血液瘀滞导致回心血量减少，心输出量下降。②严重感染使交感－肾上腺髓质系统强烈兴奋，缩血管物质生成增多，血管收缩性增强，致使外周阻力增加（表 7－3）。

表 7－3 高动力型休克与低动力型休克的特点

指标	高动力型休克	低动力型休克
血压	略降或正常	明显降低
心输出量	高	低
外周阻力	低	高
脉搏	缓慢有力	细速
脉压	较高（>30 mmHg）	较低（<30 mmHg）
皮肤色泽	淡红或潮红	苍白或发绀
皮肤温度	温暖干燥	湿冷
尿量	减少	少尿或无尿

三、过敏性休克

过敏性休克又称变应性休克，属Ⅰ型变态反应即速发型变态反应，常伴有荨麻疹以及呼吸道和消化道的过敏症状，发病急骤，如不紧急使用缩血管药，可导致死亡。其发生主要与休克的两个始动环节有关：①过敏反应使血管广泛扩张，血管床容量增大；②毛细血管通透性增高使血浆外渗，血容量减少。当过敏原（如青霉素或异种蛋白等）进入机体后，可刺激机体产生抗体IgE。IgE的Fc段能持久地吸附在微血管周围的肥大细胞以及血液中嗜碱性粒细胞和血小板等靶细胞表面，使机体处于致敏状态；当同一过敏原再次进入机体时，可与上述吸附在细胞表面的IgE结合形成抗原抗体复合物，引起靶细胞脱颗粒反应，释放大量组胺、5-HT、激肽、补体C3a/C5a、慢反应物质、PAF、前列腺素类等血管活性物质。这些活性物质可导致后微动脉、毛细血管前括约肌舒张和血管通透性增加，外周阻力明显降低，真毛细血管大量开放，血容量和回心血量急剧减少，动脉血压迅速而显著地下降。

四、心源性休克

心源性休克的始动环节是心输出量迅速减少。此型休克特点表现为血压在休克早期就显著下降，其微循环变化发展过程基本与低血容量性休克相同，死亡率高达80%。根据血流动力学的变化，心源性休克亦可分为两型：①低排高阻型：大多数患者表现为外周阻力增高，与血压下降、减压反射受抑而引起交感－肾上腺髓质系统兴奋和外周小动脉收缩有关；②低排低阻型：少数患者表现为外周阻力降低，这可能是由于心肌梗死或心室舒张末期容积增大和压力增高，刺激了心室壁的牵张感受器，反射性抑制了交感中枢，导致外周阻力降低所致。

第五节　防治的病理生理基础

休克的防治应采取综合措施，以恢复重要器官的微循环灌流和减轻器官功能障碍为目的。

一、病因学防治

积极处理造成休克的原始病因，如止血、止痛、补液和输血、修复创伤、控制感染、抗过敏、强心等。

二、发病学防治

改善微循环，提高组织灌流量是发病学治疗的中心环节。

（一）改善微循环

1. 扩充血容量

微循环灌流量减少是各种休克发病的共同基础。除心源性休克之外，补充血容量是提高心排出量、增加有效循环血量和微循环灌流量的根本措施。在微循环缺血期要强调尽早和尽快补液，提高微循环灌流量，防止休克加重。在微循环淤血期输液的原则是“需多少，补多少”，因为微循环淤血，血浆外渗，补液量应大于失液量；当发生脓毒性休克和过敏性休克时，虽然无明显的失液，但由于血管床容量增加，有效循环血量明显减少，也应根据实际需要来补充血容量。补充血容量应适度，过量输液会导致肺水肿。必须动态观察静脉充盈程度、尿量、血压和脉搏等指标，作为监护输液量是否足够的参考依据。在补充血容量时，还应根据血细胞比容决定输血和输液的比例，正确选择全血、胶体或晶体溶液，使血细胞比容控制在35%～40%的范围内。

2. 纠正酸中毒

酸中毒是加重微循环障碍、抑制心肌收缩、降低血管对儿茶酚胺的反应性、促进DIC形成和高钾血症的重要原因，对机体危害很大。同时，酸中毒会降低血管对儿茶酚胺的反应性，从而影响血管活性药物的治疗效果。因此，必须根据酸中毒的程度及时补碱纠酸。

3. 合理使用血管活性药物

对过敏性休克、神经源性休克、高排低阻型休克和血压过低的患者，应使用缩血管药物以升高血压，保证心脑重要器官的血液灌流。对低排高阻型休克患者，应在充分扩容的基础上，使用低剂量多巴胺以提高组织的血液灌流量。多巴胺的作用跟剂量有关，小剂量多巴胺作用于人体，主要以扩张肾血流量、增加肾血流量为主，具有利尿作用；中剂量多巴胺具有收缩血管、升高血压的作用；大剂量多巴胺具有增强心肌收缩率和强心的作用。

（二）细胞保护

休克时细胞损伤可原发，亦可继发于微循环障碍之后。去除休克病因、改善微循环是防止细胞损伤的根本措施；还可采用葡萄糖、胰岛素、钾（GIK）液、ATP－$MgCl_2$等改善细胞能量代谢，稳定溶酶体膜；也可采用自由基清除剂、钙拮抗剂等减轻细胞损伤。

（三）抑制过度炎症反应

阻断炎症细胞信号通路的活化、拮抗炎症介质的作用或采用血液净化疗法去除患者体内过多的毒素和炎症介质，均能减轻SIRS和MODS，提高患者生存率。

三、器官支持疗法

应及时采取相应支持疗法，如发生休克肾时，应尽早利尿和透析；发生休克肺时，应保持呼吸道通畅，并正压给氧；发生急性心力衰竭时，应减少或停止输液，并强心利尿，适当降低前后负荷等。

四、营养与代谢支持

保持正氮平衡是对严重创伤、感染等患者进行代谢支持的基本原则。摄入蛋白质和氨基酸含量高的营养物，尤其是提高支链氨基酸的比例；经胃肠适当补充谷氨酰胺，可提高机体对创伤和休克的耐受力；鼓励经口摄食，尽可能缩短禁食时间，以促进胃肠蠕动，维持肠黏膜的屏障功能。

本章小结

1. 休克的概念、病因、分类。

2. 各种病因通过血容量减少、血管床容量增加或心泵功能障碍 3 个环节导致休克的发生。

3. 有效循环血量急剧减少是各型休克共同的发病学基础。

4. 休克的微循环机制可分为微循环缺血期、微循环瘀血期和微循环衰竭期。各期微循环变化的特点、发生机制、代偿或失代偿的产生及后果、临床表现。

5. 休克的细胞分子机制也可直接作用于组织细胞，导致细胞损伤和炎症细胞活化及炎症介质表达增多。

6. 休克的机体代谢与功能变化。

7. 失血性休克、脓毒性休克、过敏性休克、心源性休克等几种常见休克的特点。

8. 休克防治的病理生理基础。

（龙儒桃　郑奕迎）

第八章 凝血与抗凝血平衡紊乱

血液的功能包含血细胞功能和血浆功能两部分，有运输、调节体温、防御、调节渗透压和酸碱平衡等功能。正常机体全身血液保持流体状态，有赖于凝血、抗凝和纤溶系统之间处于动态平衡以及血管、血细胞的正常。

凝血因子、抗凝因子和纤溶因子的数量变化或功能障碍，血管结构或功能异常，以及血细胞，特别是血小板的质或量异常，可导致出血性或血栓形成性疾病。

第一节 凝血功能异常

一、主要凝血因子与凝血功能

凝血因子是参与血液凝固过程的各种蛋白质组分，它们部分由肝生成，可以为香豆素所抑制。世界卫生组织按其被发现的先后次序用罗马数字编号，有凝血因子Ⅰ、Ⅱ、Ⅲ、Ⅳ、Ⅴ、Ⅵ、Ⅶ、Ⅷ、Ⅸ、Ⅹ、Ⅺ、Ⅻ、XIII等，因子用F表示，激活态用a表示，如FⅫ被激活为FⅫa。因子XIII以后被发现的凝血因子，经过多年验证，认为对于凝血功能无决定性的影响，不再列入凝血因子的编号。因子Ⅵ事实上是活化的第五因子，已经取消因子Ⅵ的命名（表8－1）。

表8－1 凝血因子的名称

凝血因子	别名	主要功能
凝血因子Ⅰ	纤维蛋白原（fibrinogen）	被活化为纤维蛋白，形成凝血块
凝血因子Ⅱ	凝血酶原（prothrombin）	其活化形式可激活多个凝血因子及血小板
凝血因子Ⅲ	组织因子（TF，tissue factor）	FⅦa的辅因子
凝血因子Ⅳ	钙离子（calcium）	凝血因子结合磷脂所必需的辅因子
凝血因子Ⅴ	促凝血球蛋白原或易变因子	其活化形式是FⅩa的辅因子，与之形成凝血酶原酶激活物
凝血因子Ⅵ	曾指称FⅤa，现已取消	
凝血因子Ⅶ	转变加速因子前体、稳定因子	其活化形式可激活FⅩ、FⅨ
凝血因子Ⅷ	抗血友病因子A	其活化形式是FⅨa的辅因子，与之形成FⅩ酶复合物
凝血因子Ⅸ	抗血友病因子B	其活化形式与FⅧa结合可激活FⅩ
凝血因子Ⅹ	Stuart-Prower因子	其活化形式与FⅤa结合激活FⅡ
凝血因子Ⅺ	抗血友病因子C	其活化形式可激活FⅨ
凝血因子Ⅻ	Hageman因子或表面因子	其活化形式可激活FⅪ、FⅦ及PK
凝血因子XIII	纤维蛋白稳定因子	交联纤维蛋白

由凝血因子构成的凝血系统包括外源性凝血系统和内源性凝血系统。目前认为，在启

动凝血过程中起主要作用的是外源性凝血系统。

（一）外源性凝血系统

外源性凝血系统是从组织因子（tissue factor，TF）释放开始的，组织因子又称因子Ⅲ（FⅢ）途径。TF 是一组跨膜糖蛋白，存在于大多数组织细胞内，如血管外层的平滑肌细胞、成纤维细胞、周细胞、星形细胞等。在正常生理情况下，与血浆直接接触的细胞不表达组织因子，血管内没有组织因子释放，凝血过程不启动。当组织损伤时，TF 可大量表达并释放入血，可与含有 Ca^{2+} 结合氨基酸的Ⅶ结合形成 TF-Ca^{2+}-Ⅶ复合物，FⅦ被激活。TF-Ⅶa 可激活 FⅨ和 FⅩ，启动外源性凝血系统。

（二）内源性凝血系统

内源性凝血途径是从 FⅫ的激活开始的，当血液与带负电荷的异物表面（如胶原）接触时，FⅫ被激活为 FⅫa，接着再激活 FⅪ为 FⅪa，进而激活 FⅨ和 FⅩ，从而启动内源性凝血系统。

无论是内源性凝血途径还是外源性凝血途径，FⅩ激活为 FⅩa 后，FⅩa 与 FⅤa、PL-Ca^{2+}形成凝血酶原激活物，凝血酶原（FⅡ）被激活为凝血酶，凝血酶使纤维蛋白原（FⅠ）转变为纤维蛋白单体，纤维蛋白单体相互聚合，最终形成不溶于水的交联纤维蛋白多聚体（图 8－1）。

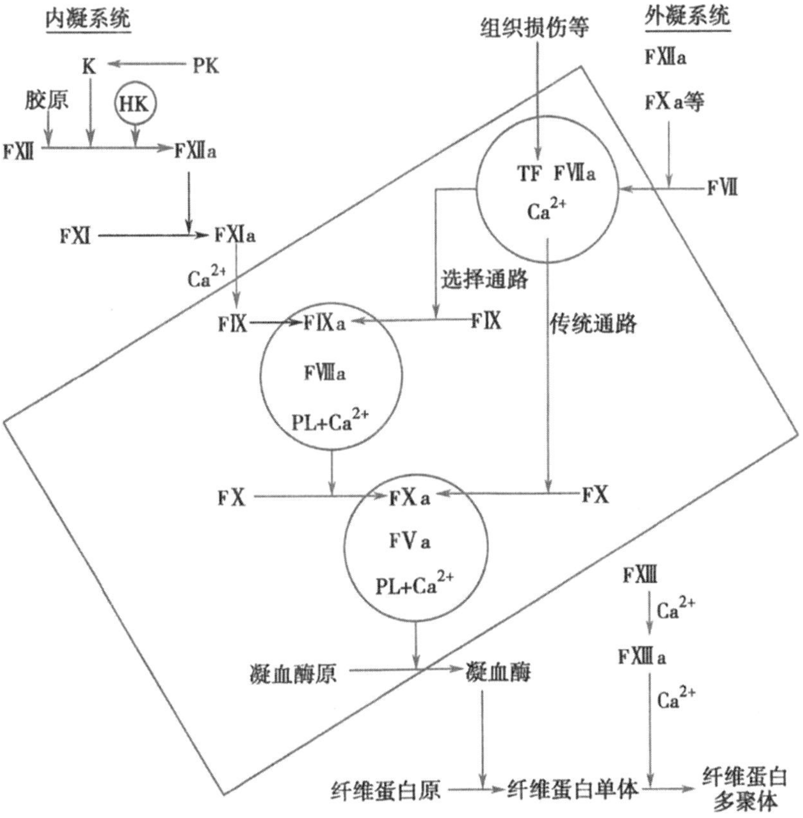

图 8－1　血液凝固机制

正常情况下，组织因子释放后启动的凝血反应仅限于局部，这是因为血液中存在FⅦa抑制物，即组织因子途径抑制物（tissue factor pathway inhibitor，TFPI），TFPI主要由血管内皮细胞合成。

二、凝血因子异常

（一）导致出血倾向的凝血因子异常

凝血因子数量减少或结构异常可导致机体的凝血功能障碍，产生出血倾向。

1. 遗传性凝血因子缺乏

FⅧ、FIX、FXI缺乏（主要见于血友病）和血管性假血友病因子（von Willebrand factor，vWF）缺乏致FⅧ活性降低（血管性假性血友病）。

2. 获得性血浆凝血因子减少

凝血因子生成障碍（维生素K缺乏致FⅡ、FⅦ、FⅨ、FⅩ减少，肝功能严重障碍使凝血因子合成减少）和凝血因子消耗增多（DIC时广泛微血栓形成消耗了大量凝血因子，见DIC）。

（二）导致血栓形成倾向的凝血因子异常

凝血因子水平和活性增高可导致机体的凝血功能障碍，产生血栓形成倾向。

1. 遗传性凝血因子异常

FV的基因变异R506Q、R306T可产生APC抵抗（activated protein C resistance，APCR），抗凝功能降低，促进血栓的形成。

2. 获得性血浆凝血因子增多

FⅦ增多（恶性肿瘤、吸烟、酗酒及口服避孕药等）、纤维蛋白原（FⅠ）增多（肥胖、糖尿病、高血压、高脂血症和吸烟等）。

第二节　抗凝功能异常

一、主要抗凝物质与抗凝功能

（一）抗凝血酶-Ⅲ（antithrombin Ⅲ，AT-Ⅲ）

AT-Ⅲ主要由肝脏和血管内皮细胞产生，可使FⅦa、FⅨa、FXa、FⅪa等灭活。

（二）肝素

肝素是一种酸性黏多糖，主要是由肥大细胞和嗜碱性粒细胞产生。在肺、心、肝、肌肉等组织中含量丰富，生理情况下血浆中含量甚微。临床上肝素常用于体内外抗凝。肝素可以增强抗凝血酶Ⅲ和凝血酶的亲和力，促进凝血酶的失活；能够有效地抑制血小板的黏附和聚集；能够增强蛋白C的活性，从而刺激血管内皮细胞释放纤溶物质以及释放抗凝物质。

（三）蛋白C（PC）

PC在肝脏合成，以酶原形式存在于血液中，凝血酶可将之活化为激活的蛋白C

（activated protein C，APC），分解 FVa、FⅧa。

（四）蛋白 S（PS）

PS 是激活的蛋白 C 分解 FVa、FⅧa 的辅助因子。

（五）血栓调节蛋白（thrombomodulin，TM）

TM 是内皮细胞膜上的凝血酶受体之一，可显著增强凝血酶激活蛋白 C 的作用（图 8－2）。

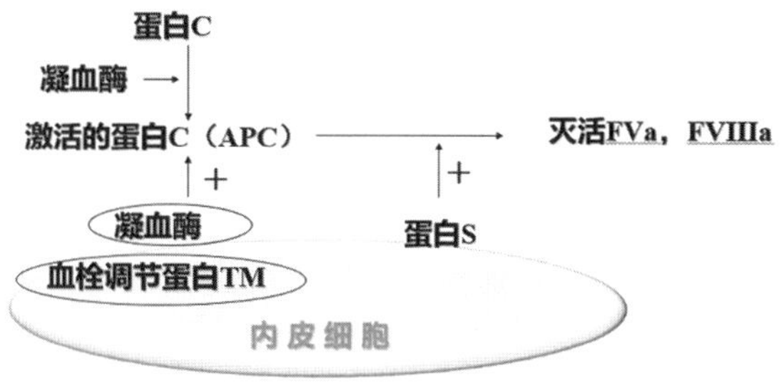

图 8－2　蛋白 C 和蛋白 S 及血栓调节蛋白的作用机制

二、抗凝功能异常

抗凝系统功能异常，在临床上多表现为血栓形成倾向。

（一）抗凝血酶－Ⅲ减少或缺乏

1. 遗传性缺乏

AT-Ⅲ基因变异可导致 AT-Ⅲ缺乏（家族性深部静脉血栓症）。

2. 获得性缺乏

AT-Ⅲ合成减少（肠道消化吸收蛋白质功能障碍、肝功能严重障碍、口服避孕药时如雌激素等）、丢失或消耗增多（肾病综合征、大面积烧伤、DIC）。

（二）蛋白 C 和蛋白 S 缺乏

1. 遗传性缺乏或异常

遗传性蛋白 C、蛋白 S 数量缺乏和结构异常（深部静脉血栓症），抑制蛋白 C、APC 和蛋白 S 减少产生抗磷脂综合征（antiphospholipid syndrome，APS）。

APS 是一种自身免疫性疾病，血清中有高滴度抗磷脂抗体可抑制蛋白 C 的活化和 APC 的活性，并可使蛋白 S 减少，产生 APC 抵抗（activated protein C resistance，APCR）。

APCR 指正常情况下，在血浆中加入 APC，活化部分凝血活酶时间（APTT）延长。但一部分静脉血栓症患者的血浆标本若想获得同样的 APTT 延长时间，必须加入更多的 APC，称为 APC 抵抗。APCR 说明抗凝功能降低，血液处于高凝状态，易引起血栓形成。

2. 获得性缺乏

蛋白 C、蛋白 S 合成障碍（维生素 K 缺乏或应用维生素 K 拮抗剂、严重肝病、肝硬化等）。

第三节　纤溶功能异常

一、主要纤溶物质与纤溶功能

纤溶系统的主要功能是使纤维蛋白凝块溶解，保证血流畅通；另外，其也参与组织的修复和血管的再生等。

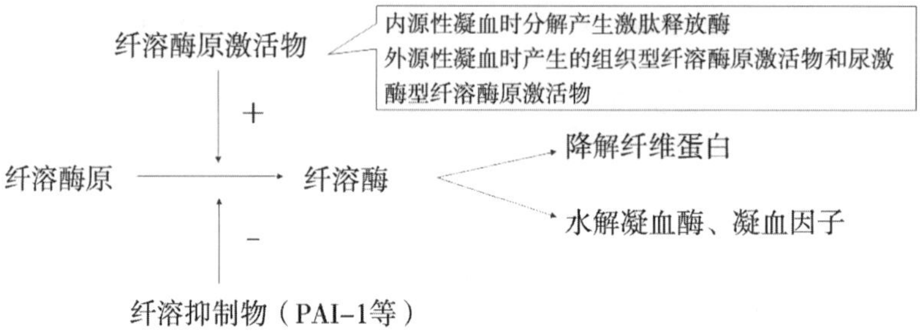

图8-3　纤溶系统的作用机制

主要纤溶物质包括：

（一）纤溶酶原激活物（plasminogen activator，PA）

（1）组织型纤溶酶原激活物（t-PA）：t-PA 是一种丝氨酸蛋白酶，由血管内皮细胞合成。t-PA 激活纤溶酶原，此过程主要在纤维蛋白上进行。

（2）尿激酶型纤溶酶原激活物（u-PA）：u-PA 由肾小管上皮细胞和血管内皮细胞产生。u-PA 可以直接激活纤溶酶原而不需要纤维蛋白作为辅因子。

（二）纤溶酶原（PLG）

PLG 由肝脏合成，当血液凝固时，PLG 大量吸附在纤维蛋白网上，在 t-PA 或 u-PA 的作用下，被激活为纤溶酶，促使纤维蛋白溶解。

（三）纤溶酶（PL）

PL 是一种丝氨酸蛋白酶，作用包括：可使纤维蛋白（原）降解为纤维蛋白（原）降解产物；水解多种凝血因子Ⅴ、Ⅷ、Ⅻ、Ⅹ、Ⅶ、Ⅺ、Ⅱ等；使纤溶酶原转变为纤溶酶；水解补体等。

（四）纤溶抑制物

主要有纤溶酶原激活物抑制物-1（plasminogen activator inhibitor type-1，PAI-1）、补体C1抑制物、α_2 抗纤溶酶（α_2-AP）、α_2-巨球蛋白和凝血酶激活的纤溶抑制物（thrombin activatable fibrinolysis inhibitor，TAFI）等。PAI 能特异性与 t-PA 以 1∶1 比例结合，从而使其失活。α_2-AP 由肝脏合成，作用机制是与 PL 以 1∶1 比例结合形成复合物，抑制 PL 活性；FⅩⅢ使 α_2-AP 以共价键与纤维蛋白结合，减弱了纤维蛋白对 PL 作用的敏感性。

纤溶的过程为：在凝血酶使纤维蛋白原转变为纤维蛋白单体，最终形成交联的纤维蛋白多聚体的基础上，被激活的纤溶酶分解纤维蛋白原，裂解出纤维肽 A（FPA）和纤维肽 B（FPB），余下为 X 片段，继续被分解为 D 片段和 Y 片段，Y 片段可继续分解为 D 片段和 E 片段。如果纤维蛋白原先经凝血酶作用为纤维蛋白，纤溶酶再分解纤维蛋白，则可使其分解为 X′、Y′、D′、E′及各种二聚体、多聚体等片段。

二、纤溶功能异常

（一）导致出血倾向的纤溶功能亢进

1. 遗传性

纤溶抑制物 α_2-AP 缺乏症和 PAI-1 缺乏症。

2. 获得性

纤溶酶原激活物增多（子宫、卵巢、前列腺、心、肺、脑等脏器大手术或严重损伤，某些恶性肿瘤如白血病等）、组织型纤溶酶原激活物灭活减少或纤溶抑制物 PAI-1 合成减少（肝硬化、肝癌、肝叶切除等致肝脏功能严重障碍）、其他继发性纤溶亢进（DIC、溶栓药物）。

（二）导致血栓形成倾向的纤溶功能降低

1. 遗传性

PAI-1 增多（已证明，4G/4G 基因型高表达 PAI-1，5G/5G 基因型低表达 PAI-1，4G/5G 基因型中等水平表达 PAI-1，其中 4G/4G 基因型与血栓性疾病的发生有一定关系）、纤溶酶原异常（纤溶酶原基因突变致先天性纤溶酶原异常症，可能与血栓形成倾向有关）。

2. 获得性

组织型纤溶酶原激活物降低及 PAI-1 增高（动、静脉血栓形成，高脂血症，缺血性脑卒中及口服避孕药，等等）。

第四节　血管、血细胞异常

一、血管异常

（一）血管内皮细胞（vascular endothelial cell，VEC）的抗凝作用

1. 凝血系统

VEC 正常时不表达组织因子，不激活外源性凝血系统，同时，VEC 可产生 TFPI，抑制 FⅦa，抗血凝。

2. 抗凝系统

表达肝素样物质，并与 AT-Ⅲ结合产生抗凝作用，同时，表达 TM，通过 TM-PC 系统产生抗凝作用；产生 α_2－巨球蛋白等纤溶抑制物，抗血凝。

3. 纤溶系统

产生组织型纤溶酶原激活物、尿激酶型纤溶酶原激活物等，促纤溶。

4. 活性物质

生成前列腺素、NO（一氧化氮）及ADP酶（二磷酸腺苷酶）等物质，扩张血管、抑制血小板活化和聚集。

（二）血管的异常

1. 血管内皮细胞的损伤

包括机械刺激（压力、切应力、张力等）、生化刺激（激素、细胞因子、血小板活化因子等）、免疫学刺激（内毒素、补体、活化的白细胞、氧化变性的低密度脂蛋白、糖化蛋白等）。这些刺激可损伤VEC，使VEC的抗凝作用发生紊乱，导致明显的血栓形成倾向。

2. 血管壁结构的损伤

（1）先天性血管壁异常：小血管先天性缺乏弹力纤维和平滑肌致小动脉和小静脉均由单层内皮细胞构成（遗传性出血性毛细血管扩张症）、单纯性紫癜（与遗传有关的血管性出血性疾病）。

（2）获得性血管损伤：Ⅰ型超敏反应（通过肥大细胞、嗜碱性粒细胞等释放的组胺、5-羟色胺、白三烯和激肽等物质可损伤血管）、Ⅲ型超敏反应（抗原抗体复合物沉积于血管壁，激活补体等作用损伤血管壁）、维生素C缺乏（血管胶原合成障碍）、老年人血性紫癜（血管周围支持组织脆性增加）。

二、血细胞异常

（一）血小板异常

1. 血小板在凝血中的作用

VEC损伤暴露出基底膜胶原，血小板膜上的糖蛋白GPIb/IX通过vWF与胶原结合，使血小板黏附并被激活。血小板活化后，激活凝血因子Ⅶ、Ⅸ、Ⅹ、凝血酶原等，产生大量凝血酶，进而形成纤维蛋白网，网罗其他血细胞形成凝血块。其中血小板有伪足伸入网中，借助血小板中肌动蛋白的收缩，使凝血块回缩，逐渐形成坚固血栓。

2. 血小板异常

（1）导致出血倾向的血小板异常。

血小板减少：①生成障碍：如再生障碍性贫血、急性白血病、放/化疗后的骨髓抑制、巨幼细胞贫血及晚期骨髓纤维化等；②破坏或消耗增多：如特发性血小板减少性紫癜、系统性红斑狼疮、血栓性血小板减少性紫癜、新生儿血小板减少症及DIC等；③分布异常：常见于脾功能亢进，如肝硬化、Banti综合征等，此外，还可见于输入大量库存血或血浆等情况。

血小板功能异常：①遗传性血小板功能异常：如Bernard-Soulie综合征（亦称巨大血小板综合征）、Glanzmann血小板无力症等；②获得性血小板功能降低：常见于尿毒症、肝硬化、骨髓增生性疾病、急性白血病及服用抗血小板药物和低（无）纤维蛋白原血症等。

（2）导致血栓形成倾向的血小板异常。

血小板增多：①原发性增多：常见于骨髓增生性疾病，如慢性粒细胞白血病、真性红细胞增多症、早期骨髓纤维化、原发性血小板增多症等。原发性血小板增多时，若伴有血小板功能缺陷可引起出血；若伴有血小板活化功能增强易发生血栓形成。②继发性增多：常见于急性感染、溶血等，某些癌症患者也可有轻度增多。

血小板功能异常：获得性血小板功能增强常见于血栓前状态、血栓性疾病、糖尿病、妊娠高血压综合征、口服避孕药、妊娠晚期、高脂血症和人工心瓣膜移植术等。

（二）白细胞异常

1. 导致血栓形成倾向

（1）白细胞增多（各种病因引起）：使毛细血管血流受阻，导致微循环障碍，诱发微血栓。

（2）白细胞破坏或激活（白血病放/化疗）：释放溶酶体酶损伤血管基底膜和基质等，同时，通过自分泌和（或）旁分泌产生很多炎性细胞因子（如肿瘤坏死因子、白细胞介素 -1 等），使内皮细胞、单核细胞等释放大量组织因子，启动凝血系统，一些炎症介质还可使血管通透性增高、液体外渗、血液浓缩，也会促进血栓形成。

2. 导致出血倾向

白细胞异常（如急性白血病）引起的血小板减少及释放大量纤溶酶原激活物等，可引起出血倾向。

（三）红细胞异常

主要导致血栓形成倾向：①红细胞数量增多可使血液黏滞度增高（如真性红细胞增多症等）；②红细胞大量破坏（如溶血）使 ADP 释放增多，促进血小板黏附、聚集，同时，红细胞膜磷脂可浓缩并局限激活凝血因子Ⅶ、Ⅸ、Ⅹ、凝血酶原等，产生大量凝血酶。

第五节　弥散性血管内凝血

弥散性血管内凝血（disseminated intravascular coagulation，DIC）是指在某些病因的作用下，大量促凝物质入血，激活凝血因子和血小板，使凝血酶增多，在微循环中形成广泛的微血栓，继而因凝血因子和血小板被大量消耗，引起继发性纤溶功能增强，机体出现以止血和凝血功能障碍为特征的病理过程。

DIC 的主要临床表现为出血、休克、器官功能障碍和微血管病性溶血性贫血等，是一种危重的综合征。

有时 DIC 主要发生于病变局部，称为局部性 DIC（如静脉瘤、主动脉瘤、心脏室壁瘤、人造血管、体外循环、器官移植后的排斥反应等），病变局部常有凝血过程的激活、某一器官的多发性微血栓症，但全身也有轻度的血管内凝血存在。局部性 DIC 是全身性 DIC 的一种局部表现。

一、病因和发病机制

（一）病因

DIC 的常见病因为感染性疾病（占 31%～43%）、肿瘤性疾病（占 24%～34%）、妇产科疾病（占 4%～12%）、创伤及手术（占 1%～5%）（表 8－2）。

表 8－2　DIC 常见病因

类型	主要疾病
感染性疾病	革兰氏阴性或阳性菌感染、败血症、病毒性肝炎、流行性出血热、病毒性心肌炎等
肿瘤性疾病	胰腺癌、结肠癌、食道癌、胆囊癌、肝癌、胃癌、白血病、前列腺癌、肾癌、膀胱癌、绒毛膜上皮癌、卵巢癌、子宫颈癌、恶性葡萄胎等
妇产科疾病	流产、妊娠中毒症、子痫及先兆子痫、胎盘早期剥离、羊水栓塞、子宫破裂、宫内死胎、腹腔妊娠、剖腹产手术等
创伤及手术	严重软组织创伤、挤压伤综合征、大面积烧伤，前列腺、肝、脑、肺、胰腺等脏器大手术，器官移植术等

（二）发病机制

1. 组织损伤，组织因子释放，外源性凝血系统激活

肿瘤性疾病、妇产科疾病、创伤及手术等可释放大量组织因子入血，激活外源性凝血系统，启动凝血过程。同时，FⅦa 激活 FⅨ和 FⅩ产生的凝血酶又可反馈激活 FⅨ、FⅩ、FⅪ、FⅫ等，扩大凝血反应。

2. 血管内皮细胞损伤，凝血、抗凝调控失调

机械刺激、生化刺激、免疫学刺激等原因损伤 VEC，引起：①释放组织因子，启动外源性凝血系统；胶原暴露激活 FⅫ，启动内源性凝血系统，并可激活激肽和补体系统。②血栓调节蛋白－蛋白 C 和肝素－AT-Ⅲ系统功能降低及产生的 TFPI 减少，抗凝作用降低；③组织型纤溶酶原激活物减少、PAI-1 增多，纤溶活性降低；④NO、前列腺素、ADP 酶等产生减少，抑制血小板黏附、聚集的功能降低，凝血增强；⑤基底膜胶原暴露，血小板的黏附、活化和聚集功能增强。

3. 血细胞大量破坏，血小板被激活

（1）红细胞大量破坏：释放大量 ADP，促进血小板黏附、聚集；红细胞膜磷脂激活凝血因子Ⅶ、Ⅸ、Ⅹ、凝血酶原等，产生凝血酶。

（2）白细胞的破坏或激活：释放组织因子样物质或通过内毒素、白细胞介素－1、肿瘤坏死因子 α 等诱导血液中的单核细胞和中性粒细胞表达组织因子，激活外源性凝血系统，启动凝血。

（3）血小板的激活：在 DIC 的发生发展中，血小板多为继发性作用，只在少数情况下，如血栓性血小板减少性紫癜时，血小板起原发性作用。

4. 促凝物质进入血液

（1）急性坏死性胰腺炎：胰蛋白酶入血激活凝血酶原。

（2）蛇毒（如斑蝰蛇毒）：激活 FⅩ或加强 FⅤ活性；锯鳞蝰蛇毒可直接将凝血酶原变为凝血酶。

（3）肿瘤细胞分泌促凝物质：激活 FⅩ。

（4）羊水中含有组织因子样物质。

（5）内毒素损伤 VEC，并刺激 VEC 表达组织因子。

例：严重感染引起 DIC 的机制

①通过凝血与抗凝血系统。内毒素及严重感染时产生的细胞因子（白细胞介素－1、肿瘤坏死因子 α 等）直接作用于 VEC 或通过激活白细胞释放蛋白酶和活性氧等炎症介质，损伤 VEC，使组织因子表达增加；同时又可使 VEC 上的 TM 和肝素的表达明显减少，促凝。

②通过纤溶系统。细胞因子使 VEC 产生组织型纤溶酶原激活物减少，PAI-1 产生增多，纤溶降低，微血栓形成。

③通过血小板。内毒素损伤 VEC，暴露胶原，同时，释放 ADP、血栓素 A_2 等，以及激活血小板活化因子，促进血小板的黏附、活化、聚集。

二、影响 DIC 发生发展的因素

（一）单核－吞噬细胞系统功能受损

单核－吞噬细胞可吞噬、清除血液中的凝血酶、纤维蛋白原及其他促凝物质，并清除纤溶酶、纤维蛋白降解产物及内毒素等。当其吞噬功能发生严重障碍或吞噬了大量坏死组织、细菌等时，其功能“封闭”，可促使 DIC 发生全身性 Shwartzman 反应，即第一次注入小剂量内毒素，使单核－吞噬细胞系统功能“封闭”，第二次注入内毒素时易引起 DIC。

（二）肝功能严重障碍

凝血因子、抗凝物质以及纤溶酶原等均在肝脏合成，凝血因子也在肝脏灭活。当肝功能发生严重障碍时，可使凝血、抗凝、纤溶过程失调。同时，肝细胞大量坏死时可释放组织因子等，从而启动凝血系统，促进 DIC 的发生。

（三）血液高凝状态

妊娠和酸中毒等可致血液高凝状态。妊娠第三周开始，孕妇血液中血小板及多种凝血因子逐渐增多；AT-Ⅲ、t-PA、u-PA 降低；胎盘产生 PAI 增多。随着妊娠时间的增加，血液渐趋高凝状态，妊娠末期最明显。产科意外时（如宫内死胎、羊水栓塞、胎盘早期剥离等），易发生 DIC。

酸中毒可损伤 VEC，启动凝血系统；血液 pH 值降低，使凝血因子的酶活性增高，肝素的抗凝活性减弱，并促进血小板的聚集。因此，酸中毒使血液处于高凝状态，促进 DIC 的发生发展。

（四）微循环障碍

当微循环发生严重障碍（如休克）时，血液瘀滞，甚至“泥化”，使红细胞聚集，血小板黏附、聚集，也可致缺血、缺氧而引起酸中毒及 VEC 损伤等；微血管中血流缓慢（如巨大血管瘤），甚至出现涡流，以及伴有 VEC 等；低血容量（如大出血），致肝、肾血液灌流减少，清除凝血物质及纤溶产物功能降低；不适当地应用纤溶抑制剂（如6－氨基己酸）等药物，过度抑制了纤溶系统，致血液黏度增高。这些因素均可促进DIC的发生发展。

三、分期和分型

（一）分期

典型的DIC发展过程可分为3期。

1. 高凝期

凝血系统激活，凝血酶增多，血液凝固性异常增高，微循环中形成大量微血栓。

2. 消耗性低凝期

大量凝血酶的产生和微血栓形成，凝血因子和血小板被大量消耗；同时，可能继发性激活纤溶系统，使血液处于消耗性低凝状态，可有明显的出血症状。

3. 继发性纤溶亢进期

激活纤溶系统，产生大量纤溶酶，导致纤溶亢进和FDP纤维蛋白（原）降解产物（fibrinogen/fibrin degradation products，FgDP/FDP）的形成，出血十分明显。

（二）分型

1. 按DIC的发生速度分型

（1）急性型：在数小时或1～2 d内发病，病情迅速恶化，分期不明显。常见于严重感染、异型输血、严重创伤、急性移植排斥反应等。实验室检查明显异常，临床表现明显，常以出血和休克为主。

（2）亚急性型：在数天内逐渐形成DIC，临床表现介于急性与慢性之间。常见于恶性肿瘤转移、宫内死胎等。

（3）慢性型：病程长，由于此时机体有一定的代偿能力，且单核－吞噬细胞系统功能较健全，有时仅有实验室检查异常，即在尸检病理检查时始被发现。临床表现较轻，不明显，常以器官功能不全为主要表现。常见于恶性肿瘤、胶原病、慢性溶血性贫血等。慢性型在一定条件下可转为急性型。

2. 按DIC的代偿情况分型

（1）失代偿型：常见于急性型DIC。凝血因子和血小板的消耗超过生成。实验室检查可见血小板和纤维蛋白原明显减少。患者常有明显的出血和休克等。

（2）代偿型：常见于轻度DIC。凝血因子和血小板的消耗与代偿基本保持平衡。实验室检查常无明显异常。临床表现不明显或仅有轻度出血或血栓形成症状，代偿型可转为失代偿型。

（3）过度代偿型：常见于慢性DIC或恢复期DIC。凝血因子和血小板代偿性生成迅速，甚至超过消耗，可出现纤维蛋白原等暂时性升高。出血或血栓形成症状不明显。过度代偿型也可转为失代偿型。

四、临床表现的病理生理基础

（一）出血

出血常为DIC患者最初的临床表现，具体表现为皮肤瘀斑、紫癜、呕血、黑便、咯血、血尿、牙龈出血、鼻出血和阴道出血等。严重者可同时多部位大量出血，轻者只有伤口或注射部位渗血不止等。

DIC 导致出血的机制可能与下列因素有关。

1. 凝血物质减少

DIC 致大量血小板和凝血因子消耗，血液中纤维蛋白原、凝血酶原、FV、FⅦ、FX及血小板明显减少，使凝血过程发生障碍，导致出血。

2. 纤溶系统激活

（1）激肽释放酶致纤溶酶增加：血液中 FⅫ激活的同时，激肽系统也被激活，产生激肽释放酶，使纤溶酶原变成纤溶酶。

（2）纤溶酶原激活物致纤溶酶增加：一些器官富含纤溶酶原激活物，如子宫、前列腺、肺等，这些器官缺血、缺氧、变性坏死时，可释放大量纤溶酶原激活物；应激时，交感－肾上腺髓质系统兴奋，肾上腺素等增多可促进 VEC 合成、释放纤溶酶原激活物；缺氧等原因使 VEC 损伤时，也可使纤溶酶原激活物释放增多。

（3）纤溶酶致凝血因子减少：除可使纤维蛋白降解外，纤溶酶还可水解凝血因子，如 FV、FⅧ、凝血酶、FⅫ等，使凝血功能发生障碍。

3. 纤维蛋白（原）降解产物形成

纤溶酶水解纤维蛋白（原）产生的各种片段，统称为纤维蛋白（原）降解产物（fibrinogen/fibrin degradation products，FgDP/FDP）。其具有明显的抗凝作用，如 X、Y、D 片段可妨碍纤维蛋白单体聚合，Y、E 片段有抗凝血酶作用；多数碎片可与血小板膜结合，降低血小板的黏附、聚集、释放等功能。FDP 形成是导致 DIC 出血的一种非常重要的机制。D－二聚体（D-dimer，DD）是纤溶酶分解纤维蛋白多聚体的产物。原发性纤溶亢进时，因血中没有纤维蛋白多聚体形成，故 D－二聚体并不增高。而在继发性纤溶亢进时，血液中会出现 D－二聚体。因此，D－二聚体是反映继发性纤溶亢进的重要指标。

4. 微血管损伤

各种原发病因和继发性的缺氧、酸中毒、细胞因子和自由基产生增多等可引起微血管损伤，导致微血管壁通透性增高，这也是 DIC 出血的机制之一。

（二）器官功能障碍

DIC 时，大量微血栓阻塞局部的微循环，造成器官缺血、局灶性坏死。尸检常可见微血栓。轻者可影响个别器官的部分功能，重者可累及多个器官，同时或相继出现两种或两种以上脏器功能障碍，即发生多器官功能衰竭，这也是 DIC 引起患者死亡的重要原因之一。

不同脏器受累可有不同的临床表现。发生在肾脏可导致双肾皮质坏死及急性肾衰竭，出现少尿、蛋白尿、血尿等症状。肺脏受累可出现呼吸困难、肺出血及呼吸衰竭。肝脏受累可出现黄疸、肝功能衰竭等。胃、肠道受累可出现呕吐、腹泻、消化道出血。肾上腺受累可引起肾上腺皮质出血性坏死，导致沃－弗综合征（Waterhonse-Friderichsen syndrome），又称出血性肾上腺综合征，致肾上腺皮质激素缺乏，包括糖皮质激素和潴钠激素两者皆缺乏，可出现高热、胃肠紊乱、循环虚脱、神志淡漠、萎靡或躁动不安、谵妄甚至昏迷等临床表现。垂体受累发生坏死，可致希恩综合征（Sheehan syndrome），垂体前叶及其所支配的靶器官所分泌的各种激素急剧减少，导致各类激素所作用靶器官的功能过早退化并引起一系列综合征，最先出现性腺功能减退的症状，随后出现甲状腺功能减退的症状，最后出现肾上腺皮质功能减退的症状并危及患者的生命。神经系统受累可出现神志模糊、嗜睡、昏迷、惊厥等症状，这可能与微血管阻塞，蛛网膜下腔、脑皮质、脑干等出血有关。

（三）休克

急性 DIC 时常伴有休克。DIC 和休克可互为因果，形成恶性循环。DIC 导致休克的机制如下。

1. 心泵功能障碍

心肌损伤使心输出量减少。

2. 回心血量减少

微血栓形成，阻塞微血管，使回心血量减少；广泛出血使血容量减少；血管活性物质使血管壁通透性增强，外周阻力降低，回心血量减少。

3. 血管床容量增大

FDP 成分增强组胺、激肽的作用，促进微血管扩张。

（四）贫血

DIC 病人可表现为一种特殊类型的贫血，即微血管病性溶血性贫血（microangiopathic hemolytic anemia），在病人的外周血涂片检查时见到一些特殊形态的红细胞，其外形呈盔甲形、星形、新月形及三角形等，称为裂体细胞（schistocyte），是破坏的红细胞碎片。这些红细胞碎片的产生原因是 DIC 时，微血管中有广泛的纤维蛋白性微血栓形成，在最初，纤维蛋白丝在微血管内形成细网，当红细胞流过这些网孔时，受到机械性损伤而引起变形碎裂（图 8－4），出现溶血现象。红细胞的破坏除了有机械性因素外，还有红细胞自身的因素，如 DIC 时常伴有休克发生，组织缺血、缺氧而致血液 pH 降低和渗透压升高，可使红细胞内黏度增加；ATP 缺乏影响了细胞膜的正常功能，红细胞变形能力下降，这些因素可使红细胞处于“前溶解状态”，在经过纤维蛋白网孔和血流冲的作用下容易被破坏。

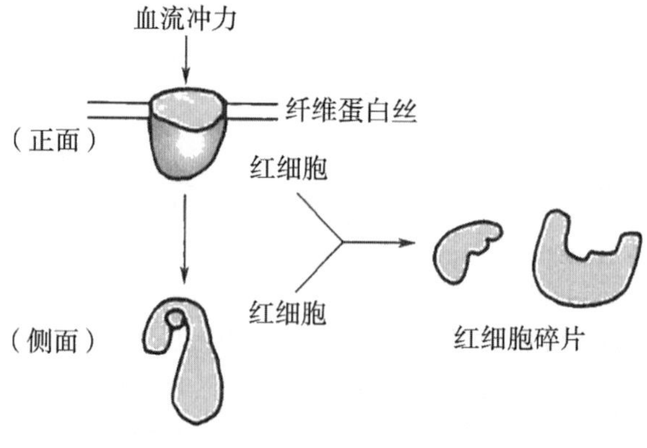

图 8－4　红细胞碎片的形成机制

五、防治的病理生理基础

（一）防治原发病

以预防和去除引起 DIC 的原发性疾病、终止促凝物质入血为首位治疗原则。如及时有效地控制感染、去除滞留在宫腔内的死胎、切除肿瘤等。

（二）改善微循环

采取补充血容量、纠正酸中毒、应用血管活性药物、增强心功能等措施，疏通被微血栓阻塞的微循环，增加其灌流量等，在防治 DIC 的发生、发展中具有重要作用。

（三）建立新的凝血－抗凝－纤溶的动态平衡

在 DIC 的高凝期可用低分子肝素等抗凝。消耗性低凝期和继发性纤溶亢进期不使用肝素，可应用纤溶抑制剂来抑制纤溶酶活性。

临床上，DIC 时凝血和纤溶两个病理过程往往交错在一起，但应以抗凝治疗为主，即使在后期以纤溶为主的 DIC 病人也不主张单独使用抗纤溶药物。在病情得到控制时可考虑给新鲜全血、血小板、纤维蛋白原，以及新鲜冰冻血浆和冷沉淀等，适当补充凝血因子和血小板。

本章小结

1. 凝血、抗凝、纤溶和血管、血细胞的异常。

2. 弥散性血管内凝血（DIC）的概念、病因、发病机制、影响因素、临床表现的病理生理基础、分期与分型，以及防治的病理生理基础。

（龙儒桃）

第九章 缺血-再灌注损伤

良好的血液循环是维持组织细胞氧及营养物质供应的基本保证。由于各种原因引起的组织血液灌注减少而使细胞发生损伤，称为缺血性损伤（ischemic injury）。缺血时间越长，细胞就可能出现不可逆损伤而导致器官、系统功能障碍。尽快恢复器官血流灌注是缺血性损伤最重要的治疗策略，临床上许多缺血器官在再灌注后，结构功能得到恢复，取得良好的治疗效果。但是，大量研究表明，恢复某些缺血组织器官的血液灌注及氧供反而会加重组织损伤。由此，提出了缺血－再灌注损伤（ischemia-reperfusion injury）。

缺血－再灌注损伤可继发于许多病理过程，如心肌梗死（myocardial infarction）、缺血性卒中（ischemic stroke）、急性肾损伤、创伤、循环骤停、睡眠呼吸暂停（sleep apnea）等，也会出现在溶栓治疗（thrombolytic therapy）、经皮冠状动脉介入治疗（percutaneous coronary intervention）、体外循环（cardiac pulmonary bypass）、器官移植（organ implantation）、断肢再植后血流恢复而引起的心、脑、肝、肾及多器官损伤。因此，阐明缺血－再灌注损伤的病因及发病机制，对于预防与减轻临床诊疗工作中所遇到的缺血－再灌注损伤问题至关重要。

第一节　原因和条件

一、常见原因

凡是在缺血的基础之上恢复血液灌注都有可能成为再灌注损伤的发生原因，常见的有：

（1）组织器官缺血后恢复血液供应。如休克时微循环的疏通、断肢再植和器官移植等。

（2）一些新的医疗技术的应用。如动脉搭桥术、溶栓疗法以及经皮冠状动脉介入治疗等。

（3）心脏外科体外循环后重新恢复血流供应。如体外循环条件下的心脏手术、肺血栓切除术，心肺复苏、脑复苏等。

二、常见条件

缺血－再灌注后是否发生再灌注损伤与缺血时间、侧支循环、对氧的需求程度、再灌注的条件等因素有关（表9－1）。

表9－1　缺血－再灌注损伤常见条件

常见条件	具体情况
缺血时间	不同器官发生再灌注损伤所需的缺血时间不同，如冠状动脉一般为15～45 min，肝脏一般为45 min，肾脏一般为60 min，小肠大约为60 min，骨骼肌甚至为4 h

续表 9-1

常见条件	具体情况
侧支循环	缺血后容易形成侧支循环的组织，不易发生再灌注损伤
对氧的需求程度	对氧需求高的组织器官，容易发生再灌注损伤，如心、脑等
再灌注的条件	低温、低压、低 pH、低钠、低钙灌流液灌注，可减轻再灌注损伤；而高钾、高镁对再灌注损伤有保护作用

第二节 发生机制

缺血-再灌注损伤的发生机制尚未彻底阐明，目前认为与自由基生成增多、细胞内钙超载和炎症反应过度激活有关。

一、自由基增多

（一）自由基的概念及分类

自由基（free radical，FR）是指外层轨道上有未配对电子的原子、原子团或分子的总称。因其含有未配对的电子，故化学性质非常活泼，极易发生氧化反应（失去电子）或还原反应（获得电子）。

生物体系中自由基主要有：

1. 氧自由基

由于特殊的电子排列结构，氧分子（O_2）极易形成自由基，这些由氧分子形成的自由基统称为氧自由基（oxygen free radical，OFR），如超氧阴离子（superoxide anion，$O_2^-\cdot$）、羟自由基（hydroxyl radical，OH·）和一氧化氮自由基（NO·）等。OH·是目前发现最活跃的氧自由基。

体内还有其他的化学性质活泼的含氧化合物，如过氧化氢（hydrogen peroxide，H_2O_2）、单线态氧（singlet oxygen，$^1O_2$）、臭氧等，这些化合物与含氧自由基统称为活性氧（reactive oxygen species，ROS）。

2. 其他自由基

由氧自由基与多价不饱和脂肪酸作用后生成的中间代谢产物为脂性自由基，如烷自由基（L·）、烷氧自由基（LO·）、烷过氧自由基（LOO·），还有氯自由基（Cl·）、甲基自由基（$CH_3\cdot$）等。

（二）自由基的生成与清除

1. 生成

（1）氧化磷酸化过程中单电子还原：生理状况下，O_2 通过线粒体细胞色素氧化酶系统，接受4个电子还原成水，经过氧化磷酸化同时生成能量 ATP。其中，只有1%～2%的氧在获得1个电子时还原生成 $O_2^-\cdot$，获得2个电子时生成 H_2O_2，获得3个电子时生成 OH·。H_2O_2 生成 OH·的速度很慢，称为 Haber-Weiss 反应。

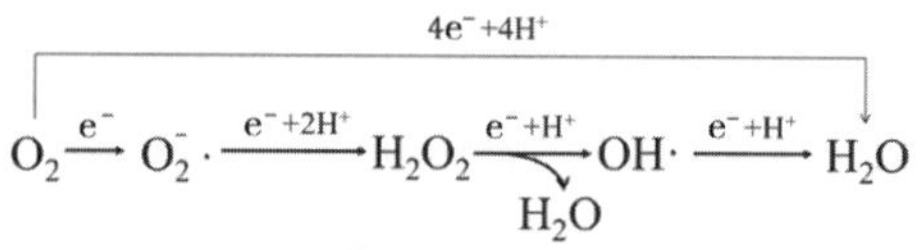

病理情况下，如血色病（hemochromatosis）是铁代谢障碍而造成铁离子负荷过多，而威尔逊病（Wilson' sdisease，WD）是铜代谢障碍造成铜离子负荷过多，体内游离铁离子或铜离子增多，H_2O_2 生成 OH·速度加快，称为 Fenton 型 Haber-Weiss 反应。

（2）其他反应中生成：酶促反应和非酶促反应可通过单电子转移而产生自由基。①酶促反应：醛氧化酶、黄嘌呤氧化酶、线粒体呼吸链有关的黄素蛋白、NADH、铁硫蛋白、泛醌与细胞色素酶、前列腺素合成酶等可通过酶促反应产生自由基；②非酶促反应：电离辐射、氧合血红蛋白氧化分解、中性粒细胞及巨噬细胞吞噬细菌的过程、光敏反应、某些抗癌药物等在体内可产生自由基。

2. 清除

（1）抗氧化物质：辅酶 Q、维生素 E、β－胡萝卜素、维生素 C、谷胱甘肽等提供电子使自由基还原，清除自由基。

（2）抗氧化酶：超氧化物歧化酶（superoxide dismutase，SOD）可歧化 O_2^-·生成 H_2O_2，过氧化氢酶（catalase，CAT）可清除 H_2O_2，谷胱甘肽过氧化物酶（glutathione peroxidase，GSH－Px）可清除 OH·。

（三）缺血－再灌注导致自由基增多的机制

1. 线粒体

线粒体是氧化磷酸化的主要场所。缺血期，线粒体氧化磷酸化功能障碍，ATP 生成减少，进入线粒体的钙离子增多，造成线粒体细胞色素氧化酶系统功能失调，电子传递链未能正常传递电子，同时线粒体内抗氧化酶活性下降。再灌注时，恢复血流，进入细胞内的氧经单电子还原生成的活性氧增多，特别是线粒体内 H_2O_2、OH·生成增多（图 9－1）。

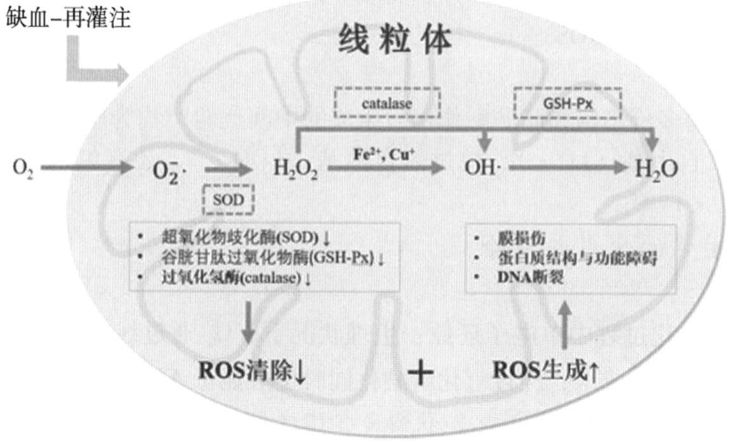

图 9－1 缺血－再灌注致线粒体损伤引起自由基增多的机制

2. 激活的白细胞产生自由基

缺血组织细胞释放的蛋白水解酶分解蛋白质产生的蛋白片段，膜磷脂分解生成的花生四烯酸及其代谢产物，可使白细胞激活并聚集于缺血组织及其周围。激活的白细胞又能合成和释放多种炎症介质，包括促炎细胞因子、脂质炎症介质和炎症趋化因子等，导致白细胞的进一步激活和炎症介质的释放。激活的中性粒细胞耗氧量显著增加，产生大量氧自由基，即呼吸爆发（respiratory burst）或氧爆发（oxygen burst）。中性粒细胞（neutrophils）在吞噬活动时耗氧量显著增加，所摄取的氧绝大部分经细胞内 NADPH（还原型辅酶Ⅱ）氧化酶和 NADH（还原型辅酶Ⅰ）氧化酶的催化，接受电子形成氧自由基，包括 $O_2^-\cdot$（图 9－2）。

$$NADPH+2O_2 \xrightarrow{\text{NADPH 氧化酶}} 2O_2^-\cdot+NADP^++H^+$$

$$NADH+2O_2 \xrightarrow{\text{NADH 氧化酶}} 2O_2^-\cdot+NAD^++H^+$$

图 9－2　缺血－再灌注致中性粒细胞聚集及激活引起自由基增多的机制

3. 通过黄嘌呤氧化酶途径产生自由基

黄嘌呤脱氢酶（xanthine dehydrogenase，XD）与黄嘌呤氧化酶（xanthine oxidase，XO）主要存在于毛细血管内皮细胞内，正常时 90% 为 XD，10% 为 XO。缺血、缺氧可促使 XD 转变为 XO；缺血时，一方面 ATP 生成减少，Ca^{2+} 泵功能发生障碍，Ca^{2+} 进入细胞内激活 Ca^{2+} 依赖性蛋白水解酶，通过有限水解使 XD 构象改变，转变为 XO。另一方面因氧分压降低，ATP（三磷酸腺苷）依次降解为 ADP（二磷酸腺苷）、AMP（腺嘌呤核糖核苷酸）和次黄嘌呤，次黄嘌呤大量堆积。再灌注时，大量分子氧随血液进入缺血组织，XO 催化次黄嘌呤转变为黄嘌呤并进而催化黄嘌呤转变为尿酸的两步反应中，都以分子氧为电子接受体，从而产生大量的尿酸和 H_2O_2。因此，再灌注时组织内 OH·、H_2O_2 等活性氧大量增加（图 9－3）。

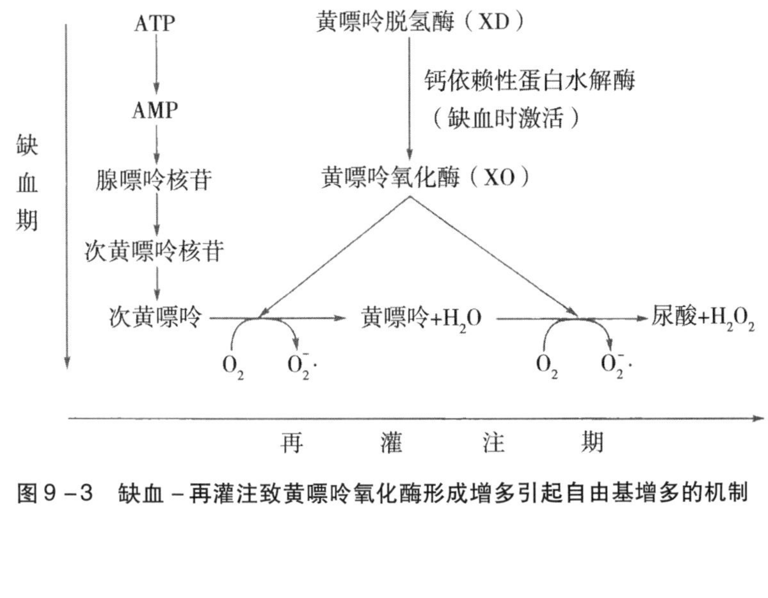

图 9－3　缺血－再灌注致黄嘌呤氧化酶形成增多引起自由基增多的机制

4. 儿茶酚胺的自身氧化增加

对于机体，缺血时是一种应激反应，交感－肾上腺髓质系统兴奋，儿茶酚胺释放增加。再灌注时，恢复血流与氧供，儿茶酚胺通过自氧化产生大量的自由基，如儿茶酚胺中肾上腺素在代谢中生成肾上腺素红的过程中有 O_2^- · 产生。

5. 体内清除自由基能力下降

抗氧化物质（如辅酶 Q、维生素 E、维生素 C 等）和抗氧化酶（如 SOD、CAT、GSH-Px 等）合成不足或被大量消耗，使自由基的清除不足，也可造成自由基增多。

（四）自由基增多引起机体损伤的机制

自由基性质极为活泼，可与其他物质反应，破坏多糖、氧化蛋白质、使不饱和脂肪酸过氧化，造成细胞结构、功能障碍，甚至水解。由氧化物质增多而抗氧化防御机制降低之间的不平衡导致的损伤，又被称为“氧化应激”（oxidative Stress，OS）。

1. 损伤生物膜

生物膜（细胞膜、线粒体膜、溶酶体膜和内质网膜）是脂质双分子层结构，其主要成分包括磷脂（含有多价不饱和脂肪酸）、胆固醇及膜蛋白等，对于维持膜结构的完整及功能正常至关重要。当自由基增多时，自由基与不饱和脂肪酸作用引发脂质过氧化（lipid peroxidation）反应，使膜结构受损、功能障碍，引起以下损伤：

（1）膜结构破坏：膜脂质过氧化使膜的不饱和脂肪酸减少，以致不饱和脂肪酸/蛋白质的比例失调，细胞膜及线粒体、溶酶体等细胞器膜的液态性、流动性降低及通透性升高，可使细胞外 Na^+ 与 Ca^{2+} 内流增加，引起细胞水肿和钙超载。

（2）生物活性物质生成增多：膜脂质过氧化可激活磷脂酶 C 和磷脂酶 D，进一步分解膜磷脂，催化花生四烯酸代谢反应，生成多种生物活性物质如前列腺素、血栓素 A_2、白三烯等，促进再灌注损伤的发生。

（3）ATP 生成减少：线粒体膜脂质过氧化导致线粒体功能抑制，ATP 生成减少，细胞能量代谢障碍加重。

2. 蛋白质功能抑制

自由基与活性氧可与细胞结构蛋白和酶的巯基氧化形成二硫键，使氨基酸残基氧化，胞质及膜蛋白和某些酶交联形成二聚体或更大的聚合物，直接损伤蛋白质的功能，如离子通道蛋白或转运体功能抑制，同时，膜磷脂微环境的改变共同导致跨膜离子梯度异常，Na^+ 与 Ca^{2+} 内流，细胞肿胀与 Ca^{2+} 超载；脂质过氧化可抑制膜受体、G 蛋白与效应器的耦联，引起细胞信号转导功能障碍；C 自由基具有极为活泼的反应性，可以与各种细胞成分（膜磷脂、蛋白质、核酸）发生反应，使细胞产生致命性的损伤。

3. DNA 损伤

氧自由基可使核酸碱基羟化及 DNA 断裂，还可以引起染色体的畸变。

二、钙超载

钙超载（calcium overload）是指各种原因引起细胞 Ca^{2+} 转运机制异常、细胞内 Ca^{2+} 含量增多，导致细胞结构损伤和功能代谢障碍。

正常情况下细胞内外 Ca^{2+} 的浓度相差悬殊。细胞内钙浓度为 0.1 μmol/L，细胞外钙浓度为1.0 mol/L，两者相差上万倍。细胞内钙分布不均匀，约有44%存在于胞内钙库（线粒体及内质网），50%存在于细胞核，5%存在于细胞膜。正常情况下，机体通过一系列转运机制维持细胞内外巨大的Ca^{2+}浓度差，保持细胞内低钙的状态，称为钙稳态。钙稳态通过以下途径实现：①细胞膜对Ca^{2+}的低通透性；②钙与特殊配基形成可逆性复合物；③细胞膜钙泵（$Ca^{2+}-Mg^{2+}$－ATP酶）逆电化学梯度将Ca^{2+}主动转运至细胞外；④通过细胞器膜上的Ca^{2+}泵和Na^+交换将胞质Ca^{2+}贮存至内质网和线粒体内；⑤通过细胞膜Na^+-Ca^{2+}交换，将胞质Ca^{2+}转运到细胞外等。

（一）缺血－再灌注导致钙超载的机制

细胞内钙超载主要发生在再灌注期，主要原因是细胞外Ca^{2+}内流增加了。钙超载的发生机制目前尚未完全清楚，可能与下列因素有关：

1. Na^+-Ca^{2+}交换异常

Na^+/Ca^{2+}交换蛋白（Na^+/Ca^{2+} exchange protein）是心肌细胞膜钙转运蛋白之一，在跨膜Na^+、Ca^{2+}梯度和膜电位驱动下对细胞内外的Na^+、Ca^{2+}进行双向转运。生理状态下，Na^+/Ca^{2+}交换蛋白以正向转运的方式将细胞内Ca^{2+}转移至细胞外，与内质网和细胞膜钙泵共同维持细胞静息状态时的低钙浓度。病理条件下，如细胞内Na^+明显升高或膜内正电位等，Na^+/Ca^{2+}交换蛋白则以反向转运的方式将细胞内Na^+排出，细胞外Ca^{2+}进入细胞，导致Ca^{2+}超载，其主要途径如下：

（1）直接激活：缺血时ATP生成减少，导致钠泵活性降低，细胞内Na^+含量明显升高。再灌注时缺血细胞重新获得氧及营养物质供应，细胞内高Na^+直接激活钠泵，同时迅速激活Na^+/Ca^{2+}交换蛋白，以反向转运的方式加速Na^+向细胞外转运，同时将大量Ca^{2+}运入胞质，从而导致细胞内Ca^{2+}浓度增加引起细胞损伤。

（2）间接激活：缺血时无氧代谢增强使H^+生成增多，组织间液和细胞内酸中毒，pH降低。再灌注时，组织间液H^+浓度迅速下降，而细胞内H^+浓度仍然很高，细胞内外形成显著的pH梯度差，由此激活细胞膜的H^+/Na^+交换蛋白，促进细胞内H^+排出，细胞外Na^+内流，间接引起细胞内Na^+增多。再灌注后，由于恢复了能量供应和pH值，从而促进Na^+/Ca^{2+}交换，引起胞外Ca^{2+}大量内流，加重细胞内钙超载。

2. 蛋白激酶C（PKC）激活

组织缺血－再灌注时，内源性儿茶酚胺释放增加。一方面，儿茶酚胺作用于α_1肾上腺素能受体，激活G蛋白－磷脂酶C（PLC）介导的细胞信号转导通路，促进磷脂酰肌醇（PIP_2）分解，生成三磷酸肌醇（IP_3）和甘油二酯（DG）。其中，IP_3促进内质网释放Ca^{2+}，DG经激活PKC促进H^+-Na^+交换，进而增加Na^+-Ca^{2+}交换，促进胞外Ca^{2+}内流，共同使胞质Ca^{2+}浓度升高。另一方面，儿茶酚胺作用于β肾上腺素能受体，通过激活腺苷酸环化酶增加L型钙通道的开放，从而促进胞外Ca^{2+}内流，进一步加重细胞内钙超载。

3. 生物膜损伤

细胞膜和细胞器膜性结构是维持细胞内、外以及细胞内各区间离子平衡的重要结构。生物膜损伤可使其通透性增强，细胞外、线粒体及内质网中Ca^{2+}顺浓度差进入细胞，使细胞内钙超载。

（1）细胞膜损伤：引起钙超载的机制是：①细胞膜正常结构被破坏，对 Ca^{2+} 通透性增强；②再灌注时生成大量的自由基，使细胞膜的脂质过氧化，加重膜结构的破坏；③细胞内 Ca^{2+} 增加激活磷脂酶，使膜磷脂降解，进一步增加细胞膜对 Ca^{2+} 的通透性。

（2）线粒体膜损伤：导致钙超载的机制是：①正常时线粒体内 Ca^{2+} 含量为胞质的 500 倍。由于细胞膜损伤，膜功能障碍，Ca^{2+} 内流增多，大量钙盐沉积于线粒体，可造成呼吸链中断、氧化磷酸化障碍，ATP 合成减少，耗能离子泵功能抑制；②缺血－再灌注使线粒体呼吸链酶类活性降低，产生单电子还原而生成自由基及活性氧物质，进一步损伤线粒体膜；③自由基的损伤及膜磷脂的降解可使线粒体膜受损，抑制氧化磷酸化，使 ATP 生成进一步减少，又加重膜损伤，线粒体内的钙释放入胞质，引起钙超载。

（3）内质网膜损伤：内质网钙摄取是依赖水解 ATP 的主动转运过程。自由基的作用及膜磷脂的降解可造成内质网膜损伤，使其钙泵功能发生障碍，对 Ca^{2+} 摄取减少，引起胞质 Ca^{2+} 浓度升高。

（二）钙超载引起再灌注损伤的机制

细胞内钙超载引起再灌注损伤的机制目前尚未完全阐明，可能与以下因素有关（图 9－4）。

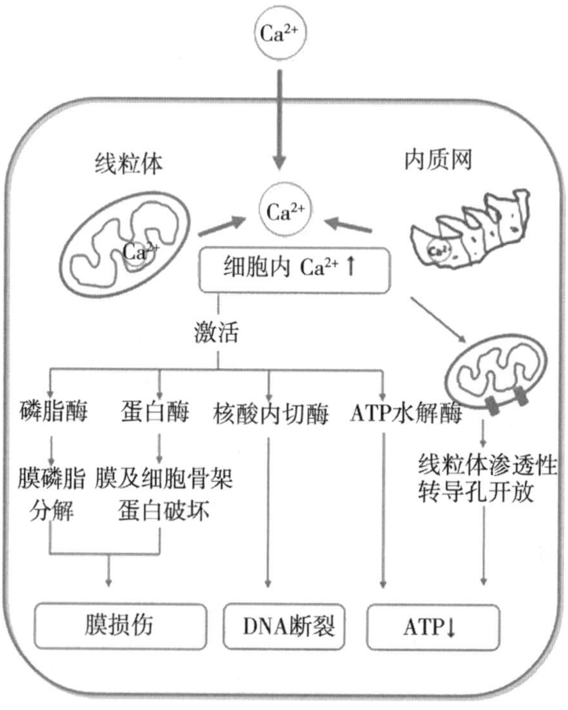

图 9－4　钙超载引起缺血－再灌注损伤

1. 能量代谢障碍

胞质内 Ca^{2+} 被线粒体摄取时消耗大量 ATP，同时进入线粒体的 Ca^{2+} 与含磷酸根的化合物结合，形成不溶性磷酸钙，既干扰线粒体的氧化磷酸化，使 ATP 生成减少，又损伤线粒体膜而加重细胞能量代谢障碍。

2. 细胞膜及结构蛋白分解

（1）激活多种酶：细胞内 Ca^{2+} 增加可激活磷脂酶类，促使膜磷脂降解，造成细胞膜结构受损；可激活钙依赖性蛋白酶活性，促进细胞膜和结构蛋白的分解；激活核酸内切酶，引起染色体的损伤。

（2）细胞结构破坏：缺血-再灌注可使线粒体渗透性转导孔（mitochondrial permeability transition pore，mPTP）开放，可使线粒体呼吸功能抑制，还可导致细胞色素 C（Cyt C）释放及凋亡蛋白酶激活，启动细胞凋亡途径；缺血-再灌注可使溶酶体膜破裂，溶酶体内蛋白水解酶逸出引起细胞自溶。

3. 加重酸中毒

细胞能量代谢发生障碍，有氧氧化生成 ATP 减少，无氧酵解增强，乳酸增多，细胞酸中毒；细胞内 Ca^{2+} 浓度升高可激活某些 ATP 酶，导致细胞高能磷酸盐水解，释放出大量 H^{+}，加重细胞内酸中毒。

综上所述，钙超载既是缺血-再灌注的结果，又是缺血-再灌注细胞损伤的原因。细胞内 Ca^{2+} 聚积既激活磷脂酶，使膜磷脂降解，又进一步增加细胞膜对 Ca^{2+} 的通透性，促进钙超载。

三、炎症反应过度激活

缺血-再灌注损伤的局部变化是炎症反应。这种炎症往往不存在病原体，为无菌性炎症反应，主要涉及免疫细胞聚集与活化、补体系统激活。其中，白细胞聚集、激活介导的损伤起重要作用。

（一）缺血-再灌注引起炎症反应过度激活的机制

组织缺血-再灌注时白细胞浸润增加的机制尚不十分清楚，可能与以下机制有关：

1. 细胞黏附分子生成增多

细胞黏附分子又称为黏附分子（adhesion molecule），是指由细胞合成的、可促进细胞与细胞之间、细胞与细胞外基质之间黏附的一类大分子物质的总称，如整合素（integrin）、选择素（selectin）、细胞间黏附分子、血管细胞黏附分子等。在进行体外循环手术后，血管内皮细胞选择素、细胞间黏附分子的表达增强；经皮腔内冠脉血管成形术患者再灌注后中性粒细胞整合素的表达增加。缺血损伤可刺激血管内皮细胞表面多种黏附分子表达增强，引起中性粒细胞沿内皮细胞表面滚动，甚至聚集、黏附在血管内皮细胞。炎症反应还可引起大量趋化因子（chemokine）释放，可增加整合素的亲和力，促使中性粒细胞牢固黏附于血管壁上。

2. 趋化因子与细胞因子生成增多

当发生组织损伤时，血细胞穿过血管壁迁移到感染或损伤区域，称为细胞渗出（emigration）。内皮细胞与白细胞分泌的趋化因子、选择素与整合素等可促进中性粒细胞与巨噬细胞的渗出。同时，细胞膜磷脂降解，花生四烯酸代谢产物如白三烯（LT）、LTB_4、血小板活化因子（PAF）、补体C5a片段及激肽等细胞因子增多，这些物质具有很强的趋化作用，吸引大量白细胞黏附于血管内皮或渗出到损伤组织区域。

近年的研究发现：缺血－再灌注还可激活病原识别相关受体——Toll样受体（Toll-like receptor，TLR）以及丝裂原激活的蛋白激酶（mitogen-activated protein kinase，MAPK）家族的信号传导通路等，继发炎症反应，使其过度激活。

（二）炎症反应引起机体损伤的机制

1. 微血管损伤

（1）微血管血液流变学改变：在正常情况下，血细胞位于血管中心流动，与血管内皮细胞基本不接触，以保证血液的高速流动。缺血－再灌注损伤可引起大量中性粒细胞聚集、黏附在血管内皮细胞上，而且不易分离，极易嵌顿、堵塞微循环血管；加之内皮细胞肿胀、血小板黏附、微血栓形成和组织水肿等，更易形成无复流（no-reflow）现象，加重组织缺血、缺氧。无复流现象是指恢复血液灌注后，缺血区依然得不到充分的血液灌注的现象。

（2）微血管通透性增高：缺血可损伤内皮细胞，使间隙增大，同时激肽等炎症因子可使微血管通透性增高，引发组织液外渗，又可导致血液浓缩，加重无复流现象。中性粒细胞自血管内游出并释放细胞因子又使微血管通透性进一步增高。

2. 细胞损伤

激活的中性粒细胞与血管内皮细胞可释放大量的活性物质，如自由基、蛋白酶、溶酶体酶等，不但改变了自身的结构和功能，而且造成周围组织的细胞损伤。如血管内皮细胞和中性粒细胞表面的黏附分子暴露，两者的亲和力增强，可促使中性粒细胞黏附于血管壁，穿过血管壁趋化游走，使白细胞浸润等炎症反应进一步过度激活。

综上所述，自由基生成增多、钙超载及炎症反应过度激活是缺血－再灌注损伤发生的基本机制，三者相互作用、协同作用，最终引起细胞、机体损伤。

第三节　功能代谢变化

缺血－再灌注损伤主要表现为再灌注组织器官的功能代谢障碍及结构损伤，可发生在心脏、脑、肺、肾、肝、胃肠、肢体和皮肤等，甚至发生多器官功能障碍。其中，心脏及脑对氧需求高，较容易发生。

一、心肌缺血－再灌注损伤

心脏血供阻塞采取溶栓、介入等治疗后发生的心脏缺血－再灌注损伤包括：

（一）再灌注性心律失常

缺血心肌再灌注过程中出现的心律失常，称为再灌注性心律失常（reperfusion arrhythmia）。此类心律失常通常发生在再灌注早期，发生率较高，其特点主要表现为：

①再灌注区里功能上可恢复的心肌细胞越多，心律失常的发生率越高；②缺血心肌数量越多、缺血程度越重、再灌注速度越快，心律失常的发生率就高；③心律失常以室性心律失常居多，如室性心动过速和心室纤颤等。再灌注性心律失常发生的可能机制如下。

1. 再灌注心肌之间动作电位时程的不均一性

研究发现，再灌注的最初 30 s，心肌动作电位迅速恢复，但缺血区心肌与正常区心肌动作电位的恢复有明显不同，即使是缺血细胞，动作电位的恢复也不相同。有的幅度高，持续时间长；有的幅度低，持续时间短。心肌之间动作电位时程的不均一性增强了心肌兴奋折返，可能是导致心律失常的主要原因。

2. 心肌细胞钙超载

研究证实，再灌注时细胞内高 Na^{+} 激活 Na^{+}/Ca^{2+} 交换蛋白进行反向转运，使动作电位平台期进入细胞内的 Ca^{2+} 增加，出现一个内向电流，在心肌动作电位后形成短暂除极，即延迟后除极，可造成传导减慢，触发多种心律失常。

3. 自由基及活性氧增多

改变心肌细胞膜的流动性及离子的通透性，导致细胞离子通道发生改变，诱发心律失常。

4. 再灌注时内源性儿茶酚胺增多

激活心肌细胞膜 α 受体，Ca^{2+} 进入细胞，自律性增高。

（二）心肌舒缩功能障碍

1. 再灌注性心肌顿抑（myocardial stunning）

缺血心肌在恢复血液灌注后，心肌舒缩功能要经过较长的一段时间（数天到数周）后才能恢复，此为可逆性的心肌功能障碍，称之为心肌顿抑。其与心肌梗死引起的收缩功能异常不同，此时心肌并未发生坏死，经过抗损伤或修复后收缩功能最终可以完全恢复正常。但如果有大量心肌发生顿抑，仍有可能发生心力衰竭。目前认为，自由基生成增多、细胞内钙超载及炎症反应过度激活是心肌顿抑的主要发生机制。

2. 微血管阻塞

缺血 - 再灌注可引起心肌微血管发生阻塞，发生严重的肿胀与内皮细胞损伤，腔内血栓形成，出现供血障碍，ATP 合成减少，引起心肌舒缩功能障碍。

（三）心肌结构变化

再灌注损伤心肌的结构变化与单纯缺血心肌的变化性质基本相同，但前者程度更为严重。表现为：基底膜部分缺失，质膜破坏，损伤迅速扩展到整个细胞使肌原纤维结构破坏（出现严重收缩带、肌丝断裂、溶解）、线粒体损伤（极度肿胀、嵴断裂、溶解，空泡形成、基质内致密物增多）。再灌注还可造成不可逆性损伤，出现心肌出血、坏死。其发生与自由基、钙超载及炎症反应有关。

二、脑缺血 - 再灌注损伤的变化

脑是对缺氧最敏感的器官，它的活动主要依靠葡萄糖有氧氧化提供能量。脑缺血性卒中后的溶栓治疗可引起脑缺血 - 再灌注损伤。一旦缺血、缺氧，则会出现线粒体呼吸链功能障碍、ATP 合成减少、无氧酵解增强、乳酸增多、细胞内酸中毒、离子分布异常、Na^+ 和 Ca^{2+} 内流、细胞水肿、神经元功能障碍。另外，再灌注又会引起自由基增多、兴奋性氨基酸生成增多、钙超载及炎症反应过度激活而引起继发性损伤，脑组织形态学最明显的改变是脑水肿和脑细胞坏死。临床表现为感觉、运动或意识等脑功能障碍，严重时甚至死亡。缺血－再灌注引起脑损伤的机制如下。

1. 兴奋性氨基酸的毒性作用

兴奋性氨基酸指中枢神经系统中兴奋性突触的主要神经递质，主要包括谷氨酸和天门冬氨酸。脑缺血－再灌注可引起兴奋性氨基酸过度激活，主要机制为：①代谢障碍：缺血－再灌注时，突触前谷氨酸释放增多和（或）再摄取减少，超过了突触后受体的结合能力，从而引起谷氨酸聚集；②AMPA 受体激活：谷氨酸与其受体 α－氨基－3－羟基－甲基丙酸（AMPA）结合，可引起 Na^+ 通道开放，去极化，Na^+ 和水内流，导致神经元急性肿胀；③NMDA 受体激活：当谷氨酸与其另一种受体 N－甲基－D－门冬氨酸（NMDA）结合时，可促使细胞外 Ca^{2+} 大量内流，导致细胞内钙超载。

2. 自由基、活性氧物质与炎症介质增多

缺血时神经元细胞聚集了大量代谢物质，如 AMP、黄嘌呤、次黄嘌呤等，一旦供氧得到改善，电子不稳定地传递致使活性氧物质生成增多，包括 NO·、H_2O_2，细胞膜脂质过氧化，同时生成花生四烯酸，又产生更多的氧自由基和炎症介质，使细胞进一步损伤，加重脑水肿、颅内高压。

3. 钙超载

钙超载可激活多种蛋白酶从而降解细胞骨架；磷脂酶可产生氧自由基，激活一氧化氮合酶促进一氧化氮生成，造成细胞膜和线粒体损伤，最终导致细胞被破坏。

三、其他器官缺血－再灌注损伤的变化

（一）肺缺血－再灌注损伤的变化

在对肺栓塞、肺梗死治疗之后，可发生肺缺血－再灌注损伤。光镜下可见：肺不张伴不同程度肺气肿，肺间质增宽、水肿，炎症细胞浸润，肺泡内较多红细胞渗出。电镜下观察到：肺内毛细血管内皮细胞肿胀，核染色质聚集并靠核膜周边分布，胞核出现固缩倾向，核间隙增大；Ⅰ型肺泡上皮细胞内吞饮小泡较少；Ⅱ型肺泡上皮细胞表面微绒毛减少，线粒体肿胀，板层小体稀少，出现较多空泡；肺泡隔水肿，肺泡隔及毛细血管内炎症细胞附壁，以中性粒细胞为主。发生机制：黄嘌呤氧化酶产生的氧自由基，是引起肺缺血－再灌注损伤的主要介质；内皮细胞收缩，肺微血管通透性增加，引起细胞渗出、肺水肿。

（二）肝缺血－再灌注损伤的变化

肝移植和阻断血管的肝脏切除术等，可发生肝缺血－再灌注损伤。此时，血清丙氨酸氨基转移酶（谷丙转氨酶）、天冬氨酸氨基转移酶（谷草转氨酶）及乳酸脱氢酶活性明显增高，肝功能受损。再灌注时肝组织损伤较单纯缺血明显加重，主要表现为：光镜下，肝细胞肿胀、脂肪变性、空泡变性及点状坏死。电镜下，线粒体高度肿胀、变形、嵴减少、

排列紊乱，甚至出现崩解、空泡形成等；内质网明显扩张；毛细胆管内微绒毛稀少等。发生机制：肝缺血－再灌注损伤的发生可能有部分原因是肝脏缺血过程中的损伤，另一部分原因是当缺血的肝脏得到血流再灌注时产生的一系列损伤。研究表明，缺血再灌注使得肝细胞和 kuffer 细胞、中性粒细胞、肝窦状隙内皮细胞、贮脂细胞等细胞之间发生相互作用。另外，血小板、补体也有参与。活化的细胞释放大量的促炎因子、脂质炎性因子，导致炎性介质反应和细胞的凋亡。损伤会使得肝窦状隙内皮细胞被破坏，肝脏微循环障碍，进而加重肝脏微循环的缺血且导致肝细胞再生受阻。

（三）肾缺血－再灌注损伤的变化

在对肾移植、休克治疗后，肾缺血－再灌注时，血清肌酐浓度明显增高，肾功能严重受损。再灌注时肾组织损伤较单纯缺血明显加重，表现为线粒体高度肿胀、变形、嵴减少，排列紊乱，甚至出现崩解、空泡形成等。发生机制为：再灌注激活 TNF 转录因子，TNF 和受体结合可激活 NF-κB，后者上调 TNF 和其他致炎因子表达，形成炎症反应级联反应；TNF 能诱导肾细胞凋亡，引起肾小球纤维蛋白沉积、细胞浸润和血管收缩，导致肾小球滤过率降低。

（四）肠缺血－再灌注损伤的变化

肠套叠、血管外科手术和失液性休克等，可伴有胃肠道缺血－再灌注损伤，其特征为黏膜损伤和屏障功能障碍，表现为广泛上皮与绒毛分离、上皮坏死、大量中性粒细胞浸润、固有层破损、出血及溃疡形成。其发生机制为：当小肠缺血时，液体通过毛细血管滤出而形成间质水肿；当缺血后再灌注时，肠壁毛细血管通透性更加升高，肠黏膜损伤加重。

第四节　防治的病理生理基础

缺血－再灌注损伤的病因、发病机制目前尚不清楚。究竟是缺血本身造成的损伤，或是缺血后再灌注造成的继发性损伤难以界定。治疗既要尽早恢复缺血组织的血流，又要减轻或防止再灌注继发损伤的发生。再灌注损伤的防治尚处于实验研究和临床实验观察阶段，近年来一些研究进展为缺血－再灌注损伤提供了创新性的治疗策略。

一、尽早恢复血流与控制再灌注条件

针对缺血原因，采取有效措施，尽可能在再灌注损伤发生的缺血时间以前恢复血流，以减轻损伤。

低压、低流速灌注可避免原缺血组织中氧和液体量急剧增高而产生大量自由基及引起组织水肿；适当低温灌注有助于降低缺血组织代谢率，减少耗氧量和代谢产物的堆积；低钙液灌注可减轻因钙超载所致的细胞损伤；低钠液灌注有利于细胞肿胀的减轻；高钾液灌注能减轻因再灌注引起的原缺血组织大量钾的丢失程度。

二、清除与减少自由基、减轻钙超载

（一）自由基清除剂

主要有：①抗氧化物质：辅酶 Q、维生素 E、β－胡萝卜素、维生素 C、谷胱甘肽等，这些物质能提供电子使自由基还原而清除自由基；②抗氧化酶：SOD 歧化 O_2^-·生成 H_2O_2，过氧化氢酶可清除 H_2O_2，GSH－Px 可清除 OH·。

（二）减少自由基生成

转铁蛋白（transferrin）、铜蓝蛋白（ceruloplasmin）等可结合游离 Fe^{2+}、Cu^{2+} 而减少自由基的生成。

（三）减轻 Ca^{2+} 超载

Ca^{2+} 通道拮抗剂、线粒体 Ca^{2+} 转运体以及 Na^+－H^+ 交换体可减轻 Ca^{2+} 超载，从而保护缺血－再灌注损伤细胞及组织。

三、应用细胞保护剂与抑制剂

某些药物不是通过改变器官组织的血流量，而是通过增强组织及细胞对内环境紊乱的耐受力、抑制缺血－再灌注的继发损伤环节而起细胞保护作用。补充糖酵解底物如磷酸己糖有保护缺血组织的作用。外源性 ATP 可使细胞膜蛋白磷酸化，有利于细胞膜功能恢复，避免严重的再灌注损伤。环孢素 A（cyclos-porine-A）可抑制线粒体渗透转导孔开放，从而减轻缺血－再灌注损伤。阿昔单抗－糖蛋白Ⅱb/Ⅲa（abcix-imab-glycoprotein Ⅱb/Ⅲa）抑制剂通过阻滞血小板－白细胞聚集而减少缺血－再灌注损伤。

四、激活内源性保护机制

适应性缺血与再灌注的反复实施，可激活内源性保护机制，提高机体缺氧耐受性，减轻缺血－再灌注损伤。

（一）缺血预适应

缺血预适应（ischemic pre-conditioning）是在长时间缺血前实施多次短暂缺血与再灌注的循环，可减轻机体损伤。尽管缺血是不可预知的事件，限制了预适应在临床实践中的应用，但是在择期心脏手术等具有应用的可能性。

（二）缺血后适应

缺血后适应（ischemic post-conditioning）与缺血预适应相反，是在长时间缺血后实施多次短暂缺血与再灌注的循环，同样可减轻机体损伤。将缺血预适应与缺血后适应加以比较则不难发现，两者的区别主要在于施加额外缺血的时机不同，缺血预适应不易为临床所接受，而缺血后适应则不然。

（三）远程缺血预适应

远程缺血预适应（remote ischemic pre-conditioning，RIPC）是指对心脏和脑以外的非重要器官进行重复缺血或缺氧，从而改善血管功能状态，提高远隔重要器官对严重缺血或缺氧的耐受能力，如双上肢进行加压与压力解除的缺血与再灌注的循环，临床研究表明

RIPC 对心、脑缺血－再灌注损伤均有保护作用。

本章小结

1. 缺血－再灌注损伤的概念、常见原因、常见条件。

2. 缺血－再灌注损伤发生的基本机制，包括缺血－再灌注的过程中自由基生成增多、钙超载作用及炎症反应过度激活的发生机制及其引起机体损伤的机制。

3. 缺血－再灌注损伤引起机体功能代谢变化。

4. 缺血－再灌注损伤的防治尚处于实验研究和临床试验观察阶段，近年来一些研究进展如清除与减少自由基、减轻钙超载，激活内源性保护机制即缺血预适应、后适应及远程缺血预适应等为缺血－再灌注损伤提供了创新性的治疗策略。

（龙儒桃）

第十章 糖代谢紊乱

糖是机体的重要结构物质，也是主要的能量来源。正常情况下，血糖浓度的变化局限在一定的生理范围内（3.89～6.11 mmol/L）。在糖代谢的调节过程中，胰高血糖素、肾上腺素、糖皮质激素和生长激素等均可升高血糖，胰岛 B 细胞分泌的胰岛素（insulin，Ins）是体内唯一的降血糖激素。当机体发生糖代谢紊乱时，可出现高血糖症或低血糖症。

第一节　高血糖症

高血糖症（hyperglycemia）是指血液中葡萄糖的浓度长期高于正常水平，以空腹时血糖水平高于6.9 mmol/L（125 mg/dL）及餐后2小时血糖高于11.1 mmol/L（200 mg/dL）为判断标准。当血糖超过肾阈值9.0 mmol/L（160 mg/dL）时，则出现尿糖。

一、分类

（一）生理性高血糖

机体在适应应激时可发生暂时性的血糖升高及尿糖，如情绪激动致交感神经系统兴奋和肾上腺素等分泌增加，血糖浓度升高，出现情感性尿糖；一次性摄入大量糖，致血糖迅速升高，出现饮食性尿糖。生理性情况下的暂时性高血糖及尿糖，空腹时血糖均正常，对机体不会造成明显的损害。

（二）病理性高血糖

最常见于糖尿病（diabetes mellitus），是以糖、脂、蛋白质代谢紊乱为主要特征的慢性代谢性疾病，可引起眼、肾脏、神经、心血管等组织器官的慢性进行性病变，组织脏器功能减退及衰竭，导致多系统损害。

二、病因与发病机制

高血糖症常见于胰岛素绝对不足、胰岛素相对不足、胰岛素拮抗激素失调以及其他因素（表10－1）。

表10－1　高血糖症病因与发病机制

病因	发病机制	致病关键点
胰岛素绝对不足	免疫因素	（1）细胞免疫异常：介导细胞毒性 T 淋巴细胞作用；T 淋巴细胞、巨噬细胞释放细胞因子； （2）自身抗体形成：包括抗胰岛细胞抗体、胰岛素自身抗体、抗谷氨酸脱羧酶抗体、抗酪氨酸磷酸酶抗体等
	胰岛素基因突变	致胰岛素一级结构改变，使胰岛素原转变成胰岛素不完全，产生变异胰岛素

续表 10－1

病因	发病机制	致病关键点
胰岛素绝对不足	遗传因素	(1) 组织相容性抗原（HLA）基因：HLA－Ⅱ类抗原与胰岛 B 细胞自身免疫性损伤有关； (2) 细胞毒性 T 淋巴细胞相关性抗原 4 基因（CTLA-4）：编码 T 细胞表面的一个受体，激活各种 T 淋巴细胞，导致胰岛 B 细胞自身免疫反应性破坏； (3) Fox 基因：致 CD4＋CD25＋Treg 细胞减少，经由 T 细胞介导可引起胰岛 B 细胞选择性破坏； (4) 胸腺胰岛素基因表达：影响胸腺对胰岛素反应性 T 细胞的选择，与 HA－Ⅱ协同作用导致胰岛 B 细胞破坏
	胰岛 B 细胞凋亡	(1) 通过 Fas-FasL 途径； (2) 磷脂酶 A 激活； (3) 细胞因子：包括 IL-1β、INF-α、IFN-γ 以及产生的一氧化氮，诱导 B 细胞凋亡而损害胰岛 B 细胞
	环境因素	(1) 病毒感染：柯萨奇 B4 病毒、巨细胞病毒、腮腺炎病毒、肝炎病毒、风疹病毒等与胰岛 B 细胞损伤有关； (2) 化学损伤：四氧嘧啶、链脲霉素、喷他脒等对胰岛细胞有直接毒性作用，或通过诱导 B 细胞产生自身免疫反应； (3) 饮食因素：某些食物蛋白与胰岛 B 细胞表面的某些抗原相似，诱发交叉免疫反应，导致胰岛 B 细胞的自身免疫性损害
胰岛素相对不足	受体前缺陷	胰岛素生物活性下降
	受体缺陷	(1) 胰岛素受体异常：胰岛素受体基因突变，引起受体功能下降或者数量减少； (2) 胰岛素受体抗体形成：可与细胞膜上的胰岛素受体结合，影响胰岛素与其受体的结合； (3) 其他：胰岛素受体亲和力下降；受体再利用障碍，降解加速；受体酪氨酸激酶活性降低；受体生物合成减少等

续表 10－1

病因	发病机制	致病关键点
胰岛素相对不足	胰岛素受体后水平的缺陷	胰岛素与受体结合后，信号向细胞内转导发生异常，包括： （1）胰岛素受体底物（IRS）异常； （2）磷酸肌醇三激酶（PI3K）异常； （3）蛋白激酶 B（PKB）异常； （4）糖原合酶激酶－3（GSK-3）异常； （5）胰岛素依赖性葡萄糖转运体（如 GLUT4）异常
胰岛素拮抗激素失调	胰高血糖素分泌的抑制机制受损	胰岛素缺乏造成胰高血糖素分泌的抑制作用减弱
	胰岛 A 细胞对葡萄糖的敏感性下降	长时间的高血糖可降低 A 细胞对血糖的敏感性，导致葡萄糖反馈抑制胰高血糖素分泌的能力下降或丧失
	高血糖素对 B 细胞的作用异常	胰高血糖素对 B 细胞的胰高血糖素受体和胰高血糖素样肽－1 受体的双活化作用异常，可减少胰岛素分泌
	胰岛 A 细胞的胰岛素抵抗	由于胰岛素受体后信号转导通路受损，致胰岛 A 细胞产生胰岛素抵抗
其他因素	肝源性高血糖	肝脏疾病致：①继发性胰岛功能不全；②胰高血糖素灭活减弱；③胰岛素抵抗；④肝病治疗中高糖饮食，大量皮质激素和利尿剂的应用等
	肾源性高血糖	肾功能严重障碍引起：①细胞对胰岛素有不同程度的抗拒；②肝糖原分解增强；③肾糖阈的改变也可引起高血糖
	应激性高血糖	严重感染、出血休克等可致应激性儿茶酚胺、皮质激素及胰高血糖素分泌增高
	内分泌性高血糖	甲亢等致胰岛素的拮抗性激素水平升高，如肾上腺素、糖皮质激素、生长激素等
	妊娠性高血糖	胎盘可产生雌激素、孕酮、催乳素和胎盘生长激素等多种拮抗胰岛素的激素，还能分泌胰岛素酶，加速胰岛素的分解

续表 10－1

病因	发病机制	致病关键点
其他因素	药物性高血糖	重组人生长激素可明显升高血糖；抗精神病药物可使胰岛素抵抗指数上升；免疫抑制剂可抑制葡萄糖刺激的胰岛素分泌
	其他因素引起的高血糖	肥胖、高脂血症、某些肌损伤及遗传病、有机磷中毒等，可引起高血糖

三、高血糖症对机体的影响

（一）代谢紊乱

1. 渗透性脱水和糖尿

①血糖急剧升高，引起细胞外液渗透压增高，水从细胞内转移至细胞外，可导致细胞内液减少，引起细胞脱水，脑细胞脱水可引起高渗性非酮症糖尿病患者昏迷；②血糖浓度高于肾糖阈，肾小球滤过的葡萄糖多于肾小管重吸收的葡萄糖，肾小管液中葡萄糖的浓度升高，小管液中的渗透压明显增高，阻止了肾小管对水的重吸收，大量的细胞外液丢失，从而出现渗透性利尿和脱水，临床表现为糖尿多尿，口渴。

2. 物质代谢紊乱

胰岛素分泌绝对不足和（或）胰岛素生物学效应降低，肝脏、骨骼肌、脂肪组织等效应器官对葡萄糖的摄取利用减少，肝糖原分解加强，引起高血糖；脂肪组织从血液摄取甘油三酯减少，脂肪合成降低；蛋白酯酶活性降低，血游离脂肪酸和甘油三酯浓度升高；蛋白质合成减少、分解加速，出现负氮平衡。

3. 酮症酸中毒

当发展到高血糖症时，由于机体不能很好地利用血液中的葡萄糖，各组织细胞处于糖和能量的饥饿状态，可引起脂肪分解加速，血中游离脂肪酸增加，酮体生成超过了酮体的利用，大量酮体堆积在体内，形成酮症，发展为酮症酸中毒和高钾血症。

（二）多系统器官损害

高血糖时血红蛋白两条 β 链 n 端的缬氨酸可与葡萄糖化合生成糖化血红蛋白，长期持续的高血糖患者，由于血红蛋白发生糖基化，且组织蛋白也发生非酶糖化，生成糖化终产物。糖化终产物刺激糖、脂及蛋白质自由基生成增多，生物膜脂质过氧化，增强细胞结构蛋白和酶的巯基氧化形成二硫键；染色体畸变、核酸碱基改变或 DNA 断裂，最终导致血管内皮细胞损伤、细胞间基质增加等，引起长期高血糖患者的眼、心、肾、神经等组织器官发生并发症。长期的高血糖会使半寿期较长的蛋白质发生非酶促糖基化反应，胶原蛋白、晶体蛋白、髓鞘蛋白和弹性硬蛋白等变性引起血管基底膜增厚，晶体混浊变性和神经病变等病理变化导致相应的组织结构损伤，是多系统脏器损害的病理基础。

1. 心血管系统病变

高血糖引起的微血管典型改变是微循环障碍和微血管基底膜增厚，病变主要表现在视网膜、肾、神经和心肌组织，其中尤以高血糖肾病和视网膜病最为重要，而大血管病变可导致动脉粥样硬化的发生，主要侵犯主动脉、冠状动脉、脑动脉、肾动脉和肢体外周动脉等，引起冠心病、缺血性或出血性脑血管病、肾动脉硬化、肢体动脉硬化等。高血糖对心血管系统损害的机制为：①急性高血糖可引起心肌细胞凋亡，进而损伤心功能。②引起内皮细胞黏附性增加、新血管生成紊乱、血管渗透性增加、炎症反应、血栓形成等，损害程度与高血糖的峰值成正比关系。高血糖还可通过诱导一氧化碳化学性失活而直接损伤血管内皮细胞功能。③增加血液黏滞度、钠尿肽水平。④微血管基底膜增厚。⑤糖基化终产物聚集，组织缺氧。

2. 神经系统病变

高血糖所引起的神经病变，包括外周神经病变和自主神经病变，其发生机制可能与高血糖所致的代谢或渗透压张力的改变有关。高血糖是急性脑损伤的促发因素之一，它在导致脑缺血的同时还可继发神经元的损伤、增加脑血管意外的概率。高血糖导致脑缺血损伤的可能机制是：①缺血、缺氧时，无氧代谢活动增强，血液中乳酸浓度明显升高，而乳酸水平的升高与神经元、星型胶质细胞及内皮细胞损伤密切相关；②高血糖可使细胞外谷氨酸盐在大脑皮层聚集，谷氨酸盐浓度的升高也可激发神经元的损害；③高血糖还可损伤脑血管内皮、减少脑血流、破坏血脑屏障、使严重低灌注半影区快速复极化及神经组织中超氧化物水平升高。

3. 免疫系统病变

高血糖对免疫系统的影响，主要表现为使吞噬细胞的功能降低。其发生机制是：①高血糖减弱中性粒细胞和单核细胞的黏附、趋化、吞噬和杀菌等作用；②高血糖升高血中超氧化物浓度及硝基酪氨酸水平。升高的超氧阴离子与一氧化碳发生快速非酶促化学反应，生成过氧亚硝基阴离子，该反应在使一氧化氮失活的同时，还增了 $ONOO^-$ 的浓度。后者是一种强氧化剂，是一氧化氮细胞毒效应的主要中介物质。$ONOO^-$ 还能衍生多种其他氧化剂，在体内产生时可导致氧化损伤，介导多种病理过程。血中升高的硝基酪氨酸，可以诱导心肌细胞、内皮细胞、神经纤维元的凋亡。

血糖增高易发生念珠菌和其他一些罕见的感染，长期尿糖阳性的女性易发生阴道炎。

4. 血液系统病变

高血糖可引起血液凝固性增高，导致血栓形成，其发生机制是：①高血糖在增加血纤维蛋白溶解酶原激活物抑制剂 -1 活性的同时，还可以降低血纤维蛋白及组织纤维蛋白溶解酶原激活物的活性。高血糖引起的 IL-6 水平升高，与血浆纤维蛋白原浓度有关。在细胞水平，高血糖可改变细胞正常的氧化还原状态，引起 $NADH/NAD^+$ 比率升高，降低一氧化氮的生物利用率，使低密度脂蛋白生成增加，促凝因子激活。②血糖增高，糖代谢紊乱。糖是碳水化合物，具有高黏度、不易水解的特性，又带有少量电基团，容易吸附于红细胞的表面，使红细胞表面部分电荷遮蔽，从而导致表面电荷减少、红细胞与血浆之间的电位降低，使全血黏度和血浆黏度增高。当血浆黏度增高时，血流量减少，不利于组织灌流，造成组织缺血，易形成血栓性疾病，这是临床上高血糖症合并冠心病及其他慢性血管病变的重要病理基础之一。③当发生高血糖时，糖化血红蛋白与氧的结合力升高，导致组织缺氧，血流减慢，血黏度增高，促使血栓的形成。④高血糖状态下，血液高渗，血黏度升高，使血液在流动过程中耗能增加，同时，糖酵解过程中的关键限速酶活性明显降低，糖酵解异常，红细胞供能减少。能耗增加而供能又减少，则使血流速度更加缓慢，导致微循环功能障碍、血栓形成或引起栓塞。

5. 晶状体病变

高血糖可导致晶状体肿胀，出现空泡，某些透明蛋白变性、聚合、沉淀，导致白内障。其发生机制是：①过高的葡萄糖进入晶状体后形成的山梨醇和果糖不能再逸出晶状体，致使晶状体内晶体渗透压升高，水进入晶状体的纤维中，引起纤维积水、液化而断裂；山梨醇在视网膜毛细血管周围细胞中堆积，引起视网缺血性损伤。②代谢紊乱，致使晶状体中的 ATP 和还原型谷胱甘肽等化合物含量降低，晶状体蛋白糖基化，高血糖干扰了肌醇磷脂的代谢，导致细胞内多种代谢紊乱，毛细血管收缩功能发生障碍，自身调节失常，引起血液循环紊乱。③糖化血红蛋白增高，血液呈高凝状态，血液黏稠度增加，致使血流减慢、微血栓形成，导致视网膜瘀血性损伤。

6. 肾脏病变

长期高血糖，通过改变肾脏血流动力学以及代谢异常引起肾脏功能病变，主要表现为蛋白尿、水肿、电解质平衡紊乱、高血压和氮质血症。其发生机制为：①肾组织局部代谢紊乱，通过非酶糖基化形成糖基化终末代谢产物；②多元醇通路的激活；③二酰基甘油－蛋白激酶 C 途径的激活；④己糖胺通路代谢异常。这些因素共同作用，引起肾小球基底膜增厚、细胞外基质增加、肾小球毛细血管通透性升高。

7. 肢端坏疽

主要表现为进行性肢端缺血、手足麻木及溃烂坏死，主要原因是支端缺血、缺氧、水肿、营养物质匮乏、代谢产物堆积，细菌容易感染而发生干性坏疽。病理生理基础是血管病变、周围神经病变合并感染。其发生机制是：①高血糖引起代谢紊乱，导致周围神经损伤及动脉粥样硬化、毛细血管内皮细胞损伤并增生，基底膜增厚，致使血管腔狭窄或阻塞，血流减少或血供停止；②高血糖引起血液黏稠度增高，加重微循环障碍。

8. 对其他器官系统的影响

高血糖时由于组织蛋白糖基化作用增加以及血管病变，皮肤出现萎缩性棕色斑、皮疹样黄瘤。长期血糖增高所引起的代谢紊乱、血管病变，可导致骨关节的病变，如关节活动障碍、骨质疏松等。

四、防治的病理生理基础

（一）饮食治疗

合理的饮食有利于控制高血糖，减轻体重，改善代谢紊乱；同时，可以减轻胰岛 B 细胞的负担，使胰岛组织结构和功能得到适当恢复；并可减少降糖药物的剂量。

（二）运动疗法

合理的运动可降低机体儿茶酚胺的分泌，降低血浆胰岛素水平，上调胰岛素受体数，提高骨骼肌等组织对胰岛素的敏感性和葡萄糖的利用能力，同时可以上调外周组织的脂蛋白酶活性，提高肌肉利用脂肪酸的能力，改善脂质代谢紊乱，降低血脂水平，控制体重。

（三）药物治疗

1. 降糖药物

降糖药物包括增加胰岛素敏感性或刺激胰岛素分泌的药物。如磺脲类药物格列本脲、格列吡嗪、格列奇特等，主要作用是刺激胰岛 B 细胞分泌胰岛素。

2. 胰岛素治疗

应用外源性的胰岛素可快速有效地降低血糖浓度，控制高血糖症或作为体内胰岛素绝对缺乏的终生替代治疗，有可能延缓自身免疫对胰岛 B 细胞的损害。

在使用降糖药物，尤其是胰岛素时，应密切监测患者血糖水平，防止因剂量大而导致低血糖反应。由胰岛素用量过大引起的低血糖，严重时可因中枢神经系统的代谢被抑制引起昏迷和休克，即胰岛素休克（insulin shock）。

胰岛素抵抗（insulin resistance，IR）是指胰岛素作用的靶组织和靶器官（主要是肝脏肌肉和脂肪组织）对胰岛素生物作用的敏感性降低，可引起高血糖症，而血液中胰岛素含量正常或高于正常。胰岛素抵抗的发病与遗传缺陷高度相关。

3. 其他治疗

可进行胰腺移植、胰岛细胞移植、干细胞治疗等以替代损伤的胰岛 B 细胞分泌胰岛素。

第二节　低血糖症

低血糖症（hypoglycemia）指空腹时血糖水平低于 2. 8 mmol/L（50 mg/dL）。

一、病因及发病机制

低血糖症可由多种病因引起，其中心环节为血糖的来源小于去路（表 10 -2）。

表 10 -2　低血糖症病因与发病机制

病因	发病机制	致病关键点
血糖来源减少	营养不良	常见有：①机体脂肪大量消耗后，肝糖原储备减少；②严重肌肉萎缩致蛋白含量减低，不能为肝脏的糖异生提供足够原料；③神经性厌食症
	肝功能衰竭	主要是：①肝细胞广泛损害致肝糖原合成储备严重不足；②肝细胞对胰岛素的分解灭活减少；③肝癌或肝硬化时对葡萄糖消耗增多，癌组织还可产生胰岛素样物质；④肝内雌激素灭活减弱

续表 10－1

病因	发病机制	致病关键点
血糖来源减少	肾功能不全	主要包括：①血丙氨酸水平降低，致糖原异生底物不足；②肝葡萄糖输出增加；③胰岛素分泌异常；④肾脏对胰岛素清除率下降；⑤肾性糖尿患者由尿路失糖过多
	升高血糖激素缺乏	（1）胰高血糖素缺乏； （2）糖皮质激素缺乏； （3）肾上腺素缺乏
血糖去路增加	血液中胰岛素增高	（1）胰岛素自身抗体和抗胰岛素受体自身抗体形成：可先与胰岛素结合，然后突然解离，释放出大量游离胰岛素；抗胰岛素受体抗体具有很强的胰岛素活性； （2）植物神经功能紊乱：迷走神经紧张性增高，使胃排空加速及胰岛素分泌过多； （3）与饮食相关的反应性低：可能与进食后神经体液对胰岛素分泌或糖代谢调节欠稳定有关
	胰岛素－葡萄糖耦联机制缺陷	B 细胞磺脲类药物受体或谷氨酸脱氢酶缺乏，引起胰岛素－葡萄糖耦联缺陷，诱发胰岛素持续分泌
	药物性低血糖	老年人和肝肾功能不全者口服降血糖药或注射胰岛素不能及时降解，可引起低血糖；β 肾上腺素能受体拮抗剂、血管紧张素转换酶抑制剂、水杨酸类、复方磺胺甲噁唑、环丙沙星等也有引起低血糖的可能性
	葡萄糖消耗过多	哺乳期妇女剧烈运动或长时间重体力劳动后，以及重度腹泻、高热和重症甲状腺功能亢进者

二、低血糖症对机体的影响

低血糖症出现以交感神经兴奋和脑细胞缺氧为主要表现的临床综合征。

（一）对交感神经的影响

低血糖刺激交感神经受体后，儿茶酚胺分泌增多，进一步引起胰高血糖素的分泌，导致血糖水平增高；儿茶酚胺又可作用于 β 肾上腺受体而影响心血管系统。临床表现为患者烦躁不安、面色苍白、大汗淋漓、心动过速和血压升高等神经兴奋的症状，伴冠心病者常因低血糖发作而诱发心绞痛甚至心肌梗死。

（二）对中枢神经系统的影响

中枢神经系统对低血糖最为敏感。最初仅表现为心智、精神活动轻度受损，继之出现大脑皮质受抑制症状，随后皮质下中枢和脑干相继受累，最终将累及延髓而致呼吸系统、循环系统功能障碍，其主要原因是：①神经细胞本身无能量储备，其所需能量几乎完全依赖于血糖提供；②脑细胞对葡萄糖的利用，无须外周胰岛素参与。低血糖症时，脑细胞能量来源减少，很快出现神经症状，称为神经低血糖症。

（三）低血糖发作的警觉症状不敏感

反复发作的低血糖，可减少低血糖发作的警觉症状，促发无察觉性低血糖产生。低血糖昏迷时，分泌物或异物误吸入气管可引起窒息或肺部感染，甚至诱发急性呼吸窘迫综合征。

三、防治的病理生理基础

低血糖症给予葡萄糖后，症状立即缓解。

（一）病因学防治

1. 积极寻找致病原因

若因药物引起，应及时停药或调整用药品种和剂量，特别应注意胰岛素和半衰期较长的口服降糖药的用药剂量。确诊的胰岛素瘤或意外肿瘤可行肿瘤切除术。营养不良、肝肾疾病等所致的低血糖除对症处理外，应积极治疗原发病。

2. 摄入足够碳水化合物

进餐应定时定量，保证每餐摄入足量的复合碳水化合物（各类主食），防止血糖出现剧烈的波动。

3. 避免过度疲劳及剧烈运动

当机体能量消耗急剧增高时，要及时加餐补充营养，同时应注意适当减少降血糖药物的用量。

（二）低血糖发作时的处理原则

维护重要脏器功能是决定低血糖预后的关键，低血糖发作时要迅速补充葡萄糖，恢复正常血糖水平。因此，在低血糖发作的当时，应立即摄入含糖较高的食物，如糖果、饼干、果汁等，严重时应及时适量静脉推注50%葡萄糖，可迅速升高血糖。

本章小结

1. 高血糖症：空腹时血糖水平高于6.9 mmol/L，血糖高于肾阈值，出现尿糖。

2. 发病机制：胰岛素绝对不足、胰岛素相对不足、胰岛素拮抗激素失调以及其他因素。

3. 高血糖症对机体的影响。

4. 高血糖症防治的病理生理基础。
5. 低血糖症：空腹时血糖水平低于 2.8 mmol/L。
6. 低血糖发病机制：血糖来源减少和血糖去路增加。
7. 低血糖症对机体的影响。
8. 低血糖症防治的病理生理基础。

（龙儒桃　王　胜）

第十一章 脂代谢紊乱

脂代谢与糖代谢、蛋白质代谢是人体非常重要的三大营养物质代谢。脂质（lipid）是脂肪酸和醇作用生成的酯及其衍生物的总称。肠道吸收的外源性脂质、肝肠合成的内源性脂质及脂肪组织储存的脂肪动员都必须先经血液再到其他组织。

血脂是血浆中脂质成分的总称，包括甘油三酯（triglycerides，TG）、磷脂、胆固醇、胆固醇酯和游离脂肪酸（free fatty acid，FFA）等。脂质不溶于水，必须与血液中的蛋白结合在一起形成脂蛋白（lipoprotein）才能在血液中运输至组织细胞代谢。脂蛋白是脂质成分在血液中存在、转运及代谢的形式。脂蛋白颗粒中的蛋白质起到运载脂质的作用而被命名为载脂蛋白。

血脂代谢紊乱是脂代谢紊乱的主要形式，主要表现为高脂血症（hyperlipidemia）和低脂血症（hypolipidemia）。由于血脂在血中以脂蛋白的形式存在和运输，因此高脂血症也表现为高脂蛋白血症（hyperlipoproteinemia），而低脂血症（hypolipidemia）表现为低脂蛋白血症（hypolipoproteinemia）。

第一节　正常脂蛋白代谢

一、脂蛋白的组成、分类和功能

应用超速离心法可将血浆脂蛋白分为五类：乳糜微粒（chylomicron，CM）、极低密度脂蛋白（very low density lipoprotein，VLDL）、中间密度脂蛋白（intermediate density lipoprotein，IDL）、低密度脂蛋白（low density lipoprotein，LDL）和高密度脂蛋白（high density lipoprotein，HDL）。成熟的脂蛋白是球形颗粒，由含胆固醇脂和甘油三酯的疏水性核和含磷脂、游离胆固醇、载脂蛋白的亲水性外壳组成。各类脂蛋白含有的蛋白质、胆固醇、甘油三酯、磷脂等成分比例和含量不同，使得脂蛋白的密度、颗粒大小、分子量、带电荷强度各不相同。这 5 类蛋白的密度依次增加，而颗粒直径则依次变小，此外，还有一种脂蛋白称脂蛋白（a），是载脂蛋白通过二硫键与 LDL 形成的复合物。

二、脂蛋白的正常代谢

（一）脂蛋白代谢相关的蛋白

脂蛋白颗粒中的载脂蛋白，目前已报道有 20 余种，主要在肝脏和小肠黏膜细胞中合成，目前临床意义较为重要且认识比较清楚的载脂蛋白有：apoA、apoB、apoC、apoD、apoE 和 apo（a）等。由于氨基酸组成的差异，每一型又可分为若干亚型，如 apoA 包括 apoAⅠ、apoAⅡ、apoAⅣ、apoAⅤ等。载脂蛋白的作用主要体现在：①与血浆脂质结合形成水溶性物质，成为转运脂类的载体；②作为配基与脂蛋白受体结合，使脂蛋白被细胞摄取和代谢；③是多种脂蛋白代谢酶的调节因子。

血浆中还存在着能将甘油三酯和胆固醇酯在酯蛋白间转移的蛋白质，包括胆固醇酯转运蛋白、磷脂转运蛋白、微粒体甘油三酯转运蛋白等。

（二）脂蛋白代谢相关的受体和酶

脂蛋白受体有多种，如 LDL 受体、LDL 受体相关蛋白、apoE 受体、VLDL 受体和清道夫受体等。调节脂代谢的酶包括：卵磷脂胆固醇酰基转移酶、脂蛋白脂酶、肝脂酶、3－羟－3－甲基戊二酰辅酶 A 还原酶和酰基辅酶 A－胆固醇酰基转移酶等。

（三）脂蛋白代谢相关的途径

脂蛋白的代谢途径可分为外源性代谢途径、内源性代谢途径和胆固醇逆转运。

1. 外源性代谢途径

外源性代谢途径是指饮食摄入的胆固醇和甘油三酯在小肠中合成 CM 及其代谢过程。食物中的脂质在小肠中形成新生的 CM，新生的 CM 经淋巴管进入体循环，通过脂蛋白交换成为成熟的 CM，在脂蛋白脂酶的作用下成熟 CM 的甘油三酯被水解，释放出的游离脂肪酸被外周组织摄取利用，形成 CM 残粒并被肝细胞摄取代谢。

2. 内源性代谢途径

内源性代谢途径是指由肝脏合成 VLDL 后，VLDL 转变为 IDL 和 LDL，LDL 被肝脏或其他器官代谢的过程。肝脏合成 VLDL 分泌入血，VLDL 在脂蛋白脂酶水解的作用下转变成 VLDL 残粒，又称为 IDL，部分 IDL 被肝细胞摄取代谢，其余的 IDL 被脂蛋白脂酶和肝脂酶进一步水解，转变为 LDL，LDL 与全身各组织的细胞膜表面的 LDL 受体结合并被细胞摄取和降解。

3. 胆固醇逆转运

与 LDL 转运胆固醇的方式相反，HDL 是将肝外组织细胞中的胆固醇转运至肝脏进行分解代谢，即胆固醇逆转。胆固醇逆转运主要由 HDL 承担，分为 3 个步骤：①细胞内游离胆固醇从肝外组织细胞中移出，三磷酸腺苷结合盒转运子 A1 介导游离胆固醇转运到细胞膜上，HDL 中 apoAⅠ作为细胞膜胆固醇移出的接受体；②HDL 接收的游离胆固醇在卵磷脂胆固醇酰基转移酶的作用下生成胆固醇酯进入 HDL 的核心，形成成熟的 HDL，在胆固醇酯转运蛋白作用下，胆固醇酯由 HDL 转到 CM、VLDL 和 LDL 颗粒中；③HDL 及这些接受了胆固醇酯的脂蛋白在代谢过程中被肝脏摄取时，其中的胆固醇酯也就同时被运回肝脏，在肝脏转化为胆汁酸后被清除。胆固醇的这种双向转运既保证了全身组织对胆固醇的需要，又避免了过量的胆固醇在外周组织的蓄积，具有重要的生理意义。

三、脂代谢紊乱的分类

脂代谢紊乱是指各种遗传性或获得性因素引起血液及其他组织器官中脂类及其代谢产物异常的病理过程。血脂代谢紊乱常通过血浆脂蛋白代谢紊乱反映出来。血浆脂蛋白代谢紊乱是指各种因素造成血浆中脂质含量增高或降低，或载脂蛋白结构与功能改变，导致脂蛋白含量和性质发生改变，主要表现为高脂蛋白血症和低脂蛋白血症。

第二节　高脂蛋白血症

血脂水平高于正常上限即为高脂血症（hyperlipidemia），我国一般以成人空腹血总胆固醇≥6.2 mmol/L（240 mg/dL）和（或）甘油三酯≥2.3 mmol/L（200 mg/dL）为高脂血症的标准。高脂血症也表现为高脂蛋白血症（hyperlipoproteinemia）。

一、分类

高脂蛋白血症的分类较为复杂，主要有病因分类、表型分类和临床分类。

（一）病因分类

按是否继发于全身系统性疾病进行分类，可分为原发性和继发性高脂蛋白血症。

1. 原发性高脂蛋白血症

一部分原发性高脂蛋白血症是由于先天性基因缺陷所致，如 LDL 受体基因缺陷引起家族性高胆固醇血症。大部分原发性高脂蛋白血症是脂蛋白代谢相关基因突变与环境因素相互作用引起。

2. 继发性高脂蛋白血症

继发性高脂蛋白血症是全身系统性疾病所致，包括糖尿病、甲状腺功能减退症、肾病综合征、肾衰竭、肝胆系统疾病、系统性红斑狼疮、糖原贮积症、骨髓瘤、脂肪萎缩症、多囊卵巢综合征等。此外，长期大剂量使用某些药物（如利尿药、降压药、性激素、口服避孕药、糖皮质激素、免疫抑制剂等）也可能引起继发性高脂蛋白血症。

（二）表型分类

按各种血浆脂蛋白升高的程度不同而进行分类，目前多采用 1970 年世界卫生组织修订的分类系统，将高脂蛋白血症分为Ⅰ、Ⅱa、Ⅱb、Ⅲ、Ⅳ、Ⅴ共 6 类，表型分类有助于高脂血症的诊断和治疗，但过于繁杂。

（三）临床分类

1. 高胆固醇血症

血清总胆固醇浓度升高，相当于 WHO 分类的Ⅱa 型。

2. 高甘油三酯血症

血清甘油三酯浓度升高，相当于 WHO 分类的Ⅰ、Ⅳ型。

3. 混合型高脂血症

血清总胆固醇、甘油三酯浓度均升高，相当于 WHO 分类的Ⅱb、Ⅲ、Ⅳ型，因 HDL 减少引起的后果与高脂血症相似，故也将低高密度脂蛋白胆固醇血症与高脂血症并列。

二、病因及影响因素

高脂蛋白血症主要由 3 个方面的因素引起：遗传（基因突变及基因多态性）、营养、疾病以及其他因素。此外，年龄、不健康的生活方式，如缺乏运动和酗酒等因素，也可引起高脂蛋白血症（表 11－1）。

表 11－1　高脂蛋白血症病因

病因类别	常见原因
遗传性因素	1. LDL 受体基因异常； 2. 脂蛋白脂酶基因异常； 3. apoB 基因异常； 4. apoE 基因异常； 5. 其他基因异常：前蛋白转化酶枯草溶菌素 9、三磷酸腺苷结合盒转运子 G5 和 G8、卵磷脂胆固醇酰基转移酶、衔接子蛋白、胆固醇 7α－羟化酶 1、脂酶成熟因子 1 等的基因突变
营养性因素	1. 饮食中的胆固醇和饱和脂肪酸含量高； 2. 进食糖的比例过高
疾病性因素	1. 糖尿病； 2. 肾疾病； 3. 甲状腺功能减退症； 4. 其他疾病：异型蛋白血症、肝胆系统疾病、胰腺炎、糖原贮积症（Ⅰ型）等
其他因素	1. 酗酒； 2. 缺乏运动； 3. 年龄； 4. 其他：长期的精神紧张、吸烟、超重以及药物等

三、发生机制

高脂蛋白血症除小部分是由全身性疾病所致外（继发性高脂蛋白血症），大部分是脂蛋白代谢相关基因突变，或与环境因素相互作用引起（原发性高脂蛋白血症）。脂代谢的各个环节异常均可导致高脂蛋白血症。

（一）外源性脂质或其他相关物质摄取增加

1. 饮食脂质含量高

长期的高脂饮食可从 3 个方面导致血脂增高：①促使肝脏胆固醇含量增加，LDL 受体合成减少，脂质代谢减少；②饮食中大量甘油三酯的摄取，使得小肠经外源性途径合成 CM 大量增加；③促使肝脏经内源性途径合成 VLDL 增加。

2. 饮食饱和脂肪酸含量高

饱和脂肪酸摄入增加引起胆固醇增高的机制主要在于：①降低细胞表面 LDL 受体活性；②增加 apoB 脂蛋白的产生。饮食中胆固醇含量高和 apoE4 基因型有助于饱和脂肪酸的升胆固醇效果。

3. 肠道脂质摄取增加

肠道脂质摄取主要与肠黏膜上皮细胞表达的 3 种蛋白有关：尼曼－匹克 C1 型类似蛋白 1、三磷酸腺苷结合盒转运子 G5 和 G8。当三磷酸腺苷结合盒转运子 G5 和 G8 发生基因突变时，植物固醇在肠腔的吸收成倍增加，胆固醇吸收中度增加，导致谷固醇血症发生，主要表现就是血液谷固醇含量显著增加，伴有 LDL 的增加。

（二）内源性脂质合成增加

肝脏是内源性脂质合成的主要部位，占机体 2/3 的胆固醇、甘油三酯、大部分载脂蛋白如 apoB100、apoC 和 apoE 等均在肝脏合成。肝脏蛋白合成增加的机制主要包括：①摄取高糖、高饱和脂肪膳食后，肝脏胆固醇合成限速酶即 3－羟－3－甲基戊二酰辅酶 A 还原酶（HMGCoAR）活性增加，胆固醇合成增加；②血液中胰岛素及甲状腺素增多时，能诱导肝 HMGCoAR 表达增加，胆固醇合成增加；③血液中胰高血糖素及皮质醇减少时，其对 HMGCoAR 的活性抑制作用减弱，胆固醇合成增加；④肥胖或胰岛素抵抗等因素导致脂肪动员时，大量游离脂肪酸释放进入血液循环，肝脏以其为底物合成 VLDL 增加。近来发现肠道也是内源性脂质，尤其是 HDL 合成的重要部位，但其在高脂蛋白血症发生中的病理生理学意义尚不清楚。

（三）脂质转运或分解代谢异常

1. CM 和 VLDL 转运与分解代谢异常

虽然 CM 和 VLDL 分别在肠道和肝脏合成，并有不同的转运与代谢途径，但由于两者都富含甘油三酯，所以在转运与分解代谢异常方面有些共同机制：

（1）脂蛋白脂酶表达与活性异常：脂蛋白脂酶是分解脂蛋白中所含甘油三酯的限速酶，胰岛素抵抗或胰岛素缺陷型糖尿病以及甲状腺功能减低时，脂蛋白脂酶活性降低，CM 和 VLDL 降解减少，血浆甘油三酯水平升高。

（2）apoCⅡ表达与活性异常：apoCⅡ是脂蛋白脂酶发挥活性所必需的辅因子，基因突变造成 apoCⅡ表达减少或功能异常，脂蛋白脂酶不能被充分激活，CM 和 VLDL 中甘油三酯分解受阻，使得 CM 和 VLDL 水平上升。

（3）apoE 基因多态性：apoE 有 3 个常见的等位基因 E2、E3 和 E4，apoE 结合的受体包括 apoE 受体和 LDL 受体，其中 apoE2 与两个受体的结合力都差，使得含有 apoE 的脂蛋白出现 CM 和 VLDL 分解代谢障碍。

2. LDL 转运与分解代谢异常

（1）LDL 受体基因突变：LDL 受体基因突变通过不同的机制引起 LDL 代谢障碍。

（2）apoB 基因突变：此种突变使 apoB100 受体结合域二级结构发生变化，与 LDL 受体的结合能力显著下降，LDL 经 LDL 受体途径降解减少。

（3）LDL 受体表达减少或活性降低：常由高胆固醇和高饱和脂肪酸饮食、肥胖、老年人以及女性绝经后雌激素水平减少等因素引起。

（4）VLDL 向 LDL 转化增加：肾病综合征时胆固醇酯转运蛋白活性上调催化了富含胆固醇酯的 HDL_2 和富含甘油三酯的 VLDL 残粒的脂质交换，加速了 VLDL 向 LDL 转换。此外，LDL 受体活性下降，VLDL 经 LDL 受体途径分解代谢减少，使过多的 VLDL 转化为 LDL。

3. HDL 介导胆固醇逆转运异常

参与胆固醇逆转运的蛋白主要有三磷酸腺苷结合盒转运子 A1、卵磷脂胆固醇酰基转移酶、胆固醇酯转运蛋白和 B 族 I 型清道夫受体等。编码这些蛋白的基因突变常导致胆固醇逆转运障碍，比如家族性胆固醇酯转运蛋白缺陷症，由于基因突变导致胆固醇酯转运蛋白缺乏，HDL 中胆固醇酯转运到其他脂蛋白发生障碍，造成 HDL 中胆固醇酯积聚，表现为 HDL 浓度明显升高而 LDL 浓度偏低，总胆固醇浓度增加。

四、对机体的影响

脂代谢紊乱可引起一些严重危害人体健康的疾病，如动脉粥样硬化性心脑血管疾病、非酒精性脂肪肝、肥胖症等。

（一）动脉粥样硬化

动脉粥样硬化（atherosclerosis，As）可能的发生机制如下：①浸润的巨噬细胞吞噬氧化修饰的低密度脂蛋白衍变成泡沫细胞，促进脂质在血管壁的蓄积，同时本身具有抗动脉粥样硬化作用的 HDL 氧化修饰后，其作用类似于氧化修饰的 LDL，成为致动脉硬化因素；②氧化修饰脂质成为抗原，通过模式识别受体——Toll 样受体激活机体免疫炎症反应，表现为动脉粥样硬化病变中单核巨噬细胞、T 淋巴细胞、肥大细胞等炎症细胞浸润持续增加，肿瘤坏死因子 $-\alpha$，白细胞介素、C 反应蛋白等炎症因子大量分泌，使得免疫炎症反应成为动脉粥样硬化发生发展以及动脉粥样硬化斑块破裂导致急性临床事件发生的重要机制；③氧化修饰脂质诱导血管壁中膜的平滑肌细胞穿过内弹力板向内膜下迁移增殖，并分泌大量的细胞外基质成为斑块纤维帽的主要组成成分；④氧化修饰脂质诱导动脉粥样硬化病变中细胞的凋亡，内皮细胞凋亡导致血管壁通透性进一步增加，巨噬细胞凋亡导致血管壁脂质沉积由细胞内转向细胞外，平滑肌细胞凋亡导致细胞外基质合成减少斑块纤维帽变薄而容易发生破裂。随着沉积脂质作用的持续存在，动脉粥样硬化病变，最终发展为可引发临床事件的成熟斑块。

（二）非酒精性脂肪性肝病

非酒精性脂肪性肝病（non-alcoholic fatty liver disease，NAFLD）是指明确排除酒精和其他肝损伤因素外发生的以肝细胞内脂质过度沉积为主要特征的临床病理综合征，主要包括 3 种：非酒精性脂肪肝、非酒精性脂肪性肝炎、非酒精性脂肪性肝炎相关的肝硬化。肝脏中沉积的脂质主要是甘油三酯。脂代谢紊乱是 NAFLD 的主要危险因素之一，反之，NAFLD 也将促进脂代谢紊乱的发生。目前解释 NAFLD 发生机制的主要是“二次打击”学说。该学说认为各种致病因素导致肝脏脂代谢紊乱，引起肝细胞甘油三酯堆积是对肝脏的“第一次打击”。“第一次打击”之后，由于甘油三酯沉积，导致了肝细胞脂肪变性，使得肝细胞对内、外源性损害因子的敏感性增强；二次打击主要为反应性氧化代谢产物增多，导致脂质过氧化伴线粒体解耦联蛋白 -2 和 Fas 配体被诱导活化，进而引起脂肪变性的肝细胞发生炎症、坏死甚至纤维化。

（三）肥胖

肥胖是指由于食物能量摄入过多或机体代谢异常而导致体内脂质沉积过多，造成以体重过度增长为主要特征并可能引起人体一系列病理、生理改变的一种状态。肥胖分为单纯性肥胖和继发性肥胖。单纯性肥胖主要与遗传因素和饮食营养过剩有关，除有脂质沉积之外，还有脂肪细胞的增生和肥大。继发性肥胖主要为神经内分泌疾病所致，通常认为只有脂肪细胞的肥大而没有增生，但也有不同的观点；重度肥胖时，脂肪细胞不再进一步肥大而出现明显的增生。高脂蛋白血症时，脂质摄取或合成持续增加，使得脂肪组织中脂质储存也相应增加，同时脂肪组织中脂质的动员分解降低，导致了脂质在脂肪组织中的大量沉积，诱发了肥胖的发生。

（四）对大脑的影响

大脑因为血脑屏障的存在而具有一个独立的脂质代谢系统，但大量的流行病学资料发现，高脂蛋白血症是神经退行性疾病如阿尔茨海默病的一个重要危险因素，降脂治疗可以降低神经退行性变发生的危险性。高脂蛋白血症可能通过两种机制影响脑组织脂质代谢：①血脑屏障受损，通透性增加，使本来不能通过血脑屏障的血脂进入脑组织异常沉积；②血液中能通过血脑屏障且脂质合成必需的成分（如不饱和脂肪酸）进入脑组织增加，使得脑组织中脂质合成增加。

（五）对肾脏的影响

高脂蛋白血症对肾脏的损伤表现在两个方面：肾动脉粥样硬化病变和肾小球损伤。高脂蛋白血症导致肾动脉粥样硬化斑块形成，肾血流量减少，导致肾性高血压的发生；若斑块造成肾动脉狭窄进一步加重，肾脏将发生缺血、萎缩、间质纤维增生，甚至肾梗死。高脂蛋白血症导致肾小球损伤的机制较为复杂：①脂质可以脂滴的形式存在于肾小球细胞内，或沉积于系膜基质中，并发生氧化修饰，脂质尤其是氧化脂质可导致肾小球上皮细胞的损害和基底膜通透增加，肾小球通透性增加，蛋白尿发生；②脂质还可导致系膜细胞弥漫性增生，系膜基质合成增加使系膜增宽，趋化成纤维细胞、巨噬细胞等炎症细胞，发生一系列炎症反应，最终造成小管间质纤维化和肾小球硬化。

高脂蛋白血症对机体的影响，还包括脂质在真皮内沉积形成黄色瘤和在角膜周缘沉积形成角膜弓等。

五、防治的病理生理基础

高脂血症可导致多个器官出现病变，其中很多病变的发生发展过程非常漫长。依据动脉粥样硬化性心血管疾病危险分层采取不同强度干预措施是血脂异常防治的核心策略。

（一）消除病因学因素

1. 防治原发病

众多的疾病可以影响胃肠道脂质的消化吸收、肝脏脂质的合成与分解以及脂质在各个器官的分布。通过消除此类原发病病因，可极大降低脂代谢紊乱性疾病的发病风险。

2. 控制其他影响因素

①合理饮食，应适当减少脂质的摄入，并控制其他能量物质如糖和蛋白质的摄入，促进体内的脂肪动员，避免超重或肥胖的发生；②适度参加体力劳动和体育活动，避免长时间久坐不动；③戒除吸烟、酗酒等不良生活习惯。

（二）纠正血脂异常

1. 药物降脂

针对体内脂质代谢的不同环节，可单独或联合使用降脂药物。需要指出的是，降脂极大地降低了脂代谢紊乱性疾病如心血管疾病的危险，但过度降脂所引起的低脂蛋白血症可能带来的负面影响也必须引起足够重视。

2. 基因治疗

单基因突变是导致遗传性脂代谢紊乱的重要因素。矫正这些基因的异常表达，从而恢复正常的脂质代谢是脂代谢紊乱基因治疗的病理生理学基础。

（三）防止靶器官损伤

1. 促进靶器官胆固醇逆转运

促进胆固醇逆转运，减少脂质在靶器官的蓄积造成靶器官损伤。

2. 保护靶器官

脂质在靶器官中的蓄积将通过各种机制导致靶器官的损伤。针对 As 病变堵塞血管导致所支配的下游组织缺血、缺氧，可采用血管内支架放置来恢复血流供应，保护组织免于损伤。脂质氧化修饰后对组织具有更强的损伤作用，可采用抗氧化剂保护组织免于或减轻损伤。

第三节　低脂蛋白血症

目前对低脂血症时血脂水平没有统一的标准，一般认为血浆总胆固醇低于 3.10 mmol/L（120 mg/dL）为有临床意义的判断标准。低脂血症（hypolipidemia）也表现为低脂蛋白血症（hyperlipoproteinemia）。

一、分类

低脂蛋白血症分原发性和继发性两类。

（一）原发性低脂蛋白血症

主要由基因突变引起，按基因突变所导致脂蛋白减少的类型可分为两种：一种主要影响含有 apoB 的血浆脂蛋白如 LDL，包括家族性低 β－脂蛋白血症、无 β－脂蛋白血症和乳糜微粒滞留性疾病等；另一种主要影响含有 apoA 的血浆蛋白即 HDL，如家族性低 α－脂蛋白血症（也称 Tangier 病，特征为 HDL 的严重减少）、卵磷脂胆固醇酰基转移酶缺乏症等。

（二）继发性低脂蛋白血症

常由营养不良、疾病和某些药物等因素引起。

二、病因及影响因素

原发性低脂蛋白血症主要是基因突变等遗传因素引起，常为常染色体隐性遗传，纯合子可出现明显的临床表现，而杂合子则一般很少发病。继发性低脂蛋白血症影响因素众多，营养不良和消化不良、贫血、恶性肿瘤、感染和慢性炎症、甲亢、慢性严重肝胆和肠道疾病等均可引起低脂蛋白血症。需要指出的是，长时间大剂量降脂药物治疗也已成为低脂蛋白血症发生的一个重要影响因素。

三、发生机制

低脂蛋白血症主要发生机制包括脂质摄入不足、脂质代谢增强、脂质合成减少、脂蛋白相关基因缺陷（表 11 -2）。

表 11 -2　低脂蛋白血症发病机制

发病机制	关键环节	主要原因
脂质摄入不足	长期营养不良以及脂质消化与吸收不良	①小肠黏膜原发性缺陷或异常；②胰酶或胆盐缺乏造成的脂质消化不良；③小肠吸收面积不足；④小肠黏膜继发性病变；⑤小肠运动障碍；⑥淋巴回流障碍
脂质代谢增强	脂质利用增加	贫血引起红细胞的生成增加，细胞膜主要组成成分的胆固醇利用增加
	脂质分解增强	（1）甲状腺功能亢进时：①刺激 LDL 受体表达增加和活性增强，清除 LDL 增加；②促使胆固醇转化为胆汁酸排泄增加；③脂蛋白脂酶和肝脂酶活性增加，血清中甘油三酯清除率增加； （2）恶性肿瘤时：①肿瘤细胞表面 LDL 受体活性增加；②厌食而导致的营养不良
脂质合成减少	肝脏疾病，以及脂质合成材料减少	晚期慢性肝病，导致 apoA 和 apoB 的合成障碍；严重创伤或烧伤时羊毛固醇和 7 - 胆甾烯醇丢失
脂蛋白相关基因缺陷	低 α - 脂蛋白血症	常染色体隐性遗传病：家族性 α - 脂蛋白缺乏症（Tangier 病）
	低 β - 脂蛋白血症	apoB 基因和前蛋白转化酶枯草溶菌素 9（PCSK9）突变：家族性低 β - 脂蛋白血症。微粒体甘油三酯转运蛋白（MTP）基因突变：无 β - 脂蛋白血症

四、对机体的影响

低脂蛋白血症对机体的影响主要表现如下。

（一）对血液系统的影响

血液系统中出现棘形红细胞，正常的磷脂酰胆碱与鞘磷脂比例发生翻转是其主要原因。细胞膜脂质的降低导致红细胞的渗透脆性显著增加，红细胞出现自溶血现象，血小板活力下降，可伴有贫血和凝血机制异常，易引起脑出血。

（二）对消化系统的影响

个体出生后出现脂肪泻导致脂肪吸收不良，小肠肠壁细胞中充满脂滴，少数有肝肿大和转氨酶升高。

（三）对神经系统的影响

个体出生早期即出现精神运动发育迟缓，如出现伸张反射和腱反射减弱，以及定位感觉丧失、步态不稳和语言障碍等。随着中枢和周围神经系统发生慢性退行性脱髓鞘，多数个体出现智力障碍、小脑性震颤、共济失调、肌肉软弱无力、视力减退、视野缩小、夜盲甚至全盲。

此外，低脂蛋白血症与结肠癌、子宫内膜癌和肝癌等肿瘤发生呈现明显相关性，这也解释了他汀类药物因降脂而具有潜在致癌性的原因，但现有证据不能表明低脂蛋白血症与肿瘤发生具有因果关系。低脂蛋白血症还可导致各种病因造成的患者死亡率明显增加。

五、防治的病理生理基础

低脂蛋白血症在临床上比较少见，其主要防治措施是消除病因学因素和补充脂溶性维生素保护靶器官。

本章小结

1. 脂代谢紊乱的概念。
2. 脂蛋白的组成、分类和功能。
3. 正常脂代谢相关蛋白、酶和受体，正常脂代谢过程。
4. 高脂蛋白血症的病因、发病机制、对机体的影响及防治基础。
5. 低脂蛋白血症的病因、发病机制、对机体的影响及防治基础。

（龙儒桃　王　胜）

第十二章 细胞信号转导异常与疾病

细胞信号转导（cell signal transduction）是指细胞通过位于胞膜或胞内的受体，接收细胞外信号，通过细胞内复杂的级联信号转导，进而调节胞内蛋白质的活性或基因表达，使细胞发生相应生物学效应的过程。它们对于维持正常的细胞生物学功能如增殖、分化及凋亡等至关重要，任何环节发生异常都可能引起细胞功能的改变，严重的可导致疾病（如肿瘤、糖尿病及多种遗传病等）的发生。细胞信号转导与疾病关系的研究不仅有助于阐明疾病的发生发展机制，而且可以提供新的治疗药物靶点和治疗思路。

第一节　细胞信号转导过程

细胞信号转导系统（cell signaling system）由细胞信号、接受信号的受体或类似于受体的物质、细胞内信号转导通路及细胞内的效应器组成。

一、细胞信号种类

细胞信号种类繁多，按照信号的性质差异可分为化学信号、物理信号和生物大分子的结构信号（表12－1）。

表12－1　细胞信号种类

信号种类	信号物质形态
化学信号	细胞间化学信号：①可溶性的化学分子，如激素、神经递质、神经肽、细胞生长因子、细胞的代谢产物以及药物和毒物等；②气体分子；③细胞外基质成分和与质膜结合的分子
	细胞内化学信号：①环核苷酸如cAMP和cGMP等；②脂质信使分子如甘油二酯（DAG）和三磷酸肌醇（IP_3）等；③气体信使分子如一氧化氮（NO）和一氧化碳（CO）；④离子信使分子如Ca^{2+}和H^+等
物理信号	各种射线、光信号、电信号、机械信号（摩擦力、压力、牵张力及切应力等）以及冷热刺激等
生物大分子的结构信号	蛋白质、多糖类、核酸

二、细胞信号的接受和转导

细胞信号由受体或类似于受体的物质接受，然后将信息转发到细胞内，启动细胞信号转导过程。

（一）细胞受体

根据分布部位可分为膜受体与细胞内受体。膜受体占受体的大多数，细胞内受体主要是核受体超家族。

1. 膜受体（membrane receptor）

膜受体是指位于细胞膜上的能与细胞信号分子相互作用的分子，一般为跨膜糖蛋白，具有膜外区、跨膜区和细胞内区。根据它们分子结构的不同，可分为：G 蛋白耦联受体（G protein coupled receptor，GPCR）家族、酪氨酸蛋白激酶型受体（tyrosine-specific protein kinase receptor，RPTK）家族、酪氨酸蛋白激酶关联受体（tyrosine protein kinase-linked receptor，TPKR）家族、丝/苏氨酸蛋白激酶（PSTK）型受体家族、死亡受体家族（如 TNFR，Fas 等）、离子通道型受体家族（如 N－乙酰胆碱受体、N－甲基－D－门冬氨酸受体、环核苷酸受体、三磷酸肌醇受体、ryanodine 受体等）、细胞黏附分子（如钙黏素、整合素等）等。

2. 核受体（nuclear receptor，NR）

核受体本质上为一类配体依赖的转录调节因子，其配体为脂溶性分子，受体与配体结合后，主要通过调节靶基因的表达产生生物学效应。主要包括：糖皮质激素受体（glucocorticoid receptor，GR）、性激素受体（SHR）、甲状腺激素受体（thyroid hormone receptor，TR）、1，25－$(OH)_2D_3$ 受体（VDR）、维 A 酸受体（RAR）、代谢性受体、小分子气体受体等。

另外，目前发现的绝大部分孤儿受体（orphan receptor）亦属于核受体。

（二）细胞信号转导的基本过程

细胞信号转导过程是将细胞信号通过受体或类似物质将信号导入细胞内并引起细胞内一系列信号转导蛋白的构象、活性或功能变化，从而实现调控细胞结构和功能的作用。细胞信号转导的过程十分复杂，而且存在广泛的细胞通路间的交叉调控。

三、常见的细胞信号转导通路

近年来的研究发现，细胞受体介导的细胞内信号转导通路很多，较常见的有：G 蛋白耦联受体介导的信号转导途径、受体及非受体酪氨酸蛋白激酶介导的信号转导途径、丝/苏氨酸蛋白激酶介导的信号转导途径、死亡受体介导的信号转导途径、鸟苷酸环化酶介导的信号转导途径、黏附分子介导的信号转导途径、离子通道型受体介导的信号转导途径、Wnt 蛋白介导的信号转导途径、Hedgehog 蛋白介导的信号转导途径、糖皮质激素受体介导的信号转导途径、甲状腺激素受体介导的信号转导途径等。以下主要介绍其中几条常见的细胞信号转导途径。

（一）G 蛋白耦联受体介导的信号转导途径

该信号转导途径通过配体作用于 G 蛋白耦联受体（GPCR）实现。GPCR 的类型达 2000 多种，由一条 7 次穿膜肽链构成，称为 7 次跨膜受体，受体分子的胞外侧和跨膜螺旋内部有配体的结合部位，膜内侧部分有结合 G 蛋白的部位。GPCR 配体包括多种激素（去甲肾上腺素、抗利尿激素、促甲状腺激素释放激素等）、神经递质和神经肽、趋化因子以及光、气味等，它们在细胞增殖、分化、代谢和组织器官的功能调控中发挥重要作用。此外，GPCR 还介导多种药物，如 β 肾上腺素受体阻断剂、组胺拮抗剂、抗胆碱能药物、阿片制剂等的作用。

GPCR 被配体激活后，通过 Gα 亚基的亚家族 Gs 蛋白激活腺苷酸环化酶（AC），引发 cAMP－PKA 通路，引起多种靶蛋白磷酸化，调节细胞功能；通过 Gα 亚基的亚家族 Gi 蛋白抑制 AC 的活性，产生与 Gs 蛋白相反的效应；通过 Gα 亚基的亚家族 Gq 蛋白可激活磷醋酶 $C_β$（$PLC_β$），催化质膜磷脂酰肌醇二磷酸（PIP_2）水解，生成三磷酸肌醇（IP_3）和甘油二酯（DAG）。一方面，IP_3 激活肌浆网/内质网上的 IP_3 受体，促进肌浆网/内质网储存的 Ca^{2+} 释放，而 Ca^{2+} 可作为第二信使启动多种细胞反应。Ca^{2+} 与钙调蛋白结合，激活钙调蛋白依赖性蛋白激酶（CaMK），产生多种生物学效应。另一方面，DAG 与 Ca^{2+} 能协调活化蛋白激酶 C（PKC），促进相应基因表达和细胞增殖。

（二）受体酪氨酸蛋白激酶介导的信号转导途径

受体酪氨酸蛋白激酶（RPTK）是由 50 多种受体组成的超家族，其共同的结构特征是单次跨膜受体，胞内区含有 PTK，配体以生长因子为代表，主要有表皮生长因子（EGF）、血小板源生长因子（PDGF）、血管内皮细胞生长因子（VEGF）等，与细胞增殖、分化、免疫、肿瘤等有密切关系。配体与受体胞外区结合后，受体发生二聚化使自身具备 PTK 活性并催化胞内区酪氨酸残基自身磷酸化，磷酸化的酪氨酸可被一类含有 SH_2 区的蛋白质识别，通过级联反应向细胞内进行信号转导：①经 Ras 蛋白激活丝裂原活化蛋白激酶（Ras-MAPK 途径）；②经 PLC 激活蛋白激酶 C（$PLC_γ$－PKC 途径）；③经磷脂酰肌醇－3 激酶激活蛋白激酶 B（PI-3 K－PKB 途径），从而引发相应的生物学效应。

（三）非受体酪氨酸蛋白激酶介导的信号转导途径

酪氨酸蛋白激酶关联受体（TPKR）的共同特征是膜受体本身无 PTK 活性，但其胞内区含有与胞内 PTK 结合的位点，配体主要是激素和细胞因子，包括白介素（IL）、干扰素（INF）、红细胞生成素（EPO）及生长激素（GH）等，主要参与免疫、造血和生长的调节。非受体 PTK 的调节机制差异较大、JAK 激酶是起重要作用的非受体酪氨酸蛋白激酶之一，JAK 激酶家族包括 JAK1、JAK2、JAK3 和 TYK2，如生长激素（GH）与受体结合并使受体发生二聚化，激活受体的胞内区与胞质 JAK 家族结合，并使 JAK2 和生长激素受体上的酪氨酸磷酸化。GH 受体/JAK2 复合体进而催化信号转导和转录激活因子（signal transducer and activator of transcription，STAT）中的酪氨酸磷酸化，并形成 STAT 二聚体转移入核，与靶基因 DNA 上游的相应序列结合，诱导 c-fos 等基因的表达，促进多种蛋白质和激素的合成，进而促进机体的生长和发育。

（四）核受体介导的信号转导途径

核受体中的甾体激素受体和非甾体激素受体介导的细胞信号转导途径，如糖皮质激素受体（GR）和甲状腺激素受体（TR）。

1. 糖皮质激素受体

位于胞质，与热休克蛋白（HSP）结合存在，处于非活化状态。配体与受体的结合使 HSP 与受体解离，激活的受体二聚化并移入核内，与 DNA 上的激素反应元件（hormone response element，HRE）相结合或其他转录因子相互作用，增强或抑制基因的转录。

2. 甲状腺激素受体

位于核内，不与 HSP 结合，多以同源或异源二聚体的形式与 DNA 或其他蛋白质结合，配体入核与受体结合后，激活受体并通过 HRE 调节基因转录。

第二节　细胞信号转导的调节

一、信号调节

许多因素都可以作为细胞信号引起一定细胞的信号转导系统活化，从而调节细胞的结构和功能。根据配体引发细胞反应的结果不同，将其分为两大类：激动剂与拮抗剂。前者与受体结合可激活受体的内在活性；后者与受体结合可阻抑激动剂与受体结合，从而抑制激动剂的作用。

配体一般通过两种方式控制信号转导蛋白的活性。

（一）配体与信号蛋白结合直接改变信号蛋白活性

如细胞内信使分子 cAMP 与二酰甘油（DAG）能分别激活蛋白激酶 A（PKA）和蛋白激酶 C（PKC）。

（二）配体通过激活受体型蛋白激酶控制信号转导

如细胞外信号（如胰岛素）可激动酪氨酸蛋白激酶型受体－胰岛素受体，通过激活多条信号转导通路控制糖、蛋白质代谢及细胞增殖等功能。

二、受体调节

（一）受体数量的调节

当体内配体持续升高时，配体－受体复合物可被细胞内化，内化后配体及部分受体被降解，部分受体返回胞膜重新利用，可致自身受体数量减少，称为受体下调（receptor down-regulation）；持续高浓度的配体与受体结合，除可引起自身受体下调外，还可引起其他受体明显增多，称为受体上调（receptor up-regulation）。一般来说，当受体下调时，可引起该受体介导的信号转导抑制；当受体上调时，则引起该受体介导的信号转导加强。

（二）受体亲和力的调节

受体的磷酸化和脱磷酸化是调节受体亲和力的最重要方式。当然，受体的变构及受体的寡聚体化也会影响受体的亲和力。受体对配体刺激的反应增强，称为受体增敏（receptor hypersensitivity）；受体对配体刺激的反应衰退，称为受体减敏（receptor hyposensitivity）。一般来说，当受体减敏时，可引起该受体介导的信号转导抑制；当受体增敏时，则引起该受体介导的信号转导加强。

三、受体后调节

（一）通过可逆磷酸化快速调节靶蛋白的活性

信号转导通路对靶蛋白调节的最重要方式是可逆性的磷酸化调节。多种信号转导通路中激活的蛋白激酶（如 PKA、PKB、PKC、MAPK 家族中的成员等）和磷酸酶能通过对各种效应蛋白（如调节代谢的酶、离子通道、离子泵、运输蛋白、骨架蛋白等）及转录因子（如 NF-κB，AP-1 等）进行可逆的磷酸化修饰，快速调节它们的活性和功能，产生相应的生物学效应。

（二）通过调控基因表达产生较为缓慢的生物效应

胞外信号调节基因转录有两种方式：一是胞外信号启动细胞的信号转导，在信号通路中激活的蛋白激酶首先磷酸化细胞中现存的转录因子，使其激活并转入细胞核，启动相应基因的转录过程；二是某些信号可直接进入细胞（如甾体激素），与核受体结合，调节靶基因的表达而产生较为缓慢的生物学效应。

近年来的研究表明，不同信息分子、不同信号转导途径之间还存在交叉对话（cross-talk）即相互调节，从而构成复杂的信号转导网络。因此，在细胞信号转导的研究中，不但要注意单个信号转导途径中的信号传递，更要注意众多信号转导途径之间的网络调节。

第三节　细胞信号转导异常的机制

细胞信号转导异常的发生机制总体上包括 3 个方面：信号异常、受体异常和受体后信号转导成分异常（表 12－2）。

需要指出的是，细胞信号系统是一个网络系统，信号转导通路之间存在交互通话和作用。某种信号蛋白的作用丧失后，可由别的信号蛋白来替代，或者功能相近的信号转导通路间发生了功能上的互补，使细胞的功能代谢不受明显的影响，因此并非所有的信号转导蛋白异常都能导致疾病。

表 12－2　细胞信号转导异常的机制

发生机制	发病环节	致病点	所致疾病
信号异常	内源性细胞信号异常	体内神经递质、内分泌激素、生长因子等的生成和释放	糖尿病：胰岛素减少；嗜铬细胞瘤：大量分泌儿茶酚胺
	外源性细胞信号异常	理化损伤性刺激	心肌肥厚、动脉硬化：因心肌的牵拉刺激等可通过特定的信号转导通路，激活 PKC、ERK 等，促进细胞的增殖
		生物损伤性刺激	菌体蛋白、脂多糖、核酸等均可作为配体干扰细胞的信号转导过程。所致疾病不明
受体异常	遗传性受体异常	受体数量改变	家族性高胆固醇血症是由于基因突变引起低密度脂蛋白受体数量减少或功能异常；雄激素抵抗征/雄激素不敏感综合征也是由于遗传性的雄激素受体数目减少或功能低下

续表 12－2

发生机制	发病环节	致病点	所致疾病
受体异常	遗传性受体异常	受体结构异常	基因突变：TSHR 激活型突变导致的甲状腺功能亢进和 TSHR 失活性突变导致甲状腺功能减退
	自身免疫性受体异常	针对自身受体的抗体，可分为阻断型和刺激型	毒性甲状腺肿（亢进）和慢性淋巴细胞性甲状腺炎（减退）；重症肌无力（乙酰胆碱受体抗体）
	继发性受体异常	神经递质、激素、细胞因子、炎症介质等释放持续增多或减少，导致特定受体的数量、亲和力发生改变，如肾上腺素受体	心力衰竭
受体后信号转导成分异常	基因突变	基因突变所致的信号转导蛋白失活或异常激活	肿瘤和遗传病
	配体异常	配体异常或病理性刺激	霍乱

第四节　细胞信号转导异常与疾病

细胞信号转导异常可以局限于单个信号或信号转导成分，亦可同时或先后累及多个环节甚至多条信号转导途径，造成调节信号转导的网络失衡，使细胞增殖、分化、凋亡、代谢及功能调控失常而引发疾病。

一、家族性肾性尿崩症

家族性肾性尿崩症（familial nephrogenic diabetes insipidus，FNDI）系遗传性肾集合小管上皮细胞膜上的Ⅱ型抗利尿激素（ADH）受体（V_2R）数目减少或功能缺陷，使其对 ADH 的反应性降低，导致对水的重吸收减弱而引起的尿崩症。

二、肢端肥大症和巨人症

生长激素（growth hormone，GH）是腺垂体分泌的多肽激素，其功能是促进机体生长。GH 的过度分泌，可刺激骨骼过度生长，在成人引起肢端肥大症（acromegaly），在儿童引起巨人症（gigantism）。GH 的分泌受下丘脑的生长素释放激素（GHRH）和生长素释放抑制激素（GHRIH，生长抑素）的调节，GHRH 经激活 Gs，导致 AC 活性升高和 cAMP 积聚，cAMP 可促进分泌 GH 的细胞增殖和分泌；GHRIH 生长抑素则通过减少 cAMP 水平抑制 GH 分泌。

三、恶性肿瘤

（一）促进细胞增殖的信号转导过强

1. 表达生长因子样物质

某些癌基因可以编码生长因子样的活性物质，此类癌基因激活可使生长因子样物质生成增多，以自分泌或旁分泌方式刺激细胞增殖。在人神经胶质母细胞瘤、骨肉瘤和纤维肉瘤中均可见 *sis* 基因异常表达。

2. 表达生长因子受体类蛋白

某些癌基因可以表达生长因子受体的类似物，通过模拟生长因子的功能受体，起到促增殖的作用，其表达量与肿瘤的生长速度密切相关。在人乳腺癌、肺癌、胰腺癌和卵巢肿瘤中已发现 EGF 受体的过度表达；在卵巢肿瘤亦可见 PDGF 受体高表达，且这些受体的表达与预后呈负相关。

3. 表达蛋白激酶类物质

某些癌基因可通过编码非受体 PTK 或丝/苏氨酸激酶类物质影响细胞信号转导过程。例如，*src* 癌基因产物具有较高的 PTK 活性，在某些肿瘤中其表达增加，可催化下游信号转导分子的酪氨酸磷酸化，促进细胞异常增殖。

4. 表达信号转导分子类蛋白

ras 癌基因编码的 21 kD 小分子 G 蛋白 Ras，可在 Sos 催化下通过与 GTP 结合而激活下游信号转导分子。在 30% 人类肿瘤组织已发现有不同性质的 *ras* 基因突变。

5. 表达核内蛋白类物质

某些癌基因，如 *myc*、*fos*、*jun* 的表达产物位于核内，能与 DNA 结合，具有直接调节转录活性的转录因子样作用。过度表达的癌基因可引起肿瘤发生。

（二）抑制细胞增殖的信号转导过弱

细胞癌变过程还可能是生长抑制因子受体的减少、丧失以及受体后的信号转导通路异常，使细胞的生长负调控机制减弱或丧失转化生长因子 β（transforming growth factor-β，TGF-β），对多种肿瘤细胞具有抑制增殖及激活凋亡的作用，使细胞逃脱 TGFβ 的增殖负调控从而发生恶性肿瘤。

第五节　防治的病理生理基础

在临床上已试用了“信号转导疗法”治疗细胞信号转导异常引发的一系列疾病。例如，多种受体的激动剂和拮抗剂、离子通道的阻滞剂、蛋白激酶（如 PTK、PKC、PKA、p38 MAPK 的抑制剂）等。如帕金森病患者的脑中多巴胺浓度降低，可通过补充其前体物质，调整细胞外信息分子水平进行治疗。针对一些受体的过度激活或抑制引起的疾病，可分别采用受体拮抗剂或受体激动剂达到治疗目的。

调节细胞内信使分子或信号转导蛋白水平也是临床上使用较多的方法，如调节胞内钙浓度的钙通道阻滞剂、维持细胞 cAMP 浓度的 β 受体阻滞剂等均在疾病的治疗中应用广泛。

与肿瘤相关的原癌基因和癌基因产物是 PTK，且肿瘤发生时 PTK 活性常常升高，故肿瘤治疗中常以 PTK 为治疗靶点阻断细胞增殖。

在一些全身性炎症反应中，早期应用抑制 NF-κB 活化的药物，则从调节核转录因子的水平出发，控制炎症反应过程中炎症介质的失控性释放，可阻抑炎症性疾病的发生、发展。

本章小结

1. 细胞信号种类、细胞信号的接受和转导、常见的细胞信号转导通路。
2. 细胞信号转导的调节：信号调节、受体调节、受体后调节。
3. 细胞信号转导异常的机制包括信号异常、受体异常、受体后信号转导成分异常。
4. 细胞信号转导障碍、增强均会导致疾病的发生。细胞信号转导异常可以局限于单个信号或信号转导成分，也可同时或先后累及多个环节甚至多条信号转导途径，造成调节信号转导的网络失衡，使细胞增殖、分化、凋亡、代谢及功能调控失常而引发疾病。
5. 迄今为止，临床上已试用“信号转导疗法”治疗细胞信号转导异常引发的一系列疾病。

（王　胜　谢协驹）

第十三章 细胞增殖和凋亡异常与疾病

细胞是构成生命有机体的基本单位。机体的结构和功能是否正常取决于细胞的数量和质量。

细胞通过分裂增加其数量，通过分化形成特定形态、结构和生理功能的子代细胞，通过凋亡清除衰老、突变或受损细胞。细胞增殖和凋亡共同作用，调节着生物体内细胞的数量和质量。

细胞增殖、分化或凋亡的调控错综复杂，既受细胞外信号的影响，又依靠细胞内级联反应，如果其中任一环节或多环节发生障碍，均可使特定细胞、组织和器官的结构、功能和代谢异常，导致或促进疾病的发生和发展，甚至影响疾病的预后和治疗。

第一节　细胞增殖异常与疾病

细胞增殖（cell proliferation）是指细胞分裂及再生的过程，细胞以分裂的方式进行增殖，将遗传信息传给子代，保持物种的延续性和数量的增多，以维持个体的生长、损伤的修复，或用来补充衰老、死亡的细胞。细胞增殖是生物体生长、发育、繁殖以及遗传的基础。细胞增殖是通过细胞周期实现的，是多阶段和多因素参与的有序调节过程，以使各类细胞可依机体需要进行增殖或处于静止状态，否则可导致和促进疾病。

一、细胞周期的概述

细胞周期（cell cycle）或称为细胞增殖周期，是指细胞从上一次分裂结束开始到下一次分裂完成所经历的全过程。在这一过程中，细胞核内的遗传物质复制并均等地分配给两个子细胞。

根据细胞的时相特点，细胞周期被划分为 4 个阶段，即 G1 期（first gap phase ，DNA 合成前期）、S 期（synthetic phase，DNA 合成期）、G2 期（second gap phase ，DNA 合成后期）和 M 期（mitotic phase，有丝分裂期）。在一个增殖的细胞群中，并非所有细胞的增殖周期都是同步的；而机体的所有细胞也并非都处于增殖状态，根据细胞的增殖特性可将其分为以下 3 种。

（一）周期性细胞

周期性细胞也称为连续分裂细胞。这些细胞按 G1→S→G2→M 4 个阶段循环，连续运转。周期性细胞始终处于增殖和死亡的动态平衡中，不断地增殖以补充衰老脱落或死亡的细胞，这种更新称为稳态更新（steady-state renewing）。

（二）G0 期细胞

G0 期细胞也称为休眠细胞。这些细胞暂时脱离细胞周期，不进行增殖，但在接受适当刺激时可重新进入细胞周期。G0 期细胞在遭遇损伤或应激等因素的作用后可返回细胞周期，进行细胞增殖，这种更新称为条件性更新（conditional renewing）。

（三）终端分化细胞

终端分化细胞也称为不分裂细胞。一般情况下这些细胞不可逆地脱离细胞周期、丧失增殖能力而完全停止分裂，但仍具有生理功能，如神经细胞和心肌细胞等。然而最新的研究表明这些细胞亦可在某些特定的条件下返回细胞周期，恢复增殖能力。

细胞周期的特点：①单向性：即细胞增殖过程只能沿 G1→S→G2→M 方向前进，不能逆行；②阶段性：各期细胞形态和代谢特点有明显差异，若受不利因素影响细胞可在某时相发生停滞，待生长条件适合后又可重新活跃进入下一时相；③检查点：各时相交叉处存在着相应的检查点（checkpoint），对细胞的下一步增殖趋势起定向作用；④细胞微环境：细胞周期是否顺利推进与细胞外信号和条件等密切相关。

二、细胞周期的调控

细胞周期的调控包括细胞周期的自身调控及细胞外信号对细胞周期的调控。

（一）细胞周期的自身调控

细胞周期的自身调控主要靠细胞周期驱动力量（周期蛋白和周期蛋白依赖性激酶）、抑制力量和检查点等协同作用而实现。

1. 周期蛋白

周期蛋白（cyclin）为细胞周期运转的驱动力量之一。目前已分离鉴定的 cyclin 家族成员至少有 20 种，在 G1 期表达的周期蛋白有 cyclin A、C、D、E，其中 cyclin C、D、E 的表达仅限于 G1 期，进入 S 期即开始降解，且只在 G1 向 S 期转化过程起调节作用，因此被称为 G1 期蛋白。

cyclin 作为调节亚基，需与催化亚基周期蛋白依赖性激酶（cyclin-dependent kinase，CDK）结合形成复合物，激活相应 CDK 和加强 CDK 对特定底物的作用，驱动周期前行。

另外，增殖细胞核抗原也是一种细胞周期相关蛋白，它不与 CDK 结合，而是作为 DNA 聚合酶的附属蛋白，促进 DNA 聚合酶延伸 DNA，在 S 期浓度最高，故常作为 S 期标志物之一。

2. 周期蛋白依赖性激酶

周期蛋白依赖性激酶为细胞周期运转的驱动力量之一，是一组丝氨酸/苏氨酸（serine/threonine，Ser/Thr）蛋白激酶家族，已发现至少 14 个成员，包括 CDK1 ～ 14。

CDK 激活依赖于与 cyclin 的结合和其分子中某些氨基酸残基的磷酸化状态，如 cyclin D 是细胞周期开始运行的重要因素，能与 CDK4 和 CDK6 等结合，将视网膜母细胞瘤蛋白（retinoblastoma protein，Rb）磷酸化。Rb 作为转录抑制因子与转录因子 E2F 结合，发挥阻断细胞周期的作用；磷酸化的 Rb 与转录因子 E2F 解离，从而释放 E2F 的转录活性，进而促进 G1/S 转换和启动 DNA 复制。

CDK 的灭活，除泛素（ubiquitin）化降解外，CDK 抑制因子可特异抑制 CDK 活性。

3. CDK 抑制因子（CKI）

CKI 是特异抑制 CDK 的蛋白，包括 Ink4 和 Kip 家族。① Ink4（inhibitors of kinase 4）家族可特异与 CDK4/6 结合并抑制其活性，抑制 cyclin D/CDK4 或 cyclin D/CDK6 复合物的形成和活性，减少 Rb 磷酸化，E2F 与去磷酸化 Rb 结合而失去转录活性，使细胞阻滞于 G1 期；②Kip（kinase inhibitory protein，Kip）家族，亦称 Cip（cdk-interacting protein 1）或 Waf1（wild-type p53 activated fragment 1）家族，可广谱抑制 CDK 活性，减少 Rb 磷酸化，

引起 G1 期阻滞，促进修复，可以消除 DNA 损伤引发的肿瘤。

4. 细胞周期检查点

细胞周期调控是高度精确的时序过程。细胞周期检查点是细胞周期中的一套保证 DNA 复制和染色体分配质量的检查机制；它由探测器、传感器和效应器 3 个部分组成，分别负责检查质量、传递信号、中断细胞周期并启动修复机制等功能，是一类负反馈调节机制。当细胞周期进程中出现异常事件，如 DNA 损伤或 DNA 复制受阻时，这类调节机制就被激活，及时地中断细胞周期的运行，待细胞修复或故障排除后，细胞周期才能恢复运转。

根据检查点在细胞周期中的时间顺序，可将其分为 G1 期检查点、S 期检查点、G2 及 M 期检查点。

根据细胞周期检查点的调控内容，更常见的是将其分为 DNA 损伤检查点、DNA 复制检查点、纺锤体组装检查点和染色体分离检查点。各检查点所处位置和功能各异，其中 DNA 损伤检查点和 DNA 复制检查点备受关注：①当位于 G1/S 交界处的 DNA 损伤检查点探测和获得 DNA 受损信号，则由效应器中断细胞周期进程，将细胞阻滞在 G1 期，并启动 DNA 修复，以保证 DNA 的质；p53（p53 是一种肿瘤抑制基因即 p53 基因，由这种基因编码的蛋白质即 p53 蛋白）为 DNA 损伤检查点的主要分子，当 DNA 损伤时，p53 可使细胞停滞在 G1 期进行修复，减少携带损伤 DNA 细胞的增殖。②位于 S/G2 交界处的 DNA 复制检查点，当 DNA 复制量不足时细胞将阻滞在 S 期，以保证 DNA 的量，使细胞周期精确和有序进行由此可见细胞周期检查点功能障碍，将使细胞增殖的质和量异常，甚至促进或导致疾病。

（二）细胞外信号对细胞周期的调控

细胞外信号分为增殖信号和抑制信号。增殖信号包括生长因子、丝裂原、分化诱导剂等。如表皮生长因子（epidermal growth factor，EGF）可与细胞膜 EGF 受体结合，启动胞内的信号转导，促进 cyclin D 合成，并抑制 CKI 合成，cyclin D 与相应 CDK 结合，使 Rb 磷酸化而与转录因子 E2F 分离，游离的 E2F 激活 DNA 合成基因，促使 G0 进入 G1 期。抑制信号如 TGF-β 可与细胞膜 TGF-β 受体结合，启动胞内信号通路调控 cyclin 和 CDK 等的表达，在 G1 期表现为抑制 CDK4 表达，诱 CKI 产生，从而使细胞阻滞于 G1 期。

三、细胞周期调控异常与疾病

细胞周期调控是细胞对不同信号进行整合后依靠细胞内级联反应完成的，包括细胞周期的驱动力量（cyclin 和 CDK）、抑制力量和检查点等，其任一环节发生异常均可使细胞增殖过度或缺陷，导致或促进疾病，其中最常见为肿瘤（表 13－1）。

表 13－1　细胞周期调控异常与疾病

病理变化	发病机制	致病环节	所致疾病
细胞增殖过度	细胞周期自身调控异常	cyclin 过表达	乳腺癌：cyclin E 呈高表达； B 细胞淋巴瘤、乳腺癌、胃肠癌、甲状旁腺癌和食管癌：cyclin D1 呈过表达

续表 13－1

病理变化	发病机制	致病环节	所致疾病
细胞增殖过度	细胞周期自身调控异常	CDK 增多	小细胞肺癌、鳞癌和不同分化胃癌：CDK1 呈过表达； 宫颈癌：CDK4 呈过表达
		CKI 表达不足和突变	黑色素瘤、急性白血病、胰腺癌、非小细胞肺癌、胶质瘤、食管癌、乳腺癌和直肠癌：InK4 失活或（和）含量减少； 肝癌、骨肉瘤、黑色素瘤、乳腺癌、大肠癌、肺癌、前列腺癌、胃癌和卵巢癌：KiP 失活或（和）含量减少
		检查点功能障碍	Li-Fraumeni 癌症综合征：遗传一个突变的 p53 基因
	细胞外信号对细胞周期的调控异常	癌基因家族及抑癌基因家族	刺激细胞进行分裂增殖，促进肿瘤发生发展：sis 基因编码的生长因子类蛋白
细胞增殖缺陷	造血干细胞增殖缺陷使得其数量不足	骨髓造血功能衰竭	再生障碍性贫血
	肾小球硬化、肾小管萎缩及肾脏纤维化	肾脏功能明显减退	糖尿病肾病

四、细胞周期调控与疾病的防治

以癌症为例探讨调控细胞周期与疾病防治。

（一）合理利用增殖相关信号

抑制促增殖信号或（和）提高抑增殖信号可防治癌症。如采用抑制剂降低 EGF 含量或采用抗 EGFR 单抗抑制 EGF 与 EGFR 结合可使细胞增殖减弱，以降低促增殖信号治疗癌症。

（二）抑制 cyclin 或（和）CDK 的表达和活性

抑制癌症发生发展中增高的细胞周期驱动力量 cyclin 和 CDK 可防治癌症。如体内外实验发现注射抗 cyclin D1 抗体或反义寡核苷酸可抑制肺癌细胞由 G1 向 S 期过渡，并逆转转化细胞的形态。

（三）提高 CKI 的表达和活性增加癌症发生发展中低表达

CKI 的量和活性的提高可防治癌症。

（四）修复或利用缺陷的细胞周期检查点

如通过转染野生型 p53（wild-type p53，wtp53）可修复缺陷的细胞周期检查点，抑制多种癌细胞生长和部分逆转其恶性表型。

第二节　细胞凋亡异常与疾病

一、细胞凋亡概述

凋亡（apoptosis）一词源于希腊文，原意为“花瓣或树叶的枯落”。现认为细胞凋亡是指由体内外因素触发细胞内预存的死亡程序而导致的细胞死亡过程，为程序性细胞死亡（programmed cell death，PCD）的形式之一。与细胞坏死比较，细胞凋亡在许多方面存在显著差异（表 13－2）。凋亡是多因素、多阶段和多基因严格控制的过程，如在诱导凋亡相关因素（射线、高温、TNF、细菌和病毒等）作用下启动信号转导，凋亡相关基因接受死亡信号后按预定程序启动合成执行凋亡所需的多种酶，这些酶如核酸内切酶（endogenous nuclease）和半胱天冬酶（caspase）家族通过级联反应等降解底物，导致细胞呈现凋亡特征性的形态（如凋亡小体）和生化（如“梯”状条带）改变。

表 13－2　细胞凋亡与细胞坏死的差异

对比内容	坏死	凋亡
性质	病理性，非特异性	生理性或病理性，特异性
诱导因素	强烈刺激，随机发生	较弱刺激，非随机发生
生化特点	被动过程，无新蛋白合成，不耗能	主动过程，有新蛋白合成，耗能
形态变化	细胞肿胀，细胞结构全面溶解破坏	细胞皱缩，核固缩，细胞结构完整
DNA 电泳	随机降解，电泳图谱呈涂抹状	DNA 片段化，电泳图谱呈梯状
炎症反应	溶酶体破裂，局部炎症反应	溶酶体相对完整，局部无炎症反应
凋亡小体	无	有
基因调控	无	有

二、细胞凋亡的调控

细胞凋亡调控涉及凋亡相关信号及其转导通路、基因和酶的调控。

（一）细胞凋亡调控相关的信号

1. 生理性凋亡相关信号

①某些激素和细胞因子的直接作用：如糖皮质激素为淋巴细胞凋亡的典型信号，甲状腺素在蝌蚪尾巴凋亡性退化中充当重要的信号，TNF 可诱导多种细胞凋亡；②某些激素和细胞因子的间接作用：如睾丸组织发育不良使睾酮不足可致前列腺上皮细胞凋亡，腺垂体

分泌的促肾上腺皮质激素不足可促进肾上腺皮质细胞凋亡，等等。

2. 病理性凋亡相关信号

①一般认为，能对细胞造成伤害的许多因素都可诱发凋亡，如生物及射线、化学毒素、病毒感染、应激和化疗药等，甚至营养因素缺乏和过度功能负荷都可诱导凋亡；②某些因素如各种化学促癌物、某些病毒（EB 病毒）等能抑制凋亡。故认为能否诱导细胞凋亡可能与有害因素的种类、强度和持续的时间等相关。

（二）细胞凋亡调控相关的信号转导通路

细胞凋亡过程受细胞内外多种信号的调控。死亡受体和线粒体介导的信号转导通路为细胞凋亡调控的两条经典信号转导通路，在细胞凋亡中发挥重要作用。此外，内质网应激及颗粒酶 B 途径也可介导细胞凋亡。越来越多的研究证明，线粒体在细胞凋亡的过程中发挥着不可替代的作用，是调控细胞凋亡的重要细胞器。

1. 死亡受体介导的凋亡通路

细胞外许多信号分子可以与细胞表面的死亡受体（death receptor，DR）结合，激活细胞凋亡信号通路。死亡受体属于肿瘤坏死因子受体（tumor necrosis factor receptor，TNFR）超家族，在传递特异性的死亡配体如 Fas 配体（Fas ligand，Fas L）和 TNF-α 等启动的信号中占有重要地位。目前在哺乳类细胞上至少已发现 8 种死亡受体，包括 TNFR1、Fas、DR3-6、EDA-R 和 NGF-R。死亡受体的胞质区内含有一个同源结构“死亡结构域”（death domain，DD）。

胞外 TNF 超家族的死亡配体如 Fas 配体和 TNF-α 等与胞膜死亡受体如 Fas 或 TNFR 结合，使受体三聚化并活化，启动 caspase 级联反应，激活 caspase-3、6 和 7 前体，导致细胞凋亡。活化的 caspase-8 同时还能通过一系列反应后破坏线粒体膜的通透性，从而诱导细胞色素 C（cytochrome C，Cyto-C）释放进入胞质，进而把死亡受体通路和线粒体通路联系起来，有效地扩大了凋亡信号的作用。

2. 线粒体介导的凋亡通路

线粒体介导的凋亡通路即死亡受体非依赖的凋亡通路，是细胞凋亡信号转导途径中较重要的途径之一。该通路主要涉及位于线粒体内促凋亡蛋白的异位，也有实验结果提及涉及 CED-4/CED-3 样“凋亡体”的参与。许多凋亡诱导信号如射线、化疗药和氧化应激及钙稳态失衡等可作用于线粒体膜，使其跨膜电位明显下降和膜转换孔开放，导致线粒体膜通透性增高，促使线粒体内凋亡启动因子（如 Cyto-C、AIF 和 Apaf-1 等）释放至胞质，并通过下列机制导致细胞凋亡：①Cyto-C 与 Apaf-1 及 caspase-9 前体（pro-caspase-9）结合形成凋亡复合体（apopto-some），导致 caspase-9 前体激活，后者通过级联反应激活下游 caspase-3、6 和 7 前体等；②凋亡诱导因子（apoptosis inductive factor，AIF）正常情况下位于线粒体内部，当细胞受到内部凋亡刺激因子作用后，AIF 可由线粒体释放到胞质，通过促进线粒体释放 Cyto-C 而增强细胞凋亡的信号，并可快速激活核酸内切酶。

3. 内质网应激介导的凋亡通路

内质网应激（endoplasmic reticulum stress，ERS）启动的凋亡通路是一种不同于死亡受体介导或线粒体介导细胞凋亡的新途径。在氧化应激或钙失衡等特定生理病理情况下，可引起内质网腔内未折叠蛋白或者错误折叠蛋白蓄积，称为未折叠蛋白反应。适度或者短暂的内质网应激在未折叠蛋白反应作用下，可以下调并维持内质网功能稳定；如果细胞处于长期持续的内质网应激状态时，可以通过内质网跨膜蛋白肌醇需求酶介导的信号通路的激活或通过蛋白激酶样内质网激酶依赖的信号传导引起细胞凋亡。

此外，细胞毒性 T 淋巴细胞和自然杀伤细胞释放的丝氨酸蛋白酶——颗粒酶 B（granzyme B）也可诱导靶细胞的凋亡。进入细胞内部的颗粒酶 B 自身具备蛋白水解作用，可直接裂解并激活 caspases，进而促进细胞凋亡。

总之，细胞凋亡的信号通路既可单独启动，又可联合作用，不同通路之间存在交互作用（crowstalk），其中线粒体介导的凋亡通路及死亡受体介导的凋亡通路最受关注，凋亡诱导因子可通过激活一条或多条凋亡通路影响凋亡速率而参与疾病发生发展。

（三）细胞凋亡调控相关的基因

1. Bcl-2 家族（Bcl-2 family）

Bcl-2 家族蛋白在细胞凋亡过程中起着重要作用，目前已经发现并鉴定出 20 余种成员。根据它们在细胞凋亡中的作用可分为两类：一类是抗凋亡成员（如 Bcl-2 和 Bcl-XL），另一类是促凋亡成员（如 Bax 和 Bak），包括 BH3-only 蛋白。它们的相互作用决定了细胞死亡的阈值。

2. p53

野生型 p53 蛋白具有诱导细胞凋亡及抑制细胞增殖的作用。

3. 其他

癌基因 c-myc 编码的蛋白具有双向调节作用。作为重要的转录调节因子，c-myc 既可激活介导细胞增殖的基因诱导细胞增殖，也可激活介导细胞凋亡的基因而诱导凋亡。

（四）细胞凋亡调控相关的酶

1. 半胱天冬酶

半胱天冬酶（caspases）是一组对底物天冬氨酸部位有特异水解作用的蛋白酶，Caspases 家族的主要成员至少包括 14 种，包括细胞凋亡启动型 caspase（initiator caspase）和效应型 caspase（effector caspase）两类，前者包括 caspase-8 和 10，后者包括 caspase-3、6 和 7。在细胞凋亡过程中，caspase 可发挥多种功能，包括：①灭活凋亡抑制蛋白（如 Bcl-2）。②直接作用于细胞结构并使之解体，如使板层结构的主要成分（lamins）崩解引发染色质浓缩。③分解与细胞骨架构成相关的蛋白。④瓦解核结构成核碎片等，以导致凋亡细胞特征性的形态学改变，如细胞膜表面微绒毛消失及空泡化（blebbing）；细胞体积缩小呈现固缩（condensation）；核质高度浓缩并融合成团，染色质集中分布在核膜的边缘而呈新月形或马蹄形分布，即染色质边集（margination）；因胞膜皱缩内陷，分割包裹胞质或（和）核碎片，形成泡状小体即凋亡小体（apoptosis body）；等等。

2. 内源性核酸内切酶

正常情况下，多种内源性核酸内切酶是以无活性的酶原形式存在于胞核内，因而不出现 DNA 断裂。内源性核酸内切酶多数为 Ca^{2+}/Mg^{2+} 依赖的，但 Zn^{2+} 可抑制其活性。凋亡诱导因素可通过启动信号转导，调控胞内某些成分（如 Ca^{2+}）激活内源性核酸内切酶，活化的内源性核酸内切酶可作用于核小体连接区，使 DNA 断裂成核小体倍数大小（即

180～200 bp）或其整倍数长度的片段，这些片段在琼脂糖凝胶电泳中可呈特征性的“梯状”条带（DNA ladder），这是判断凋亡发生的特征性生化指标。

3. 其他

据报道，组织型转谷氨酰胺酶（tissue-type transglutaminase）亦与凋亡小体的形成有关。它通过催化 γ 谷氨酞与 ε 赖氨基交联形成稳定的构架，使内容物保留在凋亡小体内。此外，胞质 Ca^{2+} 增加时，亦能活化定位于胞质的需钙蛋白酶（calpains），活化后的 calpains 可通过剪切凋亡相关分子蛋白如 Bcl-2、Bax、Bid 和 p53 等，以及直接剪切活化多种 caspases 等方式，参与调控细胞凋亡的过程。

三、细胞凋亡调控异常与疾病

细胞凋亡具有重要的生理和病理意义。适度的凋亡具有重要作用：①确保正常生长发育：如人胚胎肢芽发育过程中指（趾）间组织通过凋亡而被逐渐消除，形成指（趾）间隙；②维持内环境稳定：如清除针对自身抗原的 T 淋巴细胞，以维持免疫系统功能的稳定；③发挥积极的防御功能：受病毒感染细胞（如 HIV 感染的 $CD4^+$ 细胞）发生凋亡，阻止病毒的复制。由此可见适时适度凋亡是维持细胞群体数量稳态的重要手段，否则将影响正常生长、发育，促进衰老，甚至导致各种疾病，包括凋亡不足或（和）过度相关性疾病（表 13－3）。

此外，有些疾病过程中还存在细胞凋亡不足和过度共存的现象。人类组织器官通常由不同种类的细胞构成，如血管以内皮细胞和平滑肌细胞为主。由于细胞类型的差异，在致病因素的作用下，有些细胞表现为凋亡不足，另一些细胞可表现为凋亡过度，因此，在同一疾病或病理过程中两种情况可同时并存。如血管动脉粥样硬化时，可见其内皮细胞呈现凋亡过度，而平滑肌细胞则是凋亡不足。

表 13－3　细胞凋亡调控异常与疾病

病理变化	发病机制	致病环节	所致疾病
细胞凋亡不足与疾病	凋亡调控相关信号的异常	促凋亡（如 TNF 和 Fas）和抑凋亡信号（如 EGF）的异常	乳腺癌：EGF 上调和 TNF 下调
	凋亡诱导相关信号转导通路的障碍	死亡受体和线粒体介导的信号转导通路异常（Fas 通路最常见）	乳腺癌：Fas 信号转导通路的异常
	凋亡实施相关基因表达的异常	抑凋亡基因和促凋亡基因的异常（Bcl-2 和 p53 备受关注）	多种癌：有 p53 突变或缺失和 Bcl-2 过表达
	凋亡执行相关酶活性的异常	半胱天冬酶（caspases）和核酸内切酶等活性异常	多种癌：有 caspase 酶活性的降低； 甲状腺癌和乳腺癌：治疗用某些抗癌药激活 caspase 酶的活性

续表 13－3

病理变化	发病机制	致病环节	所致疾病
细胞凋亡过度与疾病	HIV 外膜糖蛋白 gp120 的作用	HIV 感染，gp120 通过与淋巴细胞的 $CD4^+$ 分子结合和相互作用，触发 $CD4^+$ 淋巴细胞凋亡	获得性免疫缺陷综合征（AIDS）
	Fas 基因表达的上调	HIV 感染，激活 Fas 介导的信号通路，诱导 $CD4^+$ 淋巴细胞凋亡	获得性免疫缺陷综合征（AIDS）
	细胞因子分泌增多	HIV 感染，分泌多种细胞因子（TNF、IL-4、IL-10）和产生大量氧自由基，诱导 $CD4^+$ 淋巴细胞凋亡	获得性免疫缺陷综合征（AIDS）
	Tat 蛋白的产生增多	HIV 感染，可产生反式激活蛋白（Tat），产生氧自由基，增强 Fas 表达，诱导 $CD4^+$ 淋巴细胞凋亡（又可保护细胞免于凋亡）	获得性免疫缺陷综合征（AIDS）
	T 细胞的激活	HIV 感染，引起淋巴细胞生长因子的生成减少，$CD4^+$ 淋巴细胞凋亡	获得性免疫缺陷综合征（AIDS）
	合胞体的形成	HIV 感染，细胞融合在单个小裂解和多核细胞形成过程中均导致 $CD4^+$ 淋巴细胞凋亡	获得性免疫缺陷综合征（AIDS）

四、细胞凋亡调控与疾病的防治

（一）合理利用细胞凋亡的相关信号

凋亡信号是凋亡的始动环节，可尝试调控促凋亡信号或抑凋亡信号，如低剂量照射或补充外源性 TNF 等促凋亡信号诱导细胞凋亡，达到防治癌症的目的。

（二）干预细胞凋亡相关的信号转导通路

干预凋亡信号转导通路调控凋亡速率，如阿霉素可上调癌细胞膜 Fas 表达，通过启动死亡受体介导的凋亡通路诱导细胞凋亡而抑制癌细胞生长；免疫抑制剂环孢素 A（cyclosporin A）通过抑制线粒体介导的凋亡通路抑制细胞凋亡，从而防治某些凋亡过度的疾病如阿尔茨海默病等。

（三）调节细胞凋亡相关的基因

运用提高和降低凋亡相关基因表达的技术，如利用各种载体转染促凋亡基因如 wtp53，以诱导癌细胞凋亡而发挥抑癌作用；抑凋亡基因 Bcl-2 的反义寡核苷酸可特异与 Bcl-2 mRNA 某些区段互补，形成 DNA－mRNA 杂交链抑制基因表达，使癌细胞凋亡明显增多，抑制抑凋亡基因 Bcl-2 过表达的 B 淋巴细胞癌的生长，或提高癌细胞对抗癌药的敏感性。

（四）控制细胞凋亡相关的酶

核酸内切酶和 caspase 是调控细胞凋亡最为关键的酶。如转染 caspase 酶基因可加速白血病细胞发生凋亡；或通过使用 caspase 抑制剂可明显减少心肌细胞凋亡，从而缩小心肌梗死面积和改善心肌功能；使用含锌药物可抑制核酸内切酶的活性而治疗阿尔茨海默病和 AIDS 等。

本章小结

1. 细胞周期的概念、细胞周期的自身调控及细胞外信号对细胞周期的调控。
2. 细胞周期调控异常与代表性常见疾病。
3. 细胞周期调控与疾病的防治。
4. 细胞凋亡的概念及调控相关的信号转导通路。
5. 细胞凋亡调控相关的基因及酶。
6. 细胞凋亡调控异常与常见疾病。
7. 细胞凋亡调控与疾病的防治。

（王　胜　谢协驹）

第十四章 多器官功能障碍

多器官功能障碍的概念起源于 20 世纪 70 年代，由外科领域率先提出了多器官衰竭（multiple organ failure，MOF）或多系统器官衰竭（multiple system organ failure，MSOF）。MOF 或 MSOF 是一个从器官功能轻度障碍到晚期器官功能衰竭的进行性动态变化、连续发展的过程，强调器官衰竭的终末阶段，不利于早期诊断和治疗。因此，1991 年美国胸科医师学会（American College of Chest Physicians，ACCP）与危重病医学会（Society of Critical Care Medicine，SCCM）联合提出，将多器官功能障碍取代 MOF 或 MSOF 的概念。

多器官功能障碍综合征（multiple organ dysfunction syndrome，MODS）是指机体遭受严重感染、创伤、烧伤、休克或大手术等严重损伤或危重疾病后，短时间内同时或相继出现两个或两个以上的器官功能损害的临床综合征。慢性病患者在原发器官功能障碍基础上继发另一器官功能障碍，如肺源性心脏病、肺性脑病、肝肾综合征等，均不属于 MODS。

MODS 更能反映器官损害从轻到重的全过程，有利于临床早期诊断和干预。MODS 是临床危重病患者死亡的重要原因之一，患者死亡率随着衰竭器官的数量增加而升高。其中，肾衰竭和肝功能衰竭对死亡率的影响较大。

第一节　病因与分类

一、病因

MODS 的病因很多，主要包括感染性和非感染性因素。

（一）感染性因素

严重感染或感染性休克是导致 MODS 的最常见原因，70% 左右的 MODS 由感染引起。其中，严重的全身性感染引起的脓毒症（sepsis）是引起 MODS 及患者致死的主要原因。引起脓毒症的病原菌主要为革兰氏阳性金黄色葡萄球菌和表皮葡萄球菌，以及革兰氏阴性大肠埃希菌和肺炎克雷伯杆菌。临床上，老年患者以肺部感染最为多见，青壮年患者以腹腔脓肿或肺部感染多见。

严重感染直接引起 MODS 发病率增高。此外，各种原因导致的肠系膜缺血、肠道黏膜屏障功能下降或菌群失调时，肠道内细菌直接侵入血液循环或肠道细菌毒素被吸收入血，引起肠道细菌移位（bacterial translocation）或非菌血症性临床脓毒症（non-bacteremic clinical sepsis）；创伤或烧伤患者的创面感染，均可促进 MODS 的发生。

（二）非感染性因素

严重损伤性因素或疾病的存在也可启动或促进 MODS 的发生与发展。

1. 严重创伤、烧伤和大手术

这些因素由于组织损伤、坏死、脱落、失血和失液等，无论有无感染均可发生 MODS。急性坏死性胰腺炎造成的组织坏死也是引起 MODS 的重要原因。

2. 休克和休克后复苏

休克导致或加重组织缺血、缺氧，引起各器官的功能损害；临床上，有些休克患者进行心肺复苏后，易发生 MODS，主要与缺血 - 再灌注损伤有关。

3. 大量输血、输液及药物使用不当

储存时间较长的库存血液中含有复杂的生物活性物质，包括炎性介质如 IL-6 和 TNF-α 等，创伤后早期给予患者输注大量库存血是创伤后引起 MODS 的独立危险因素。大量输血可引起高炎症反应，直接导致 MODS 的发生。过量输液可增加心脏容量负荷，引起急性左心功能障碍；同时血液稀释，使患者凝血功能紊乱，易造成出血倾向；抗生素使用不当，可引起肝、肾功能损害；大剂量使用去甲肾上腺素等血管收缩药物，可加重微循环障碍和组织缺血缺氧。

4. 免疫功能低下

自身免疫性疾病、免疫缺陷性疾病、持续应激、肿瘤患者接受化疗或放疗等均可导致全身免疫功能低下，易继发严重感染。老年人器官的代偿能力及免疫功能低下、大剂量使用激素引起的免疫抑制、消化道溃疡出血以及继发感染等也是发生 MODS 的重要危险因素。

5. 其他

由于医疗诊治中的操作不当，如内镜检查导致的穿孔、高浓度吸氧导致的肺泡表面活性物质的破坏和肺血管内皮细胞损伤、呼吸机使用不当造成的心肺功能障碍等可引起 MODS。此外，急性化学性中毒患者，如火灾吸入大量的毒气（空气）引起急性呼吸窘迫综合征，如同时出现其他器官的损伤，亦可导致 MODS 的发生。

二、分类

根据 MODS 的临床发病过程，将其分为两种类型。

（一）单相速发型（rapid single-phase）

单相速发型是由损伤因子直接引起，原无器官功能障碍的患者同时或短时间内相继出现两个或两个以上器官系统的功能障碍。此型病情发展较快，病变进程只有一个时相，器官功能损伤只有一个高峰，故又称原发型或一次打击型。临床上多见于严重创伤、失血、休克后迅速发生，或在休克复苏后 12 ～ 36 h 内发生的 MODS。

（二）双相迟发型（delayed two-phase）

双相迟发型是指由原发性损伤因素引起的器官功能的轻度障碍，经治疗后 1 ～ 2 d 内缓解，或者休克得到复苏，经过一个相对稳定的缓解期，但 3 ～ 5 d 后又发生全身性感染，迅速出现脓毒症，导致患者遭受炎症因子泛滥的第二次打击，此时病情急剧恶化，导致多个器官功能障碍。此型 MODS 并非由原始损伤因子直接引起，而要经历“二次打击”，在病变进程中出现两个时相，器官功能损伤出现两个高峰，故又称继发型或二次打击型。此型患者病情较重，常有死亡危险。临床上多见于严重创伤、烧伤和大手术等继发严重感染。

第二节　发病机制

MODS 的发生机制十分复杂，涉及神经、内分泌、体液和免疫等多个系统，至今尚未完全明确。目前认为，全身炎症反应失控是其最主要的发病机制，其他机制包括肠道细菌移位或肠源性内毒素血症，以及缺血和缺血－再灌注损伤。这些机制并不孤立存在，而是相互联系、相互影响，甚至互相重叠的。

一、全身炎症反应失控

当机体受到严重打击时，局部组织细胞释放炎症介质增多，诱导炎症细胞激活并向损伤部位聚集，出现局部炎症反应，有利于清除病原微生物和组织修复。但是，当炎症细胞大量激活以及炎症介质过量释放进入血液循环，可导致一种难以控制的全身瀑布式炎症反应，造成自身组织细胞的严重损伤和器官功能障碍。

（一）全身炎症反应综合征

全身炎症反应综合征（systemic inflammatory response syndrome，SIRS）是指严重的感染或非感染因素作用于机体，刺激炎症细胞的活化，导致各种炎症介质的大量产生而引起一种难以控制的全身性瀑布式炎症反应。

1. 炎症细胞活化

炎症细胞包括中性粒细胞和单核－巨噬细胞，一旦受到各种损伤性刺激，会发生细胞变形、黏附、趋化、迁移、脱颗粒及释放等反应，称为炎症细胞活化（activation of inflammatory cells）。炎症细胞活化可增强机体防御能力、清除病原体等。炎症细胞过度活化，可大量浸润至组织，释放氧自由基、溶酶体酶和炎症介质，引起原发组织甚至远隔组织细胞的损伤，产生的细胞因子可直接损伤血管内皮细胞，并引起血管内皮细胞和血小板的活化，均可促进 MODS 的发生和发展。

2. 炎症介质表达增多

感染或非感染因素刺激炎症细胞，通过细胞内信号转导通路，使炎症介质（inflammatory mediator）大量产生，炎症介质又进一步激活炎症细胞，两者互为因果，引起炎症介质的释放不断增加，形成炎症的“瀑布效应”。当 SIRS 发生时表达增加的炎症介质包括细胞因子、脂类炎症介质、黏附分子、血浆源性炎症介质、氧自由基与一氧化氮、蛋白酶等（表 14－1）。

表 14－1　当全身炎症反应综合征（SIRS）发生时表达增加的主要炎症介质

种类	主要代表性物质	生物学作用
细胞因子	主要包括 TNF-α、IL-1、IL-2、IL-6、IL-8、IFN、IL-5、IL-12、IL-17、集落刺激因子、趋化因子及高迁移率族蛋白等。TNF-α 和 IL-1 在 SIRS 早期即快速上升称为早期炎症因子；高迁移率族蛋白则在感染后 16～24 h 才升高，故称为晚期炎症因子	①启动瀑布式炎症级联反应；②参与创伤后的高代谢反应，引起发热、蛋白消耗、机体氧耗量增加；③损伤组织细胞

续表 14-1

种类	主要代表性物质	生物学作用
脂类炎症介质	（1）二十烷类炎症介质：①花生四烯酸经磷脂酶 A_2 作用产生的前列腺素类（PGs）和血栓烷类（TXs）代谢产物，包括 PGE_2、PGI_2 和 TXA_2；②花生四烯酸经 5-脂加氧酶的作用产生白三烯类（LTs）代谢产物，包括 LTB_4、LTC_4 和 LTD_4 等 （2）血小板活化因子（PAF）	（1）二十烷类炎症介质：① PGE_2 和 PGI_2 是重要的抗炎介质，TXA_2 可促进血小板聚集及血管收缩；PGE_2 可使小血管扩张，血管壁通透性增加；② LTB_4 的作用主要是趋化粒细胞，LTC_4 和 LTD_4 的作用主要是使支气管平滑肌收缩 （2）PAF 可活化血小板促进血栓形成；可启动炎症反应；可活化血管内皮细胞，促进黏附分子的表达
黏附分子	主要包括整合素、选择素和免疫球蛋白等 3 个家族	黏附且激活白细胞可释放氧自由基和溶酶体酶，导致内皮细胞和其他组织细胞的损伤
血浆源性炎症介质	在致炎因素作用下，血浆中没有活性的某些蛋白质（如补体、激肽、凝血和纤溶因子等）发生裂解而生成的一类具有活性的肽类物质，如补体成分 C3a、C5a、缓激肽、纤维蛋白肽 A 和肽 B、纤维蛋白降解产物（FDP）等	C3a、C5a 可作为趋化因子吸引中性粒细胞，或刺激嗜碱性粒细胞和肥大细胞释放组胺，增加血管壁通透性；缓激肽可扩张微血管，增加微血管壁通透性；纤维蛋白肽 A 和肽 B、FDP 可激活白细胞，增加微血管壁通透性，并促进组胺和激肽的致炎作用
氧自由基与一氧化氮	包括超氧阴离子、羟自由基和一氧化氮自由基等	氧自由基可以攻击细胞的所有成分，导致细胞膜损伤、酶失活、染色体基因突变等。此外，自由基还可作为信号分子诱导、上调与炎症反应有关的多种基因表达，从而放大炎症效应
蛋白酶	中性粒细胞过度激活、脱颗粒，引起弹性蛋白酶释放增加；成纤维细胞或成骨细胞活化，产生胶原蛋白酶增加	弹性蛋白酶直接损伤邻近或远隔的组织细胞或血管内皮细胞；胶原蛋白酶增加，促进细胞外基质中的胶原蛋白分解，基质结构破坏，有利于感染的扩散

（二）促炎与抗炎反应的平衡失调

当 SIRS 发生时，活化的炎症细胞既能产生促炎介质，也能产生抗炎介质。在促炎介质释放的过程中，机体可同时产生各种内源性抗炎介质（anti-inflammatory mediator），拮抗炎症反应，有助于炎症的控制（表 14-2）。

表 14－2 主要抗炎介质来源及作用

抗炎介质	主要来源	生物学作用
IL-4	T 细胞、肥大与嗜碱性粒细胞	抑制巨噬细胞产生细胞因子
IL-10	Th2 细胞	抑制巨噬细胞、中性粒细胞产生细胞因子及 PGE2 等
IL-13	活化的 T 细胞	抑制巨噬细胞产生细胞因子
PGE2	内皮细胞、巨噬细胞	刺激 IL-10、拮抗 TXA2
TNFαR	巨噬细胞	与膜 TNFR 竞争 TNF，干扰 TNF 活性
IL-1ra	巨噬细胞	与 IL-R 结合，抑制 IL-1 活性
TGF-β	淋巴细胞、单核细胞	抑制单核/巨噬细胞、淋巴细胞的多种功能
NO	内皮细胞、巨噬细胞	扩张毛细血管，抑制 IL-6、IL-1、IL-8 的释放
糖皮质激素	肾上腺皮质	抑制炎症介质的释放

注：TNFαR：可溶性 TNF-α 受体；IL-1ra：白介素－1 受体拮抗剂；TGF-β：转化生长因子 β。

适度产生的抗炎介质可避免炎症反应的过度发展，但抗炎介质的过度表达、释放入血，则可引起代偿性抗炎反应综合征（compensatory anti-inflammatory response syndrome，CARS），进而导致免疫系统功能的广泛抑制，促进感染的扩散或增加对感染的易感性，患者往往由于严重、持续的感染而死亡。然而，在一些严重烧伤、创伤和出血的患者中，免疫功能低下也可出现在炎症反应的早期，甚至主导整个炎症反应过程，而缺乏明确或强烈的促炎反应，这种因抗炎介质产生过多或促炎与抗炎失衡，引起的免疫抑制现象称为免疫麻痹（immune paralysis）。

在 MODS 的发生发展中，体内的促炎反应和抗炎反应作为矛盾对立的双方，贯穿于疾病发生的始终，两者如果取得平衡，并得到控制，可维持内环境的相对稳定，病情可能好转。如果该平衡被打破，当促炎效应大于抗炎反应，则表现为 SIRS 或免疫亢进；若抗炎反应大于促炎效应，则表现为 CARS 或免疫抑制。在脓毒症引起的 MODS 中，早中期阶段往往以 SIRS 占主导地位，而中后期出现 CARS 并逐渐增强。此时，不论是以 SIRS 还是 CARS 效应为主导，后果都是炎症反应失控，其促炎或抗炎的保护性作用将转变为自身破坏性作用，不但损伤局部组织，同时破坏远隔器官的功能，是导致 MODS 的根本原因。

在体内，当 SIRS 和 CARS 同时存在，并且两者的反应同时增强时，则导致炎症反应与免疫功能更为严重的紊乱，对机体产生更为严重的损伤，这种现象称为混合性拮抗反应综合征（mixed antagonist response syndrome，MARS）。这种状态看似在更高的水平上促炎和抗炎反应达到了平衡，但并非真正的稳态，而是更容易加速多个组织器官功能的衰竭。因此，SIRS、CARS、MARS 均是引起 MODS 的基础。

二、肠道细菌移位及肠源性内毒素血症

在正常情况下，肠黏膜上皮是防止细菌或毒素从胃肠道进入体循环的重要机械防御屏障。进入门静脉系统的少量肠道细菌和内毒素能够被肝脏中的 Kupffer 细胞清除，因此，

肝脏的 Kupffer 细胞作为防止肠源性感染的第二道防线发挥关键作用。

由各种因素导致的肠黏膜长时间缺血缺氧、肝功能以及单核－巨噬细胞系统的功能障碍、危重病患者长期禁食、机体免疫功能低下以及大剂量使用抗生素等情况，均可导致肠黏膜屏障防御功能降低，内毒素不能被清除而转移，吸收入血进入体循环，是引起肠源性内毒素血症常见的原因和条件。进入体循环的内毒素一方面可直接激活炎症细胞和内皮细胞，合成和释放多种炎症介质和蛋白酶类等物质；同时可激活补体系统，促使炎症细胞的进一步激活，导致前列腺素、白三烯、TNF-α 等炎症介质的大量释放；另外，内毒素可直接损伤血管内皮细胞，使凝血与纤溶系统异常激活，引发 DIC，最终导致 MODS 的发生。

三、缺血与缺血－再灌注损伤

严重感染可直接损伤各个组织器官的血管内皮细胞（vascular endothelial cell，VEC），不仅使血管壁通透性增加引起组织水肿，而且使 VEC 与白细胞的相互作用增强，引起微循环的血流阻力增加甚至阻塞微血管导致无复流现象；VEC 损伤使促凝活性增强导致微血栓形成。另外，严重损伤因素也可通过神经－内分泌反应使机体处于严重的应激状态，导致交感－肾上腺髓质系统和肾素－血管紧张素系统兴奋，内脏器官的血管收缩。上述因素均可引起微循环的血液灌流量显著减少、组织器官处于持续的缺血缺氧状态，进而导致多个组织器官功能代谢发生严重紊乱和损伤，促进 MODS 发生。TXA2 和 PGI2 之间的失衡也是引起微循环灌注障碍的原因。

临床上，部分患者当缺血状态改善后，其器官功能障碍仍呈进行性加剧的趋势。再灌注后出现 MODS 的机制尚未完全明了，可能与自由基产生、钙超载、白细胞与内皮细胞的相互作用及组织间质水肿等有关。

此外，基因多态性、氨基酸代谢紊乱等因素也在 MODS 的发生与发展中发挥作用。

第三节　机体主要功能代谢的变化

一、主要功能代谢变化特点

（一）高代谢

高代谢是指静息状态下，机体的基础代谢率（basal metabolic rate）显著升高，导致全身耗氧量明显增加，同时伴有碳水化合物、脂肪和蛋白质的代谢方式的异常改变、导致 MODS 的高代谢状态既可来于 SIRS 病因引起的应激反应，也可来于炎症介质的作用，如 TNF-α 和 IL-1 等具有分解蛋白质的活性；高迁移率族蛋白（HMGB1）可刺激炎症细胞释放致热性细胞因子引起机体发热，增加耗氧。

MODS 患者常常伴有严重的营养不良，其代谢特点如下：①高基础代谢率：表现为氧耗量增加、耗氧大于供氧。②三大营养物质的代谢途径异常改变：脓毒症患者中应激反应性激素（儿茶酚胺和皮质醇）分泌增多，使蛋白质分解增强，引起负氮平衡。临床上 MODS 患者的肌肉组织萎缩、消瘦和恶病质状态，主要是由于骨骼肌中肌蛋白被大量消耗分解所致。③对外源补充的营养反应差。

高代谢状态可造成严重的后果，不仅使患者体内的氧气和能量耗竭，加重供氧和需氧的矛盾，而且蛋白质的过度分解可造成各组织器官的结构损伤和功能障碍，同时支链氨基酸与芳香族氨基酸的比例失调可引起中枢神经系统的功能紊乱；此时，组织细胞的缺氧状态愈加严重，导致系统、器官、组织和细胞不同层次的功能代谢障碍。

（二）高动力循环

循环系统是 MODS 发生时最易受影响的器官之一。大多数患者在病程的早中期即表现为“高排低阻型”的高动力循环特点。高排即心输出量增高，是由于机体在严重感染或 SIRS 时做出的代偿性应激反应，但此类患者普遍存在心功能损害，心排出量增高是由于心率增快所致，射血分数仍低于正常。低阻即外周阻力降低，主要与炎性扩血管物质的大量释放、肝功能受损引起的内源性扩血管物质灭活减少，以及芳香族氨基酸的过多储留干预神经对血管运动的调节等因素相关。外周阻力过低，可导致难治性低血压。随着病程的进展，到了后期阶段，患者往往因心功能衰竭转变为“低排低阻型”。

（三）组织细胞缺氧与能量代谢障碍

当 MODS 发生时，交感 - 肾上腺髓质系统和肾素 - 血管紧张素系统兴奋性增高，引起外周和内脏血管广泛性收缩，以及器官微循环低灌流恢复血供后表现的无复流现象，均可导致组织器官的持续性缺血、缺氧。长期缺氧、内毒素、自由基等因素将导致组织细胞中的线粒体结构和功能损伤，引起氧利用障碍、ATP 产生减少。同时，患者存在的高代谢和循环系统的功能障碍可造成体内的氧供和氧需的极度不匹配，“氧债”增加，组织细胞处于严重的缺氧状态，糖酵解增加，引起乳酸堆积和酸中毒，进一步加重各个器官和组织细胞的功能和代谢紊乱，临床表现为“氧供依赖”和“乳酸性酸中毒”。

二、主要器官系统的功能障碍

（一）肺功能障碍

MODS 患者中急性肺功能障碍的发生率高达 83%～100%。当 SIRS 发生时，也往往最先累及肺，一般在原发病发生后 24～72 h 内早期即可出现急性呼吸功能障碍，严重的可发展为急性呼吸窘迫综合征。肺脏容易受损伤的主要原因有：①肺循环接受来自全身各组织的静脉血，以及包含其中的细菌、内毒素、炎症介质和代谢产物等，这些有害物质将在肺内被吞噬、灭活、转化或阻留；②肺组织内富含巨噬细胞，发生 SIRS 时容易被激活，释放大量的血管活性物质和炎症介质，参与失控性炎症反应；③在肺内小血管中，活化的炎症细胞易与血管内皮细胞发生黏附和激活反应，释放活性氧、溶酶体酶、血管活性物和炎症介质等。

（二）肝功能障碍

MODS 患者的肝功能障碍发生较早，次于肺，往往由创伤和全身感染引起。肝脏是机体重要的代谢与解毒器官，如果感染引起的 MODS 患者出现严重的肝功能障碍，则病死率高。肝脏容易受累的主要原因是：①肝脏含有大量的 Kupffer 细胞，占体内巨噬细胞总量的 85% 左右，是导致炎症介质产生和泛滥的基础；②由致病因素导致的肝血流量显著减少，影响肝实质细胞和 Kupffer 细胞的能量代谢，同时，肝组织细胞中的黄嘌呤氧化酶含量丰富，容易发生缺血－再灌注损伤；③肝脏是肠道细菌和毒素入血接触的首个器官，这些有害物质可直接损伤肝组织细胞或激活 Kupffer 细胞，产生大量的炎症介质，造成对肝组织的损害，并损伤肝内的血管内皮细胞，促进微血栓形成。

（三）肾功能障碍

急性肾功能障碍常发生于 MODS 患者中，发生率仅次于肺和肝。MODS 患者若有急性肾衰竭则预后差。休克早期，肾小管上皮细胞没有缺血性坏死，表现为急性功能性肾衰。发生机制是：①有效循环血量减少引起交感神经兴奋、儿茶酚胺增多，使肾小动脉收缩，导致肾缺血；②肾缺血激活肾素－血管紧张素－醛固酮系统，血管紧张素Ⅱ产生增多使肾小动脉收缩，肾血流量更加减少，导致尿量减少；③醛固酮和抗利尿激素分泌增多，使肾小管对钠水的重吸收增多，尿量进一步减少。如果能够及时恢复肾血液灌流量，就可能使肾功能恢复。如果休克时间延长，将会导致肾小管发生缺血性坏死，引起器质性肾衰竭，即使再恢复肾血液供给，肾功能在短时间内也难以恢复正常。继发于 SIRS 的肾衰竭多发生在原发致病因素作用后 7～10 d，患者一般经临床治疗病情稳定，甚至好转，但之后又再次恶化，属于双相迟发型。

（四）胃肠道功能障碍

胃肠道系统对于缺血及炎性损伤非常敏感。休克早期，有效循环血量减少，机体因代偿而进行血液重新分布，使胃肠道最早发生缺血和酸中毒，继而引起肠壁瘀血水肿、消化液分泌减少、胃肠运动减弱、黏膜糜烂甚至形成溃疡；严重感染时，亦可直接损伤胃肠道黏膜，引起黏膜变性、坏死、通透性增高；长期静脉高营养引起的胃肠黏膜萎缩等，这些情况均可使肠黏膜上皮受损，肠道屏障功能削弱，肠道细菌大量繁殖，大量内毒素甚至细菌移位进入血液循环和淋巴系统。因此，不管是由于感染因素还是其他损伤因素都可启动 SIRS，引起肠源性内毒素血症或肠源性菌血症和脓毒性休克。

（五）心功能障碍

当 MODS 发生时，心功能损伤的表现与感染性休克类似，早期心功能损伤一般较轻，晚期才发生心功能障碍。休克引起心功能障碍的主要原因：①交感神经兴奋，心肌收缩力增强，心肌耗氧量增加，氧债增大而加重心肌缺氧，最终导致心肌收缩力下降；交感兴奋也会使心率加快，心室舒张期缩短而减少冠状动脉灌流时间，使冠脉血流量减少而导致心肌供血不足；②休克时易发生代谢性酸中毒和高钾血症，增多的 H^+ 通过影响心肌兴奋－收缩耦联而使心肌收缩力减弱；高钾血症时易出现严重的心律失常；③休克时炎症介质增多，TNF-α 和 IL-1 等对心肌细胞具有抑制作用；④细菌感染或出现肠源性内毒素血症时，内毒素也可直接或间接损伤心肌细胞，抑制心功能；⑤休克并发 DIC 时，心脏微循环中有微血栓形成，可导致局灶性坏死和出血，加重心功能障碍；⑥MODS 患者伴有的高代谢和高心排出量可进一步加重心脏负担；患者如同时发生急性肺损伤，可引起进行性低氧血症、肺循环阻力增加，进一步影响心肌细胞的收缩和舒张功能。

（六）免疫系统功能障碍

在 MODS 发生的早期阶段，非特异性免疫系统被激活，患者血浆中 C3a 和 C5a 水平升高，推进 SIRS 的进程；在革兰氏阴性菌所致的脓毒性休克中，内毒素具有抗原性，可与血浆中抗体形成免疫复合物（immune complex，IC），除进一步激活补体系统产生过敏毒素（C3a 和 C5a）外，IC 可沉积于微循环的血管内皮细胞表面，吸引大量的白细胞黏附聚集活化，加重各器官系统的非特异性炎症反应。在 MODS 晚期发生的，整个免疫系统处于全面的抑制状态，出现中性粒细胞的吞噬功能缺失、单核－巨噬细胞功能抑制、淋巴细胞数量减少和分泌抗体能力降低等，炎症反应无法局限，感染容易扩散或易引发新的感染，此时患者的抵抗能力完全缺失，是病情恶化的重要原因。

（七）凝血与抗凝血功能障碍

MODS 患者中部分可出现凝血与抗凝血功能的障碍，引起 DIC。患者可表现为明显和难以纠正的出血或出血倾向、血小板减少、凝血时间和凝血酶原时间延长等。凝血与抗凝血功能的紊乱主要与血管内皮细胞的损伤、肝功能障碍、单核－巨噬系统功能障碍、坏死组织的产生等因素相关。

（八）脑功能障碍

在 MODS 发生的早期阶段，机体通过血液重分布和脑血流的自身调节作用，维持脑的血液供应，患者仅出现紧张、烦躁不安等应激的表现。在 MODS 发生的后期，循环系统功能失代偿，血压进行性下降，当平均动脉压低于 50 mmHg，脑血流的自身调节功能丧失，甚至出现脑血管内 DIC，引起脑供血严重不足，脑细胞因严重缺血缺氧、能量代谢障碍、钠水潴留、神经递质产生和释放障碍等，进一步引起脑细胞和脑间质水肿、颅内压升高，甚至发生脑病，危及生命。脑功能障碍患者可出现头痛、反应迟钝、意识和定向力障碍，严重的可出现惊厥和昏迷。

第四节　防治的病理生理基础

MODS 一旦发展至多器官功能衰竭，则抢救治疗变得异常困难，病死率相当高，因此，MODS 患者的早期诊断、早期干预尤为重要。

一、针对病因的治疗

积极处理或去除造成 MODS 的原始病因。对于严重感染的患者，应积极引流感染灶及有效地应用抗生素。对于创伤、烧伤患者，应积极清创去除坏死组织、预防感染的发生。对于休克患者，应积极进行休克的复苏，如纠正酸中毒、补充血容量、改善微循环的血液灌流量，以及合理使用血管活性药等，尽可能缩短休克时间。

二、针对发病机制的治疗

（一）阻断失控的炎症反应和控制感染

阻断炎症细胞活化的信号通路、拮抗炎症介质的作用或采用血液净化疗法去除患者体内过多的毒素和炎症介质。炎症反应过强、血浆促炎介质水平过高时，可采用小剂量糖皮质激素抗炎，或采用非类固醇类抗炎药物。使用胰岛素制剂控制因应激引起的高血糖。

（二）改善氧代谢，纠正组织细胞缺氧状态

对于低氧血症和呼吸衰竭患者，应及时给予机械通气（低潮气量）、中高浓度氧和呼吸末正压治疗；在选择呼吸机模式和设置呼吸机参数时，应避免呼吸机使用引起的肺损伤。输血以维持血红蛋白运氧能力。给予 ATP、辅酶 A（CoA）、葡萄糖等改善细胞的能量代谢，稳定溶酶体膜，维持细胞的基本功能。

（三）改善内脏器官血液灌流量

尽快尽早补液、恢复有效循环血量和组织灌流量。一旦肾衰竭，则需要考虑血液透析疗法，以维持内环境中的体液与电解质平衡。发生的急性心力衰竭时，应减少或停止输液，并强心利尿，适当降低前后负荷等。保肝药物可改善肝功能的损伤。

（四）防治缺血－再灌注损伤

抗氧化剂、自由基清除剂、钙拮抗剂等减轻细胞损伤。

三、营养支持疗法

经肠道营养有利于肠道防御屏障的功能恢复，但是，如果患者不能承受，则需给予静脉输入营养液，以满足机体的高代谢状态的需求。如条件许可，应鼓励经口摄食，尽可能缩短禁食时间，促进胃肠蠕动，维持肠黏膜屏障功能。经胃肠道适当补充谷氨酰胺，可提高机体对创伤和休克的耐受力，谷氨酰胺不仅是蛋白质合成的前体物质、氮源的提供者，而且是许多代谢途径的中介物。提高蛋白质、氨基酸尤其是支链氨基酸的摄入量，减少负氮平衡，保证每日的热量供应。

四、抗凝及免疫调节治疗

根据患者所处的 DIC 不同阶段，合理应用肝素、补充凝血因子和输血，阻止 DIC 的进一步发展。免疫治疗的目的主要是针对严重损伤后引起的免疫抑制，调节促炎和抗炎反应的平衡，改善抗原递呈细胞的功能等。

本章小结

1. 多器官功能障碍综合征（MODS）的概念及临床分类。
2. MODS 发生的原因和发病机制。
3. 全身炎症反应综合征（SIRS）发生的原因和发病机制。
4. MODS 发生的主要功能代谢变化特点。
5. MODS 发生时对机体的器官系统功能的影响。
6. MODS 防治的病理生理基础。

（王　胜　谢协驹）

第十五章 疾病治疗药物药理学总论

第一节 概 述

疾病治疗药物药理学总论为药理学课程的药理学总论内容，是根据器官系统教学改革设计，在疾病基本病理过程模块化课程中设置该内容。

一、药理学的性质与任务

药理学（pharmacology）是研究药物与机体（包括病原体）相互作用的规律及其原理的学科，是一门为临床合理用药防治疾病提供基本理论的医学基础学科。

药物（drug）是指用以防治及诊断疾病的物质，广义说来，凡能影响机体器官生理功能及（或）细胞代谢活动的化学物质都属于药物范畴，包括避孕药及保健药。药理学一方面研究在药物作用下机体细胞功能如何发生变化，即药物效应动力学（pharmacodynamics），简称药效学；另一方面研究药物本身在体内所发生的变化及其规律，即药物代谢动力学（pharmacokinetics），简称药动学。药理学研究的主要对象是机体，属于广义的生理科学范畴。药理学是以生理学、生物化学、病理学、病理生理学等为基础，为临床合理用药提供理论基础，是基础医学与临床医学、医学与药学的桥梁学科；它与主要研究药物本身的药学科学如生药学、药物化学、药剂学、制药学等学科有明显的区别。

药理学的学科任务主要是阐明药物的作用及其机制，指导临床合理用药、防治不良反应；研究开发新药、发现药物新用途；并为探索细胞生理生化及病理过程等其他生命科学研究提供实验资料。药理学的方法是实验性的，即在严格控制的条件下观察药物对机体或其组成部分的作用规律并分析其客观作用原理。近年来逐渐发展而设立的临床药理学是以临床病人为研究和服务对象的应用科学，其任务是将药理学基本理论转化为临床用药技术，即将药理效应转化为实际疗效，是基础药理学的后继部分。学习药理学的主要目的是要理解药物的作用、作用机制及如何充分发挥其临床疗效，要理论联系实际以了解药物在发挥疗效过程中的因果关系。

二、药物与药理学的发展史

药物来源包括天然产物、半合成及全合成化学物质。远古时代人们尝试食物时遇到毒性反应，之后去寻找解毒的物质，这即是药物的源始。进而人们认识到很多天然物质可以治疗疾病与伤痛，部分经验甚至流传至今，例如大黄导泻、楝实祛虫、饮酒止痛、柳皮退热等。我国及埃及、希腊、印度等均有记载，将民间医药实践经验的累积和流传集成本草，例如公元1世纪前后我国的《神农本草经》（收载药物365种）、埃及的《埃伯斯医药籍》（Ebers' Papyrus）、唐代的《新修本草》（收载药物884种）等。明朝李时珍的《本草纲目》（1596）在药物发展史上有巨大贡献，是我国传统医学的巨著，全书52卷，约190万字，收载药物1892种，插图1160帧，药方11000余条，在国际上有英、日、德等7种文字译本流传。英国解剖学家W. Harvey（1578—1657）发现了血液循环，开创了实验药理学新纪元。意大利生理学家F. Fontana（1720—1805）通过动物实验对千余种药物进行了毒性测试，得出了天然药物都有其活性成分，选择作用于机体某个部位而引起典型反应的客观结论，这一结论以后为德国化学家 F. W. Serturner（1783—1841）首先从罂粟中分离提纯吗啡所证实。18 世纪后期英国工业革命开始，有机化学的发展为药理学提供了物质基础，从植物药中不断提纯其活性成分，得到纯度较高的药物，如依米丁、奎宁、士的宁、可卡因等。以后还开始了人工合成新药，如德国微生物学家 P. Ehrlich 从近千种有机砷化合物中筛选出治疗梅毒有效的新胂凡纳明。

德国学者 R. Buchheim（1820—1879）是世界上第一位药理学教授，建立了世界上第一个药理实验室，写出第一本药理教科书，标志着药理学成为一门独立的学科。O. Schmiedeberg（1838—1921）继续发展了实验药理学，开始研究药物的作用部位，被称为器官药理学。英国生理学家 J. N. Langley（1852—1925）提出的药物作用受体学说，现已被证实是许多特异性药物作用的关键机制。20 世纪 30 年代到 50 年代，药理学得到飞跃发展，出现了许多前所未有的药理新领域及新药，如抗生素、抗癌药、抗精神病药、抗高血压药、抗组胺药、抗肾上腺素药等。

近年来药动学的发展使临床用药从单凭经验发展为科学计算，并促进了生物药学（biopharmaceutics）的发展。药效学方面逐渐向微观世界深入，从器官到组织，从细胞到分子。随着生理学、分子生物学等学科，尤其是基因重组、基因敲除等技术的发展，药理学与时俱进，已发展为一门综合学科，并出现许多分支，如分子药理学、免疫药理学、遗传药理学、临床药理学等。展望今后，药理学将针对疾病的根本原因，发展病因特异性药物治疗，同时推动其他生命科学的发展。

三、新药的开发与研究

新药（new drugs）指化学结构、药品组分、药理作用均不同于现有药品的药物。不同国家对新药的含义和范围有不同的法律规定。我国《药品管理法》《药品注册管理办法》规定：新药是未曾在中国境内外上市销售的药品；对已上市的药品改变剂型、改变给药途径、增加新的适应证，均不属于新药，但药品注册可以按新药申请的程序申报。

美国食品与药物管理局（FDA）近十年来每年批准上市的新药都在 20 种以上。我国近年来引进新药品种很多，但需要加快创新。新药开发是一个非常严格而复杂的过程，各药虽然不尽相同，药理研究却是必不可少的关键步骤。临床有效的药物都具有相应的药理效应，但具有肯定药理效应的药物却不一定都是临床有效的药物。例如抗高血压药都能降低血压，但降压药并不都是抗高血压药，更不一定是能减少并发症、延长寿命的好药。因此，新药的开发与研究是一个逐步选择与淘汰的过程。

新药研究过程包括临床前研究和临床研究。临床前研究涉及药物化学、药理学两部分，前者包括药物制备工艺路线、理化性质及质量控制标准等；后者包括用动物进行的系统药理研究（药效学、药动学）及急慢性毒性观察。临床前研究是要弄清新药的作用谱及可能发生的毒性反应。但由于人和动物存在种属差异，最终必须依靠以人为研究对象的临床药理研究才能对药物做出正确的评估。在经过药物管理部门的初步审批后方可进行临床试验。

临床研究分为 4 期。Ⅰ期临床试验首先选取 10 ～ 30 例正常成年志愿者以观察新药耐受性，找出安全剂量。Ⅱ期临床试验选择有特异指征的病人 100 ～ 300 例按随机分组、设立已知有效药物及空白安慰剂双重对照（对急重病人不得采用有损病人健康的空白对照），并采用随机双盲法（病人及医护人员均不能分辨治疗药品或对照药品）观察，然后进行治疗结果统计分析，客观地判断疗效，同时还需进行血药浓度监测计算药动学数据。Ⅲ期临床试验是新药批准上市前扩大的多中心临床试验，受试病例数一般不应少于 300 例。对那些需要长期用药的新药，应有 50 ～ 100 例病人累积用药半年至一年的观察记录。由此制定适应证、禁忌证、剂量疗程及说明可能发生的不良反应后，再经过药政部门的审批才能生产上市。Ⅳ期临床研究，即售后调研（postmarketing surveillance），也叫上市后药物监测，是指新药上市后在社会人群大范围内继续进行的新药安全性和有效性评价，尤其是长期使用后出现的不良反应和远期疗效（包括无效病例）。Ⅳ期对最终确定药物的临床价值有重要意义。

第二节　药物效应动力学

一、药物的基本作用

（一）药物作用与药理效应

药物作用（drug action）是指药物与机体细胞间的初始作用，是动因，是分子反应机制，有其特异性。药理效应（pharmacological effect）是药物作用的结果，是机体反应的表现，对不同脏器有其选择性（selectivity）。

药理效应是机体器官原有功能水平的改变，功能提高称为兴奋（excitation）、亢进（augmentation），功能的降低称为抑制（inhibition）、麻痹（paralysis）。过度兴奋转入衰竭（failure），是另外一种性质的抑制。近年来发现某些药物能引起细胞形态与功能发生质变，例如某些物质可以引起细胞癌变、基因疗法能使机体引出遗传缺陷时或原来没有的特殊功能。

药物作用特异性强的，引起的药理效应选择性不一定高，二者不一定平行。例如阿托品特异性阻断 M－胆碱受体，但对心脏、血管、平滑肌、腺体及中枢神经功能都有影响，药理效应选择性并不高，而且有的兴奋、有的抑制。作用特异性强及（或）效应选择性高的药物应用时针对性较好。效应广泛的药物副反应较多，但广谱药物在多种病因或诊断未明时也有其方便之处，例如广谱抗生素、广谱抗心律失常药等。

（二）治疗效果

药理效应与治疗效果并非同义词，后者简称疗效（therapeutic effect），例如具有扩张冠脉效应的药物不一定都是抗冠心病药，抗冠心病药也不一定都会取得缓解心绞痛临床疗效，有时还会产生不良反应（adverse reaction），这就是药物效应的两重性——药物既能治病也能致病。

1. 对因治疗（etiological treatment）

用药目的在于消除原发致病因子，彻底治愈疾病，称为对因治疗，或称治本，例如抗菌药抑制或杀灭体内致病菌。

2. 对症治疗（symptomatic treatment）

用药目的在于改善症状，称为对症治疗，或称治标。对症治疗未能根除病因，但在诊断未明或病因未明暂时无法根治的疾病却是必不可少的。在某些重危急症如休克、惊厥、心力衰竭、高热、剧痛时，对症治疗可能比对因治疗更为迫切。

（三）不良反应

凡不符合用药目的，并为患者带来不适或痛苦的反应，统称为药物不良反应。多数不良反应是药物固有的效应，在一般情况下是可以预知的，且不一定能避免。少数较严重的不良反应较难恢复，称为药源性疾病（drug induced disease），例如庆大霉素引起神经性耳聋、肼屈嗪引起红斑性狼疮等。

1. 副反应（side reaction）

若某药物选择性低，其药理效应则涉及多个器官，当某一效应用作治疗目的时，其他效应就成为副反应（通常也称副作用）。例如，阿托品用于眼底检查时，引起的口干、心悸等则为副反应；若用于麻醉前给药，视力模糊等则为副反应。副反应是在治疗剂量下发生的，是药物固有的作用，多数较轻微，可预料，但难避免。

2. 毒性反应（toxic reaction）

毒性反应是当药物剂量过大或体内蓄积过多时发生的危害性反应，一般比较严重、可以预知、能够避免。急性毒性多损害循环、呼吸及神经系统功能，慢性毒性多损害肝、肾、骨髓、内分泌等功能。“三致反应”，即致癌（carcinogenesis）、致畸（teratogenesis）、致突变（mutagenesis），也属于慢性毒性范畴。过量用药十分危险，临床上企图通过增加剂量或延长疗程以达到治疗目的，需格外谨慎。

3. 后遗效应（residual effect）

后遗效应是指停药后、血药浓度已降至阈浓度以下、此时仍能观察到残存的药理效应。例如服用巴比妥类催眠药的患者次晨出现的乏力困倦等效应，也称为“宿醉反应”。

4. 停药反应（withdrawal reaction）

停药反应是突然停药后原有疾病的加剧，又称回跃反应（rebound reaction），例如长期服用可乐定降血压，停药次日血压将激烈回升。

5. 变态反应（allergic reaction）

变态反应是一类免疫反应。非肽类药物作为半抗原与机体蛋白结合为抗原后，经过接触 10 天左右敏感化过程而发生的反应，也称过敏反应（hypersensitive reaction）。常见于过敏体质病人。反应性质与药物原有效应无关，用药理拮抗药解救无效。这是一类非常复杂的药物反应，临床表现与严重度因人而异，与剂量无关，从轻微的皮疹、发热至造血系统抑制，肝肾功能损害、休克等。可能只有一种症状，也可能多种症状同时出现。停药后反应逐渐消失，再用时可能再发。致敏物质可能是药物本身，可能是其代谢物，也可能是药剂中的杂质。临床用药前常做皮肤过敏试验，但仍有少数假阳性或假阴性反应。

6. 特异质反应（idiosyncrasy reaction）

特异质反应是一类先天遗传异常所致的反应。少数特异体质患者对某些药物反应特别敏感，反应性质也可能与常人不同，但与药物固有药理作用基本一致，反应严重度与剂量成比例，用药理拮抗药救治可能有效。这种反应不是免疫反应，故不需预先敏化过程。例如于先天性血浆胆碱酯酶缺乏的患者，对司可林（骨骼肌松弛药）可产生特异质反应。

二、药物剂量与效应关系

药理效应与剂量在一定范围内成比例，这就是剂量－效应关系（dose-effect relationship），简称量－效关系。由于药理效应与血药浓度的关系较为密切，故在药理学研究中更常用浓度－效应关系（concentration-effect relationship）。用效应强弱为纵坐标、药物浓度为横坐标作图可得量效曲线，为直方双曲线（rectangular hyperbola）（图 15－1A），如将药物浓度改用对数值作图则呈典型的对称 S 形曲线（图 15－1B）。药理效应强弱呈连续增减的量变，称为量反应（graded response），例如血压的升降、平滑肌舒缩等，可用具体数量或最大反应的百分率表示。有些药理效应只能用全或无、阳性或阴性表示，则称为质反应（all-or-noneresponse 或 quantal response），如死亡与生存、惊厥与不惊厥等，结果以阳性率表示。研究对象为多个动物或多个实验标本。在实际研究中，常按用药剂量分组，以阳性率为纵坐标，以浓度为横坐标作图，得到常态分布曲线；用累加阳性率对数剂量（或浓度）作图也可得典型的 S 形量效曲线（图 15－2）。

从量效曲线可以看出下列几个特定位点：

最小有效浓度（minimal effective concentration）：即刚能引起效应的最小药物浓度，又称阈浓度（threshold concentration）。如果横坐标用剂量表示，将“浓度”改为“剂量”即可。

最大效应（maximal effect，E_{max}）：继续增加浓度或剂量而效应不再继续上升时，即达到了药理效应的极限，在量反应中称为最大效应，也叫效能（efficacy），反映药物的内在活性。在质反应中阳性反应率达 100%，再增加药量也不过如此。如果反应指标是死亡，则此时的剂量称为最小致死量（minimal lethal dose）。

药物效应强度（potency）：是指能引起等效反应（一般采用 50% 效应量）的相对浓度或剂量，又称效价强度。反映药物与受体的亲和力，其值越小则强度越大。

药物的效能与效价强度含义不同，二者并不平行。例如，以每日排钠量为效应指标，比较发现利尿药氢氯噻嗪的效应强度大于呋塞米，而后者的效能却大于前者（图 15－3）。药物的效能值有较大实际意义，不区分效能与效应强度只讲某药较另药强若干倍是易被误解的。

半最大效应浓度（concentration for 50% of E_{max}，EC_{50}）：是能引起 50% 最大效应（量反应）的药物浓度。

半数有效量（median effective dose，ED_{50}）：指能引起 50% 阳性反应（质反应）的药物剂量。如果效应指标为中毒或死亡则可改用半数中毒浓度（TC_{50}）、半数中毒剂量（TD_{50}）或半数致死浓度（LC_{50}）、半数致死剂量（LD_{50}）表示。

量效曲线中段斜率（slope）较陡的提示药效较激烈，较平坦的提示药效较温和。但在质反应曲线，斜率较陡的曲线还提示实验个体差异较小。曲线上的每个具体数据常用标准差（standard deviation）表示个体差异（individual variation）。

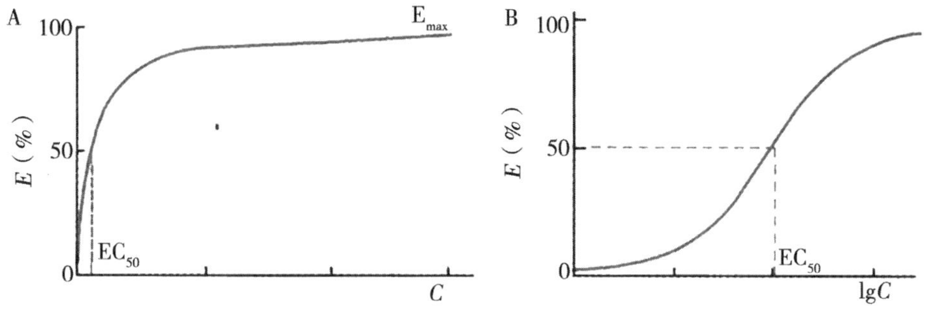

注：A. 药量用真数剂量表示；B. 药量用对数剂量表示；E：效应；C：浓度

图 15－1　药物作用的量－效关系曲线

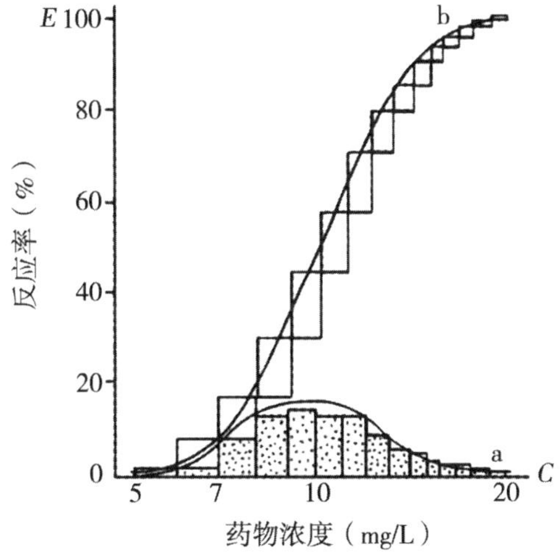

注：曲线 a 为区段反应率；曲线 b 为累计反应率；E：阳性反应率；C：浓度或剂量

（横坐标为对数尺度）

图 15－2　质反应的量－效曲线

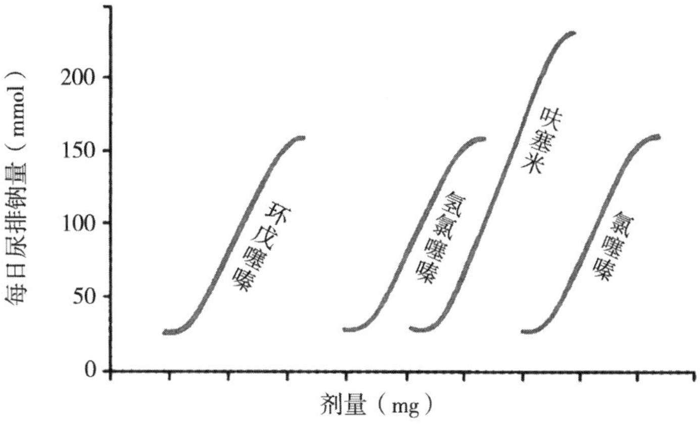

注：横坐标为对数尺度

图 15－3　各种利尿药的效价强度及最大效应比较

治疗指数（therapeutic index，TI）是药物安全性的指标，通常用 LD_{50}/ED_{50} 的比值表示。一般来说 TI 越大，越安全，但并不完全可靠，如某些药的 LD 与 ED 两条量曲线的首尾可能重叠，即 ED_{95} 可能大于 LD_5，就是说在没能获得充分疗效的剂量时可能已有少数病人中毒。较好的药物安全性指标是 ED_{95}～LD_5 的距离，称为安全范围（margin of safety），其值越大越安全。药物的安全性与药物剂量（或浓度）有关，因此如果将 ED 与 LD 两条量效曲线同时画出并加以比较则比较具体（图 15 -4）。

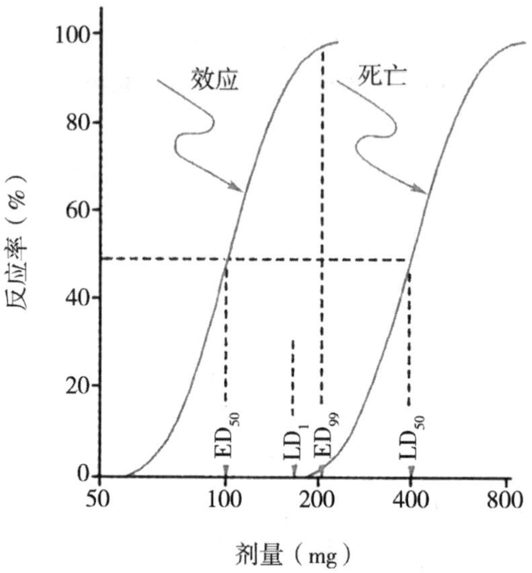

注：横坐标为对数尺度

图 15 -4　药物效应和毒性的量 - 效曲线

关于药物剂量，各国药典都制定了常用剂量范围；非药典收载的药物，药厂在说明书上也有介绍。药典对于剧毒类药品还规定了极量（包括单剂量、一日量及疗程量），超限用药造成不良后果的医生应负法律责任。

三、药物作用机制

药物效应多种多样，是不同药物分子与机体不同靶细胞间相互作用的结果。药物作用的性质首先取决于药物的化学结构，如基本骨架、活性基团、侧链长短及立体构形等。构效关系（structure-activity relationship）是药物化学研究的主要问题，它也有助于加强临床医生对药物作用的理解。

（一）药物作用机制概述

药理效应是机体细胞原有功能水平的改变，从药理学角度来说，药物作用机制（mechanism of action）要从机体细胞功能方面去探索，涉及生命代谢活动过程有关的所有环节，十分复杂，下面介绍几种常见的机制。

1. 理化反应

抗酸药中和胃酸以治疗溃疡病、甘露醇在肾小管内提升渗透压而利尿等是分别通过简单的化学反应及物理作用而产生的药理效应。

2. 参与或干扰细胞代谢

补充生命代谢物质以治疗相应缺乏症的药例很多，如铁盐补血、胰岛素治糖尿病等。有些药物化学结构与正常代谢物非常相似，抑制或阻断代谢，称抗代谢药（antimetabolite）。例如5－氟尿嘧啶结构与尿嘧啶相似，掺入癌细胞DNA及RNA中干扰蛋白合成而发挥抗癌作用。

3. 影响生理物质转运

很多无机离子、代谢物、神经递质、激素在体内主动转运需要载体参与。干扰这一环节可以产生明显药理效应。例如利尿药抑制肾小管 Na^+-K^+、Na^+-H^+ 交换而发挥排钠利尿作用。

4. 对酶的影响

有些药物能抑制或激活酶的活性，如新斯的明竞争性抑制胆碱酯酶、奥美拉唑不可逆性抑制胃黏膜 H^+-K^+－ATP 酶从而抑制胃酸分泌、尿激酶激活血浆溶纤酶原、解磷定能使遭受有机磷酸酯抑制的胆碱酯酶复活，而有些药本身就是酶，如胃蛋白酶。

5. 作用于细胞膜的离子通道

药物可以直接作用于细胞膜上的离子通道，控制 Na^+、Ca^{2+}、K^+、Cl^- 等跨膜转运，而影响细胞功能。

6. 影响核酸代谢

核酸（DNA及RNA）是控制蛋白质合成及细胞分裂的生命物质。许多抗癌药是通过干扰癌细胞DNA或RNA代谢过程而发挥疗效的。某些抗生素（如喹诺酮类）也是作用于细菌核酸代谢而发挥抗菌作用。

7. 影响免疫机制

除免疫血清及疫苗外，免疫增强药（如左旋咪唑）及免疫抑制药（如环孢霉素）通过影响免疫机制发挥疗效。某些免疫成分也可直接入药。

（二）药物与受体

受体（receptor）是一类能介导细胞信号转导的功能蛋白组分，能识别周围环境中某种微量化学物质，首先与之结合，并通过中介的信息转导与放大系统，触发随后的生理反应或药理效应。Ehrlich 和 Langley 于19世纪末20世纪初提出了受体概念，指明药物必须与受体进行可逆性或非可逆性结合，才能产生作用。能与受体特异性结合的物质称为配体（ligand），也叫第一信使。受体有其内源性配体，如神经递质、激素、自身活性物（autocoid）等。能激活受体的配体称为激动药（agonist），能阻断其活性的配体称为拮抗药（antagonist）。根据受体与配体结合的高度特异性，受体被分为若干亚型，如肾上腺素受体又分为α1、α2、β1和β2等亚型，其分布及功能都有区别。受体与配体有高度亲和力，多数配体在1 pmol/L～1 nmol/L的浓度时即可引起细胞的药理效应。反应之所以如此灵敏主要是靠后续的信号转导系统，如细胞内第二信使（second messenger）的放大、分化及整合功能。某些细胞蛋白组分可与配体结合，但没有触发效应的能力，称为结合体（acceptor）。

（三）受体动力学

受体动力学一般用放射性同位素标记的配体（L）与受体（R）做结合试验研究。取一定量组织，磨成细胞匀浆，分组加入不同浓度的放射性同位素标记的配体（药物），温孵待反应达平衡后，迅速过滤或离心分出细胞，用缓冲液洗去尚未结合的放射性配体，测定标本的放射强度，这是药物与细胞结合的总量，此后用过量冷配体（未用同位素标记的配体）洗脱特异性与受体结合的放射性配体再测放射强度，这是药物非特性结合量。将总结合量减去非特性结合量就可以获得 L－R 结合（B）曲线。如果 L 只与单一 R 可逆性结合，以 B 为纵坐标，［*L*］为横坐标，L－R 结合曲线为直方双曲线。如将横坐标改用 log［*L*］，量效曲线则呈典型的 S 形。

按质量作用定律（*E* 代表效应）：

$$L + R \rightleftharpoons LR \rightarrow E$$

反应达到平衡时（K_D是解离常数）：

$$K_D = \frac{[L][R]}{LR}$$

因为［R_T］＝［R］＋［LR］（R_T为受体总量），代入上式并经推导得：

$$\frac{[LR]}{R_T} = \frac{[L]}{K_D + [L]}$$

由于只有 *LR* 才发挥效应，故效应的相对强弱与 *LR* 相对结合量成比例，即：

$$\frac{E}{E_{\max}} = \frac{[LR]}{R_T} = \frac{[L]}{K_D + [L]}$$

按此公式以 *E* 为纵坐标，log［*L*］为横坐标作图，结果与实验数据图形完全一致。

当［L］＝0 时，效应为 0。

当［L］＞＞K_D时，［LR］／［RT］＝100%，达最大效能，即［LR］$_{\max}$＝［R_T］。

当［LR］／［R_T］＝50%时，即 EC_{50}时，K_D＝［L］。

K_D表示 *L* 与 *R* 的亲和力（affinity），单位为摩尔。各药 *L* 与 *R* 亲和力不同，K_D越大时亲和力越小，二者成反比。设 $pD_2 = -\log K_D$，则其值不必用摩尔单位、数值变小且与亲和力成正比，在半对数坐标上也较易理解，称之为亲和力指数（pD_2）。

药物与受体结合产生效应不仅要有亲和力，还要有内在活性（intrinsic activity），后者用 α 表示，0≤α≤100%。故上述公式应加入这一参数：$E/E_{\max} = \alpha [LR]/[R_T]$。两药亲和力相等时其效应强度取决于内在活性强弱，当内在活性相等时则取决于亲和力大小（图 15－5）。

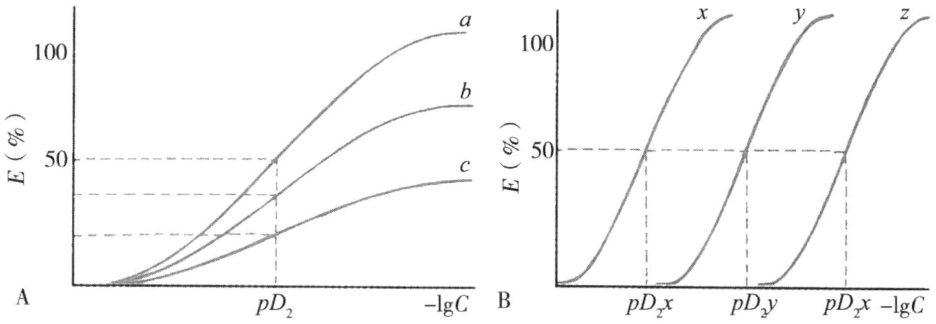

注：横坐标为 $-\lg C$，从左到右数据越来越小；A. 亲和力：$a=b=c$；内在活性：$a>b>c$；B. 亲和力：$x>y>z$；内在活性：$x=y=z$

图 15－5　不同激动药与受体亲和力及内在活性的比较

将上述受体动力学基本公式（$[LR]/[R_T]=[L]/K_D+[L]$）加以推导改变可将 S 形量效曲线改变为直线关系，使计算方便很多也准确很多：

1. 双倒数图

将上述基本公式两侧取倒数后加以推导得 $1/[LR]=K_D/[L][R_T]+1/[R_T]$。以 $1/[LR]$ 为纵坐标、$1/[L]$ 为横坐标作图得直线，斜率为 $K_D[R_T]$，即 K_D/E_{max}，与纵坐标交点为 $1/[R_T]$，即 $1/E_{max}$，与横坐标交点为 $-1/K_D$。

2. Scatchard 图

推导得公式 $[LR]/[L]=[R_T]/K_D-[LR]/K_D$，以 $[LR]/[L]$ 为纵坐标，$[LR]$ 为横坐标，作图也呈直线，斜率为 $-1/[K_D]$，与纵坐标交点为 $[R_T]/K_D$，与横坐标交点为 $[R_T]$。

（四）激动药与拮抗药

激动药（L）对相应受体有较强的亲和力，也有较强的内在活性，α 可达 100%。拮抗药（I）虽然也有较强的亲和力，但缺乏内在活性，$\alpha=0$，本身不能引起效应，却占据一定量受体，拮抗激动药的作用。竞争性拮抗药（competitive antagonist）能与激动药互相竞争与受体结合，这种结合是可逆性的。在实验中如果 L 与 I 同时存在则 $[R_T]=[R]+[LR]+[IR]$，代入上述基本公式并加推导得：

$$\frac{[LR]}{[R_T]}=\frac{[L]}{[L]+K_D\left(1-\frac{[I]}{K_I}\right)}$$

可见 L 和 I 同时存在时，如 L 这一因素固定不变，药理效应大小取决于 $[I]/K_I$（K_I 是 I 的解离常数）。$[I]$ 越高及（或）K_I 越小时效应越弱，即拮抗效果越强。当 $[L]>>[I]$ 时，$[LR]/[R_T]\to 100\%$，这就是竞争性拮抗药使量效曲线平行右移（E_{max}不变）的理论解释（图 15－6）。

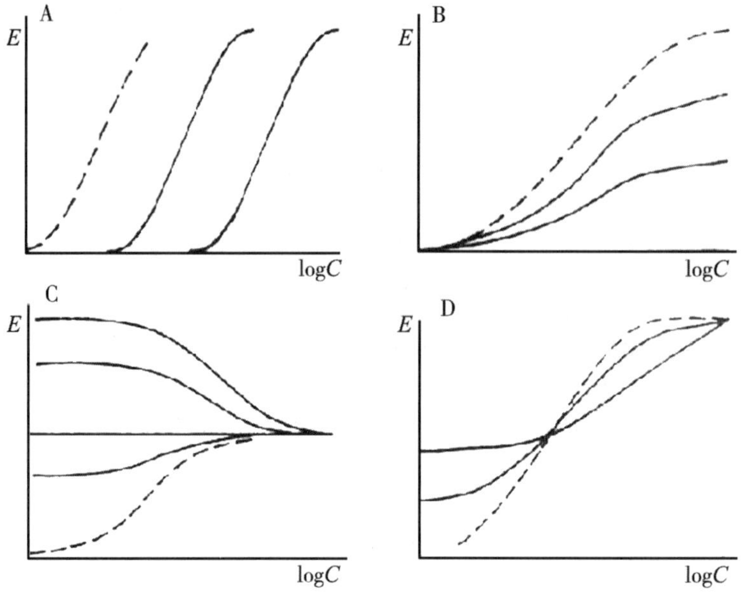

注：A：竞争性拮抗药；B：非竞争性拮抗药；C：激动药；D：部分激动药

图 15－6 不同药物对激动药量效曲线的影响（激动药：虚线部分）

在有一定量的竞争性拮抗药［I］存在时，增加［L］至［L′］仍可使药理效应维持在原来单用［L］时的水平。据此，

$$\frac{E}{E_{max}}=\frac{[L]}{K_D+[L]}=\frac{[L']}{[L']+K_D\left(1+\frac{[I]}{K_I}\right)}$$

将之推导得：

$$\frac{[L']}{[L]}-1=\frac{[I]}{K_I}$$

［L′］/［L］是剂量比（dose ratio），即将［L］增加［L′］/［L］倍就能克服［I］的拮抗作用。该比值也取决于［I］/ K_I，而与［L］绝对值或 K_D 无关。将此公式两侧取 log，并以 log（［L′］/［L］－1）为纵坐标、以－log［I］为横坐标作图，呈直线；当斜率为 1 时，与横坐标交点为－log K_I，即 $pA2$。常用 $pA2$ 表示竞争性拮抗药的拮抗强度，即［L′］/［L］＝2 时的数值，含义为：激动药与拮抗药剂量比为 2 时，竞争性拮抗药摩尔浓度的负对数值。此参数反映拮抗药的拮抗强度，其值越大表示拮抗作用越强。$pA2=-\log[I]=-\log K_I$。

非竞争性拮抗药（noncompetitive antagonist）与 R 结合非常牢固，分解很慢或是不可逆转，使能与 L 结合的 R 数量减少。另一类非竞争性拮抗药可阻断受体后某一中介反应环节而使受体－效应功能容量减少。二者共同特点是使量效曲线高度（E_{max}）下降。但 L 与剩余的 R 结合动力学不变，即 K_D 不变（图 15－7）。

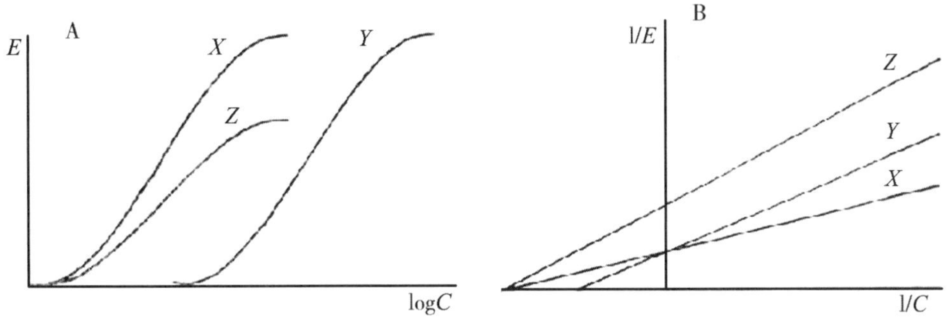

注：图 A：量效曲线；图 B：双倒数曲线；X：单用激动药；Y：竞争性拮抗药对激动药的拮抗作用；Z：非竞争性拮抗药对激动药的拮抗作用

图 15－7　竞争性拮抗作用与非竞争性拮抗作用比较

还有一类药物称为部分激动药（partial agonist），具有激动药与拮抗药两重特性，与 R 结合的亲和力不小，内在活性有限，$\alpha<100\%$，量效曲线高度（E_{max}）较低。与激动药同时存在时，当其浓度尚未达到 E_{max} 时，其效应与激动药协同，超过 E_{max} 时则与激动药竞争 R 而呈拮抗关系，此时激动药需增大浓度方可达到其最大效应。

一些活性高的药物只需与一部分受体结合就能发挥最大效应（E_{max}），余下未结合的受体为储备受体（spare receptor）。拮抗药必须完全占领储备受体后才能发挥其拮抗效应。

为什么化学结构类似的药物作用于同一受体有的是激动药，有的是拮抗药，还有的是部分拮抗药？可用二态模型（two-state model）学说解释。按此学说，受体蛋白有两种可以互变的构型状态：静息状态（R）与活动状态（R＊）。静息时平衡趋向 R。激动药只与 R＊ 有较大亲和力，L－R＊结合后充分发挥药理效应。部分激动药（P）与 R 及 R＊都能结合，但对R＊ 的亲和力大于对 R 的亲和力，故只有部分受体被激活而发挥较小的药理效应。拮抗药对 R 及 R＊亲和力相等，且能牢固结合，但保持静息状态时两种受体状态平衡，拮抗药不能激活受体，但能阻断激动药作用。个别药物（如苯二氮䓬类）对 R 亲和力大于 R＊，结合后引起与激动药相反的效应，称为超拮抗药（super antagonist），或叫反向激动药（inverse agonists）。

（五）受体类型

根据受体蛋白结构、信息传导过程、效应性质、受体位置等特点，受体大致可分为下列几类：

1. 直接配体门控通道型受体

存在于快速反应细胞的膜上，由单一肽链往返 4 次穿透细胞膜形成 1 个亚单位，并由 4～5 个亚单位组成穿透细胞膜的离子通道，受体激动时离子通道开放使细胞膜去极化或超极化，引起兴奋或抑制效应。

2. G－蛋白耦联受体

G－蛋白（G-protein）是鸟苷酸结合调节蛋白的简称，可将配体带来的信号传送至效应器蛋白，产生生物效应。这一类受体是目前发现的种类最多的受体，数十种神经递质及激素的受体需要 G－蛋白介导其细胞作用，例如肾上腺素、多巴胺、5－羟色胺、M－乙酰胆碱、阿片类、嘌呤类、前列腺素及一些多肽激素等的受体。G－蛋白对磷脂酶 C、磷脂酶 A2、Ca^{2+}、K^{+}通道等有重要调节作用。一个受体可激活多个 G－蛋白，一个 G－蛋白可以转导多个信息给效应机制，调节许多细胞功能。

3. 具有酪氨酸激酶活性的受体

这一类细胞膜上的受体能促其本身酪氨酸残基的自我磷酸化而增强此酶活性，再对细胞内其他底物作用，促进其酪氨酸磷酸化，激活胞内蛋白激酶，增加 DNA 及 RNA 合成，加速蛋白合成，从而产生细胞生长分化等效应。胰岛素、胰岛素样生长因子、上皮生长因子、血小板生长因了及某些淋巴因子（lymphokines）的受体属于这一类型。

4. 细胞内受体

甾体激素、甲状腺素、维生素 D 等受体是可溶性的 DNA 结合蛋白，甾体激素受体存在于细胞质内，甲状腺素受体存在于细胞核内，功能大致相同。

5. 其他酶类受体

鸟氨酸环化酶（GC）也是一类具有酶活性的受体，有两类，一类存在于胞质中，一类为膜结合酶。

（六）细胞内信号转导

第一信使是指多肽类受体、神经递质及细胞因子等细胞外信使物质。大多数第一信使不能进入细胞内，而是与靶细胞膜表面的特异受体结合，激活受体而引起细胞某些生物学特性的改变，从而调节细胞功能。

受体在识别相应配体并与之结合后需要细胞内第二信使（second messenger）将获得的信息增强、分化、整合并传递给效应器，才能发挥其特定的生理功能或药理效应。最早发现的第二信使是环磷腺苷（cAMP），现在知道还有许多其他物质参与细胞内信息转导。

1. 环磷腺苷（cAMP）

cAMP 是 ATP 经 AC 作用的产物。β 受体、D_1受体、H_2 受体等激动药通过 GS 作用使 AC 活化，ATP 水解而使细胞内 cAMP 增加。α 受体、D_2 受体、M_2 受体、阿片受体等激动药通过 Gi 作用抑制 AC，细胞内 cAMP 减少。cAMP 受磷酸二酯酶（phospho-diesterase，PDE）水解为 5′-AMP 后灭活。茶碱抑制 PDE 而使胞内 cAMP 增多。cAMP 能激活蛋白激酶 A（PKA）而使胞内许多蛋白酶磷酸化（ATP 提供磷酸基）而活化，例如磷酸化酶、脂酶、糖原合成酶等活化而产生能量。

2. 环磷鸟苷（cGMP）

cGMP 是 GTP 经鸟苷酸环化酶（GC）作用的产物，也受 PDE 灭活。cGMP 作用与 cAMP 相反，使心脏抑制、血管舒张、肠腺分泌等。cGMP 可激活蛋白酶 G 而引起各种效应。

3. 肌醇磷脂（phosphatidylinositol）

细胞膜肌醇磷脂的水解是另一类重要的受体信息转导系统。α_1、H_1、5－HT_2、M_1、M_3 等受体激动药与其受体结合后，通过 G－蛋白介导激活磷脂酶 C（PLC），PLC 使 4，5－二磷酸肌醇磷脂（PIP_2）水解为二酰甘油（DAG）及 1，4，5－三磷酸肌醇

(IP_3)。DAG 在细胞膜上激活蛋白激酶 C（PKC），使许多靶蛋白磷酸化而产生效应，如腺体分泌，血小板聚集，中性粒细胞活化及细胞生长、代谢、分化等效应。IP_3 能促进细胞内钙池释放 Ca^{2+}，也有重要的生理意义。

4. 钙离子

细胞内 Ca^{2+} 浓度在 1 μmol/L 以下，不到血浆 Ca^{2+} 的 0.1%，对细胞功能有着重要的调节作用，如肌肉收缩、腺体分泌、白细胞及血小板活化等。细胞内 Ca^{2+} 可从细胞外经细胞膜上的钙离子通道流入，也可从细胞内肌浆网等钙池释放，两种途径互相促进。前者受膜电位、受体、G-蛋白，PKA 等调控，后者受 IP_3 作用而释放。细胞内 Ca^{2+} 激活 PKC，与 DAG 有协同作用，共同促进其他信息传递蛋白及效应蛋白活化。很多药物通过对细胞内 Ca^{2+} 影响而发挥其药理效应，故对细胞内 Ca^{2+} 调控及其作用机制近年来受到极大的重视。

第三信使是指负责细胞核内外信息传递的物质，包括生长因子、转化因子等。它们传导蛋白以及某些癌基因产物，参与基因调控、细胞增殖和分化以及肿瘤的形成等过程。

（七）受体的调节

受体虽是遗传获得的固有蛋白，但并不是固定不变的，而是经常代谢转换处于动态平衡状态，其数量、亲和力及效应力经常受到各种生理及药理因素的影响。

连续用药后药效递减是常见的现象，一般称为耐受性（tolerance）、不应性（refractoriness）、快速耐受性（tachyphylaxis）等。由于受体原因而产生的耐受性称为受体脱敏（receptor desensitization）。具有酪氨酸激酶活性的受体可被细胞内吞（endocytosis）而数目减少，这一现象称为受体数目的向下调节（down-regulation）。与此相反，在连续应用拮抗药后激动药水平降低，即受体增敏（receptor hypersensitization），受体会向上调节（up-regulation），反应敏化。例如长期应用 β 受体拮抗药普萘洛尔后，由于受体向上调节，突然停药时会出现反跳现象。

第三节　药物代谢动力学

药物代谢动力学，简称药动学（PK），指研究药物体内过程（吸收、分布、代谢、排泄）及体内药物浓度随时间变化的规律。药物在作用部位能否达到安全、有效的浓度是确定给药剂量和间隔时间的依据。药物在作用部位的浓度受药物体内过程的影响而发生动态变化（图 15-8）。掌握药动学规律，可以科学地计算给药剂量，以达到患者所需的血药浓度，设计和优化给药方案，指导临床合理用药。

一、药物体内过程

（一）吸收

吸收（absorption）是指药物自给药部位进入血液循环的过程。血管外给药均存在吸收过程。多数药物按简单扩散（simple diffusion）方式进入体内。扩散速度除取决于细胞

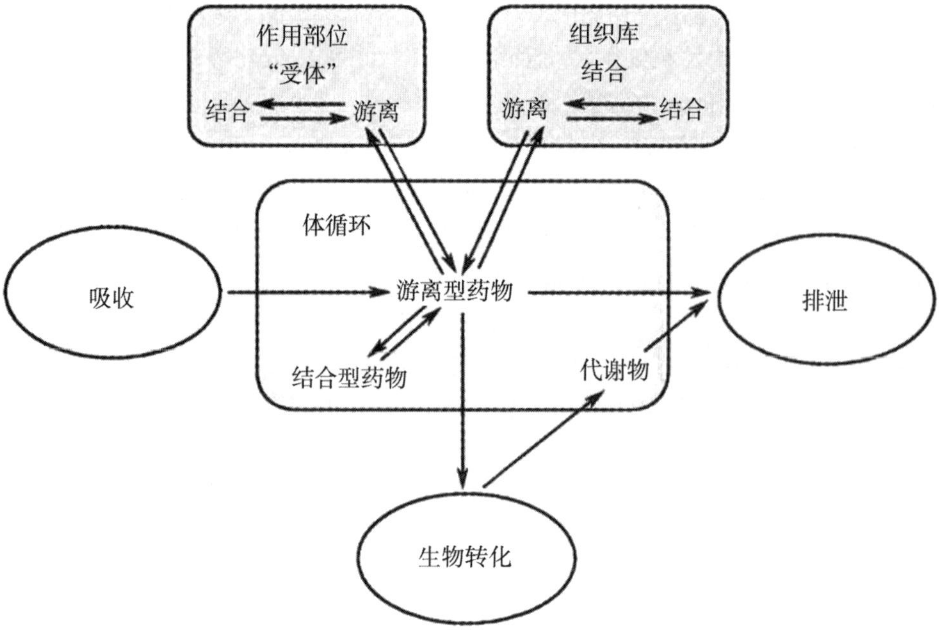

图 15－8　药物的体内过程与作用部位药物浓度的变化关系

膜的性质、面积及膜两侧的浓度梯度外，还与药物的性质有关，分子量小的（200 D 以下）、脂溶性大的、极性小的（不易离子化的）药物较易通过。药物多是弱酸性或弱碱性有机化合物，其解离程度受其 pKa（药物解离度）及其所在溶液的 pH 而定，这是影响药物跨膜被动转运、吸收、分布、排泄的一个可变因素。

弱酸性或弱碱性药物的 pKa 都是该药在溶液中解离 50% 时的体液的 pH，各药有其固定的 pKa。非离子型药物可以自由穿透，而离子型药物就被限制在膜的一侧，这种现象称为离子障（ion trapping）。例如弱酸性药物在胃液中非离子型多，在胃中即可被吸收。弱碱性药物在酸性胃液中离子型多，主要在小肠吸收。碱性较强的药物如胍乙啶（pKa = 11.4）及酸性较强的药物如色甘酸钠（pKa = 2.0）在胃肠道基本都已离子化，由于离子障原因，吸收较难。pKa 小于 4 的弱碱性药物如安定（pKa = 3.3）及 pKa 大于 7.5 的弱酸性药物如异戊巴比妥（pKa = 7.9）在胃肠道 pH 范围内基本都是非离子型，吸收都快而完全。

少数与正常代谢物相似的药物，如 5－氟尿嘧啶、甲基多巴等的吸收是靠细胞中的载体主动转运（active transport）而吸收的。易化扩散（facilitated diffusion）是靠载体顺浓度梯度跨膜转运方式，如葡萄糖的吸收，吸收速度较快。固体药物不能吸收，片剂、胶囊剂在胃肠道必须先崩解（disintegration）、溶解（dissolution）后才可能被吸收。

1. 口服给药

口服（per os，p. o.）给药是最常用的给药途径。小肠内 pH 接近中性，黏膜吸收面广，缓慢蠕动可增加药物与黏膜接触机会，是主要吸收部位。

首过消除（first pass elimination）也是影响药物口服吸收的重要因素。从胃肠道吸收的药物在达到全身血液循环前被肠壁和肝脏部分代谢，从而使进入全身血液循环内的有效药物量减少的现象，也称首过代谢（first pass metabolism）或首过效应（first pass effect）。为了避免首过效应，通常采用舌下及直肠下部给药，以使药物不经过胃肠道和肝脏吸收，直接进入全身血液循环。

2. 注射给药

静脉注射（intravenous injection，i. v.）无吸收过程，药物直接进入全身血液循环。肌内注射（intramuscular injection，i. m.）与皮下注射（subcutaneous injection，s. c.）主要经毛细血管以简单扩散和滤过方式吸收，吸收速率较口服快，局部热敷或按摩还可加速吸收；注射液中加入少量缩血管药则可延长药物的吸收而延长其局部作用。动脉注射（intra-arterial，ia）和鞘内注射为特殊给药途径，可将药物输送至该动脉分布部位发挥局部疗效以减少全身反应。例如将纤维蛋白溶解药直接用导管注入冠状动脉以治疗心肌梗死。

3. 呼吸道给药

吸入（inhalation）给药可以直接由肺吸收而进入体循环。肺泡表面积大，肺血流量丰富，药物只要能到达肺泡，吸收极其迅速，气体及挥发性药物（如全身麻醉药）可直接进入肺泡。药物溶液需要经喷雾器分散为微粒，气雾剂（aerosol）可将药液雾化为直径达 5 μm 左右微粒，可以达到肺泡而迅速吸收，如在雾化器及口鼻罩间加用一个气室则效果更好。2～5 μm 直径以下的微粒可重被呼出。10 μm 直径微粒可在小支气管沉积，如异丙肾上腺素气雾剂可以用于治疗支气管哮喘。较大雾粒的喷雾剂（nebula）只能用于鼻咽部的局部治疗，如抗菌、消炎、祛痰、通鼻塞等。

4. 经皮给药

经皮（transdermal）给药是通过皮肤吸收药物到达局部或全身产生药效。除汗腺外，皮肤不透水，但脂溶性药物可以缓慢通透。利用这一原理可以经皮给药以达到局部或全身药效，近年来有许多促皮吸收剂加氮酮（azone），可与药物制成贴皮剂，如硝苯地平贴皮剂，以达到持久的全身疗效。

衡量药物吸收快慢、高低、多少的参数有达峰时间（t_{max}）、达峰浓度（C_{max}）、生物利用度（F）等。这些参数可以间接反映药效的快慢、强弱。

（二）分布

药物吸收后随血液循环到达机体各组织器官中的过程称为分布（distribution）。药物在体内的分布受很多因素的影响，包括药物的脂溶性、器官和组织的血流量、与血浆蛋白和组织蛋白的结合能力、药物的 pKa 和局部环境的 pH、特殊组织膜的屏障作用等。

1. 血浆蛋白结合率

药物进入循环后首先与血浆蛋白结合（plasma protein binding）。结合型药物不能跨膜转运，结合后药理活性暂时消失，“储存”于血液中。药物与血浆蛋白的结合是可逆性的。血浆蛋白结合率影响药物在体内的分布、转运速度、作用强度以及消除速率。

药物与血浆蛋白结合特异性低，而血浆蛋白结合点有限，两个药物可能竞争与同一蛋白结合而发生置换现象。如服用蛋白结合率为 99% 的双香豆素后，再服用结合率为 98% 的保泰松，使双香豆素被游离，血中双香豆素浓度成倍增加，其抗凝血作用增强而导致出血。药物也可能与内源性代谢物竞争与血浆蛋白结合，例如磺胺药置换胆红素与血浆蛋白结合，在新生儿可能导致核黄疸症。血浆蛋白过少（如肝硬化）或变质（如尿毒症）时药物血浆蛋白结合率下降，也容易发生毒性反应。

2. 药物的 pKa 与体液 pH

药物的 pKa 及体液 pH 是决定药物分布的另一因素，细胞内液 pH（约为 7.0）略低于细胞外液（约 7.4），弱碱性药物在细胞内浓度略高，弱酸性药物在细胞外液浓度略高，根据这一原理，弱酸性药物苯巴比妥中毒时用碳酸氢钠碱化血液及尿液可使脑细胞中药物向血浆转移并加速自尿排泄，是重要救治措施之一。

3. 体内屏障

机体中有些组织对药物的通透性具有特殊的屏障作用，如血脑屏障（blood-brain barrier）、胎盘屏障（placental barrier）及血眼屏障（blood-eye barrier）等。

（1）血脑屏障：在组织学上血脑屏障是血 - 脑组织、血 - 脑脊液及脑脊液 - 脑组织 3 种屏障的总称，实际上能阻碍药物穿透的主要是前二者。脂溶性高、分子量较小及少数水溶性药物也可以通过血脑屏障。脑脊液不含蛋白质，即使少量未与血浆蛋白结合的脂溶性药物可以穿透进入脑脊液，其后药物进入静脉的速度较快，故脑脊液中药物浓度总是低于血浆浓度，这是大脑的自我保护机制。治疗脑病可以选用极性低的脂溶性药物，例如磺胺药中的磺胺嘧啶。为了减少中枢神经不良反应，对于生物碱可将之季铵化以增加其极性，例如将阿托品季铵化变为甲基阿托品后不能通过血脑屏障，即不致发生中枢兴奋反应。另外，新生儿以及在炎症时其通透性可以增加。临床上由于治疗的需要，有时将一定容量的药液注入脑脊液，但在注射前应将等量脑脊液放出，避免颅内压增高引起头痛。

（2）胎盘屏障：是胎盘绒毛与子宫血窦间的屏障，对胎儿是一种保护性屏障，其通透性与一般毛细血管无显著差别，只是到达胎盘的母体血流量少，进入胎儿循环慢一些罢了。例如母亲注射磺胺嘧啶 2 h 后才能与胎儿达到平衡。利用这一原理可以在预期胎儿娩出前短时内注射镇静镇痛药，新生儿不致遭受影响。应该注意的是，几乎所有药物都能穿透胎盘屏障进入胚胎循环，在妊娠早期禁止使用对胎儿发育成长有影响的药物。

（3）血眼屏障：是血与视网膜、血与房水、血与玻璃体屏障的总称，全身给药时药物在眼内难以达到有效浓度，对此可采取局部滴眼或眼周边给药，包括结膜下注射、球后注射及结膜囊给药等。

（三）代谢

代谢（metabolism）指药物吸收后在体内经酶或其他作用发生一系列的化学反应，导致药物化学结构上的转变，又称生物转化（biotransformation）。能被大量吸收进入体内的药物多是极性低的脂溶性药物，在排泄过程中易被再吸收，不易消除。体内能够使药物发生生物转化的器官主要是肝脏，其次是肠、肾、肺等组织。生物转化与排泄统称为消除（elimination）。

药物经过生物转化（biotransformation）后其药理活性发生改变。大多数药物失去活性（减弱或消失），称为灭活（inactivation），并转化为极性高的水溶性代谢物而利于排出体外。少数药物可以被活化（activation）而出现药理活性，如可待因在肝脏去甲基后变成吗啡而生效。也有的原形药物经过转化后产生毒性。

转化过程分为两个时相，I 相包括氧化（oxidation）、还原（reduction）或水解

(hydrolysis)，使药物分子结构中引入或脱去功能基团，生成极性增高的代谢产物；Ⅱ相为结合（conjugation），是药物分子结构中的极性基团与体内的化学成分如葡萄糖醛酸、硫酸、甘氨酸、谷胱甘肽等经共价键结合，生成易溶于水且极性高的结合物易于经尿排出体外。

药物的转化必须在酶的催化下才能进行。这些催化酶分为两类，即专一性酶和非专一性酶。非专一性酶主要指存在于肝细胞微粒体的混合功能氧化酶系统（hepatic microsomal mixed function oxidase system），简称肝药酶。

能够增强酶活性的药物称为酶诱导剂（enzyme inducer），而能够减弱酶活性的药物称为酶抑制剂（enzyme inhibiter）。合用酶诱导剂可使药物代谢加快，效应比单用时减弱；酶抑制剂可使药物代谢减慢，效应比单用时增强。

药物代谢的个体差异主要由药物代谢酶的个体差异引起。遗传因素对药物代谢酶的个体差异起着重要作用，多与微粒体酶活性差异有关。肝血流量是决定肝脏药物清除率的重要因素。病理状态引起肝血流量变化，或者某些药物也能改变（如苯巴比妥增加肝血流量，普萘洛尔降低肝血流量），临床应注意由此引起的药物相互作用。环境、昼夜节律等也可以影响药物代谢。

（四）排泄

排泄（excretion）是指药物及其代谢物经不同途径排出体外的过程。代谢与排泄构成了药物的体内消除。药物或代谢物排泄时具有如下共同规律：①大多数药物和代谢物的排泄属于被动转运，少数药物属于主动转运（如青霉素）；②在排泄或分泌器官中药物或代谢物浓度较高时既具有治疗价值，同时又会造成某种程度的不良反应（如氨基糖苷类抗生素、红霉素）；③各药的排泄速率不同，当排泄器官功能衰减时，绝大多数药物的排泄速率减慢，应根据减慢程度调整用药剂量或给药间隔。

1. 肾脏排泄

肾脏排泄包括肾小球滤过（glomerular filtration）、肾小管主动分泌（active tubule secretion）和肾小管被动重吸收（passive tubule reabsorption）。游离型药物及其代谢产物均可经肾小球滤过，滤过速度与药物分子大小、血浆药物浓度、肾小球滤过率有关。经肾小管分泌而排泄的药物属于主动转运过程。分泌机制相同的两类药物合用时，经同一载体转运可发生竞争性抑制，如丙磺舒可抑制青霉素、吲哚美辛等的主动分泌。改变尿液 pH 可以明显改变弱酸性或弱碱性药物的解离度，从而改变药物重吸收程度，如苯巴比妥、水杨酸中毒时，碱化尿液使药物解离度增大，重吸收减少，增加排泄。

2. 胆汁排泄

有的药物在肝细胞内与葡萄糖醛酸结合后转化为极性较强的水溶性代谢产物，被分泌到胆汁中，进入肠腔后一部分随粪便排泄，一部分游离型药物可再小经肠黏膜上皮细胞吸收，由肝门静脉重新进入全身循环，这种在小肠、肝、胆汁间的循环称为肝肠循环（hepato-enteral circulation）。它可使血药浓度维持时间延长，如地高辛、地西泮等。强心苷中毒时，可口服考来烯胺，还有些代谢物在小肠被重吸收入血，由肾排出体外。

3. 胃肠道排泄

胃液酸度高，某些生物碱（如吗啡等）注射给药也可向胃液扩散，洗胃是中毒治疗和诊断的措施。经肠道排泄的药物主要是口服后肠道中未吸收部分、随胆汁排泄到肠道的部分、由肠黏膜分泌排入肠道的部分。

4. 其他途径

许多药物也可通过唾液、乳汁、汗液、泪液排泄，其排泄程度依赖于两方面，非解离的药物依赖于从腺上皮细胞扩散到分泌液中的量，解离的药物依赖于 pH。唾液中的药物浓度与血浆中的浓度有良好的相关性，由于唾液容易采集、无创伤性等优点，现在临床上常以此代替血标本进行血药浓度监测。乳汁的 pH 略低于血浆，弱碱性药物较弱酸性药物更容易通过乳汁排泄，在哺乳儿体内产生药效或不良反应。挥发性药物、吸入性麻醉药可通过肺呼气排出体外。检测呼出气中的乙醇量是诊断酒后驾车的快速简便的方法。

二、药物浓度随时间变化的规律

（一）药物的血药浓度 - 时间曲线

给药后体内药物浓度随时间推移发生变化，将这种变化以药物浓度（或对数浓度）为纵坐标，以时间为横坐标绘出曲线图，称为药物浓度 - 时间曲线图（concentration-time curve，C-T），简称药 - 时曲线或时量曲线。血药的浓度变化最具有代表性，是最常用的标本，其次是尿液和唾液。常以血药浓度 - 时间曲线为例说明其变化规律。

血管外单次用药后的曲线能反映出药物在体内吸收、分布、代谢和排泄之间的关系（图 15 -9）。初始上升支主要是吸收，当大部分药量已吸收后，分布占主要部分，与此同时少量的药物开始代谢和排泄。当各组织间的分布达到相对平衡后，代谢和排泄逐渐占据主要部分，这就是曲线下降部分。因此，吸收、分布、代谢和排泄没有严格的分界线，只是在某段时间内以某一过程为主而已。

静脉注射形成的曲线，无上升支。起初为急速下降支，以分布过程为主，随后为缓慢下降支，以消除为主。

由坐标轴和曲线围成的面积称为曲线下面积（AUC），表示一段时间内吸收到血中的相对药物累积量。

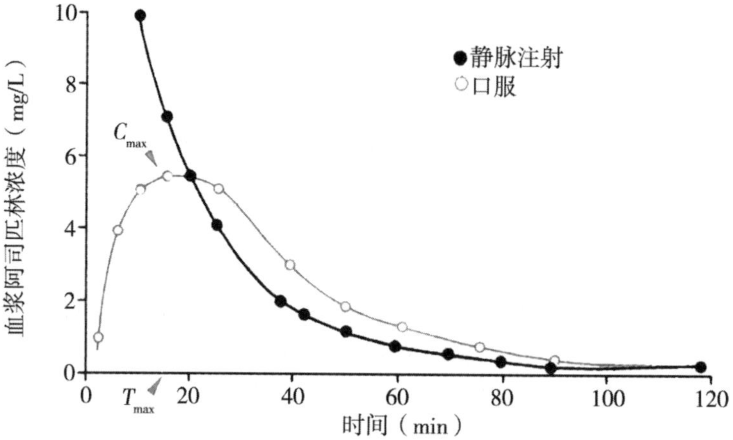

图 15 -9　静脉注射和非静脉注射后的药物浓度 - 时间曲线

（二）药物消除动力学

药物在体内转运和转化的速率归纳为两种类型，一级速率和零级速率。由于吸收、分布速率的影响因素较多，现以消除为例说明。

1. 一级消除动力学

单位时间内体内药物浓度按恒定比例消除。公式为：

$$dC/dt = -K_eC$$

式中 dC/dt 为消除速率，K_e为消除速率常数（即恒定比例），负号表示药物浓度下降，C 为消除初始时的药物浓度。由于 C 的指数等于 1，所以称此类型为一级速率或一级动力学（first-order kinetics）。其曲线的下降部分在半对数坐标系上呈直线（图 15－10）。绝大多数药物在体内按照一级动力学消除，其特点为：恒比消除、血浆半衰期为一个常数。

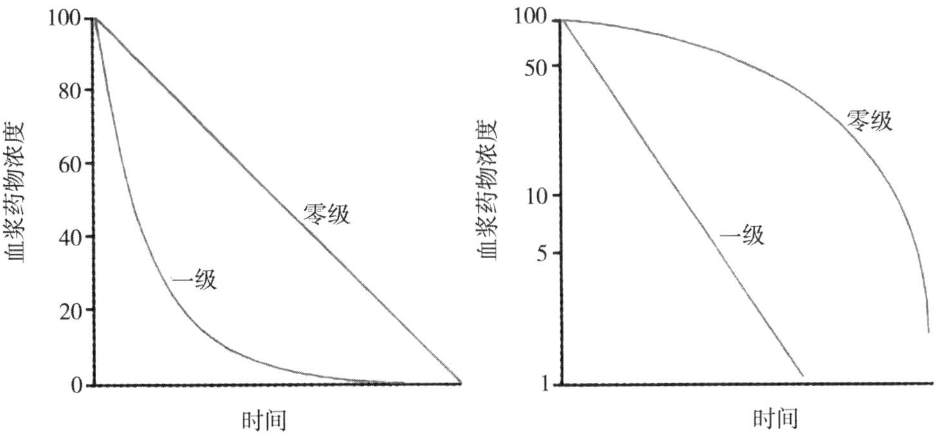

注：左图为常规坐标图，右图为半对数坐标图

图 15－10　一级消除动力学和零级消除动力学的药－时曲线

2. 零级消除动力学

单位时间内体内药物浓度按恒定的量消除。公式为：

$$dC/dt = -K_0C_0$$

$$dC/dt = -K_0$$

因其 C 的指数为零，所以称为零级速率或零级动力学（zero-order kinetics）。其药时曲线下降部分在半对数坐标系上呈曲线，少数药物在体内按零级速率消除，其特点为：恒量消除、血浆半衰期与血浆药物初始浓度成正比。

3. 混合消除动力学

一些药物在低浓度时按一级动力学消除，达到一定高浓度时，因消除能力饱和，单位时间内消除的药物量不再改变，按零级动力学消除，如苯妥英钠、水杨酸等。

三、药动学参数

（一）药动学模型

房室模型（compartment model）是药代动力学研究中广泛采用的模型之一。它把机体看成一个系统，由一至数个房室组成，一个是中央室（C），余下是周边室（P）。房室数目的确定是以药物在体内转运速率是否一致进行划分，常见的有一室模型、二室模型和三室模型。

以静脉注射给药为例，药物进入机体后先在血流量丰富的器官组织均匀分布（中央室），然后一方面快速向外周组织分布（外周室），一方面缓慢排出体外，时量曲线在半对数坐标上呈快速下降（即分布相）。当外周室浓度与中央室浓度达到平衡时，可以看成为一室模型，此时只有缓慢消除，时量曲线呈缓慢下降（即消除相），这种变化使得时量曲线呈双相曲线。若用 A、B 代表分布相和消除相在纵轴的外推截距，α、β 代表分布相和消除相的斜率，则静注二室模型药动学参数可按该公式推算（图 15－11）：

$$C_t = Ae^{-\alpha t} + Be^{-\beta t}$$

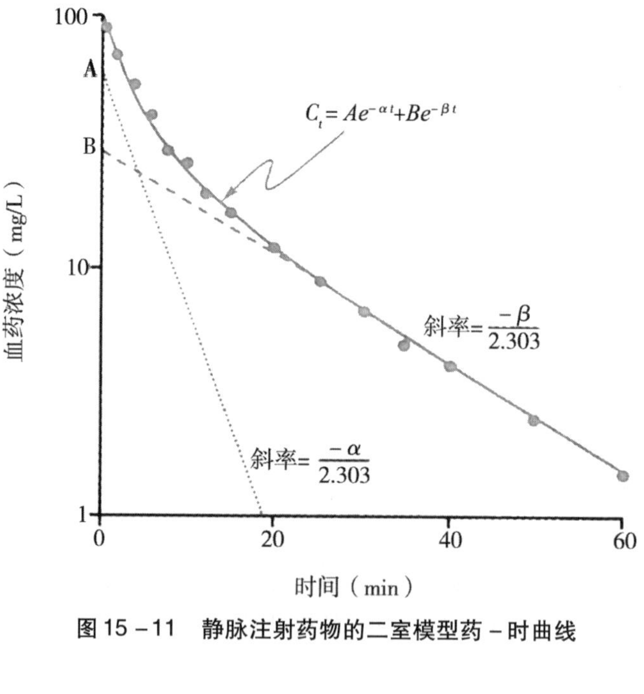

图 15－11　静脉注射药物的二室模型药－时曲线

（二）药动学参数的计算及其意义

1. 半衰期（half-life，$t_{1/2}$）

指血浆中药物浓度下降一半所需的时间。

若 t 为给药时间，C_t 为 t 时刻血药浓度，C_0 为初始血药浓度，K_e 为消除速率，按一级速率消除的药物，$t_{1/2}$ 为一恒定值，且不因血浆药物浓度高低而变化。

$$t_{1/2} = 0.693/K_e$$

按零级速率消除的药物，$t_{1/2}$不是固定值，可随药物浓度的变化而改变。

$$t_{1/2} = 0.5C_0/K$$

$t_{1/2}$的意义在于：①它反映药物在体内消除的快慢以及体内消除药物的能力。②$t_{1/2}$与药物转运和转化关系为，一次用药后经过4～6个$t_{1/2}$，体内药量消除93.8%～98.4%。同理，若连续给药每隔1个$t_{1/2}$用药一次，则经过4～6个$t_{1/2}$后体内药量可达稳态水平的93.8%～98.4%（见表15－1）。③按$t_{1/2}$的长短不同常将药物分为5类，超短效$t_{1/2} \leq$ 1 h，如青霉素G，乙酰水杨酸；短效$t_{1/2}$为1～4 h，如红霉素、利多卡因；中效$t_{1/2}$为4～8 h，如四环素；长效$t_{1/2}$为8～24 h，如丙硫咪唑；超长效$t_{1/2} > 24$ h，如阿维菌素类药物。④肝肾功能不良者，$t_{1/2}$将改变，绝大多数药物的$t_{1/2}$延长。临床上可通过测定病人的肝肾功能来调整用药剂量或给药间隔。

表15－1　按一级速率消除的药物其消除量及累积量与$t_{1/2}$间的关系

$t_{1/2}$数	单次给药后药物消除量	以$t_{1/2}$为给药间隔重复给药时，体内药物累积量
1	$100\% \times (1/2)^1 = 50\%$	50%
2	$100\% \times (1/2)^2 = 25\%$	75%
3	$100\% \times (1/2)^3 = 12.5\%$	87.5%
4	$100\% \times (1/2)^4 = 6.25\%$	93.8%
5	$100\% \times (1/2)^5 = 3.12\%$	96.9%
6	$100\% \times (1/2)^6 = 1.56\%$	98.4%
7	$100\% \times (1/2)^7 = 0.78\%$	99.2%

2. 清除率（clearance，*CL*）

指单位时间内有多少毫升血浆中所含药物被机体清除，单位mL/min或L/h。它是肝脏、肾脏和其他所有消除器官清除药物的总和。

$$CL = \frac{A}{AUC}$$

3. 生物利用度（bioavailability，*F*）

指血管外给药后能被吸收进入体循环的分数或百分数。公式为：

$$\text{绝对生物利用度 } F = \frac{AUC(\text{血管外给药})}{AUC(\text{静脉给药})} \times 100\%$$

$$\text{相对生物利用度 } F' = \frac{AUC(\text{受试制剂})}{AUC(\text{标准制剂})} \times 100\%$$

绝对生物利用度可评价同一种药的不同给药途径的吸收程度；相对生物利用度评价不同厂家同一种制剂或同一厂家的不同批号药品间的吸收情况是否相近或等同，如果有较大差异将导致药效方面的较大改变。药动学计算时应采用绝对生物利用度，相对生物利用度作为评比药物制剂质量的指标。

4. 表现分布容积（apparent volume of distribution，*Vd*）

当血浆和组织中药物分布达到平衡后，体内药物按血浆药物浓度计算，在体内分布所需的体液容积，单位是 L 或 L/kg。

$$Vd = \frac{FD}{C}$$

式中 F 为生物利用度，D 为给药量，C 为血药浓度。它并非指药物在体内占有的真实体液容积，所以称为表观分布容积。Vd 可以了解药物在体内分布情况。如一个 70 kg 体重的正常人，Vd 在 5 L 左右时表示药物大部分分布于血浆；Vd 为 10～20 L 时表示药物分布于细胞外液；$Vd > 40$ L 时表示药物分布到组织器官中；$Vd > 100$ L 时表示药物集中分布至某个器官内或大范围组织内，如碘应用于人体后，大部分蓄积于甲状腺。

5. 血药浓度时间曲线下面积（area under the curve，AUC）

AUC 即血液中药物从零时间起至所有原形药物全部排尽为止，这一段时间内算得的血药时间曲线下的总面积，单位是 $g \cdot h \cdot L^{-1}$。

AUC 是一个可用实验方法测定的药动学指标。AUC 与吸收入体循环的药量成比例，它反映进入体循环药量的多少。时量曲线某一时间区段下的 AUC 反映该时间内的体内药量。AUC 是独立于房室模型的药动学参数，常用于估算血浆清除率（CL）。

6. 血药峰值浓度

血管外给药时，药－时曲线的最高点称血浆峰浓度（peak concentration，C_{max}），此时吸收速度与消除速度相等。从给药时至峰浓度的时间称为达峰时间（peak time，T_{max}）。如果间隔一个半衰期给药，则连续给药的 C_{max} 为首次给药的 C_{max} 的 2 倍。

临床用药可根据药动学参数如 Vd、CL、K_e、$t_{1/2}$ 及 AUC 等按以上各公式计算剂量及设计给药方案以达到并维持有效血药浓度。各药动学参数之间又互为联系，如 $K_e = 0.693/t_{1/2} = CL/Vd$，消除速率常数是药物瞬时消除的百分率而不是单位时间药物消除速率（RE），是决定 $t_{1/2}$ 的参数，但其本身又取决于 CL 及 Vd，不是独立的药动学指标。

（三）多次给药

在临床治疗中为达到有效治疗浓度，并维持在一定水平，多采用多次给药（multiple-dose）。按照一级动力学消除的药物，当给药速率与消除速率达到平衡时，其血药浓度称为稳态浓度（steady state concentration，C_{ss}）。C_{ss} 的最高值称峰浓度（$C_{ss \cdot max}$），最低值称谷浓度（$C_{ss \cdot min}$）。当间隔 1 个半衰期给药一次，经 4～6 个半衰期后可达 C_{ss}（图 15－12）。

改变给药间隔，不改变每次剂量，达到稳态浓度的时间不变，波动幅度及 C_{ss} 改变，单位时间内给药总量不同；改变每次剂量，不改变给药间隔，C_{ss} 改变，达到稳态浓度时间和波动幅度不变，波动范围改变，单位时间内给药总量不同；如单位时间内给药总量无改变，当每次剂量和给药间隔都改变时，C_{ss} 基本不变，达到稳态浓度时间不变，波动幅度及范围改变。

除了少数 $t_{1/2}$ 特长或特短的药物，或零级动力学药物外，一般可采用每隔一个半衰期给予半个有效量（half dose at half life interval），并将首次剂量加倍的方法，可有效、安全、快速地达到 C_{ss}，该给药方法即为负荷剂量给药法（图 15－13）。一次给药就达到稳态的剂量称为负荷剂量（loading dose），即首次给药剂量加大，然后给予维持剂量，C_{ss} 则提前达到。

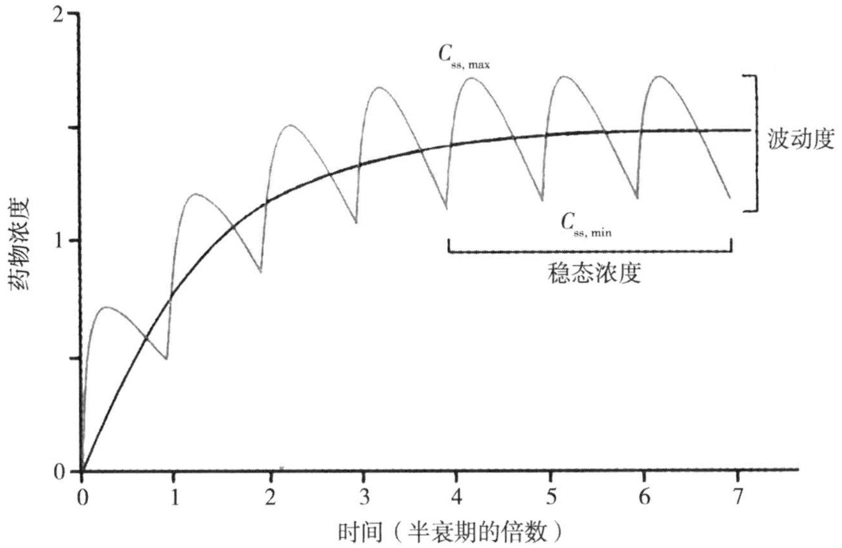

图 15－12　连续多次间隔半衰期给药的药－时曲线

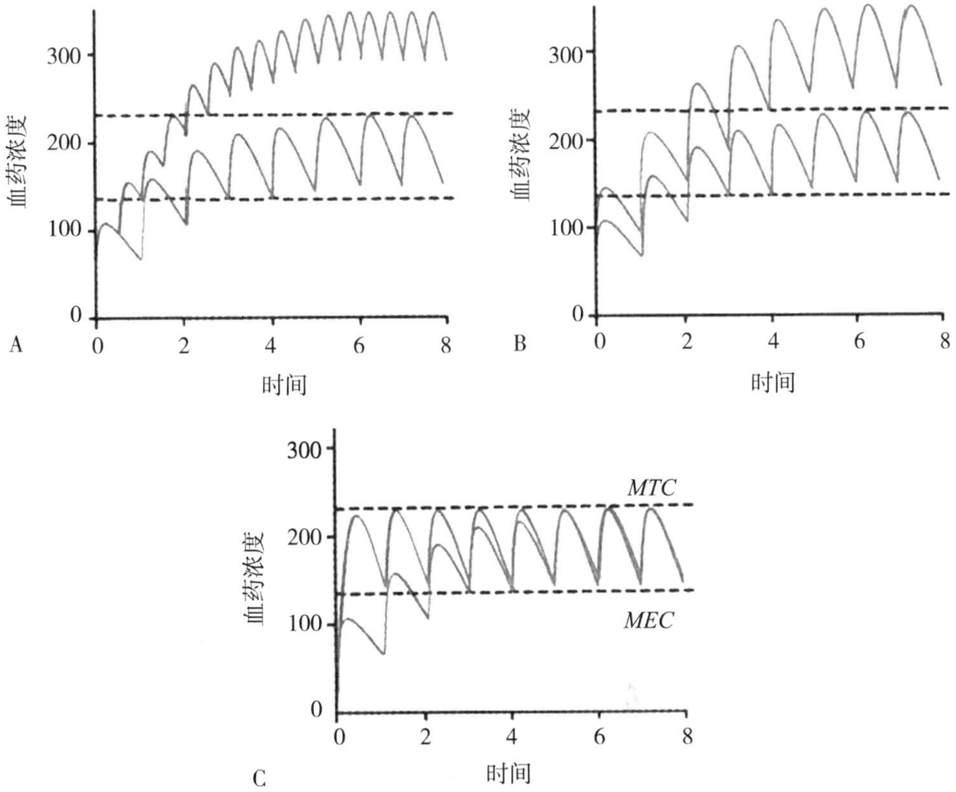

注：A. 缩短给药时间；B. 增加给药剂量；C. 负荷剂量给药；*MEC*：最小有效浓度；*MTC*：最小中毒浓度

图 15－13　3 种不同给药方案对稳态血药浓度的影响

如果是口服间隔给药，当给药间隔为 1 个 $t_{1/2}$，负荷剂量可采用首剂加倍；如果是静脉滴注，负荷剂量可采用1.44 倍静推。负荷剂量可根据给药间隔计算出来，但给药间隔在多数情况下并不等于半衰期。若口服间隔给药，当给药间隔等于 1/4 个 $t_{1/2}$、1/2 个 $t_{1/2}$、1 个 $t_{1/2}$、2 个 $t_{1/2}$或4 个 $t_{1/2}$时，负荷量分别为6.3 倍、3.4 倍、2 倍、1.3 倍和1.1 倍的维持量。

第四节　影响药物效应的因素及合理用药原则

同样剂量的某一药物在不同患者，可能达到不相等的血药浓度，相等的血药浓度也不一定都能产生等同的药物效应。这种因人而异的药物反应称为个体差异（interindividual variation）。产生个体差异的原因很多，可以存在于药物产生效应的任何一个环节，包括药物剂型、药动学、药效学及患者心理、临床病理等许多因素。因此，如果临床用药不结合病人具体情况、不考虑如何加以调整，就难以达到最大疗效和最小反应的治疗目的。

一、药物方面的因素

（一）药物制剂与给药途径

根据临床给药途径的不同，同一药物可有不同剂型。药物的吸收速度随着给药途径的不同而有所区别，一般规律是静脉注射 >（快于）吸入 > 肌肉注射 > 皮下注射 > 口服 > 经肛 > 贴皮。不同药剂所含的药量虽然相等，即药剂当量（pharmaceutical equivalance）相同，药效强度不尽相等。近年来出现了许多新的剂型。缓释制剂（slow release preparation）利用无药理活性的基质或包衣阻止药物迅速溶出以达到比较稳定而持久的疗效。控释制剂（controlled release preparation）可以控制药物按零级动力学恒速释放、恒速吸收，例如硝酸甘油贴皮剂每日贴一次，匹鲁卡品眼片置结膜囊内每周一次，子宫内避孕剂每年放置一次。不仅保证长期疗效，也大大方便了病人。

（二）联合用药及药物相互作用

联合应用两种或两种以上药物，既能达到多种治疗目的，还能利用药物间相互作用（interaction），即协同作用（synergism），以增加疗效或拮抗作用（antagonism），同时减少不良反应。不恰当的联合用药使疗效降低或出现意外的毒性反应。

1. 配伍禁忌（incompatibility）

药物在体外配伍直接发生物理性的或化学性的相互作用而影响药物疗效或毒性反应称为配伍禁忌。

2. 影响药动学的相互作用

（1）吸收：促进胃排空的药如甲氧氯普胺，能加速药物吸收；抑制胃排空药如抗 M 胆碱作用药物，能延缓药物吸收。对于吸收缓慢的灰黄霉素加快胃排空反而减少其吸收，而在胃中易被破坏的左旋多巴减慢胃排空反而使吸收减少。

（2）血浆蛋白结合：与血浆蛋白结合率高的药物同时应用，易受其他药物置换，而致作用加强，如香豆素类抗凝药易受阿司匹林等解热止痛药置换而致抗凝作用增强甚至产生出血；口服降血糖药，容易出现低血糖反应。

（3）肝脏生物转化：肝药酶诱导药如苯巴比妥、利福平、苯妥英等，能加快在肝转化的药物消除而使药效减弱。肝药酶抑制药如异烟肼、氯霉素、西米替丁等，能减慢在肝转化的药物消除而使药效加强。

（4）肾排泄：碱化尿液可加速酸性药物自肾排泄，反之，酸化尿液可加速碱性药物排泄。丙磺舒竞争性抑制青霉素的肾小管分泌，延长后者的半衰期，水杨酸盐竞争性抑制甲氨蝶呤自肾小管排泄而增加后者的毒性反应。

3. 影响药效学的相互作用

（1）生理性拮抗或协同：服用催眠镇静药后饮酒会加重中枢抑制作用，影响疗效；抗凝血药华法林和阿司匹林合用可能导致出血反应。

（2）受体水平的协同与拮抗：许多抗组胺药、酚噻嗪类、三环抗抑郁药类都有抗 M 胆碱作用，如与阿托品合用可能引起精神错乱、记忆紊乱等，诱发不良反应；β 受体阻断药与肾上腺素合用可能导致高血压危象等。

（3）干扰神经递质的转运：三环类抗抑郁药抑制儿茶酚胺再摄取，可增加肾上腺素及其拟似药如酪胺等的升压反应，而抑制可乐定及甲基多巴的中枢降压作用。

二、机体方面的因素

（一）年龄

1. 小儿

特别是新生儿与早产儿，各种生理功能，包括自身调节功能尚未充分发育，对药物的反应一般比较敏感。新生儿体液占体重比例较大，水盐转换率较快；血浆蛋白总量较少，药物血浆蛋白结合率较低；肝肾功能尚未充分发育，药物清除率低；小儿的体力与智力都易受药物影响，且新药批准上市不需要小儿临床治疗资料，缺少小儿的药动学数据，应引起用药注意。例如新生儿肝脏葡萄糖醛酸结合能力尚未发育，应用氯霉素或吗啡将分别导致灰婴综合征及呼吸抑制；新生儿肾功能只有成人的 20%，庆大霉素的血浆半衰期长达 18 h，为成人（2 h）的 9 倍；儿童服用四环素可使牙齿变灰褐色。

2. 老人

老人实际年龄与其生理年龄并不一致，在医学方面一般以 65 岁以上为老人。老人对药物的吸收影响变化不大。老人药物血浆蛋白结合率偏低，水溶性药物分布容积较小而脂溶性药物分布容积较大。肝肾功能衰退致药物清除率下降，药物血浆半衰期会有不同程度的延长。老人对许多药物反应更加敏感，例如老人使用非甾体抗炎药更易致胃肠出血，抗 M 胆碱药更易致尿潴留、青光眼发作，等等。

（二）性别

一般情况下人体对药物反应的性别差异不大，有少数例外，如男性对醋氨酚及阿司匹林的清除率分别高于妇女 40% 及 60%。妇女月经期不宜服用抗凝药以免盆腔充血月经增多。妊娠妇女及授乳期间还应考虑药物通过胎盘及乳汁对胎儿及婴儿发育的影响，因为胎盘及乳腺对药物都没有屏障作用。孕妇本身对药反应也有其特殊情况需要注意，例如抗癫痫药物产前宜适当增量、产前还应禁用阿司匹林及影响子宫肌肉收缩的药物。

（三）遗传异常

遗传多态性（genetic polymorphism）对药物效应的影响近年来日益受到重视，至少已有100种与药物效应有关遗传异常基因被发现。常见的具有遗传多态性的药物代谢酶，如CYP2D6基因的核苷酸变异，有的导致酶活性增高，成为快代谢型（extensivemetabolizer，EM）；有的导致酶活性降低，成为慢代谢型（poormetabolizer，PM）。又如特异质反应（idiosyncrasy），多数已从遗传异常表型获得解释，现在已形成一个独立的药理学分支——遗传药理学（genetic pharmacology）。6－磷酸葡萄糖脱氢酶（G6PD）缺乏者对伯氨喹、磺胺药、砜类等药物易发生溶血反应。但这些遗传异常只有在受到药物激发时方出现异常，故不是遗传性疾病。

（四）疾病状态

疾病本身会影响药物的代谢动力学和效应动力学。肝肾功能不足时分别影响在肝转化及自肾排泄药物的清除率，易引起药物体内蓄积。某些疾病如心力衰竭、肾病综合征均可导致回肠黏膜水肿，致吸收障碍使药物吸收不完全。肾病综合征还会导致血浆白蛋白降低，影响药物的分布。甲状腺功能减退时对哌替啶的敏感性增高。在抗菌治疗时白细胞缺乏、未引流的脓疡、糖尿病等都会影响疗效。

（五）心理因素

患者的精神状态与药物疗效关系密切，安慰剂（placebo）是本身不具特殊药理活性的物质，制成外观似药的制剂（如含乳糖或淀粉的片剂或含盐水的注射剂）。安慰剂产生的效应称为安慰剂效应（placebo effect），主要由患者的心理因素引起，对于头痛、心绞痛、手术后痛、感冒咳嗽、神经官能症等能获得30%～50%的疗效，就是通过心理因素取得的。临床试验设计方案应排除这些主观因素对药效评价的影响。

安慰剂在新药临床研究双盲对照中极其重要，可用以排除假阳性疗效或假阳性不良反应。安慰剂对任何病人都可能取得阳性效果，因此医生不可能单用安慰剂作出真病或假病（心理病）的鉴别诊断。医生不应利用安慰剂去敷衍或欺骗病人，因为这样会延误疾病的诊治，并可能破坏病人对医生的信心。对于情绪不佳的病人尤应多加注意，氯丙嗪，利血平、肾上腺皮质激素及一些中枢抑制性药物在抑郁病人可能引发悲观厌世倾向，用药时应慎重。

（六）长期用药引起的机体反应性变化

长期反复用药可引起机体（包括病原体）对药物反应发生变化，主要表现为耐受性、耐药性、依赖性，以及停药综合征。

1. 耐受性

耐受性（tolerance）为机体连续多次用药后对药物的反应性降低，增加剂量可恢复原来的效应。有的药物仅在应用少数几个剂量后也会产生耐受性，即急性耐受性（acute tolerance）。

2. 耐药性

耐药性为病原体（drug resistance）及肿瘤细胞等对化学治疗药物敏感性降低，也称抗药性。耐药性有固有耐药与获得耐药。滥用抗菌药是病原体产生耐药性的重要原因。

3. 依赖性（dependence）

指长期应用某种药物后，机体对这种药物产生生理性或精神性的依赖和需求。生理依赖性（physiological dependence），即躯体依赖性，停药后患者产生身体戒断症状（abstinent syndrome）。精神依赖性（psycological dependence）是指停药后患者表现出主观不适，无客观症状和体征。由于习惯及成瘾性都有主观需要连续用药，故统称依赖性（dependence）。药物滥用（drug abuse）是指大量长期的自我用药，是造成药物依赖性的原因。麻醉药品的滥用不仅对用药者危害极大，对社会危害也大。麻醉药品和成瘾性精神药物如吗啡、印度大麻、苯二氮类等被列入国际管制。

本章小结

1. 药理学的性质与任务、药物与药理学的发展史、新药开发与研究。
2. 药物效应动力学：药物的基本作用、药物剂量与效应关系、药物作用机制。
3. 药物代谢动力学：药物体内过程、药物浓度随时间变化的规律、药动学参数。
4. 影响药物效应的因素及合理用药原则：药物方面的因素、机体方面的因素。

（刘　嫱　张　勇）

附录1：名词中英文对照及解释

绪　论

病理生理学（pathophysiology）：是研究疾病发生发展过程中功能和代谢改变的规律及其机制的学科，其主要任务是揭示疾病的本质，为建立有效的疾病诊疗和预防策略提供理论和实验依据。

基本病理过程（fundamental pathological process）：指可在多种疾病中出现的、共同的、成套的功能和代谢变化，如缺氧、发热、应激等。

疾病基本病理过程（fundamental pathological process of disease）：是按照器官系统教学改革要求，以病理生理学理论课教学中的基本病理过程内容为核心，融入病理生理学总论和药理学总论内容。

第一章　疾病概论

健康（health）：指不仅是没有疾病或不虚弱，而是身体的、心理的和社会的完美状态。

疾病（disease）：指机体在病因作用下，机体内稳态（homeostasis）调节紊乱而导致的异常生命活动过程。

亚健康（sub-health）：指人身体介于健康与疾病之间的一种生理功能低下状态。

病因（cause of disease）：指能引起疾病发生并决定疾病特异性的体内外因素。

发病学（pathogenesis）：主要研究疾病发生发展的规律和机制。

疾病发生的条件（condition）：指能促进或减缓疾病发生的某种机体状态或自然环境或社会因素。

诱因（precipitating factor）：指能加强病因作用而促进疾病发生发展的因素。

危险因素（risk factor）：指与某一疾病发生发展密切相关的因素。危险因素可能是疾病的致病因素或条件，也可能是该疾病的一个环节。

脑死亡（brain death）：指全脑功能（包括大脑、间脑和脑干）不可逆的永久性丧失以及机体作为一个整体功能的永久性停止。

植物状态（persistent vegetation state）：指大脑皮层功能严重受损导致的主观意识丧失，但患者仍保留皮层下中枢功能的一种状态。

第二章　水、电解质代谢紊乱

脱水（dehydration）：指体液容量的明显减少。

高渗性脱水（hypertonic dehydration）：指体液容量减少，以失水大于失钠、血清钠浓度 >150 mmol/L、血浆渗透压 >310 mOsm/L 为主要特征，又称为低容量性高钠血症（hypovolemic hypernatremia）。

低渗性脱水（hypotonic dehydration）：指体液容量减少，以失钠多于失水、血清钠浓度 <130 mmol/L、血浆渗透压 <280 mOsm/L 为主要特征，伴有细胞外液量减少，也可称为低容量性低钠血症（hypovolemic hyponatremia）。

等渗性脱水（isotonic dehydration）：指体液容量减少，水与钠等比例丢失，血清钠浓度仍维持在 130～150 mmol/L，血浆渗透压仍保持在 280～310 mOsm/L 的脱水。

水肿（edema）：过多的液体在组织间隙或体腔中积聚称为水肿。

积水或积液（hydrops）：过多液体积聚在体腔称为积水或积液。

隐性水肿（recessive edema）：当组织液生成增多的早期，水肿液首先与胶体网状物结合呈凝胶态，不能移动，无肉眼可见的凹陷性水肿，称为隐性水肿，此时已有组织液的增多，并可达原体重的10%。

显性水肿（frank edema）：当水肿液生成过多，超过了胶体网状物的吸附能力时，才出现游离液体，表现为皮肤肿胀、弹性差、皱纹变浅，用手指按压时可有凹陷，称为凹陷性水肿（pitting edema），也称为显性水肿。

水中毒（water intoxication）：指的是体液容量明显增多，血清钠浓度 <130 mmol/L，血浆渗透压 <280 mOsm/L，也称为高容量性低钠血症（hypervolemic hyponatremia）。

低钾血症（hypokalemia）：血清钾浓度低于3.5 mmol/L 称为低钾血症。

高钾血症（hyperkalemia）：血清钾浓度高于5.5 mmol/L 称为高钾血症。

低镁血症（hypomagnesemia）：血清镁含量低于0.75 mmol/L 称为低镁血症。

高镁血症（hypermagnesemia）：血清镁浓度高于1.25 mmol/L 称为高镁血症。

低钙血症（hypocalcemia）：当血清蛋白浓度正常时，血钙低于2.25 mmol/L，或血清游离 Ca^{2+} 低于1 mmol/L，称为低钙血症。

高钙血症（hypercalcemia）：当血清蛋白浓度正常时，血清钙大于2.75 mmol/L，或血清游离 Ca^{2+} 大于1.25 mmol/L，称为高钙血症。

低磷血症（hypophosphatemia）：血清无机磷浓度小于0.8 mmol/L 称为低磷血症。

高磷血症（hyperphosphatemia）：血清磷成人大于1.6 mmol/L，儿童大于1.9 mmol/L，称为高磷血症。

第三章　酸碱平衡和酸碱平衡紊乱

酸碱平衡（acid-base balance）：机体自动调节酸碱物质的含量和比例，以维持体液 pH 相对稳定的过程称为酸碱平衡。

酸碱平衡紊乱（acid-base disturbance）：在疾病的过程中，多种原因可以引起体内酸碱物质含量的变化或调节机制障碍，导致体液酸碱度稳态的破坏，称为酸碱平衡紊乱。

挥发酸（volatile acid）：人体代谢过程中，糖、脂肪和蛋白质的氧化分解产生能量，同时不断脱氢、脱羧，释放的 CO_2 与水结合生成碳酸。碳酸属于挥发性酸，容易分解为 CO_2 经肺排出体外。

固定酸（fixed acid）：指人体物质代谢过程中产生的、不能变成气体由肺呼出，而只能通过肾由尿排出的酸性物质称为固定酸或非挥发酸（unvolatile acid）。

标准碳酸氢盐（standard bicarbonate，SB）：指血标本在标准条件下，即 38 ℃、血红蛋白氧饱和度为 100%、$PaCO_2$ 为 40 mmHg 的气体平衡后测得的血浆 HCO_3^- 浓度。正常值为 22 ～27 mmol/L，平均值为 24 mmol/L。

实际碳酸氢盐（actual bicarbonate，AB）：指隔绝空气的血液标本，在实际 $PaCO_2$ 和血氧饱和度的条件下测得的血浆 HCO_3^- 浓度。正常值为 22 ～27 mmol/L，平均值为 24 mmol/L。

缓冲碱（buffer base，BB）：指血液中一切具有缓冲作用的碱性物质的总和，也即血液中具有缓冲作用的负离子的总量（包括 HCO_3^-、Hb^-、HbO_2^-、Pr^-、HPO_4^{2-} 等）。缓冲碱通常用氧饱和的全血测定，故又称全血缓冲碱（BBb），正常范围是 45 ～52 mmol/L，平均值为 48 mmol/L。

碱剩余（base excess，BE）：指在标准条件下，即 38 ℃、$PaCO_2$ 40 mmHg、血红蛋白 150 g/L 和氧饱和度 100% 的情况下，用酸或碱将 1 升全血或血浆滴定到 pH 为 7.40 时所用酸或碱的 mmol 数。正常值为 0 ± 3 mmol/L。

阴离子间隙（anion gap，AG）：指血浆中未测定的阴离子（undetermined anion，UA）减去未测定的阳离子（undetermined cation，UC）的差值，即 $AG = UA - UC$，正常范围是 10 ～14 mmol/L，平均值为 12 mmol/L。

代谢性酸中毒（metabolic acidosis）：指固定酸增多和（或）HCO_3^- 丢失引起的 pH 下降，以血浆 HCO_3^- 原发性减少为特征的酸碱平衡紊乱。

呼吸性酸中毒（respiratory acidosis）：指 CO_2 排出障碍或吸入过多引起的 pH 下降，以血浆 H_2CO_3 浓度原发性升高为特征的酸碱平衡紊乱。

肺性脑病（pulmonary encephalopathy）：指持续较久的酸中毒，或严重失代偿性急性呼吸性酸中毒时，可发生“CO_2 麻醉”，患者可出现精神错乱、震颤、谵妄或嗜睡，甚至昏迷，临床称为肺性脑病。

代谢性碱中毒（metabolic alkalosis）：指各种原因引起细胞外液碱增多和（或）H^+ 丢失引起的 pH 升高，以血浆 HCO_3^- 浓度原发性增高为特征的酸碱平衡失调。

呼吸性碱中毒（respiratory alkalosis）：指肺通气过度引起的 $PaCO_2$ 降低、pH 升高，以血浆 H_2CO_3 浓度原发性减少为特征的酸碱平衡紊乱。

混合型酸碱平衡紊乱（mixed acid base disturbances）：指同一病人有两种或两种以上的单纯性酸碱平衡紊乱并存。通常将两种的单纯性酸碱平衡紊乱并存称为双重性酸碱失衡（double acid-base disorders），将 3 种的单纯性酸碱平衡紊乱并存称为三重性酸碱失衡（triple acid-base disorders）。

第四章　缺　氧

缺氧（hypoxia）：指组织氧供减少或用氧障碍，导致组织代谢、功能和形态结构异常变化的病理过程。

血氧分压（partial pressure of oxygen，PO_2）：为物理溶解于血液中的氧分子所产生的张力，故又称血氧张力（oxygen tension）。动脉血氧分压（PaO_2）正常约为 100 mmHg，静脉血氧分压（PvO_2）正常约为 40 mmHg。

血氧容量（oxygen binding capacity，CO_2 max）：指在氧分压为 150 mmHg、温度为 38 ℃、二氧化碳分压为 40 mmHg 时，在体外 100 mL 血液中的血红蛋白（Hb）充分氧合后的最大带氧量。取决于血液中 Hb 的质（与 O_2 结合的能力）和量。正常血氧容量为 20 mL/dL。

血氧含量（oxygen content，CO_2）：指 100 mL 血液中实际含有的氧量，包括物理溶解的氧量和化学结合的氧量。正常动脉血氧含量（CaO_2）约为 19 mL/dL，静脉血氧含量（CvO_2）约为 14 mL/dL。动静脉血氧含量差（$CaO_2 - CvO_2$）指动脉血氧含量与静脉血氧含量之差，约为 5 mL/dL，反映组织的摄氧能力。

血氧饱和度（oxygen saturation，SO_2）：指 Hb 的氧饱和度，是指血液中氧合 Hb 占总 Hb 的百分数。约等于血氧含量和血氧容量的比值。正常动脉血氧饱和度（SaO_2）为 95%～98%，静脉血氧饱和度（SvO_2）为 70%～75%。

P_{50}：指 Hb 氧饱和度为 50% 时的血氧分压，反映 Hb 与 O_2 的亲和力的指标，正常值约为 27 mmHg。

乏氧性缺氧（hypoxic hypoxia）：指以 PaO_2 降低为特征、血氧含量减少、引起组织供氧不足的缺氧，又称为低张性缺氧（hypotensive hypoxia）。

呼吸性缺氧（respiratory hypoxia）：指各种原因导致肺通气功能/肺换气功能障碍的外呼吸功能障碍引起的缺氧。

发绀（cyanosis）：指当毛细血管血液中脱氧 Hb 浓度达到或超过 5 g/dL 时，皮肤和黏膜呈青紫色，称为发绀或紫绀。

血液性缺氧（hemic hypoxia）：指由于红细胞数量和 Hb 含量减少，或 Hb 性质改变，使血液携氧能力降低，或与 Hb 结合的氧不易释放，而导致组织缺氧。此时 PaO_2 正常，故又称为等张性低氧血症（isotonic hypoxemia）。

贫血性缺氧（anemic hypoxia）：指由各种原因引起的贫血使血红蛋白的量减少，血氧容量下降，血氧含量亦下降而导致的组织供氧不足，称为贫血性缺氧。

肠源性发绀（enterogenous cyanosis）：指食用新腌咸菜，可含有的大量硝酸盐经肠道细菌作用还原为亚硝酸盐，大量吸收入血后，导致高铁血红蛋白血症，皮肤、黏膜可出现青紫颜色，称为肠源性发绀。

循环性缺氧（circulatory hypoxia）：指因组织血流流量减少引起的缺氧，又称为低血流性缺氧或低动力性缺氧（hypokinetic hypoxia）。其中因动脉血灌流不足引起的缺氧称为缺血性缺氧（ischemic hypoxia），因静脉血回流障碍引起的缺氧称为瘀血性缺氧（congestive hypoxia）。

组织性缺氧（histogenous hypoxia）：指组织供氧正常的情况下，因组织细胞利用氧障碍，引起 ATP 生成减少所引起的缺氧，又称为氧利用障碍性缺氧。

低氧通气反应（hypoxia ventilation reaction，HVR）：指 PaO_2 降低，刺激颈动脉体和主动脉体化学感受器，反射性兴奋呼吸中枢，使呼吸加深加快、肺通气量增加，这种现象称为低氧通气反应。

周期性呼吸（periodic breathing）：表现为呼吸加强与减弱减慢甚至暂停交替出现，常见的有潮式呼吸和间停呼吸两种形式。潮式呼吸又称陈－施呼吸（Cheyne-Stokes respiration），其特点是呼吸逐渐增强、增快，再逐渐减弱、减慢与呼吸暂停交替出现。间停呼吸又称比－奥呼吸（Biot respiration），其特点是在一次或多次强呼吸后继以长时间呼吸停止之后再次出现数次强的呼吸。

高原肺水肿（high altitude pulmonary edema，HAPE）：指少数人从平原快速进入 2500 m 以上高原时，可因低压缺氧而发生一种高原特发性疾病，称为高原肺水肿。临床表现为呼吸困难、严重发绀、咳粉红色泡沫痰或白色泡沫痰、肺部有湿啰音等。

缺氧性肺血管收缩（hypoxic pulmonary vasoconstriction，HPV）：指肺泡气 PO_2 降低可引起该部位肺小动脉收缩，称为缺氧性肺血管收缩。

缺氧性肺动脉高压（hypoxic pulmonary hypertension，HPH）：指慢性缺氧使肺小动脉长期收缩状态，可导致肺血管重塑，形成持久的肺动脉高压，主要表现为肺血管壁平滑肌细胞和成纤维细胞肥大和增生，无肌型微动脉肌化，胶原和弹性纤维沉积，血管管壁增厚、管腔狭窄，血管硬化，反应性降低，形成持久的缺氧性肺动脉高压。

氧中毒（oxygen intoxication）：长时间吸入氧分压过高的气体则可引起组织、细胞损害，称为氧中毒。

第五章　发　热

发热（fever）：指在致热原的作用下，体温调定点上移而引起调节性体温升高的情况，一般超过正常值 0.5 ℃。

过热（hyperthermia）：是由于体温调节障碍，或散热障碍及产热器官功能异常等，体温调节中枢不能将体温控制在与调定点相适应的水平上，是被动性体温升高。

内生致热原（endogenous pyrogen，EP）：产内生致热源的细胞在发热激活物的作用下，产生和释放的能引起体温升高的物质，称之为内生致热源。内生致热原作用于体温调节中枢，在中枢调节介质的作用下，体温调定点上移，在体温调节系统的作用下，机体产热增加、散热减少，从而引起体温升高。

发热激活物（pyrogenic activator）：凡是能直接或间接激活体内细胞，使其产生和释放EP，进而引起体温升高功能的物质，称为发热激活物。

热限（febrile ceiling 或 febrile limit）：发热时体温上升的高度被限制在一定范围内的现象称为热限。

第六章　应　激

应激（stress）：指机体在感受到各种因素的强烈刺激时，为满足其应对需求，内环境稳态发生的适应性变化与重建。应激的生物学效应具有双重性。一方面，应激有利于提高机体适应与应对环境变化的能力；另一方面，过强或持续时间过长的应激可导致急性或慢性的器官功能障碍和代谢紊乱。应激与心血管疾病、消化道疾病、精神神经疾病和肿瘤等多种疾病的发生发展密切相关，是常见的基本病理生理过程。

应激原（stressor）：引起应激反应的各种因素统称为应激原。根据来源的不同，可分为外环境因素、内环境因素、社会和心理因素三大类。

躯体性应激（physical stress）：指外环境因素或内环境因素等躯体性应激原所致的应激反应。

心理性应激（psychological stress）：指由心理、社会心理因素所致的应激反应。一些应激原既可导致躯体性应激，也可导致心理性应激。如严重创伤和疾病迁延不愈可使患者产生对残疾、治疗和愈后的焦虑，引发心理改变，导致心理性应激。

生理性应激（physiological stress）：指适度、持续时间不长的应激反应，如体育竞赛、适度的工作压力。这种应激可促进体内的物质代谢和调动器官的储备功能，增加人的活力，提高机体的认知、判断和应对各种事件的能力，也称为良性应激（eustress）。

病理性应激（pathogenic stress）：指由强烈或作用持续时间过长的应激原（如大面积烧伤或严重的精神创伤）导致的应激反应，可造成代谢紊乱和器官功能障碍，进而导致疾病，故也称为劣性应激（distress）。

蓝斑－交感－肾上腺髓质系统（locus ceruleus－sympathetic－adrenal medulla system，LSAM）：包括蓝斑、交感、肾上腺髓质的组织结构，激活促进儿茶酚胺释放。

下丘脑－垂体－肾上腺皮质系统（hypothalamus－pituitary－adrenal cortex system，HPAC）：包括下丘脑－垂体－肾上腺皮质的组织结构，激活后分泌糖皮质激素增多。

急性期反应（acute phase response，APR）：是感染、烧伤、大手术、创伤等强烈应激原诱发机体产生的一种快速防御反应，表现为体温升高、血糖升高、分解代谢增强、血浆蛋白含量的急剧变化。相关的血浆蛋白多肽统称为急性期反应蛋白（acute phase protein，APP）。

热休克反应（heat shock response，HSR）：指生物体在热刺激或其他应激原作用下，所表现出以热休克蛋白（heat shock protein，HSP）生成增多为特征的细胞反应。HSR 是最早发现的细胞应激反应。HSP 又名应激蛋白（stress protein），主要参与蛋白质的折叠、转位、复性和降解等生化过程，被称为分子伴侣。

氧化应激（oxidative stress）：过多自由基引起组织细胞的氧化损伤反应称为氧化应激。广义上讲，参与氧化应激的自由基也包括 ROS 和活性氮（reactive nitrogen species，RNS）等。

应激性溃疡（stress ulcer，SU）：指由强烈应激（如严重创伤、大手术、重病等）导致的胃、十二指肠黏膜急性病变，主要表现为糜烂、浅溃疡、渗血等，严重时可发生胃肠道穿孔和大出血，是应激最具有特征性的病理变化。

急性应激障碍：又称急性应激反应（acute stress reaction）或急性心因性反应，是由于急剧、严重社会心理因素的强烈刺激，即刻（1 小时内）发生的功能性精神障碍。应激原消除后，经适当治疗，预后良好，精神可恢复正常，一般无人格缺陷。

创伤后应激障碍（posttraumatic stress disorder，PTSD）：指经受异乎寻常的威胁性或灾难性心理创伤后，延迟出现并长期持续的精神障碍综合征。

适应障碍（adjustment disorders）：是由于长期存在的心理应激或困难处境，加上自身脆弱的心理特点和人格缺陷，产生的以抑郁、焦虑、烦躁等情感障碍为主，伴有社会适应不良和学习工作能力下降的一类精神障碍。通常在应激后一个月内发生，一般持续时间不超过六个月。

第七章 休 克

休克（shock）：指机体在严重的失血、失液、感染、创伤等强烈的致病因子作用下，以组织的有效循环血液流量急剧降低为特征，引起细胞缺血、缺氧，甚至各重要器官机能、代谢障碍或结构损害的全身性危重病理过程。

失血性休克（hemorrhagic shock）：指大量失血有效循环血量引起的休克。

失液性休克（dehydration shock）：指大量体液丢失导致有效循环血量锐减而引起的休克，过去称为虚脱（collapse）。

烧伤性休克（burn shock）：指大面积烧伤可伴有大量血浆渗出，使有效循环血量减少引起的休克。烧伤性休克早期还与疼痛有关，晚期因继发感染可发展为脓毒性休克。

创伤性休克（traumatic shock）：指严重创伤致剧烈疼痛、大量失血和失液而引起的休克。

脓毒性休克（septic shock）：指细菌、病毒、真菌、立克次体等病原微生物的严重感染引起的休克，也称为感染性休克（infectious shock）。脓毒性休克可通过释放大量的炎症介质，增加毛细血管通透性，使大量血浆外渗，导致血容量减少；或引起血管扩张，使血管床容量增加，导致有效循环血量的相对不足；或与细菌毒素一起直接损伤心肌细胞，造成心泵功能障碍。

过敏性休克（anaphylactic shock）：指过敏体质者注射某些药物（如青霉素）、血清制剂或疫苗，甚至进食某些食物、接触某些物品（如花粉）后，发生Ⅰ型超敏反应，血管床容量明显增加，有效循环血量减少，所引起的休克。

心源性休克（cardiogenic shock）：指心脏泵血功能障碍，心排血量急剧减少，有效循环血量严重不足而引起的休克，称为心源性休克（cardiogenic shock）。常见的原因为心肌收缩性降低（如急性心肌梗死）和心房血液回流减少（如心包积液）。

神经源性休克（neurogenic shock）：指强烈的神经刺激，主要包括剧烈疼痛、脊髓损伤或高位脊髓麻醉、中枢镇静药过量等，抑制交感缩血管功能，使阻力血管扩张，血管床容积增大，有效循环血量相对不足而引起的休克。这种休克的微循环灌流正常并且预后较好，常不需治疗而自愈。有人称这种状况为低血压状态（hypotensivestate），并非休克。

低血容量性休克（hypovolemic shock）：指机体血容量急剧减少带来静脉回流不足，心输出量减少和血压下降，使压力感受器的负反馈调节冲动减弱，引起交感神经兴奋，外周血管收缩，组织灌流量减少而引起的休克。

血管源性休克（vasogenic shock）：指由于外周血管扩张，血管床容量增加，大量血液瘀滞在扩张的小血管内，使有效循环血量减少且分布异常，导致组织灌流量减少而引起的休克。又称低阻力性休克（low-resistance shock）或分布性休克（distributive shock）。

阻塞性休克（obstructive shock）：指非心肌源性原因（如急性心脏压塞、肺血管栓塞等）引起血液回流受阻，心舒张期充盈减少，心输出量急剧下降，致使有效循环血量严重不足，组织血液灌注不能维持引起的心源性休克。

微循环（microcirculation）：指微动脉和微静脉之间的微血管内的血液循环，是血液与组织进行物质交换的基本结构和最小功能单位。微血管包括微动脉、后微动脉、毛细血管前括约肌、真毛细血管、直捷通路、动静脉短路和微静脉。

毛细血管无复流现象（no-reflow phenomenon）：指休克达到微循环衰竭期，在输血补液治疗后，血压虽可一度回升，但微循环灌流量仍无明显改善，毛细血管中瘀滞停止的血流也不能恢复流动的现象。

全身炎症反应综合征（systemic inflammatory response syndrome，SIRS）：指发生机体内促炎－抗炎自稳失衡所致的、伴有免疫防御功能下降的、持续不受控制的炎症反应，当超出机体代偿能力时，机体出现过度的炎症反应，引起广泛组织细胞损伤。

脓毒性自身分解代谢（septic autocatabolism）：指脓毒性休克时出现氧耗减少，糖酵解加强，糖原、脂肪和蛋白分解代谢增强，合成代谢减弱的现象。

休克肾（shock kidney）：指休克出现肾血流灌注不足，导致急性肾衰。

休克肺（shock lung）：指严重休克的患者可发生以动脉血氧分压进行性下降为特征的急性呼吸衰竭，可出现严重的间质性和肺泡性肺水肿、瘀血出血、局限性肺不张、毛细血管内微血栓形成以及肺泡透明膜形成等，具有这些特征的肺称为休克肺。

内毒素性休克（endotoxic shock）：指革兰氏阴性杆菌感染引起的脓毒性休克时，细菌所释放的内毒素即脂多糖（LPS）或给动物直接注射LPS，可引起脓毒性休克类似的表现。

高动力型休克（hyperdynamic shock）：指病原体或其毒素侵入机体后，引起高代谢和高动力循环状态，即出现发热、心输出量增加、外周阻力降低、脉压增大等临床特点的休克，又称为高排低阻型休克或暖休克（warm shock）。

低动力型休克（hypodynamic shock）：指具有心输出量减少、外周阻力增高、脉压明显缩小等特点的休克，又称为低排高阻型休克或冷休克（cold shock）。

低排低阻型休克（hypodynamic hyporesistant shock）：少数心源性休克患者表现为外周阻力降低，这可能是由于心肌梗死或心室舒张末期容积增大和压力增高，刺激了心室壁的牵张感受器，反射性抑制了交感中枢，导致外周阻力降低所致。

第八章　凝血与抗凝血平衡紊乱

组织因子途径抑制物（tissue factor pathway inhilaitor，TFPI）：指正常情况下，组织因子释放后启动的凝血反应仅限于局部，这是因为血液中存在FⅦa抑制物，即组织因子途径抑制物，主要由血管内皮细胞合成。

血管性假血友病因子（von Willebrand factor，vWF）：指血管性假性血友病患者是因遗传因素所致血管性假血友病因子缺乏，导致血小板的黏附、聚集障碍和FⅧ促凝活性降低，引起出血倾向。

抗凝血酶-Ⅲ（antithrombin Ⅲ，AT-Ⅲ）：指主要由肝脏和血管内皮细胞产生，可使FⅦa、FⅨa、FXa、FⅪa等灭活的一种抗凝蛋白。

蛋白C（PC）：在肝脏合成，以酶原形式存在于血液中，凝血酶可将之活化为激活的蛋白C（activated protein C，APC），分解FVa、FⅧa。

蛋白S（PS）：是激活的蛋白C分解FVa、FⅧa的辅助因子。

血栓调节蛋白（thrombomodulin，TM）：是内皮细胞膜上的凝血酶受体之一，显著增强凝血酶激活蛋白C的作用。

APC抵抗（activated protein C resistance，APCR）：指正常情况下，在血浆中加入APC，活化部分凝血活酶时间（APTT）延长。但一部分静脉血栓症患者的血浆标本，若想获得同样的APTT延长时间，必须加入更多的APC，称为APC抵抗。APCR说明抗凝功能降低，血液处于高凝状态，易引起血栓形成。

纤溶酶原激活物（plasminogen activator，PA）：是一组蛋白酶，使纤维蛋白溶酶原激活生成有活性的纤溶酶。

纤溶酶原激活物抑制物-1（plasminogen activator inhibitor type-1，PAI-1）：是纤维蛋白溶解系统的重要组成成分，是纤维蛋白溶酶原活化系统的特异性快速抑制物，生理情况下，PAI-1能与组织型纤溶酶原激活物（tPA）和尿激酶型纤溶酶原激活物（uPA）结合而使之灭活，调节凝血和纤维蛋白溶解。

凝血酶激活的纤溶抑制物（thrombin activatable fibrinolysis inhibitor，TAFI）：是一种主要由肝脏分泌的存在于血浆中的单链糖蛋白，经凝血酶-凝血酶调节蛋白（TM）复合物激活后，抑制纤溶酶原的激活，从而降低纤溶酶形成，抑制纤维蛋白溶解，导致凝血块溶解延迟。

弥散性血管内凝血（disseminated intravascular coagulation，DIC）：指在某些病因的作用下，大量促凝物质入血，激活凝血因子和血小板，使凝血酶增多，在微循环中形成广泛的微血栓，继而因凝血因子和血小板被大量消耗，引起继发性纤溶功能增强，机体出现以止血和凝血功能障碍为特征的病理过程。

全身性 Shwartzman 反应（general Shwartzman reaction）：指第一次注入小剂量内毒素，使单核－吞噬细胞系统功能“封闭”，第二次注入内毒素时易引起 DIC。

纤维蛋白（原）降解产物（fibrinogen/fibrin degradation products，FgDP/FDP）：纤溶酶水解纤维蛋白（原）产生的各种片段，统称为纤维蛋白（原）降解产物，有明显的抗凝作用，可与血小板结合，降低血小板的黏附、聚集、释放等功能，其形成是导致 DIC 出血的一种重要机制。

D－二聚体（D-dimer，DD）：是纤溶酶分解纤维蛋白多聚体的产物，为继发性纤维蛋白溶解亢进特有的代谢产物，D－二聚体水平升高说明体内存在高凝状态和继发性纤维蛋白溶解亢进。

微血管病性溶血性贫血（microangiopathic hemolytic anemia）：是 DIC 病人伴有的一种特殊类型的贫血，该贫血属于溶血性贫血，在外周血涂片中可见到一些特殊形态的红细胞，其外形呈盔甲形、星形、新月形及三角形等，称为裂体细胞（schistocyte），是破坏的红细胞碎片。

裂体细胞（schistocyte）：是破坏的红细胞碎片。是 DIC 病人微血管病性溶血性贫血时，外周血涂片中可见一些形态特殊的异型红细胞，其外形呈盔甲形、星形、新月形及三角形等，称为裂体细胞或红细胞碎片。其脆性高，易发生溶血。形成的原因是凝血反应早期，血液中的红细胞通过微血管纤维蛋白网时，被黏着、滞留或挂在纤维蛋白丝上，然后这些红细胞在血流不断的冲击下破裂。

第九章　缺血－再灌注损伤

缺血－再灌注损伤（ischemia-reperfusion injury，IRI）：指在多数情况下，缺血－再灌注可使组织器官功能得到恢复，损伤结构得到修复；但有时恢复某些缺血组织器官的血液灌注及氧供，不仅不能使组织器官功能恢复，反而加重组织器官的功能障碍和结构损伤，甚至发生不可逆性损伤。

自由基（free radical，FR）：指外层轨道上有未配对电子的原子、原子团或分子的总称。因其含有未配对的电子，故化学性质非常活泼，极易发生氧化（失去电子）或还原反应（获得电子）。

氧自由基（oxygen free radical，OFR）：由于特殊的电子排列结构，氧分子（O_2）极易形成自由基，这些由氧分子形成的自由基统称为氧自由基，如超氧阴离子（superoxide anion，O_2^-·）、羟自由基（hydroxyl radical，OH·）和一氧化氮自由基（NO·）等。OH·是目前发现最活跃的氧自由基。

活性氧（reactive oxygen species，ROS）：体内化学性质活泼的含氧化合物，如过氧化氢（hydrogen peroxide，H_2O_2）、单线态氧（singlet oxygen，$^1O_2$）、臭氧等，这些化合物与含氧自由基统称为活性氧。

呼吸爆发（respiratory burst）或氧爆发（oxygen burst）：指多种炎症介质激活的中性粒细胞耗氧量显著增加，产生大量氧自由基，即呼吸爆发或氧爆发。

钙超载（calcium overload）：指各种原因引起细胞 Ca^{2+} 转运机制异常、细胞内 Ca^{2+} 含量增多，导致细胞结构损伤和功能代谢障碍。

无复流现象（no-reflow phenomenon）：指结扎动脉造成局部缺血后，再打开结扎的动脉，使血流重新开放，缺血区并不能得到充分的血流灌注，缺血区依然得不到充分的血液灌注的现象。

心肌顿抑（myocardial stunning）：指缺血心肌在恢复血液灌注后，心肌舒缩功能要经过较长的一段时间（数天到数周）后才能恢复，此为可逆性的心肌功能障碍，称为心肌顿抑。

第十章　糖代谢紊乱

高血糖症（hyperglycemia）：指血液中葡萄糖的浓度长期高于正常水平，以空腹时血糖水平高于6.9 mmol/L（125 mg/dL）及餐后2小时血糖高于11.1 mmol/L（200 mg/dL）为判断标准。当血糖超过肾阈值9.0 mmol/L（160 mg/dL）时，则出现尿糖。

胰岛素休克（insulin shock）：由胰岛素用量过大引起的低血糖，严重时可因中枢神经系统的代谢被抑制引起昏迷和休克，即胰岛素休克。

胰岛素抵抗（insulin resistance，IR）：指胰岛素作用的靶组织和靶器官（主要是肝脏肌肉和脂肪组织）对胰岛素生物作用的敏感性降低，可引起高血糖症，而血液中胰岛素含量正常或高于正常。胰岛素抵抗的发病与遗传缺陷高度相关。

低血糖症（hypoglycemia）：指空腹时血糖水平低于2.8 mmol/L（50 mg/dL）。

第十一章　脂代谢紊乱

高脂血症（hyperlipidemia）：血脂水平高于正常上限即为高脂血症，我国一般以成人空腹血总胆固醇≥6.2 mmol/L（240 mg/dL）和（或）甘油三酯≥2.3 mmol/L（200 mg/dL）为高脂血症的标准。高脂血症也表现为高脂蛋白血症（hyperlipoproteinemia）。

低脂血症（hypolipidemia）：目前对低脂血症时血脂水平没有统一的标准，一般认为血浆总胆固醇低于3.10 mmol/L（120 mg/dL）为有临床意义的判断标准。低脂血症（hypolipidemia）也表现为低脂蛋白血症（hypolipoproteinemia）。

第十二章　细胞信号转导异常与疾病

细胞信号转导（cell signal transduction）：指细胞通过位于细胞膜或细胞内的受体，接收细胞外信号，通过细胞内复杂的级联信号转导，进而调节胞内蛋白质的活性或基因表达，使细胞发生相应生物学效应的过程。

膜受体（membrane receptor）：指位于细胞膜上的能与细胞信号分子相互作用的分子，一般为跨膜糖蛋白，具有膜外区、跨膜区和细胞内区。

核受体（nuclear receptor，NR）：核受体本质上为一类配体依赖的转录调节因子，其配体为脂溶性分子，当受体与配体结合后，主要通过调节靶基因的表达产生生物学效应。

第十三章　细胞增殖和凋亡异常与疾病

细胞增殖（cell proliferation）：指细胞分裂及再生的过程，细胞以分裂的方式进行增殖，将遗传信息传给子代，保持物种的延续性和数量的增多，以维持个体的生长、损伤的修复，或用来补充衰老、死亡的细胞。

细胞周期（cell cycle）：或称为细胞增殖周期，指细胞从上一次分裂结束开始到下一次分裂完成所经历的全过程。根据细胞的时相特点，细胞周期被划分为 4 个阶段，即 G1 期（DNA 合成前期），S 期（DNA 合成期），G2 期（DNA 合成后期）和 M 期（有丝分裂期）。

稳态更新（steady-state renewing）：指周期性细胞始终处于增殖和死亡的动态平衡中，不断地增殖以补充衰老脱落或死亡的细胞，这种更新称为稳态更新。

条件性更新（conditional renewing）：指 G0 期细胞在遭遇损伤或应激等因素的作用后可返回细胞周期，进行细胞增殖，这种更新称为条件性更新。

细胞凋亡（apoptosis）：现认为细胞凋亡指由体内外因素触发细胞内预存的死亡程序而导致的细胞死亡过程，为程序性细胞死亡（programmed cell death，PCD）的形式之一。与细胞坏死比较，细胞凋亡在许多方面存在显著差异，凋亡是多因素、多阶段和多基因严格控制的过程。

染色质边集（margination）：指凋亡细胞核质高度浓缩并融合成团，染色质集中分布在核膜的边缘而呈新月形或马蹄形分布，即染色质边集。

凋亡小体（apoptosis body）：指凋亡细胞因胞膜皱缩内陷，分割包裹胞质或（和）核碎片，形成泡状小体即凋亡小体。

第十四章　多器官功能障碍

多器官功能障碍综合征（multiple organ dysfunction syndrome，MODS）：指机体遭受严重感染、创伤、烧伤、休克或大手术等严重损伤或危重疾病后，在短时间内同时或相继出现两个或两个以上的器官功能损害的临床综合征。

全身炎症反应综合征（systemic inflammatory response syndrome，SIRS）：指严重的感染或非感染因素作用于机体，刺激炎症细胞的活化，导致各种炎症介质的大量产生而引起一种难以控制的全身性瀑布式炎症反应。

代偿性抗炎反应综合征（compensatory anti-inflammatory response syndrome，CARS）：指适度产生的抗炎介质可避免炎症反应的过度发展，但抗炎介质的过度表达、释放入血，进而导致免疫系统功能的广泛抑制，可促进感染的扩散或增加对感染的易感性，患者往往由于严重、持续的感染而死亡。

混合性拮抗反应综合征（mixed antagonist response syndrome，MARS）：指当全身炎症反应综合征（SIRS）和代偿性抗炎反应综合征（CARS）同时存在，并且两者的反应同时增强时，则导致炎症反应与免疫功能更为严重的紊乱，对机体产生更为严重的损伤，这种状态看似在更高的水平上促炎和抗炎反应达到了平衡，但并非真正的稳态，而是更容易加速多个组织器官功能的衰竭。SIRS、CARS、MARS 均是引起多器官功能障碍综合征（MODS）的基础。

第十五章　疾病治疗药物药理学总论

药物（drug）：指用以防治及诊断疾病的物质，广义说来，凡能影响机体器官生理功能及（或）细胞代谢活动的化学物质都属于药物范畴，包括避孕药及保健药。

药物效应动力学（pharmacodynamics）：指研究在药物作用下机体细胞功能如何发生变化，即药物效应动力学，简称药效学。

药物代谢动力学（pharmacokinetics）：指研究药物本身在体内所发生的变化及其规律，即药物代谢动力学，简称药动学。

药物作用（drug action）：指药物与机体细胞间的初始作用，是动因，是分子反应机制，有其特异性（specificity）。

药理效应（pharmacological effect）：是药物作用的结果，是机体反应的表现，对不同脏器有其选择性。

最小有效浓度（minimal effective concentration）：即刚能引起效应的最小药物浓度，又称阈浓度（threshold concentration）。

最大效应（maximal effect，E_{max}）：指继续增加浓度或剂量而效应不再继续上升时，即达到了药理效应的极限，在量反应中称为最大效应，也叫效能（efficacy），反映药物的内在活性。

药物效应强度（potency）：指能引起等效反应（一般采用 50% 效应量）的相对浓度或剂量，又称效价强度。反映药物与受体的亲和力，其值越小则强度越大。

半衰期（half-life，$t_{1/2}$）：指血浆中药物浓度下降一半所需的时间。

清除率（clearance，CL）：指单位时间内有多少毫升血浆中所含药物被机体清除，单位是 mL/min 或 L/h。它是肝脏、肾脏和其他所有消除器官清除药物的总和。

生物利用度（bioavailability，F）：指血管外给药后能被吸收进入体循环的分数或百分数。

安慰剂（placebo）与安慰剂效应（placebo effect）：安慰剂是指本身不具特殊药理活

性的物质，制成外观似药的制剂（如含乳糖或淀粉的片剂或含盐水的注射剂）。安慰剂产生的效应称为安慰剂效应。

耐受性（tolerance）：指机体连续多次用药后对药物的反应性降低，增加剂量可恢复原来的效应。有的药物仅在应用少数几个剂量后也会产生耐受性，即急性耐受性（acute tolerance）。

耐药性（drug resistance）：指病原体及肿瘤细胞等对化学治疗药物敏感性降低，也称为抗药性。耐药性有固有耐药与获得耐药。滥用抗菌药是病原体产生耐药性的重要原因。

依赖性（dependence）：指长期应用某种药物后，机体对这种药物产生生理性或精神性的依赖和需求。

（王　胜　谢协驹）

附录2：诺贝尔生理学或医学奖介绍

诺贝尔生理学或医学奖是根据诺贝尔1895年的遗嘱而设立的5个诺贝尔奖之一，该奖旨在表彰在生理学或医学领域作出重要发现或发明的人。从1901年开始颁奖以来，诺贝尔生理学或医学奖已经颁发了120多年，回顾这120多年的历史，获奖项目从以应用医学的科研成果为主逐渐过渡到以基础医学的科研成果为主。

本教材在编写过程中，根据全书的主要内容，全面分析120多年来的诺贝尔生理学或医学奖，遴选、介绍与教材相关内容的获奖项目，作为课程思政素材，供学生学习、借鉴，促进学生科研思维和创新思维的培养。

第一章　疾病概论

1. 关于过敏反应的研究（1913年诺贝尔生理学或医学奖）

夏尔·罗贝尔·里歇（Charles Robert Richet）（1850年8月25日—1935年12月4日），法国生理学家。其父亲是著名的外科医生，巴黎大学外科学教授，还开有私人诊所，在当地小有名气。受父亲的影响，里歇从小就对医学感兴趣，17岁时就在父亲的诊所里帮忙了。不久，他到巴黎大学医学院插班就读，成为一名医学生，并于1877年获得了医学博士学位。大学毕业后，他留校任教，成为一名生理学教授。他是一个十分勤奋的人，研究领域非常广，涉及生理学、生物化学、细菌学、免疫学、实验病理学、医学统计学和心理学等。他的身上充满了文学细胞，还是诗人、小说家和戏剧家，发表过不少文学作品。

早在1887年，他就有了制造免疫血清的想法。1888年，他用实验证明给动物注射细菌（抗原）后，其体内可以产生对应的解毒物质（抗体），能防止机体以后再受感染。不久，他发现将一只免疫动物的血清注入另一只动物的体内，也可以使它也产生免疫性，从而证实了被动免疫现象。1890年，他把对动物注射免疫血清产生免疫力的试验运用到结核病人的身上，第一次将抗血清注入人体，开创了现代血清疗法的先河。

里歇十分善于在生活与工作中发现问题，并对此进行深究，设法弄清其原因。正是他的这种人生态度，使他又有了一项重大成就，即发现过敏反应，这与当时人们所知的免疫现象呈现相反表现。

1890年，里歇在给狗注射黄鳝血清后，发现有不良反应现象，并且当狗第二次或第三次接触黄鳝血清时，不良反应要比第一次更加剧烈。这一现象是怎么产生的呢？里歇开始了进一步的实验。首先，里歇给同一种类动物注射少量毒素。接着，在2～3周后，他再次给这些动物注射同等剂量的同一种毒素，动物立即产生严重的不良反应，结果一些动物在几分钟内死亡，一些动物则在不良反应后活了下来。在此实验的基础上，里歇给未曾实验过的动物注射上述实验双倍剂量的毒素时，动物却没有发生不良反应。里歇对上述现象进行分析后认为，这些不良反应并非毒素（抗原）的叠加累积所致，而是机体对毒素存在高敏感性，产生的抗体非但不能保护自己，反而会攻击机体本身。他把这种现象称为“过敏反应”，来源于希腊词语的“过分保护”。

经过进一步的研究，里歇发现不同致敏物质在人体和动物体内引起过敏反应的症状是相似的。1907 年，他将过敏动物的血清注射于正常动物，后者也发生了过敏反应，说明引起过敏反应的物质是一种血液中的化学物质。之后，他又发现实验性过敏反应与临床上一些重要的疾病如花粉热和哮喘等过敏症具有密切的关系，有着相同的机制。里歇的一系列研究证明，过敏反应乃是免疫系统中的一种变态反应，这个发现使不少疑难病症有了合理的解释。

2. 发现染色体在遗传中的作用（1933 年诺贝尔生理学或医学奖）

托马斯·亨特·摩尔根（Thomas Hunt Morgan）（1866 年 9 月 25 日—1945 年 12 月 4 日），被誉为“遗传学之父”。他出生于美国的列克星敦。1886 年，摩尔根进入霍普金斯大学学习，1891 年，摩尔根来到布尔玛林学院担任生物系系主任。1903 年，摩尔根受邀进入哥伦比亚大学任教，并从 1908 年开始了针对果蝇的研究。1910 年，摩尔根发现白眼突变。

摩尔根于 1908 年开始，在哥伦比亚大学的“蝇室”大规模饲养果蝇。刚开始培养的前两年，可谓一无所获。但这个培养过程积累了大量的培养果蝇的经验。到了 1910 年 5 月的某一天，摩尔根忽然在一个培养瓶中发现了一只白色眼镜的突变型。他马上意识到了这只果蝇的重要性，将之贴身携带，并使它与尽量多的雌蝇交配，得到尽量多的子二代。其交配的结果与孟德尔发现的规律相当接近：子二代全部为正常红色眼，而它们相互交配得到的子三代又出现了白眼类型，并且白眼类型接近于红眼类型数量的 1/3。至此，摩尔根推断，这个白眼基因应当就是孟德尔意义上的隐性基因。在计数的过程中，摩尔根还发现一个惊人的现象：子三代中白眼的果蝇都是雄性。摩尔根进行了更进一步的实验：白眼这个形状几乎总是出现在雄蝇身上，而很少出现在雌蝇中。由此，摩尔根做出了一个重要推断：白眼基因与性别有关。

摩尔根将这种白眼基因存在于 X 染色体上的现象称为伴性遗传——这个发现的最伟大之处在于人们第一次将某个基因与特定的染色体联系了起来。而后，摩尔根又陆续发现了多个位于 X 染色体上的基因。后来他的学生又发现了位于其他染色体上的基因。面对着越来越多的被定位在染色体上的基因，以及越来越多的实验数据，摩尔根指出：基因必定是以直线顺序排列在染色体上，而染色体之间，也是可以发生交换的，并且这个交换的概率，与它们在染色体上的距离成正比。这又是一个重要的设想——摩尔根以及他的学生们，就此绘出了世界上第一张染色体图，已知的所有果蝇基因都按照实验数据被定位在了某条染色体的某个特定的地方。

3. 发现脊髓灰质炎病毒在各种组织培养基中的生长能力（1954 年诺贝尔生理学或医学奖）

约翰·富兰克林·恩德斯（John Franklin Enders）（1897 年 2 月 10 日—1985 年 9 月 8 日）、托马斯·哈克尔·韦勒（Thomas Huckle Weller）（1915 年 6 月 15 日—2008 年 8 月 23 日）和弗雷德里克·查普曼·罗宾斯（Frederick Chapman Robbins）（1916 年 8 月 25 日—2003 年 8 月 4 日）共同获得了当年的诺贝尔生理学或医学奖，以表彰其“发现了脊髓灰质炎病毒在多种类型组织中培育生长的能力”。恩德斯出生于美国康涅狄格州的西哈特福德，曾就读于诺亚·韦伯斯特学校与新罕布什尔州康科德的圣保罗学校；在 1918 年加入美国空军前，他曾短暂地在耶鲁大学就读，1920 年获耶鲁大学正式本科学位，1930 年获哈佛大学博士学位。恩德斯在 1985 年逝世于康涅狄格州的沃特福德，享年 88 岁。

4. 发现库鲁病的病原体是一种朊毒体和发现“澳大利亚抗原”（即乙型肝炎表面抗原）（1976 年诺贝尔生理学或医学奖）

该奖由丹尼尔·卡尔顿·盖杜谢克与巴鲁克·塞缪尔·布隆伯格一起获得。

丹尼尔·卡尔顿·盖杜谢克（Daniel Carleton Gajdusek）（1923 年 9 月 9 日—2008 年 12 月 12 日），美国科学家，具有斯洛伐克和匈牙利血统。2008 年 12 月 12 日，盖杜谢克于访问挪威特罗姆瑟当地学院时去世，享年 85 岁。

盖杜谢克在 1923 年 9 月 9 日出生于美国纽约州的扬克斯市，拥有罗切斯特大学的学士学位和哈佛医学院的医学博士学位。1939 年，年仅 16 岁的盖杜谢克考入了罗彻斯特大学医学院，在罗彻斯特大学毕业后，又到了哈佛大学医学院，并获得了医学博士学位。盖达塞克走出学校的第一份工作，是接受了纽约州哥伦比亚长老会的聘请，到该会当了一名医生。后来，由于工作的需要，他又来到俄亥俄州儿童医院工作。

1950 年代初，在南太平洋岛国新几内亚西部高地的原始森林中，当地土著氏族福鲁族流行着库鲁病，又称疯牛病。盖杜谢克决心征服这种病。最初，他认为病原是微生物，可是没有从病人身上发现微生物，后来又按病毒追查仍然没有查出结果。于是，盖达塞克放弃了在微生物或病毒身上查找原因的想法，把目光转移到了人们日常的食物上。他对当地民族的饮食进行了彻底的检查，也没有发现其中有什么致病原因。他又怀疑是金属致病，将当地的饮用水和土壤的成分检查了一遍，但仍然没有找出原因。为了查找到这种怪病致病的原因，盖达塞克和福鲁族人每天生活在一起仔细观察，但最终还是否定了致病原存在于日常生活中的想法。村里一位德高望重的长老因库鲁病逝世。为了追思长老的恩德，家族成员和亲朋好友们通宵达旦地聚集在一起，把长老的头割下来，把脑子切成片分给出席仪式的人们，他们把脑片送进嘴里吃掉。盖杜谢克一直在旁边仔细地观看着，上前领了一片脑子。他把这片脑子带回去后研碎，仔细地检测上面是否有微生物或病毒的存在，但仍然什么也没有找到。他又把从这片脑子里抽取的蛋白粒子移植到猩猩的脑子里，然而，猩猩并没有出现他预想的症状。然而过了一段时间猩猩发病了，他又选取一小片库鲁病死者的脑子，重新研碎后，用微生物无法通过的滤器滤了一遍，去除其他物质只留下蛋白质部分，最后，把切割成许多小块的蛋白粒子，移植到了健康猩猩的脑内。结果这头猩猩又发病了。他又提取了这头猩猩的脑子，按前述过程作了一番处理，移植给一头健康的猩猩。这头猩猩也出现了库鲁病的症状。他在进一步的实验中发现，这个蛋白粒子如果经过蛋白分解酶处理后再移植，猩猩就不会发病。从这些实验结果中，盖杜谢克得出结论：库鲁病的病原是一种侵害人的大脑和神经系统的慢性病毒，它以脑组织为主要寄主，可以长期地潜伏。后来证明，病原体是一种朊毒体（一种朊蛋白病毒的病原体）。

巴鲁克・塞缪尔・布隆伯格（Baruch Samuel Blumberg）（1925 年 7 月 28 日—2011 年 4 月 25 日），美国医生、遗传学家。布隆伯格第一个发现了“澳大利亚抗原”（后来被证明是乙型肝炎病毒的蛋白，即乙型肝炎表面抗原）。

布隆伯格出生于美国纽约市布鲁克林区的一个犹太人家庭，幼年时就读于希伯来教会学校，1940 年代初进入法尔罗卡韦高中，1943 年高中毕业后进入海军学院，成为一名海军军官。1946 年退役后，布隆伯格进入纽约斯卡奈塔第学院深造，从斯卡奈塔第学院毕业后，进入哥伦比亚大学医学院学习研究生课程，并于 1951 年获得了医学博士学位。然后，他进入牛津大学生物化学研究所工作，并于 1957 年获得了哲学博士学位。1977 年，在宾夕法尼亚大学担任医学与人类学教授。1989—1994 年，布隆伯格在牛津大学巴利奥尔学院担任首席科学家。

在 1940 年代医学界发现血液能传播乙型肝炎后，医学家们开始寻找引起乙型肝炎的病原微生物，但是花了 20 多年的时间仍没有结果。直到 1960 年代，从事内科学和生物化学研究的专家布隆伯格才改变了这种状态。为了研究血清抗原的遗传多态性与疾病易感性之间的关系，布隆伯格开始从世界各地收集血液样本。他检查了各种人群的血液样本，以确定遗传变异如何影响人体对疾病（尤其是肝炎）的感受性。1963 年，他意外发现某些澳大利亚土著人的血清能够和纽约一名血友病患者的血清产生反应。由于血友病患者经常需要输血，所以体内很容易产生各式各样的抗体。很显然，这次反应也是针对澳大利亚土著人的血清中某种不知名的抗原性物质 Aa 而起的。他将这种不知名的抗原性物质 Aa 命名为“澳大利亚抗原”（后改称 HBsAg，即乙型肝炎表面抗原）。

由于发现传染病产生和传播的新机制，布隆伯格与盖杜谢克共同获得了 1976 年度诺贝尔医学或生理学奖。

5. 发现朊病毒——传染的一种新的生物学原理（1997 年诺贝尔生理学或医学奖）

史坦利・布鲁希纳（Stanley Prusiner，1942 年 5 月 28 日—），出生于美国艾奥瓦州，1964 年在宾夕法尼亚大学取得文学学士学位，1968 年在宾法尼亚大学宾法尼亚州医学院取得医学博士学位。

传统的疾病传染理论认为，传染因子必须含有遗传物质——核酸（DNA 或 RNA）。病毒、细菌、真菌和寄生虫是主要的病原体，它们侵袭正常细胞并大量繁殖，破坏宿主细胞的正常功能。所有这些过程都涉及核酸的复制和转录。长期以来，生物学家总是循着这一思路想方设法寻找上述这些病原体的存在，继而揭示传染疾病的病因，研究预防和治疗的药物。然而，美国科学家布鲁希纳的蛋白质传染粒子学说则提出了一种全新的理论，可以解释一些神经系统传染性和遗传性疾病的病因，这将有助于人们认识诸如羊瘙痒病、疯牛病、人类克－雅病、库鲁病和阿尔茨海默病等一系列疾病的致病机理。1972 年，他在旧金山医学院当医生，当时他的一位 60 岁的女病人死于克罗伊茨费尔特－雅各布病引起的痴呆症。自此布鲁希纳开始长达 10 年的研究，终于在 1982 年发现了朊病毒——这是除细菌、病毒、真菌和寄生虫外的一种新的致病物质。1984 年，布鲁希纳分离出一种基因探头，并证明阮病毒基因存在于人和动物中，分正常和致病两种。1992 年，布鲁希纳又发现朊病毒在脑病致病方面起作用。1982 年，布鲁希纳在其实验室中，纯化出引起克罗伊茨费尔特 - 雅各布病的病原体，并且证明该病原体只有含蛋白质，而不含任何的核酸成分，其将这种新发现、特异的病原体命名为普恩蛋白质，简称为 PrP。PrP 在结构上有两种型式，生化分析也发现突变的 PrP 比正常的 PrP 更不容易被蛋白酵素所分解，显示出这两种蛋白质在型式上的差异。

6. 发现人类子宫颈癌的乳头瘤病毒（HPV）和发现导致艾滋病（获得性免疫缺陷综合征，AIDS）的人类免疫缺陷病毒（HIV）（2008 年诺贝尔生理学或医学奖）

该奖授予了德国科学家哈拉尔德·楚尔·豪森和两位法国科学家弗朗索瓦丝·巴尔 - 西诺西和吕克·蒙塔尼。德国的豪森的贡献在于发现了引发人类子宫颈癌的乳头瘤病毒（HPV），而法国的巴尔 - 西诺西和蒙塔尼的贡献在于发现了导致艾滋病（获得性免疫缺陷综合征，AIDS）的人类免疫缺陷病毒（HIV）。

哈拉尔德·楚尔·豪森（Harald zur Hausen）（1936 年 3 月 11 日—），德国人，出生在德国盖尔森基兴，36 岁时担任德国埃朗根 - 纽伦堡大学病毒学教授，并开始研究人乳头状瘤病毒（HPV）等病毒与宫颈癌之间的关系。他用了十多年时间终于发现某些类型的 HPV 就是宫颈癌的病原体，这一发现为开发出宫颈癌疫苗打下了基础。豪森现任职于德国癌症研究中心。

弗朗索瓦丝·巴尔 - 西诺西（Francoise Barre-Sinoussi）（1947 年 7 月 30 日—），法国人，自 20 世纪 70 年代初以来一直在法国巴斯德研究中心工作。巴尔 - 西诺西是近年来少有的诺贝尔科学奖女性获得者之一，以研究艾滋病病毒而闻名，是 1983 年发现艾滋病病毒的论文作者之一。

吕克·蒙塔尼（Luc Montagnier）（1932 年 8 月 18 日—2022 年 2 月 8 日），法国人，也是艾滋病病毒发现者之一。蒙塔尼的父亲是会计师，闲暇时喜欢在家里地下室做科学实验。受父亲影响，蒙塔尼从小便对科学感兴趣，由于他祖父长期受结肠癌困扰，所以后来他决定投身医学。

7. 发现丙型肝炎病毒（2020 年诺贝尔生理学或医学奖）

该奖由哈维·阿尔特、迈克尔·霍顿和查尔斯·M. 赖斯三人共同获得。

丙型肝炎病毒现已可以治愈，这是有史以来的第一次。2020 年医学奖获奖者的发现揭示了慢性肝炎病例的病因，并使血液检测和新药物成为可能，挽救了数百万人的生命。

哈维·阿尔特（Harvey J. Alter）（1935 年 9 月 12 日—），出生于纽约。他在罗切斯特大学医学院获得医学学位，并在斯特朗纪念医院和西雅图大学医院接受内科训练。1961 年，他加入美国国家卫生研究院（NIH）担任临床助理。在乔治敦大学任职数年之后，他于 1969 年回到 NIH，加入临床中心的输血医学系，担任高级研究员。

迈克尔·霍顿（Michael Houghton）（1949 年—），出生于英国。1977 年，他在伦敦国王学院获得博士学位。1982 年，他加入了辉瑞制药子公司 G. D. Searle & Company，之后又在加利福尼亚州埃默里维尔的 Chiron 公司任职。他于 2010 年迁往加拿大阿尔伯塔大学，现为加拿大卓越研究教授，主攻病毒学；他还是阿尔伯塔大学的“李嘉诚教授”，并兼任李嘉诚应用病毒学研究所所长。

查尔斯·M. 赖斯（Charles M. Rice）（1952 年—），出生于美国加州萨克拉门托。1981 年，他在加州理工学院获得博士学位，并在 1981—1985 年接受博士后培训。1986 年，他在圣路易斯的华盛顿大学医学院建立了自己的研究小组，并于 1995 年成为全职教授。自 2001 年以来，他一直是纽约洛克菲勒大学的教授。2001—2018 年，他担任洛克菲勒大学丙型肝炎研究中心的科学和执行主任，目前仍在该中心工作。

在 20 世纪 40 年代，存在两种不同类型的传染性肝炎。第一种称为甲型肝炎，通过污水或食物传播，通常对患者几乎没有长期影响；第二种通过血液和体液传播，会导致慢性疾病，并发展为肝硬化和肝癌。血源性肝炎的发病率和死亡率都很高，每年在世界范围内造成超过一百万患者死亡，是一个全球性的健康问题。

哈维·阿尔特进行的输血实验表明，未知病毒是导致慢性肝炎的主要原因；迈克尔·霍顿采用分子克隆的方法发现了丙肝病毒；查尔斯·M. 赖斯则提供了最后证据，证明仅丙型肝炎病毒即可引起血源性肝炎。

由于他们的发现，我们现在可以对该病毒进行高度敏感的血液检测，并且这些检测已经基本上消除了世界许多地方的输血性肝炎；他们的发现还使得针对丙型肝炎的抗病毒药物得以快速发展，在历史上首次可以治愈该病，为科学家们从世界人口中根除丙型肝炎病毒带来了希望。

第二章　水、电解质代谢紊乱

1. 发明心电图装置（1924 年诺贝尔生理学或医学奖）

威廉·埃因托芬（Willem Einthoven）（1860 年 5 月 21 日—1927 年 9 月 29 日），是一位荷兰医师与生理学家。埃因托芬出生于当时属于荷兰的爪哇岛三宝垅，曾于 1864 年在中国上海侨居 6 年。他的幼年教育便是在上海法童公学接受的。1870 年，埃因托芬的父亲过世，他的母亲带着他与其他孩子回到荷兰。1927 年 9 月 29 日，威廉·埃因托芬在荷兰莱顿逝世。

1885 年，埃因托芬获得乌特勒支大学的医学博士学位，次年，任莱顿大学生理学教授，后成为荷兰皇家科学院的成员。求学期间，他受教于荷兰的病理学家兼眼科专家 F. C 杜德氏（现代的眼镜玻璃片便是根据他的眼科学理论而设计改进的）。当时，年迈的杜德氏把自己许多有关病理的研究资料传给了埃因托芬，并再三启发他说目前科学家对心脏的探索还不够理想。也正是因为受到了老师的启发和鼓励，埃因托芬一直致力于心脏研究。为了研究脉搏和心脏跳动的准确记录，埃因托芬转入物理系苦学了 1 年。1901 年他设计了弦线式电流计，其采用直径为 0. 002 mm 的镀银石英丝代替动圈和反射镜记录心动电流及心音，克服了以往仪器的缺点。1903 年，他确定心电图的标准测量单位，即描记记录的影线在纵坐标 1 cm 波动代表 1 mV 的电位差，在横坐标上移动 1 cm 为 0. 4 s；采用 P、Q、R、S、T 等字母标出心电图的各波，并选择双手与左脚安放电极板，组成 3 种标准导联。1909 年标准导联被广泛地应用于临床医学，而且至今仍被沿用。1912 年他研究了正常心电图的变动范围，并提出“埃因托芬三角”理论。

埃因托芬在治学上态度十分严谨。他其实早在医学院毕业之前，就已经发现了心脏跳动的电子记录仪的机械原理，但唯恐思考不周而贻笑于人，所以一直没有公开。埃因托芬将经过实践得以证实的心电图描记仪的发明原理公之于世后，在 1924 年为此荣获了诺贝尔生理学及医学奖。后人根据他的发明，不断完善和发展现代化测定心脏功能的仪器。虽然现在的心电图测量仪器已经不使用埃因托芬所发明的装置，但是人们仍然继续使用他所发明的心电图解读与分析方式。

2. 发现在神经细胞膜的外围和中心部位与神经兴奋和抑制有关的离子机理（1963 年诺贝尔生理学或医学奖）

该奖由英国艾伦·劳埃德·霍奇金、安德鲁·赫胥黎和澳大利亚约翰·卡鲁·埃克尔斯三人共同获得。

艾伦·劳埃德·霍奇金（Allan Lloyd Hodgkin）（1914 年 2 月 5 日—1998 年 12 月 20 日），英国生理学家和生物物理学家。

霍奇金出生于英国牛津郡的班伯里，从小就喜欢生物学，在党恩学校和格雷沙姆学校先后完成初等教育，中学期间他对鸟类的行为进行了细致观察，还详细记录了夜鹰的繁殖习性。1932 年 10 月，霍奇金获得剑桥大学奖学金，进入剑桥大学三一学院学习。1936 年，霍奇金大学毕业获学士学位，因成绩突出而留校成为三一学院的一名初级研究员。当时三一学院聚集了世界上许多著名生理学家，他们大多在研究神经电生理，受他们的影响，霍奇金也将神经电生理作为自己的研究方向。1937 年，在希尔（1922 年诺贝尔生理学或医学奖获得者）的推荐下，霍奇金来到美国洛克菲勒研究所加塞（1944 年诺贝尔生理学或医学奖获得者）实验室访问学习一年。这一年的访问学习对他产生了巨大的影响，因为他熟悉了枪乌贼的巨神经纤维，学会了如何解剖、研究枪乌贼的巨神经轴突，为他接下来的研究打下了基础。1938 年，霍奇金回到剑桥，选择用枪乌贼来研究神经电生理。为了方便研究，他于 1939 年来到枪乌贼的生产基地普利茅斯海洋生物研究所。很快，赫胥黎就来到了普利茅斯，成了他的得力助手。

安德鲁·赫胥黎（Andrew Huxley）（1917 年 11 月 22 日—2012 年 5 月 30 日），出生于英国伦敦，是一位生理学家与生物物理学家。

霍奇金和赫胥黎将毛细管制成直径 0.1 毫米的微电极，纵向插入枪乌贼的巨轴突内，注意不损伤神经膜，另一电极浸入海水中，将两个电极与电位放大装置相连，随后刺激神经引起兴奋，记录神经轴突膜两侧存在的微弱电位差。这个实验获得了成功，他们第一次在枪乌贼的巨轴突上精确记录到了动作电位，但他们发现了一个令人震惊的现象：动作电位的电压值超过了静息电位，而且具体数值较静息电位要大得多。他们将该现象称为“超射”。“二战”结束后，他回到了剑桥，在生理实验室获得了一份教职，几个月后赫胥黎也回到了剑桥，两人继续合作进行神经电生理研究，重新开始被战争中断的实验——为什么神经脉冲会有超射现象？在进一步的研究发现中他们发现，静息电位因外部钾离子浓度增加而消除，甚至反转。

霍奇金和赫胥黎对此进行了分析，两人根据 1904 年艾恩斯特提出的理论，即神经冲动与纤维外面的钠离子和纤维里面的钾离子之间的变化有关，进一步从离子机制的角度开展研究。

约翰·卡鲁·埃克尔斯（John Carew Eccles）（1903年1月27日—1997年5月2日），澳大利亚神经生理学家。埃克尔斯出生于澳大利亚的墨尔本。1925年，他在墨尔本大学医学专业本科毕业后，以优异成绩获得了维多利亚女王的奖学金，来到英国深造。他非常崇拜著名生理学家谢灵顿（1932年诺贝尔生理学或医学奖获得者），进入牛津大学拜在谢灵顿的门下攻读生理学。埃克尔斯十分珍惜来之不易的学习机会，在名师的指导下忘我地钻研。他以谢灵顿助手的身份，投身于运动神经支配肌肉的方式的研究之中。为了研究肌肉收缩情况，他设计了一种十分有效的肌肉活动描记新装置，给研究工作带来了很大的便利。谢灵顿对埃克尔斯的工作十分认可，不但在公开场合对他进行表扬，还将不少重要的工作交给他做，并让他和自己一起编写专著。由于成绩突出，埃克尔斯很快就获得了初级研究员的资格。1929年，他获得了牛津大学哲学博士学位。1966年，他移居美国，进入伊利诺伊州生物医学研究所工作，1968年起在纽约州立大学布法罗分校任教，直至1975年退休。

埃克尔斯在研究运动神经支配肌肉的方式时，最早是认同当时的传统观点的，即神经肌接头之间是通过电来传递兴奋的，即“电学传递论”。就在这时，英国神经科学家戴尔（1936年诺贝尔生理学或医学奖获得者）发现了体内的乙酰胆碱，并用实验证实副交感神经兴奋是由于它释放的乙酰胆碱引起的，传递信息的不是电而是化学递质。

在化学传递论这种新思想的影响下，他又开始了对神经肌肉间兴奋传递的研究。他邀请了两位助手参加研究工作，其中包括来自英国的伯纳德·卡茨（1970年诺贝尔生理学或医学奖获得者）。他和助手通过实验令中枢神经冲动快速到达运动神经末梢后，在神经肌接头处记录到了新的很缓慢的电位。由于神经肌接头又被称为运动终板，因此他们将这个电位叫作终板电位。终板电位发生后，使肌肉产生神经冲动，继而引起肌肉收缩。他们用实验证明终板电位是由作为化学递质的乙酰胆碱引起的。

1951年，埃克尔斯回到澳大利亚堪培拉任澳大利亚国立大学教授。进行了更加深入的研究，又取得了骄人的成果：按照功能，突触可以分为两类，一类为兴奋性的，一类为抑制性的。兴奋性突触在获得突触前神经元传来的神经冲动后，经过化学递质的作用，突触后神经元便产生兴奋性突触后电位，产生神经冲动使突触后神经元表现出兴奋，并导致肌肉收缩。相反，如果是抑制性突触，则突触后神经元产生抑制性突触后电位，突触后神经元就会降低兴奋性，从而表现出抑制。

3. 开发肽类激素的放射免疫分析法和发现大脑分泌的肽类激素（1977年诺贝尔生理学或医学奖）

美国科学家耶洛建立放射免疫分析法，美国科学家吉耶曼、沙利发现大脑分泌的肽类激素而获得。

罗莎琳·萨斯曼·耶洛（Rosalyn Suaaman Yalow）（1921年7月9日—2011年5月30日），美国生物物理学家，在1921年7月19日生于纽约州布朗克斯。耶洛于1941年毕业于纽约市亨特学院，1945年获得利诺斯大学哲学博士学位，次年，担任亨特学院教授。自1950年耶洛开始长期在布朗克斯退伍军人管理局医院任职。耶格及其同事伯森（SolomonBerson，卒于1972年）研究出“放射免疫测定”技术，用以检定其他方法无法检定的抗体及体内其他微量生物活性物质，方法是使用一种能够和某种有生物活性物质结合的、其本身含有放射活性成分的物质。当发生极其微量的结合之后，因为可以测定出那些有放射性的原子，从而可以测定出结合的程度如何。这个使精细程度大为增加的方法可以用于医学诊断和治疗的很多重要试验。

罗歇·夏尔·路易·吉耶曼（Roger Charles Louis Guillemin）（1924 年 1 月 11 日—），法国科学家，后加入美国国籍，1924 年 1 月 11 日生于法国第戎。吉耶曼于 1949 年在里昂获医学博士学位，1953 年在蒙特利尔获生理学哲学博士学位，同年移居美国，开始了与得克萨斯州休斯敦贝勒医学院的长期关系。他于 1963 年入美国国籍。吉耶曼与其同事沙利研究控制许多其他腺体活动的垂体本身，是否受制于下丘脑（脑的一个部分）所产生的某些物质。1962 年在沙利离开贝勒医学院以后，他们各自继续分头研究这个问题，并于 1968 年、1969 年成功地分离出作用于垂体的物质，发现它是一种相当简单的分子。它在体内含量极微，用它可以治疗垂体的功能紊乱。

安德鲁·V. 沙利（Andrew V. Schally）（1926 年 11 月 30 日—），波兰－美国生物化学家，1926 年 11 月 30 日生于波兰维尔纳（今苏维埃立陶宛加盟共和国维尔纽斯），具有波兰、匈牙利、法国和瑞典血统。当 1939 年德国入侵时，沙利一家逃离波兰。沙利后来在伦敦大学就读，1949 年毕业后即去加拿大，1957 年在麦吉尔大学获生物化学哲学博士，当年到美国，在贝勒医学院参加吉耶曼的工作，一同研究垂体的化学抑制，并寻找垂体的其他激素。1962 年沙利到新奥尔良退伍军人管理局医院，但仍继续此项研究。

4. 细胞膜上单离子通道的发现与膜片钳技术的开创（1991 年诺贝尔生理学或医学奖）

德国两位电生理学家厄温·内尔和伯特·沙克曼荣获此奖。

他们在 20 世纪 70 年代中期发明了细胞膜的“板块夹”（Patch clamp）记录技术，第一次记录了细胞膜上极小面积的电活动，观察到了单个离子通道的开闭情况，从而改革了细胞生理学。

厄温·内尔（Erwin Neher）（1944 年 3 月 20 日—），德国细胞生理学家，出生在巴伐利亚的莱希河畔兰茨贝格，1963—1966 年于慕尼黑工业大学学习物理学，1966 年赴美国进修，一年后获威斯康星大学麦迪逊分校生物物理学硕士学位，1987 年获得莱布尼茨奖。现在是马克斯－普朗克学会生物物理化学研究所所长和哥廷根大学教授。

伯特·沙克曼（Bert Sakmann）（1942 年—），德国科学家，细胞生理学家；生于德国巴登－符腾堡州首府斯图加特，童年和小学在农村（林道）长大，他自小喜欢物理，理想是成为一名工程师。因着迷于生物学，沙克曼 1967 年就读于蒂宾根大学医学院，1968 年在慕尼黑大学，同时作为科学助理在马克斯普朗克研究所工作。沙克曼 1971 年到伦敦大学生物物理部工作，1974 年完成医学论文，获哥廷根大学医学院医学学位，同年回到马克斯·普朗克研究所。沙克曼与内尔合作达 16 年之久，他们合作发明了应用膜片钳技术，发现了细胞膜存在离子通道，在神经科学及细胞生物学界产生了革命性的影响。1991 年沙克曼与内尔一同夺得诺贝尔生理学或医学奖。

第三章 酸碱平衡和酸碱平衡紊乱

发现窦和主动脉机制在呼吸调节中所起的作用（1938 年诺贝尔生理学或医学奖）

柯奈尔·海门斯（Corneille Heymans）（1892 年 3 月 28 日—1968 年 7 月 18 日），比利时生理学家、医学家。他出生于比利时北部根特城的一个医学世家，父亲是根特大学药理学教授和校长、该校药物动力学与治疗学研究的创始人，特别在血液循环和呼吸系统的兴奋药研究方面有着突出的成就。在父亲的引导下，海门斯报考了父亲任教的根特大学，顺利地成为药理系的一名学生。1920 年，28 岁的海门斯以优异的成绩毕业，获得根特大学医学博士学位。之后，他在法兰西学院、洛桑大学、维也纳大学、伦敦大学和凯斯西储医学院等处任职，以教学和实验室研究为主，成绩颇丰。

1930 年，海门斯晋升为根特大学药理系教授。海门斯以狗为实验对象，通过非常精巧的实验设计，找到了调节呼吸活动的神经机制。首先，在主动脉血管区有一个感受器，当主动脉血压变化时，感受器能够通过神经反射调节呼吸；其次，位于颈动脉分叉的动脉窦处也有一个感受器，当血管内压力变化时，该感受器一样能够引起神经反射并作用于呼吸中枢，调节呼吸活动。

第四章 缺　氧

1. 发现抗神经炎的维生素和刺激生长的维生素（1929 年诺贝尔生理学或医学奖）

该奖由克里斯蒂安·艾克曼和弗雷德里克·哥兰·霍普金斯两人共同荣获。

克里斯蒂安·艾克曼（Christiaan Eijkman）（1858 年 8 月 11 日—1930 年 11 月 5 日），生于荷兰。从阿姆斯特丹大学毕业后，艾克曼到印度尼西亚当军医，后因患疟疾退役回国。1886 年他重返印尼爪哇，建立实验室，继续进行脚气病研究。他发现脚气病的病因不是由细菌传染，而是因为缺少维生素 B1。

艾克曼仅仅发现了米糠有缓解脚气病症状的作用，维生素营养素并不是他发现的，是他的学生沿着他的思路证明了脚气病不是由细菌传染引起，而是由于缺乏米糠中一种未知的保护素造成的。那以后，铃木梅太郎博士分离提取了维生素 B1。

弗雷德里克·哥兰·霍普金斯（Frederick Gowland Hopkins）（1861 年 6 月 20 日—1947 年 5 月 16 日），是一位英国生物化学家，揭示了维生素对人体的重要性。霍普金斯于 1861 年 6 月 20 日生于伊斯特本，17 岁时在伦敦一家保险公司任化验员，后被邀做法医 T. 史蒂文森的助手，1888 年入盖伊医学院学习，毕业后在一家医院工作，1898 年被聘为剑桥大学生理学教授，讲授化学生理学，1914 年任该校首任生物化学教授，并在该校建立了生物化学系。1900 年霍普金斯与 S. W. 科尔分离了色氨酸，证明它是人体的必需氨基酸，1906 年提出佝偻病及坏血病是缺乏必要营养素所致。

2. 发现柠檬酸循环和发现辅酶 A 及其对中间代谢的重要性（1953 年诺贝尔生理学或医学奖）

该奖由汉斯·阿道夫·克雷布斯和弗里茨·阿尔贝特·李普曼两人获得。

汉斯·阿道夫·克雷布斯（Hans Adolf Krebs）（1900 年 8 月 25 日—1981 年 11 月 22 日），英籍德裔生物化学家，对生命活动中营养物质转化和代谢最基础的东西进行研究，取得了里程碑式的成就。克雷布斯出生于德国一个下萨克森希尔德斯海姆的犹太家庭，父亲是一名耳鼻喉科的医生，其在 1918—1923 年间于哥廷根和弗莱堡学习医学。1925 年在汉堡大学获医学博士学位，后又赴柏林大学学习化学一年，1926—1930 年在奥托·海因里希·瓦尔堡领导的柏林威廉皇家生物学研究所工作，1932 年转入弗赖堡大学医学院任教，1933 年因犹太血统受希特勒种族主义政策迫害逃亡英国。在剑桥大学获得硕士学位后，克雷布斯便在霍普金斯手下从事研究，1935 年转入设菲尔德大学任药理学讲师，1945 年任生物化学教授，1954 年起在牛津大学任生物化学教授并受聘为该校研究细胞代谢的医学研究中心的主任，1967 年退休，以后被聘为牛津大学临床医学系研究员。克雷布斯于 1981 年 10 月 22 日卒于英国牛津。

1932 年，他与其同事共同发现了脲循环，阐明了人体内尿素生成的途径。1937 年他发现了柠檬酸循环（又称三羧酸循环或克雷布斯循环），揭示了生物体内糖经酵解途径变为三碳物质后，进一步氧化为二氧化碳和水的途径以及代谢能的主要来源。这一循环与糖、蛋白质、脂肪等的代谢都有密切关系，是所有需氧生物代谢中的重要环节；这一发现被公认为代谢研究的里程碑，以他的名字命名为克氏循环（Krebs cycle）。

弗里茨·阿尔贝特·李普曼（Fritz Albert Lipmann）（1899 年 6 月 12 日—1986 年 7 月 24 日），美国生物化学家，发现了这种辅助物质——辅酶 A。人体的三大营养素蛋白质、脂类和碳水化合物是如何在体内消耗、产生能量和循环的，克雷布斯揭开了其神奇的面纱，但是在克雷布斯揭示的三羧酸循环中，有一种起辅助催化作用的物质却没有搞清楚。

李普曼出生于德国柯尼斯堡一个经济宽裕的犹太人家庭，他的父亲是一位颇有名望的律师。1917 年起，他先后在柯尼斯堡大学、慕尼黑大学、柏林大学攻读医学，期间因第一次世界大战而于 1918 年 5 月应征服役到前线救护伤员，10 个月后退役。1924 年他从柏林大学毕业，获医学博士学位。

大学毕业后，李普曼前往荷兰阿姆斯特丹大学从事药物学实验工作，半年后返回家乡，在柯尼斯堡大学进修了三年化学。1927 年，他追随德国生物化学家奥托·迈尔霍夫（1922 年诺贝尔生理学或医学奖获得者）进入柏林恺撒·威廉生物研究所，在生理学部迈尔霍夫实验室从事中间代谢研究。由于在氟化物抑制磷酸酶、糖酵解和氧化呼吸链等方面的出色工作，使他取得了与该所联合的夏洛坦贝格理工学院的博士资格，在该所唯一的兼职教授纳伯格的指导下，于 1929 年获化学博士学位。

欧洲战争的威胁和纳粹政府对犹太人的迫害，使李普曼于 1939 年移民到了美国，在纽约康奈尔大学医学院生物系任生物化学助理和副研究员。1941 年，他任波士顿哈佛大学医学院教授，并在附属马萨诸塞总医院任生物化学副研究员。

李普曼在发现乙酰磷酸后，首先验证它是否可以作为高能磷酸键的供体。经过大量研究，他于 1941 年提出了三磷酸腺苷（ATP）作为生命体能量载体的假说，发表了题为

《磷酸键能的代谢产生和利用》的论文。随后，生物学家们进行了大量的相关研究，研究表明生物大分子的合成主要以三磷酸腺苷为能源，证实了李普曼的科学预见，其假说被学术界公认为是能量产生、利用、储存和传递的普遍规律。

在克雷布斯揭示的三羧酸循环中，有一种催化剂一直没有研究清楚，李普曼对此进行了研究。他在丙酮酸氧化研究中猜想乙酰磷酸是两种碳转移的主要化合物。实际上在某些细菌中，这种化合物被转换成活性乙酸。但在动物组织中，它是无活性的。

李普曼在鸽子的肝脏中发现了一种依赖于三磷酸腺苷的乙酰酶，但当对它进行透析除去了一些小分子后，这种酶便失去了活性。如果将煮熟的肝脏汁液添加到这种无活性的酶中，它的活性就会恢复。他由此断定，这种酶需要一种耐热的辅酶作为一个助手，他将其称为“辅酶 A”。研究表明，这种辅酶包含泛酸、维生素 B2。

辅酶 A 作为一种催化剂对代谢来说是必要的。所有在糖分解中产生的碳族通过辅酶 A 进入三羧酸循环。乙酰辅酶 A 与四碳单位的草酰乙酸盐起化学反应产生六碳柠檬酸。同样，脂肪酸或长链酸在它们的分解和氧化步骤中依附于辅酶 A。乙酰辅酶 A 也是 11 种氨基酸降解过程中的最终产物。

3. 发现细胞如何感知和适应氧气供应（2019 年诺贝尔生理学或医学奖）

该类颁发给来自美、英两国的 3 位科学家——美国癌症学家威廉·凯林、英国医学家彼得·拉特克利夫和美国医学家格雷格·塞门扎。

动物需要氧气来将食物转化成为可用的能量，几个世纪以来，科学家们已经非常了解氧气的重要性了，但细胞如何适应氧气水平的改变，研究人员一直并不清楚。他们发现了细胞如何感知和适应氧可用性。研究发现在正常氧气条件下，细胞内的低氧诱导因子（hypoxia-indueible factor，HIF）会被蛋白酶体降解，而在低氧环境下，HIF 能促进缺氧相关基因的表达从而使细胞适应低氧环境。

威廉·凯林（William G. Kaelin Jr）（1957 年 11 月 23 日—），出生于美国纽约，美国医学家，哈佛大学医学教授，致力于研究 p53 等抑癌基因在癌症发展中的作用。

彼得·拉特克利夫（Peter J. Ratcliffe）（1945 年 5 月 14 日—），英国细胞和分子生物学家，临床医生，牛津大学临床医学系主任，主要研究低氧状态下细胞的反应。

格雷格·莱昂纳德·塞门扎（Gregg Leonard Semenza）（1956 年 7 月 1 日—），出生于美国纽约，1974 年从斯里皮高中毕业后，进入哈佛大学学习遗传学，之后到宾夕法尼亚大学进行研究生学习，在宾夕法尼亚儿童医院做了博士研究。1986 年赴约翰·霍普金斯大学做博士后研究，后成为该校教授。曾发现使癌细胞适应缺氧环境的 HIF-1。

第五章 发 热

1. 在斑疹伤寒研究上的工作（1928 年诺贝尔生理学或医学奖）

发现斑疹伤寒传播媒介的是法国细菌学家，查尔斯·约尔斯·亨利·尼柯尔，他的发现挽救了无数人的生命。

斑疹伤寒是以人虱为传播媒介而引起的一种急性传染病，它的病原体是立克次氏体。

立克次氏体先在小血管内皮细胞内繁殖，细胞破裂导致立克次氏体释放入血形成立克次氏体血症。立克次氏体可侵犯人体全身的小血管内皮细胞，当其死亡时会释放出大量毒素而引起全身中毒症状。

临床表现方面，斑疹伤寒以高热、皮疹、淋巴结肿大和肝脾肿大为特征，可并发中毒性心肌炎、支气管肺炎、多脏器功能损害、肾衰竭等严重并发症，若不及时采取有效的治疗措施，死亡率很高。

查尔斯·约尔斯·亨利·尼柯尔（Charles Jules Henri Nicolle）（1866 年 9 月 21 日—1936 年 2 月 28 日），出生于法国塞纳－马恩大区鲁昂市的一个医生家庭。受当医生的父亲的影响，他很早就开始学习自己喜欢的生物学了。中学毕业后，他子承父业进入鲁昂医学院学习医学，于 1893 年获医学博士学位。之后，尼柯尔专攻细菌学和病理学。1903 年，尼柯尔前往北非法属突尼斯，担任巴斯德研究所突尼斯分所所长一职，一直工作到去世。正是到了突尼斯后，他开始了对斑疹伤寒的研究。在突尼斯，斑疹伤寒的季节性流行经常发生。1909 年，斑疹伤寒又开始在突尼斯流行了，尼柯尔下决心要找到控制流行、治疗该病的方法。然而，当时的医学界对斑疹伤寒的致病机理、传播途径、预防措施与治疗方法都处于未知状态，因此研究开展得非常艰难。尼柯尔经过细致的调查后发现，斑疹伤寒患者的家里常常有好几个人同时得病，医院里收集新入院病人衣服的护理人员以及清洗新病人脱下来的衣物的女工也会染上这种病，但是新病人在洗过澡、换上医院干净的病号服进入病房后，就不再会传染给别人了。

尼柯尔发现了这个现象后，开始了绞尽脑汁的思考。“对了，会不会是这些新入院病人换下的衣服上的虱子在作怪呢?”他越想越觉得有可能，立即产生了一个大胆的设想：斑疹伤寒的传播媒介就是寄生于人体的虱子，因为新病人入住医院时洗过澡、换上了医院提供的干净病号服，他们身上的虱子被清理掉了，传播途径由此被阻断了，所以病人住院后不会在医院里传播斑疹伤寒了。

他将从患上了斑疹伤寒的猩猩身上抽出的血液，注射到健康的短尾猴体内，健康的短尾猴由此感染上了斑疹伤寒。随后，他又将健康人身上的虱子放到患上了斑疹伤寒的短尾猴的身上，这些虱子在叮咬了病猴后，他又将它们再放到其他健康长尾猴的身上，这些健康的长尾猴很快就感染上了斑疹伤寒。

尼柯尔的这个实验证明了斑疹伤寒的传播媒介就是人身体上的虱子，而斑疹伤寒的病原体就寄生在这些虱子的体内，这种病原体后来被命名为立克次氏体。

尼柯尔发现斑疹伤寒的传播媒介是寄生于人体的虱子，意义极其重大。既然传播媒介是虱子，那么通过清洁卫生消灭虱子就可以有效地预防斑疹伤寒的传播了。事实证明，第一次世界大战期间，由于尼柯尔的发现，大家都注意清理寄生于身体的虱子，使得曾经泛滥于战俘、士兵和平民中的斑疹伤寒迅速得到了有效的控制。

2. 发现前列腺素及其相关的生物活性物质（1982 年诺贝尔奖生理学或医学奖）

该奖授予瑞典苏恩·伯格斯特龙、本格特·萨米尔松和英国约翰·范恩，以表彰他们对前列腺素和有关的生物活性物质的发现。这些物质包括前列腺（PG）E_2、PGF2α、PGD_2、血栓黄霉素 A_2、前列腺环素和白细胞三烯素，它们都是一些调节生理和病理功能变化的细胞间和细胞内信息物质，是廿碳四烯酸的不同氧化产物，一种有 20 个碳原子的多聚不饱和脂肪酸。

苏恩·伯格斯特龙（Sune Bergstrom）（1916年1月10日—2004年8月15日），是一位从事前列腺研究已有35年的世界著名科学家，其在1916年生于瑞典，在斯德哥尔摩大学修完医学专业并于1944年获医学和生物化学博士学位。以后，伯格斯特龙在哥伦比亚大学和比塞尔大学搞过短期的科研工作，又应聘去瑞典南部的伦德大学任化学教授，1958年才进入卡洛琳医学院，过了5年任该院医疗系主任，1969—1977年间任该院院长兼斯德哥尔摩诺贝尔基金会医学理事会主席，1981年退休。目前他仍旧关心前列腺的研究。

本格特·萨米尔松（Bengt Ingemar Samuelsson）（1934年5月21日—），1934年出生在瑞典，是一位瑞士科学家，从事前列腺的研究也有20年的历史，是伯格斯特龙的学生。20世纪50年代萨米尔松在伦德大学读书时为伯格斯特龙发现和赏识，以后就成了他的研究生。萨米尔松于1960年在卡洛琳医学院获得生物化学博士学位，次年又获得医学博士学位，后来被该院留下任副教授，很快又被提升为教授并接替他的老师任医疗系主任；1966年同他老师一起组织了一个研究前列腺的科学家联合会，当时就有60余人参加，到1981年已发展到1500人。1976年受哈佛大学邀请萨米尔松担任该校兼职教授。

约翰·范恩（John R. Vane）（1927年3月29日—2004年11月19日），是一位英国科学家，1927年出生在英国，曾在伯明翰大学和牛津大学读书。范恩1953年在牛津大学获化学和药理学博士学位，以后就到耶鲁大学任教两年，然后又去伦敦基础医学科学研究所工作，1973年进入韦尔科姆实验室工作。

3. 发现治疗丝虫寄生虫新疗法（阿维菌素）和发现治疗疟疾的新疗法（青蒿素）（2015年诺贝尔生理学或医学奖）

威廉·C. 坎贝尔和大村智，发现了一种新药物阿维菌素，其衍生物可彻底地降低河盲症和淋巴丝虫病的发病率，同时在其他寄生虫疾病治疗方面也有功效。屠呦呦发现了青蒿素，能极大地降低疟疾患者的死亡率。

威廉·C. 坎贝尔（William C. Campbell）（1930年—），出生于爱尔兰，1957年于美国威斯康星大学获博士学位。1957—1990年，他在默克研究所开展治疗研究。1984—1990年，他任职试验研究和开发院院长兼高级研究员。目前，坎贝尔是美国杜尔大学名誉研究员。

大村智（Satoshi ōmura）（1935年7月12日—），出生于日本山梨县。大村智1968年获东京大学药剂学博士学位，1970年获东京大学科学院化学博士学位，1965—1971年为日本北里研究所研究员，1975—2007年为北里大学教授。2007年，大村智被聘为北里大学名誉教授。

屠呦呦（Tu Youyou）（1930年12月30日—），出生于中国。屠呦呦于1955年毕业于北大医学院药学系，1965—1978年，任中国中医科学院助理教授，1979—1984年任中国中医科学院副院长，1985年任中国中医科学院院长。自2000年起，屠呦呦任中国中医科学院首席教授。

4. 温度与触觉感受器的发现与研究进展（2021年诺贝尔生理学或医学奖）

该奖授予美国戴维·朱利叶斯和阿登·帕塔普蒂安，以表彰他们在发现温度与触觉感受器方面的贡献，两位科学家发现温度受体TRPV1和触觉受体PIEZO。两位科学家的出色工作发现了温度感觉与触觉这两种极为重要但又“非经典的”（不依赖于某一特定器官）感觉受体；其鉴定出的分子如 TRPV1、TRPM8、PIEZO1、PIEZO2 等蛋白作为分子开关，打开了解码人类温度、痛觉和机械力感觉等相关生理过程的大门，它们所介导的生理和病理功能正在被一一阐释。

戴维·朱利叶斯（David Jay Julius）（1955 年—），先后在麻省理工学院和加州大学伯克利分校获得本科和博士学位，随后在哥伦比亚大学诺贝尔生理学或医学奖获得者理查德·阿克塞尔实验室进行博士后训练。

阿登·帕塔普蒂安（Ardem Patapoutian）（1967 年—），曾在黎巴嫩的贝鲁特美国大学学习化学，而后在加州大学洛杉矶分校获细胞和发育生物学学士学位，在加州理工学院获发育生物学博士学位。他在加州大学旧金山分校完成了博士后阶段的工作后，于 2000 年加入斯克里普斯研究所。

第六章 应　激

发现肾上腺皮质激素及其结构和生理效应（1950 年诺贝尔生理学或医学奖）

由于发现肾上腺皮质激素及其结构和生理效应，该奖由菲利普·肖瓦特·亨奇与爱德华·卡尔文·肯德尔、塔德乌什·赖希施泰三人共同获得。

菲利普·肖瓦特·亨奇（Philip Showalter Hench）（1896 年 2 月 28 日—1965 年 3 月 30 日），美国医生，1920 年获得匹兹堡大学医学博士。亨奇出生于美国匹兹堡，1916 年毕业于拉斐特医学院并获硕士学位，随后进入美国陆军军医团，编入预备役，继续在匹兹堡大学攻读医学，1920 年获医学博士学位。在大学和医院工作 6 年后，亨奇到德国留学，1928 年起任梅欧财团的大学医院讲师、副教授、教授等职，第二次世界大战中任中校军医，1946 年退伍后任陆军军医团专门顾问，仍回梅欧财团医院任职，进行医药研究工作。亨奇于 1958 年从梅欧财团退职，任明尼苏达大学医学院名誉教授，1965 年 3 月 30 日在牙买加的奥乔里奥斯逝世，终年 69 岁。

亨奇在梅欧财团医院，着重研究风湿病。他发现黄疸病人或孕妇原先患的风湿性关节炎都会减轻，就断定黄疸病或妊娠期妇女体内一定存在一种能抑制风湿病的物质被释放出来。由此他确认风湿病是可以治愈的，于是他就集中精力研究这个问题。起初他做了许多试验，如给风湿关节病患者注射黄疸病人的胆汁、注射性激素或输孕妇的血等，都没有成功。后来他从肯德尔博士那里看到关于“可的松”的论文，受到启发，决定进行试验，1948 年到 1949 年他和肯德尔一起用可的松给风湿关节炎病患者作临床试验，终于获得成功。以后对可的松的应用范围逐渐扩大，治疗一般风湿病以至用于其他疑难病症的治疗与抢救。他在美国创立了风湿病学会，使风湿病研究逐步成为全世界医学界重视的问题，他成了全世界风湿病的权威。

爱德华·卡尔文·肯德尔（Edward Calvin Kendall）（1886 年 3 月 8 日—1972 年 3 月 4 日），美国化学家。肯德尔出生于美国康涅狄格州的南诺沃克，1910 年毕业于哥伦比亚大学并获化学博士学位。获博士学位后，肯德尔在帕克戴维斯制药公司做了一段时间的化学师，1911 年进入纽约市圣卢克医院做医生，并进行甲状腺激素的研究。1914 年，肯德尔从圣卢克医院转入梅奥财团医院生理化学实验室，任生理化学教授，继续研究甲状腺激素。同年底，他成功提取出甲状腺素的结晶体，这是人类历史上第二个被分离出的激素。这个研究成果为甲状腺素缺乏患者带来了福音，也为甲状腺素的生理特征研究提供了基础，而肯德尔对于人类所做出的更大贡献，则来自随后对肾上腺皮质激素的研究。

20 世纪 30 年代，肯德尔主要致力于肾上腺皮质激素的分离和鉴定。1934 年，他从牛肾上腺皮质分离出肾上腺皮质激素纯结晶，进而分离出 20 多种物质，从中得到化合物 A、B、E、F 4 种皮质类固醇。几年后，他将自己得到肾上腺皮质激素的情况告诉了亨奇。亨奇了解清楚后，非常高兴，认为肾上腺皮质激素可能与风湿性关节炎有关，因为当时已经观察到接受手术的病人在手术后肾上腺会增强活动，而缺少肾上腺皮质激素的病人则会产生和风湿性关节炎病人相类似的一些症状。

肯德尔与亨奇经过一番探讨后，认为根据化合物的结构和特性，化合物 E 最有可能存在可以治疗风湿性关节炎的可能性。科学的火花一经汇合，两人立即决定合作进行相关的临床研究。

然而，他们的合作研究进展得并不顺利，由于当时提纯的工艺技术还很落后，提纯一丁点化合物 E 就要耗费巨额资金，他们根本就承担不起。“二战”的白热化给了他们机会，据说当时德国给他们的飞行员注射肾上腺皮质激素，这让飞行员们可以在 4 万英尺以上的海拔高度上飞行，而美国情报机构发现德国正在从阿根廷大量收购牛肾上腺，于是美国军方决定支持对肾上腺分泌物的研究。

于是，默克制药公司和梅奥财团医院合作，召集了一批科学家，进行了艰苦的研究，终于在 1948 年提纯、制备了纯度较高、可用于临床实验的化合物 E。有了可以做临床实验的化合物 E，肯德尔和亨奇立即开始验证自己的假说——一位 29 岁、病情极为严重的女性风湿性关节炎患者，成了他们研究的第一个对象。她接受了化合物 E 的注射，几天后奇迹般地走出了医院。

随后，两人又扩大试验范围，证实化合物 E 对许多炎症性疾病都有疗效。化合物 E 后来被命名为“可的松”。可的松等类固醇激素类药物的到来，使人类有史以来第一次不仅能缓解风湿性关节炎患者的痛苦，而且还能阻止他们的疾病进程。

塔德乌什·赖希施泰因（Tadeusz Reichstein）（1897 年 7 月 20 日—1996 年 4 月 1 日），波兰裔瑞士化学家。赖希施泰因出生于波兰符沃次瓦维克城，少年时随母亲移居瑞士苏黎世。1914 年，他进入苏黎世技术学院学习，1922 年获该校化工学博士学位。大学毕业后，他开始自己从事工业设计，由于设计技术扎实，颇得客户的认可，因此业务开展得很顺利，几年间获得了可观的财富。然而，赖希施泰因的志趣并不在设计上，而是在化学研究方面。因此，他于 1930 年毅然放弃了已经做得很好的工业设计工作，前往苏黎世联邦理工学院任职，从事化学教学与研究。在教学与研究中，他得到了学院著名化学家鲁齐卡的指导，使他的学识有了极大的长进。赖希施泰因在鲁齐卡的指导下，开始研究维生素 C 的合成。经过 3 年的不懈努力，他终于在 1933 成功地通过一步发酵法合成了维生素 C，并将其用于工业生产。这是对医药工业和临床治疗的一个巨大的贡献，引起了世界医学界的广泛关注。

1934 年，赖希施泰因从瑞士欧加农公司获知了肯德尔成功分离肾上腺皮质激素并鉴定其化学性质的消息，随即顺着这条道路继续进行探索。赖希施泰因从成吨的牛肾上腺中提取出极少的肾上腺皮质结晶体，从中分离、纯化出 20 多种物质，并且确定了每一种物质的结构和功能。他成功地阐明了一些肾上腺皮质激素的生理功能，还弄清了阿狄森氏病的病因，为临床治疗提供了前所未有的理论依据。1936 年，赖希施泰因的研究又有了新的成果，他分离、纯化出最具活性的醋酸氢化可的松，随后又成功合成了醋酸氢化可的松的母体——可的松。

第七章 休 克

1. 发现毛细血管运动的调节机制（1920 年诺贝尔生理学或医学奖）

沙克·奥古斯特·史丁伯格·克罗（Schack August Steenberg Krogh）（1874 年 11 月 15 日—1949 年 9 月 13 日），丹麦人，1916—1945 年，是哥本哈根大学动物生理学系的教授。他是生理学领域中许多研究的奠基者之一。1920 年，奥古斯特·克罗因为发现了骨骼肌里面的微血管调控机制而获得诺贝尔生理学或医学奖。

2. 发现百浪多息（一种磺胺类药物）的抗菌效果（1939 年诺贝尔生理学或医学奖）

格哈德·多马克（Gerhard Domagk）（1895 年 10 月 30 日—1964 年 4 月 24 日），德国生物化学家。多马克于 1895 年 10 月 30 日生于勃兰登堡（现波兰）的拉戈，在基尔大学的学习生活刚刚开始就因为第一次世界大战而中断了。他自愿参加了战争，1915 年在战争中负伤。此后他回到基尔大学，并于 1921 年获医学学位。

在 20 世纪他进入工业界，在 L. G 染料工业公司工作，这是德国染料界的一家大企业。多马克从探索某些染料应用于医学上的可能性这样的观点出发，开始对新染料进行系统的研究（他毕竟是一位受过专业培养的医生）。当时有一种新合成的染料，这是一种橘红化合物，其商品名称为百浪多息。

1932 年，多马克发现，注射这种染料对老鼠的链球菌感染非常有效。这是一项使人极为兴奋的发现。大约 30 年前，欧利希和其他一些人已经发现了若干疾病的化学治疗剂，不过，这些疾病像锥虫病就是由原生动物引起的，或者像梅毒则是由不常见的细菌所造成的。对于更多的常见而更微小的细菌，则纯化学性质的治疗还无能为力。多马克通过非常直接的途径发现百浪多息的作用对人类也是适用的。他的小女儿因为被针刺了一下而受到链球菌的感染，在采用各种方法医治无效后，多马克在绝望中对她注射了大剂量的百浪多息，她很快恢复了健康，因而在 1935 年世界都知道了这种新药。当百浪多息被用来挽救美国总统的儿子小 F. D. 罗斯福时，这种新药便获得了更大的名声；当时这位病人也是因为感染而垂危。不久，博韦认识到并非所有的百浪多息分子都是获得明显抗菌作用所必需的。只有其中的一部分，即对氨基苯磺酰胺才是其有效因素；对氨基苯磺酰胺这种化合物，化学家熟知已有三十年左右的历史。对氨基苯磺酰胺及有关的磺胺类化合物的应用开创了特效药的新时代。许多传染性疾病特别是某些肺炎类疾病，一下子就变得没有什么可怕的了。此后不久，杜博斯的研究揭示了下述事实：不仅合成化合物，而且由微生物产生的天然化合物也能用作抗菌剂。这转过来又把被忽视的弗莱明在青霉素方面所做工作的声望提高了，并从而开创了医学的新时代。

1939 年诺贝尔奖的名单公布时，人们一点也不意外。人们意外的是，诺贝尔奖委员会宣布多马克获奖后，他就被秘密警察逮捕了。

原来，在生理学或医学奖公布的前一周，一名纳粹反对者获得了和平奖。这极大地惹恼了德国纳粹政府，因此它紧急出台法律，规定德国人不可以接受诺贝尔奖。多马克被关押了一个星期，之后不得不拒绝奖项。原本属于他的奖杯足足等了 8 年，才在 1947 年纳粹倒台后重新回到了他的手中。

3. 发现青霉素及其对各种传染病的疗效（1945 年诺贝尔生理学或医学奖）

亚历山大·弗莱明（Alexander Fleming）（1881 年 8 月 6 日—1955 年 3 月 11 日），英国细菌学家，生物化学家，微生物学家。

弗莱明于 1923 年发现溶菌酶，1928 年首先发现了青霉素。后英国病理学家弗洛里、德国生物化学家钱恩进一步研究改进，并成功地用于医治人的疾病，三人共获 1945 年诺贝尔生理或医学奖。

青霉素（也叫盘尼西林）的发明者亚历山大·弗莱明于 1881 年出生在苏格兰的洛克菲尔德。弗莱明从伦敦圣马利亚医院医科学校毕业后，从事免疫学研究；后来在第一次世界大战中作为一名军医，研究伤口感染。他注意到许多防腐剂对人体细胞的伤害甚于对细菌的伤害，他认识到需要某种有害于细菌而无害于人体细胞的物质。

战后弗莱明返回圣马利亚医院。1922 年他在做实验时，发现了一种他称之为溶菌霉的物质。溶菌霉产生在体内，是黏液和眼泪的一种成分，对人体细胞无害，它能够消灭某些细菌，但不幸的是在那些对人类特别有害的细菌面前却无能为力。

每个小学生都读过弗莱明的传奇故事——他在皮氏培养皿中发现青霉素霉菌。他攻克一道道技术难关，同众多持怀疑态度的人展开长期不懈的斗争，最终取得了胜利——青霉素的发明成为 20 世纪医学界最伟大的创举。数十年后，严肃的历史学家们还在整理他的传奇故事。的确，弗莱明发现了青霉素，但他并没有意识到他发现的是什么——对此他一无所知。是另外两位科学家——霍华德·弗洛里和厄恩斯特·钱恩，从这个已被人遗忘的发现中挽救了有治疗效果的霉菌，证明了青霉素的功效，并把这项技术奉献给人类，从此开创了抗生素时代。

弗莱明两次在实验室里获得意外发现的故事已广为人知。第一次是 1922 年，患了感冒的弗莱明无意中对着培养细菌的器皿打喷嚏；后来他注意到，在这个培养皿中，凡沾有喷嚏黏液的地方没有一个细菌生成。随着进一步的研究，弗莱明发现了溶菌酶——在体液和身体组织中找到的一种可溶解细菌的物质，他以为这可能就是获得有效天然抗菌剂的关键。但很快他就丧失了兴趣：试验表明，这种溶菌酶只对无害的微生物起作用。

1928 年运气之神再次降临。在弗莱明外出休假的两个星期里，一只未经刷洗的废弃的培养皿中长出了一种神奇的霉菌。他又一次观察到这种霉菌的抗菌作用——细菌覆盖了器皿中没有沾染这种霉菌的所有部位。不过，这一次感染的细菌是葡萄球菌，这是一种严重的、有时是致命的感染源。经证实，这种霉菌液还能够阻碍其他多种病毒性细菌的生长。

弗莱明在论文中提到青霉素可能是一种抗生素，仅此而已。他没有开展观察青霉素治疗效果的系统试验。他给健康的兔子和老鼠都注射过细菌培养液的过滤液——进行青霉素的毒性试验，但从未给患病的动物注射过。如果当时他做了这方面的试验，这种“神奇药物”很可能会提早10年问世。

诺贝尔奖评奖委员会并没有受舆论的蒙蔽而将1945年的诺贝尔生理学或医学奖授予弗莱明一人。作为弗莱明的合作者，弗洛里和钱恩与他共同获得了诺贝尔生理学或医学奖。

厄恩斯特·鲍里斯·钱恩（Ernst Boris Chain）（1906年6月19日—1979年8月12日），德国－英国生物化学家。钱恩是一位化学家的儿子，他曾在柏林学习，1903年毕业于腓特烈－威廉大学。1933年初，希特勒势力的出现中断了他平静的生活。钱恩看到了事情的不可避免性，因而立即离德赴英。于英国剑桥他在霍普金斯领导下工作。1935年他应弗洛里的邀请去牛津。在牛津，当他调查研究弗莱明关于溶菌酶的发现时，偶尔发现了弗莱明对青霉素所进行的研究。他告诉了弗洛里，于是他们一起开始对青霉素进行探索。为此，钱恩同弗洛里和弗莱明一起分享了1945年的诺贝尔生理学或医学奖。钱恩也发现了青霉素酶，这是一种能催化青霉素破坏的酶。二次大战后，他在罗马一所卫生学院任科学主任，之所以到罗马工作，是因为他想在比大不列颠更好的设备条件下从事研究活动。然而，他于1961年又返回伦敦大学，因该校为他建造了一个新的实验室。

霍华德·华特·弗洛里（Howard Walter Florey）（1898年9月24日—1968年2月21日），英国著名病理学家，英国牛津大学病理学教授。1922年毕业于阿德莱德大学医学院后，到牛津高等生理学院和剑桥大学深造，早年研究细菌和霉菌分泌的抗生物质。1939年以后弗洛里与钱恩等人进行青霉素研究。1955年后弗洛里又从事实验病理学研究，研究小血管的结构与功能、动脉粥样硬化的实质等，将生理学和生物化学的方法引进病理学研究。他突出的贡献是对青霉素所作的化学、药理、毒理等方面的系统研究。

青霉素的大量生产：

1928年，英国细菌学家亚历山大·弗莱明发现青霉菌能分泌一种物质杀死细菌，他将这种物质命名为“青霉素”，但他未能将其提纯用于临床。1929年，弗莱明发表了他的研究成果，遗憾的是，这篇论文发表后一直没有受到科学界的重视。

10年后，德国化学家钱恩在旧书堆里看到了弗莱明的那篇论文，于是开始做提纯实验。1940年冬，钱恩提炼出了一点点青霉素，这虽然是一个重大突破，但离临床应用还差得很远。

1941年，青霉素提纯的接力棒传到了澳大利亚病理学家弗洛里的手中。在美国军方的协助下，弗洛里在飞行员外出执行任务时从各国机场带回来的泥土中分离出菌种，使青霉素的产量从每立方厘米2单位提高到了40单位。

虽然这离生产青霉素还差得很远，但弗洛里还是非常高兴。一天，弗洛里下班后在实验室大门外的街上散步，见路边水果店里摆满了西瓜，“这段时间工作进展不错，买几只西瓜慰劳一下同事们吧！”想着，他走进了水果店。

这家店里的西瓜看样子都很好，弗洛里弯下腰，伸出食指敲敲这只、敲敲那只，然后随手抱起几只，交了钱后刚要走，忽然瞥见柜台上放着一只被挤破了的西瓜。这只西瓜虽然比别的西瓜要大一些，但有几处瓜皮已经溃烂了，上面长了一层绿色的霉斑。

弗洛里盯着这只烂瓜看了好久，又皱着眉头想了一会，忽然对老板说："我要这一只。"

"先生，那是我们刚选出的坏瓜，正准备扔掉呢？吃了要坏肚子的。"老板提醒道。

"我就要这一只。"说着，弗洛里已放下怀里的西瓜，捧着那只烂瓜走出了水果店。

"先生，您把那几只好瓜也抱走吧，这只烂瓜算我送你的。"老板跟在后面喊。

"可我抱不了那么多的瓜啊，再说，要是把这只打烂了怎么办？"

"那、那我把刚才的瓜钱退给您吧！"老板举着钱追了几步，但弗洛里已走远了。老板摇了摇头，有些不解地望着这个奇怪的顾客远去的背影。

弗洛里捧着这只烂西瓜回到实验室后，立即从瓜上取下一点绿霉，开始培养菌种。不久，实验结果出来了，让弗洛里兴奋的是，从烂西瓜里得到的青霉素，竟从每立方厘米40单位一下子猛增到200单位。

1943年10月，弗洛里和美国军方签订了首批青霉素生产合同。青霉素在"二战"末期横空出世，迅速扭转了盟国的战局。战后，青霉素更得到了广泛应用，拯救了数以千万人的生命。

4. 发现神经末梢中的体液性传递物质及其贮存、释放和抑制机理（1970年诺贝尔生理学或医学奖）

该奖由乌尔夫·斯万特·冯·奥伊勒与伯纳德·卡茨、朱利叶斯·阿克塞尔罗德一起获得。

一个多世纪以来，研究神经活动的电变化是获取有关神经作用机制认识的唯一途径。后来戴尔（H. Dale）和列维（O. Loewi）证明了神经冲动是通过两条途径（电传导和化学途径）经过神经纤维的。谢林顿（C. Sherrington）和艾德里安（E. Adrian）、厄兰格（J. Erlanger）和加塞（H. Gasser）、埃克尔斯（J. Eccles）、霍奇金（A. Hodgkin）和赫克斯利（A. Huxley）——所有这些诺贝尔奖获得者都是研究其中的第一条途径（即神经冲动的电传导途径）而闻名于科学界的。而戴尔和列维、卡茨（B. Katz）、阿克塞尔罗德（J. Axelrod）和奥伊勒则是研究其中的第二条途径（即神经冲动是如何从化学上经过微小的突触进行传递的）而获得诺贝尔奖的。

乌尔夫·斯万特·冯·奥伊勒（Ulf Svante von Euler）（1905年2月7日—1983年3月9日），瑞典生理学家、药理学家。奥伊勒出生于瑞典斯德哥尔摩，他的父亲汉斯·冯·奥伊勒因"对辅酶的研究促进了糖及磷酸盐的生物化学研究，并阐明了多种维生素的化学结构"，获1929年诺贝尔化学奖。他的外祖父佩尔·西奥多·克里夫是乌普萨拉大学的化学教授，发现了化学元素铥和钬。他的母亲阿斯特丽德·克里夫是一位博士、教授，对硅藻和地质学进行了深入的研究。

受家庭氛围的影响，奥伊勒从小就爱读书。作为一个特殊的高级知识分子家庭，他的家里充满了学术气氛，使他有机会接触到许多知名科学家，对他后来热衷于研究工作产生极大的影响。

1926年起，奥伊勒在卡罗林斯卡学院的药理系当助手，1930年完成博士论文并获医学博士学位，随后留校任教，成为药理学助理教授。1939年，他被任命为卡罗林斯卡学院生理学教授。

洛伊和戴尔通过实验研究发现，细胞间的兴奋传递是靠化学物质进行的，从而确定了“化学传递论”。当时只是确定了“迷走递质”和“交感递质”，迷走递质很快就被戴尔等人确定为乙酰胆碱，但对交感递质的研究则一直没有进展。在戴尔实验室的工作经历激起了奥伊勒探究交感递质的热情，于是他将大量的时间和精力放在了对交感递质的实验研究上。

功夫不负有心人。1946 年，奥伊勒通过大量的实验研究，以无可争辩的事实正式确定交感递质就是去甲肾上腺素，并鉴定出肾上腺素能神经递质就是去甲肾上腺素。此后，他的大部分研究工作就一直以此为课题。他领导的实验室研究了去甲肾上腺素在神经和器官中的分布情况，同时还对其作了定量分析。他发现去甲肾上腺素贮存在神经纤维自身的内部，这为阿克塞尔罗德判定酶在神经活动中的作用打下了基础。

奥伊勒发现了去甲肾上腺素，他在此基础上发现，分离并命名了能灭活去甲肾上腺素的酶。该酶能对抗某些亲精神药的作用，也能用于研究高血压和精神分裂症。正是这一成果催生了一系列新的抗抑郁症药物。

1958 年起，除了神经传递过程外，奥伊勒开始研究涉及递质吸收、储存及从神经颗粒释出等课题，为数众多的大学生、助理研究员和副研究员都参加过这些研究。这项研究具有重要的理论意义，对化学递质的研究具有很大启发性。

1935 年他从精液中提取了一种全新的物质，取名为前列腺素，并最先对前列腺素进行初步的分离和纯化。这项工作进行到一定阶段的时候，他对交感递质的研究产生了极大的兴趣，遂将前列腺素的研究转交给自己十分信任的另一位科学家贝格斯特隆来做。贝格斯特隆十分勤奋，最终因为成功分离和纯化了前列腺素而获 1982 年诺贝尔生理学或医学奖。

伯纳德·卡茨（Bernard Katz）（1911 年 3 月 26 日—2003 年 4 月 20 日），在德国出生，后加入英国国籍，他以研究神经生物化学而著名，1934 年荣获莱比锡大学医学学位，1939 年获伦敦大学学院哲学博士学位，同年在澳大科亚悉尼医院工作。卡茨于 1952 年在大学学院任生物物理系教授及系主任，1978 年退休。卡茨研究了神经介质从神经末稍释放的机制，他与同事们在关于神经传导的化学方面有许多发现，包括发现钙离子在促进神经介质的释放方面的作用。

朱利叶斯·阿克塞尔罗德（Julius Axelrod）（1912 年 5 月 30 日—2004 年 12 月 29 日），美国生物化学家。阿克塞尔罗德的父母都是波兰犹太移民。他于 1912 年 5 月 30 日生于美国纽约市，就读于纽约市立学院，1933 年毕业获得生物和化学学士学位，1941 年获得纽约大学化学硕士学位，1955 年获得乔治·华盛顿大学药理学博士学位，还曾获芝加哥大学名誉理学博士学位。阿克塞尔罗德于 1935—1946 年任工亚卫生实验室药剂师，1946—1949 年任纽约大学副研究员，1949 年到马里兰州贝塞斯达国立心血管研究所研究化学药理学，1955 年任国立精神病研究所药理部代理主任，1955 年后任主任，1959 年后任乔治·华盛顿大学顾问医师。

第八章　凝血与抗凝血平衡紊乱

1. 发现了 A、B、O、AB 4 种血型中的前三种（1930 年诺贝尔生理学或医学奖）

卡尔·兰德斯坦纳（Karl Landsteiner）（1868 年 6 月 14 日—1943 年 6 月 26 日），美籍奥地利著名医学家，出生于奥地利首都维也纳。从维也纳大学医学院毕业后，兰德斯坦纳继续留校学习化学。他因 1900 年发现了 A、B、O、AB 4 种血型中的前三种，而于 1930 年获得诺贝尔生理学或医学奖。1940 年兰德斯坦纳和亚历山大·所罗门·维纳发现了 Rh 因子，这项发现拯救了很多从母亲那里得到不匹配的 Rh 因子胎儿的生命。

1900 年兰德斯坦纳在维也纳病理研究所工作时，发现了甲者的血清有时会与乙者的红血球凝结的现象。这一现象在当时并没有得到医学界足够的重视，但它的存在对病人的生命是一个非常严重的威胁。兰德斯坦纳对这个问题却非常感兴趣，并开始了认真、系统的研究。

经过长期的思考，兰德斯坦纳终于想到：会不会是输血人的血液与受血者身体里的血液混合产生病理变化，而导致受血者死亡？1900 年他用 22 位同事的正常血液交叉混合，发现红细胞和血浆之间发生反应，也就是说某些血浆能促使另一些人的红细胞发生凝集现象，但也有的不发生凝集现象。于是他将 22 人的血液实验结果编写在一个表格中，通过仔细观察这份表格，他终于发现了人类的血液按红血球与血清中的不同抗原和抗体分为许多类型，于是他把表格中的血型分成 3 种：A、B、O。不同血型的血液混合在一起就会出现不同的情况，就可能发生凝血、溶血现象，这种现象如果发生在人体内，就会危及人的生命。

1902 年，兰德斯坦纳的两名学生把实验范围扩大到 155 人，发现除了 A、B、O 3 种血型外还存在着一种较为稀少的第四种类型，后来称为 AB 型。1927 年经国际会议公认，采用兰德斯坦纳原定的字母命名，即确定血型有 A、B、O、AB 4 种类型，至此现代血型系统正式确立。

兰德斯坦纳的这一研究成果找到了以往输血失败的主要原因，为安全输血提供了理论指导。但在当时许多人并没有看清楚这项科学发现在医学上的重要意义，所以兰德斯坦纳并没有因此而扬名。直到 8 年后的一个偶然事件才使他声名大噪。

1908 年，兰德斯坦纳离开了维也纳病理研究所，到威海米娜医院当医生，就是他幼年时常去玩的那家医院。这一年春天的一个上午，威海米娜医院的大厅里传来一位妇人的痛哭声，兰德斯坦纳正好从这里经过，使驻足上前观看，原来是她的孩子生病发烧，几天后又出现下肢瘫痪，对此医生们都毫无办法，他们认为这是一种不治之症，无能为力。在绝望的情况下，妇人除了痛哭之外还有什么办法呢？兰德斯坦纳不能见死不救，他仔细检查了一下患儿，似乎觉得并非只有死路一条，因为根据他多年研究的结果，从理论上讲治疗这种病是有一定依据的，只是还没有成功的经验。兰德斯坦纳将这种情况告诉了患儿的母亲，已经绝望的母亲似乎又看到了一丝希望，她决定让兰德斯坦纳试一试。兰德斯坦纳运用血清免疫的原理把病人的病原因子输到一只猴子身上，待猴子产生抗体之后，再把猴子的血制成含有一种抗体的血清，将这种血清接种到病人身上，生病的孩子很快就被救治了。

兰德斯坦纳从此出了名。奥地利医学界人士承认他很有才能，维也纳大学聘请他为病理学教授。但兰德斯坦纳最关心的还是血型研究。他的工作在奥地利不受重视，于是辗转到了美国的洛克菲勒医学院做研究员。

当时以 A、B、AB、O 4 种血型进行输血，偶尔还会发生输同型血后自然产生溶血现象，这对病人的生命安全是一个极大的威胁。1927 年，兰德斯坦纳与美国免疫学家菲利普·列文共同发现了血液中的 M、N、P 因子，从而比较科学、完整地解释了某些多次输同型血发生的溶血反应和妇产科中新生儿溶血症问题。

兰德斯坦纳对于人类血型的杰出研究成果不仅为安全输血和治疗新生儿溶血症提供科学的理论基础，而且对免疫学、遗传学、法医学都具有重大意义。

2. 发现维生素 K 和发现维生素 K 的化学性质（1943 年诺贝尔生理学或医学奖）

受第二次世界大战的影响，1940—1942 年的诺贝尔奖评选工作被迫中止了。经过不懈努力，直到 1943 年才恢复了评选与颁奖，达姆和多伊西分享了当年的诺贝尔生理学或医学奖奖金。获奖的主要原因是：1929—1934 年，达姆发现了与凝血有关的维生素，即维生素 K；多伊西在 1939 年合成了维生素 K，并确定了它的结构。

爱德华·阿德尔伯特·多伊西（Edward Adelbert Doisy）（1893 年 11 月 3 日—1986 年 10 月 23 日），美国生物化学家，生于伊利诺伊州亨姆。多伊西曾于伊利诺伊大学学习，后转入哈佛大学，1920 年获得哲学博士学位（参加第一次世界大战使他取得博士学位的时间推迟了两年），1915 年即在哈佛任助教，1917—1919 年在美国陆军中服役。多伊西退伍后，从 1920 年起，先后在华盛顿大学、圣·路易斯大学担任生物化学讲师、副教授、教授及生物化学部部长等职务。1923 年他在圣路易斯大学医学院任教，从此他就留在那里工作。

维生素的发现充满了意外和偶然，当远航的海员接二连三地死于坏血病时，发现食用柑橘类水果可以预防坏血病，进而发现了维生素 C；吃精米的小鸡患上了脚气病，而当改吃糙米后脚气病就被治好了，维生素 B 也由此被发现了。维生素 K 的发现也是如此，当实验过程中成群的小鸡出现出血症状时，维生素 K 被意外地发现了。多伊西对维生素 K 的研究获得了重大成果。1939 年他成功地提纯出维生素 K1 和维生素 K2，以后他又根据维生素 K1 和 K2 的物理化学性质进行研究，证明和确定了维生素 K1 和 K2 的结构，进而又合成了维生素 K3，获得了专利。他还对胰岛素、血液缓冲体系、胆汁酸代谢、抗生素等进行了研究。

亨利克·达姆（Carl Peter Henrik Dam）（1895 年 2 月 21 日—1976 年 4 月 18 日），丹麦生物化学家、生理学家。达姆出生于丹麦首都哥本哈根，父亲是药剂师，母亲是教师。受当药剂师的父亲的影响，达姆从小就对生物化学怀有浓厚的兴趣。童年时，他常去外祖父在哥本哈根郊区的农场，特别喜欢和农场里的牲畜、家禽玩耍，还帮着外祖父饲养家禽。他聪明好学，中学毕业后考入了哥本哈根工艺学院化学系，于 1920 年毕业。大学毕业后，达姆受聘于哥本哈根皇家农业和兽医学校，担任化学教员。1923 年，达姆到哥本哈根大学任教，在医学院的病理生理实验室当讲师。哥本哈根大学是丹麦规模最大、最有名望的综合性大学，构建起了斯堪的纳维亚的经济和科技，为丹麦培训了许多专业人才。

1935 年，达姆把这种新发现的脂溶性物质命名为维生素 K（Koagu-La-tions-Vitamin）。之所以这样命名，其理由是，K 是还没有用于维生素命名的字母；按照斯堪的那维亚和德语的拼法，K 又是“凝固”一词的第一个字母。随后，达姆到瑞士苏黎世与卡雷合作，从事脂溶性维生素 K 的制备、纯化和鉴定工作。他们终于在 1939 年从绿色叶子中提炼出了接近纯晶的维生素 K，并予以报道。这一发现很快给临床医学带来了福音，很多以前由于缺乏维生素 K 引起的疾病，现在不再被视为不治之症了。

第九章　缺血－再灌注损伤

1. 关于血管缝合以及血管和器官移植方面的研究（1912 年诺贝尔生理学或医学奖）

亚历克西·卡雷尔（Alexis Carrel）（1873 年 6 月 28 日—1944 年 11 月 5 日），是一名法国外科医师、生物学家与优生学家。他出生于法国里昂，少年时在家里接受母亲的教育，后来就读于里昂的圣约瑟夫学院，1889 年获文学学士学位。1890 年他又获理学学士学位。在乡间担任了一段时期的中学教师后，他又返回里昂大学进修医学，并于 1900 年获医学博士学位。毕业后，卡雷尔留在母校担任解剖学及外科手术的教学工作，1904 年去美国芝加哥，1905 年进入芝加哥大学工作，1906 年转入洛克菲勒基金会医学研究所工作。第一次世界大战开始后，卡雷尔在法国军队医疗团工作（1914—1919 年），并担任陆军军医少校。在此期间，他帮助制定了著名的“卡雷尔—戴金战伤处理法”，这种方法后来被广泛使用。1939 年，第二次世界大战爆发，卡雷尔在法国卫生部工作 1 年，而后在政府所设的人类问题研究所任所长，直至 1944 年 11 月 5 日在巴黎逝世，享年 71 岁。

卡雷尔的研究主要为实验外科和组织及全器官移植。1902 年，他在里昂成功地进行了人的血管缝合术，被称为“卡雷尔缝合法”。1910 年，他证实血管可冷藏后长期保存，然后可再应用于移植手术。1908 年，他设计了全器官移植，后来他在美国先成功试验输血治疗，而后又创造了能够在体外观察细胞发育和分裂的“组织培养法”。1935 年，他与美国飞行家查尔斯·林白合作发明了机械心脏，同时，他提出了人的任何脏器都可以移植的理论，并最终经过实验证明，人体中的任何器官都可以离开人体在体外的装置中继续存活，需要时可以替换患者的坏死器官。这一成就对医学的贡献是划时代的。他所著的《人，难以了解的万物之灵》一书，对人体组织、生理作用及病理医疗等均作了详尽而通俗的介绍，颇受读者欢迎。

基于医学上的成就，卡雷尔成为美国等十几个国家学术协会的名誉会员。法、美等多所著名大学授予他荣誉博士学位，并得到法、比等几个国家的奖章或勋章。基于对血管缝合和器官移植术的研究和贡献，亚历克西·卡雷尔获 1912 年诺贝尔生理学或医学奖。

2. 心脏导管术及其在循环系统的病理变化方面的发现（1956 年诺贝尔生理学或医学奖）

安德烈·弗雷德里克·考南德、迪金森·伍德拉夫·理查兹和沃纳·福斯曼三人一同被授予诺贝尔生理学或医学奖，以表彰他们“发明心脏导管术和发现循环系统的病态变化”。

安德烈·弗雷德里克·考南德（André Frédéric Cournand）（1895 年 9 月 24 日—1988 年 2 月 19 日），法国医生和生理学家。考南德出生在巴黎，1930 年移居美国，1941 年加入美国国籍。他曾担任美国哥伦比亚大学医师和外科医生学院教授、哥伦比亚大学教授。考南德毕业于索邦大学，后继续学习物理、化学和生物学，1914 年开始学习医学。1925 年他进入巴黎医院实习，1930 年获巴黎大学医学博士学位。1930 年考南德赴美国留学深造，在纽约贝尔维医院的结核科做研究生工作，不久升为主任研究医师。后考南德长期工作于哥伦比亚大学附属医院心肺实验室，1934 年任实验室主任。1941 年入美国籍，1951 年升为教授。

考南德在美国哥伦比亚大学同理查兹共同进行人体呼吸生理学研究，并取得了重要成果，特别在是慢性肺疾病方面。1940 年，两人查阅文献，读到了福斯曼当年刊登在《临床周刊》上的论文《右心导管检查术》，重新发现了这项技术。两人对这项技术产生了极大的兴趣，立即重复了实验。

他们将福斯曼的技术多次应用于活体实验动物身上，实验结果显示将导管插入动物心脏对心功能的影响不大。于是，两人决定进一步发展这项技术，力争早日在临床上应用。

考南德和理查兹发现了福斯曼当年的心脏插管技术后，肯定了心脏导管术的临床实用效应，决定在福斯曼研究的基础上，对该技术进行改进，使之逐步完善并在临床上得到推广。

考南德侧重研究心脏生理学，理查兹侧重研究心肺疾病，他们先后对外伤性休克、先天性心脏病、心力衰竭、心脏用药含量测定以及由于慢性心肺疾病导致的各种功能失调都作了广泛的研究，且获得了满意的成果。

在研究过程中，两人把福斯曼的心脏介入技术继续加以实验，并准备应用于病人身上。1940 年，他们首次尝试在病人身上进行这一操作。获得成功后，他们设计了一种易于操作的新型导管，并制造了一种新的测量装置，可以同时记录 4 种不同的压力波。

1941 年，他们用新型导管和新的测量装置做临床实验，通过心脏导管术来测定心脏各部位的血流量及压力，获得了许多第一手数据，积累了许多经验。

在联邦政府医学研究委员会的资助下，两人于 1942—1944 年对一百多名遭遇了外伤性休克、出血性休克、烧伤性休克的危重病人进行实验和研究，并通过心血管造影术来判定心脏功能和心脏病的本质及程度，阐明了心肺之间不可分割的密切关系及功能，使许多疑难性心脏疾病能够通过心脏导管术而得到准确的诊断。

至 1945 年底，他们已经积累了 1200 次心脏导管术方面的临床经验，为心脏介入手术开辟了前进的道路，一些前所未有的心脏介入手术也开始在临床上出现了。

迪金森·伍德拉夫·理查兹（Dickinson Woodruff Richards）（1895 年 10 月 30 日—1973 年 2 月 23 日），是一位美国医生与生理学家。理查兹出生于新泽西州的奥兰治，病逝于康涅狄格州的莱克维尔。

沃纳·福斯曼（Werner Forssmann）（1904 年 8 月 29 日—1979 年 6 月 1 日），德国外科医生。1904 年 8 月 29 日生于柏林；1979 年 6 月 1 日卒于联邦德国朔普夫海姆。福斯曼在第二次世界大战中曾被美国俘虏，在监狱度过一段时间。在这段小插曲之前，他是外科医生，释放后继续从事外科工作。福斯曼是首次研制出一套实用的心脏导管插入系统的人。他将一根在射线下不透明的导管插入肘部静脉（他自己的肘部静脉），因此用 X 射线就能跟踪它的行踪，并使它沿着静脉安全地到达心脏。在理论上这就可能不用外科手术而研究病变心脏的结构和功能，做出更精确的诊断。然而在库尔南和里查兹进一步改良了此项技术之前，福斯曼的这项技术一直未受到重视。

3. 发现调节免疫反应的细胞表面受体的遗传结构（1980 年诺贝尔生理学或医学奖）

该奖由巴茹·贝纳塞拉夫、乔治·斯内尔和让·多塞三人共同获得。

巴茹·贝纳塞拉夫（Baruj Benacerraf）（1920 年 10 月 29 日—2011 年 8 月 2 日），出生于委内瑞拉加拉加斯，是一位委内瑞拉－美国医学家，他的主要工作领域是免疫学和移植医学。他的父母是西班牙裔人。他的童年和少年（1925—1939 年）是在法国巴黎度过的，他在那里上中学，他的父亲是一位富有的地毯商。1939 年贝纳塞拉夫居家移居纽约。至 1942 年为止，贝纳塞拉夫在哥伦比亚大学学医。1943 年他加入美国国籍，此后他又在里士满的弗吉尼亚医学院继续学习。1945 年他获医学博士学位，并在纽约昆斯医院成为助理医生，后来他转移到法国南锡的军医院。服役满后他在哥伦比亚大学的微生物学系从事研究工作。1956 年贝纳塞拉夫被授任纽约大学比较病理学特殊教授。1960 年他成为正式教授。1970 年波士顿的哈佛大学聘请他为比较病理学教授。他在哈佛大学工作直至退休。

他与乔治·斯内尔和让·多塞一起因“发现了控制免疫反应的、遗传的细胞表面结构”而获诺贝尔生理学或医学奖，对移植后组织的免疫相容性研究做出了巨大贡献。他们通过试验证明这个相容性是遗传决定的。他们证实白血球表面携带着与其他细胞相同的表面结构。这样他们可以建立一种与血型类似的免疫理论系统。通过他们的工作科学家才能够对免疫相容性进行试验研究。今天，医生只要通过验血就可以确定移植器官会引起怎样的免疫反应。

乔治·斯内尔（George D. Snell）（1903 年 12 月 19 日—1996 年 6 月 6 日），美国遗传学家，出生于马萨诸塞州布雷得福。斯内尔于 1926 年毕业于达特默思，1930 年在哈佛获遗传学博士学位，1935 年进入杰克逊实验所。自 1944 年开始，斯内尔即对组织移植以及个体接受或排斥移植物的情况深感兴趣。他发现遗传因素十分重要。如果被移植的小鼠与移植物属于同一品种，移植物就能成活；如果不是同一品种，就被排斥。他发现了与接受或排斥有关的特殊基因的位置所在。他的主要成就是发现遗传因素决定了个体间移植组织或器官存活状况，并最早提出了 H－抗原的概念，其发现了小鼠的主要溶组织性抗原复合体（MHC）H－2 系统。

让·多塞（Jean Dausset）（1916 年 10 月 19 日—2009 年 6 月 6 日），生于法国图卢兹。他的父亲是一名优秀的医生，他希望儿子长大后能继承自己的事业，为了让儿子喜爱医学，他带着儿子跟着医学院的学生们观摩手术，但当让·多塞看到血淋淋的手术场面时竟然晕倒了。父亲十分生气，打了儿子几个耳光，这反而使让·多塞的抵触情绪更强烈了。后来，父亲让自己的助手带着让·多塞到卢瓦尔河漂流，并利用这个机会，向让·多塞介绍了很多有趣的医学知识，还讲了许多当医生的为病人解除痛苦时所体验到的成就感与快乐，这使让·多塞逐渐对医学产生了兴趣，并最终做出了学医的选择。他于巴黎费奈隆学校获得学士学位，1930 年代晚期在巴黎大学学习医学。大学毕业后，他“二战”时曾在北非服务，在“二战”中，他在一个输血单位为伤员服务，从而引起他对血液学和输血免疫反应的兴趣。让·多塞最著名的成就是于 1958 年首次发现了细胞表面标记，后称为 HLAs［人类的主要组织相容性抗原（HLA）中的一种，命名为 Mac］，帮助人体免疫系统辨别自身细胞和外来组织。关于这一研究的相关论文已被引用超过 250 次，在免疫学方面做出了突出贡献，他在这方面的研究促成组织分型，有助于减少器官移植的排斥反应。

4. 关于人体器官和细胞移植的研究（1990 年诺贝尔生理学或医学奖）

美国科学家约瑟夫·默里（Joseph Murray）（1919 年 4 月 1 日—2012 年 11 月 26 日）和爱德华·唐纳尔·托马斯（Edward Donnall Thomas）（1920 年 3 月 15 日—2012 年 10 月 20 日），“因发明应用于人类疾病治疗的器官和细胞移植术”（for their discoveries concerning organ and cell transplantation in the treatment of human disease）而获 1990 年诺贝尔生理学或医学奖。托马斯被称为“骨髓移植之父”。

托马斯出生于美国得克萨斯州小镇马特（Mart），1937 年，托马斯考入位于奥斯汀的得克萨斯大学，所学专业为化学和化学工程，1941 年毕业，以优异成绩获得学士学位，2 年后又获硕士学位。获硕士学位后，托马斯决定沿着父亲的足迹学习医学，开始在得克萨斯大学加尔维斯顿医疗分部接受医学培训。然而，6 个月后他转入哈佛医学院学习，在这里他对贫血和白血病产生了浓厚兴趣。1946 年，托马斯获医学博士学位。1956 年底，托马斯对一对同卵双胞胎进行了第一次骨髓移植以治疗其中一名晚期白血病患者，随后又对 5 名患者进行了相同的治疗。尽管注射后 6 位病人都没有出现严重副作用，但遗憾的是仅有一位病人最终检测到供体移植的骨髓，而且没有一位病人生存期超过 100 天。

1954 年 12 月 23 日，默里在同卵双胞胎间成功执行了第一例肾移植手术，从而开创了器官移植的先河。这次突破为托马斯增加了极大的信心。

目前全球每年有 6 万人进行骨髓移植，挽救了大量白血病患者的生命。第一例人体骨髓移植实验于 20 世纪 50 年代由美国科学家爱德华·唐纳尔·托马斯完成，他也因此与第一例肾移植的完成者默里共享 1990 年诺贝尔生理学或医学奖。

第十章　糖代谢紊乱

1. 肌肉运动的能量转换（1922 年诺贝尔生理学或医学奖）

1921 年，诺贝尔生理学或医学奖由于没有合适的人选而导致空缺。到了 1922 年的年底，英国生理学家阿奇博尔德·维维安·希尔（Archibald Vivian Hill）和德国生物化学家奥托·弗利兹·迈尔霍夫（Otto Fritz Meyerhof）同时获得了该奖项。这两位医学科学家并不属于同一个科研团队，也未在科研方面进行过任何合作与交流，却不约而同地在“肌肉运动的能量转换”这一研究课题上有了重大发现，从而被诺贝尔委员会所认可并授奖。

阿奇博尔德·维维安·希尔（Archibald Vivian Hill）（1886 年 9 月 26 日—1977 年 6 月 3 日），英国生理学家，出生于英格兰西南部的海滨城市布里斯托尔，1905 年他顺利通过剑桥大学三一学院的奖学金考试，成为该校数学系的一名学生。他用两年时间完成了三年的数学课程，于 1907 年成为第三位剑桥大学数学学士学位考试甲等合格者。然而，由于数学离现实生活比较遥远，虽然希尔在数学系的学生中鹤立鸡群，但他对数学的兴趣却在不断下降。就在他参加完数学学位考试后不久，便做出了一个令人吃惊的选择：放弃成绩优异的数学，改学完全陌生的生理学。他之所以选择生理学，完全是由于著名生理学家约翰·兰利教授的人格魅力对他所产生的巨大吸引力。转系以后，他一头扎进了生理学的学习与实验之中，经过两年的寒窗苦读，又在自然科学学士学位考试的第二部分取得了第一名的好成绩。就这样，希尔成了一名生理学家，在生理实验室主任兰利教授的领导下开始了生理学的实验研究。

希尔把肌肉的产热研究作为自己的主攻方向，他把物理学的方法引入到生理学的研究之中，通过热电偶记录仪的使用，发现不仅在离体蛙肌强直性收缩时可以测到温度反应，在单次收缩时也能够测到。接下来，希尔调整和改进了相关物理技术，对离体蛙肌做了进一步的实验，发现肌肉产热量随着时间的推移而产生相应的变化。他分别测定了肌肉在收缩或舒张状态下的产热情况，综合相关数据后做出了如下推断：在肌肉的代谢活动中，参与物质化学反应的乳酸消耗量大，而肌肉中合成乳酸及乳酸的转化和燃烧则需要氧气参与。他的这个推断后来被迈尔霍夫验证了。

1914 年第一次世界大战爆发，希尔被迫中断自己的生理学研究而应征入伍，开始了一段军旅生涯。1919 年，希尔终于回到了剑桥大学生理学实验室，次年被聘为曼彻斯特大学生理学教授。经过了战争的洗礼后，他更加努力地投入到科研之中，运用物理学的理论并创新科研方法，对离体肌肉和神经进行了更加细致的热力学研究。他找到了肌肉能量释放与力和速度的确定关系，提出了特征方程与肌肉动力学的三元素模型，成为当时肌肉活动研究的世界第一权威。

希尔还提出了“氧债”和“需氧量”的概念，使人们在观念中建立起运动人体无氧代谢的概念，改变了人们认识身体运动的观念，促进了运动与健康科学的发展。

奥托·弗利兹·迈尔霍夫（Otto Fritz Meyerhof）（1884 年 4 月 12 日—1951 年 10 月 6 日），德国生物化学家，生于汉诺威的一个犹太家庭，大学就读于斯特拉斯堡大学与海德堡大学，1909 年大学毕业，1912 年进入基尔大学任教，并在 1918 年成为教授。第二次世界大战前夕，由于纳粹对犹太人的迫害，迈尔霍夫先是迁居法国巴黎，最后流亡到美国，于宾州大学担任教授，1951 年病逝于费城。

迈尔霍夫早年即从事有关生物能量转换问题的研究，主要以肌肉为材料，阐明了肌肉收缩过程中糖原和乳酸的循环性转变，以及两者之间的关系。此后他进而逐步阐明糖酵解的基本过程和很多有关的酶的作用。他首先提出了能量耦合的观念，并通过多样的实验，证明生物能量转移和磷酸化作用之间有密切联系，发现“肌肉中氧的消耗和乳酸代谢之间的固定关系”。

2. 制成胰岛素（1923 年诺贝尔生理学或医学奖）

该奖授予弗雷德里克·格兰特·班廷和约翰·詹姆斯·理查德·麦克劳德。

弗雷德里克·格兰特·班廷（Frederick Grant Banting）（1891 年 11 月 14 日—1941 年 2 月 21 日），生于加拿大安大略省阿利斯顿，1941 年 2 月 21 日因飞机失事卒于纽芬兰。班廷 1916 年毕业于多伦多大学医学院后即应征入伍，任军医上尉，曾到英国和法国前线。复员后班廷在伦敦西方大学医学院进行研究，兼讲授解剖学与生理学，1921 年回加拿大，在多伦多大学医学院任职，1923 年升教授。第二次世界大战期间，班廷从事航天医学研究。

1921 年他到了多伦多大学，经过一番周折以后，他说服了生理学教授麦克劳德，答应给他几间实验室，并且委派一位合作者，就是贝斯特，以后，约翰·麦克劳德离开那里去度暑假。

班廷和贝斯特结扎了几支狗的胰管，待七周后，这些狗的胰腺都萎缩了，并且失去了消化器官的功能，然而胰岛在外观上仍是完好的。他们从这些胰腺中分离出一种液体，给因切除胰腺而患糖尿病的狗。此提取物很快制止了糖尿病的症状。班廷和贝斯特称此激素为 isletin，而麦克劳德主张用一有趣味的、比较古老的名称 insulin（胰岛素）。

约翰·詹姆斯·理查德·麦克劳德（Macleod，John James Rickard）（1876 年 9 月 6 日—1935 年 3 月 16 日），是一位苏格兰生理学家，曾与班廷共同获得 1923 年诺贝尔生理学或医学奖，因为他们在 1922 年发现了胰岛素。但随后的资料显示，麦克劳德完全没有参加任何有关胰岛素的实验，全部研究工作都是由班廷及其伙伴贝斯特完成的，其仅仅作为实验机构负责人署名。有人说，贝斯特未获奖是诺贝尔奖的遗憾。

麦克劳德出生于苏格兰邓凯尔德附近，1935 年逝世。麦克劳德在 1898 年毕业于玛丽歇尔医学院，以很高的荣誉获得了阿伯丁大学医学学位，曾在莱比锡大学生物研究所进修化学 1 年，后任伦敦大学、莱比锡大学教授等职务，曾在克利夫、多伦多和阿伯丁等地的一些大学中教生理学。麦克劳德早期的研究是关于循环的。从 1902 年到 1922 年，麦克劳德发表了很多关于呼吸控制的论文。后来麦克劳德对碳水化合物的新陈代谢产生了兴趣，尤其对糖尿病感兴趣。

第十一章　脂代谢紊乱

1. 发现胆固醇和脂肪酸的代谢（1964 年诺贝尔生理学或医学奖）

该奖由美国科学家康拉德·布洛赫、德国科学家费奥多尔·吕嫩共同获得。

康拉德·布洛赫（Konrad Emil Bloch）（1912 年 1 月 21 日—2000 年 10 月 15 日），德国生物化学家，1936 年加入美国国籍。布洛赫出生于西里西亚尼斯，1930—1934 年间在慕尼黑工业大学就读，由于纳粹党执政后对犹太人进行迫害，他逃往瑞士达沃斯，1936 年转往美国，进入哥伦比亚大学医学院生物化学系，1938 年获哥伦比亚大学哲学博士学位，并于隔年开始在该校担任教师至 1946 年。之后布洛赫又在芝加哥大学和哈佛大学任教，继续研究脂类，尤其是不饱和脂肪酸。1942 年与 D. 里顿伯格一起发现：胆固醇的生物合成可分 30 余步，而乙酸是基本原料。他与 F. 吕嫩因有关胆固醇及脂肪酸生物合成的发现而获 1964 年诺贝尔生理学或医学奖。布洛赫于 1982 年退休，2000 年时于麻州列克星敦因心脏病逝世，享年 88 岁。

费奥多尔·吕嫩（Feodor Felix Konrad Lynen）（1911 年 4 月 6 日—1979 年 8 月 6 日），一般翻译为吕南，联邦德国生物化学家，生于慕尼黑，毕业于慕尼黑大学，1937 年获哲学博士学位，还曾获弗赖堡大学名誉医学博士学位，1942 年被聘为慕尼黑大学化学讲师，

1947 年升任教授，1956 年起主持马克斯·普朗克细胞化学研究所。吕嫩首先于 1951 年分离了乙酰辅酶 A，为脂肪酸及胆固醇代谢、三羧酸循环等途径的研究铺平了道路；提出脂肪酸生物合成多酶复合体系的观念，并证明生物素和二氧化碳结合形成羧基生物素，即复合酶系的辅因子；又阐明了丙二酰辅酶 A 在脂肪酸合成中的关键地位。

2. 在胆固醇代谢的调控方面的发现（1985 年诺贝尔生理学或医学奖）

该奖由迈克尔·布朗和约瑟夫·里欧纳德·戈尔茨坦两位科学家共同获得。

长期以来，人们已经注意到胆固醇代谢紊乱是形成动脉粥样硬化症的一个重要原因，探讨胆固醇新陈代谢生物学规律，控制血胆固醇水平，是治疗和防止人类动脉粥样硬化症、减少冠心病发病率的直接途径。这个问题一直受到医学界的高度重视。布朗和戈尔茨坦两位教授在 20 世纪 70 年代便一起合作攻研这一课题，经过一系列深入研究，从生物学角度基本阐明了胆固醇的代谢规律。他们提出，胆固醇在体内的转运过程是靠脂蛋白运输系统协助完成的，这个系统根据所转运胆固醇的来源不同分为内、外两个部分。前者如乳糜微粒（CM）司运输小肠摄入的脂类，后者如极低密度脂蛋白（VLDL）司运输肝脏制造的脂类。胆固醇是有极性的物质，经过酯化作用可转变为疏水性胆固醇酯（CE）。

迈克尔·布朗（Michael Brown）（1941 年—），美国医学家，出生于美国纽约市。从宾夕法尼亚大学毕业后，布朗在波士顿的马萨诸塞医院和马里兰州贝塞斯达的全国心脏研究所工作。1977 年以来，布朗一直担任得克萨斯大学西南医学院遗传病研究中心主任职务。布朗和戈尔茨坦共同研究，在治疗由于血液中胆固醇异常高而引起的疾病方面取得了突破。他俩的研究成果对防治动脉硬化尤为重要。他们对防止因动脉硬化而阻碍血液流通，进而导致心力衰竭和心脏病突发所造成的死亡方面做出了卓越贡献。

约瑟夫·里欧纳德·戈尔茨坦（Joseph Leonard Goldstein）（1940 年 4 月 18 日—），是一位美国生化学家与遗传学家，出生于南卡罗来纳州。

由于关于胆固醇的研究，他们在红曲中发现了一种 monacolin k 可以有效地抑制胆固醇。

第十二章　细胞信号转导异常与疾病

1. 发现激素的作用机理（1971 年诺贝尔生理学或医学奖）

厄尔·威尔伯·萨瑟兰（Earl Wilbur Sutherland）（1915 年 11 月 19 日—1974 年 3 月 9 日），是一位美国生理学家，出生于堪萨斯州，于 1971 年因为关于荷尔蒙尤其是肾上腺素作用机制的研究而获诺贝尔奖。

环磷酸腺苷（cAMP）是生命信息传递的“第二信使”，是生命的重要调节物质，以微量广泛存在于动植物各种细胞和微生物中。它是细胞内参与调节物质代谢和生物学功能的重要物质，体内多种激素作用于细胞时，可促使细胞生成此物，转而调节细胞的生理活动与物质代谢。对环磷酸腺苷的发现和“第二信使”的提出，使人类对生命奥秘的认识大大向前迈进了一步，并为未来的众多研究工作奠定了基础。

2. 发现 G 蛋白及其在细胞信号传导中的作用（1994 年诺贝尔生理学或医学奖）

该奖由阿尔弗雷德·古德曼·吉尔曼和马丁·罗德贝尔两位科学家共同获得。

阿尔弗雷德·古德曼·吉尔曼（Alfred Goodman Gilman）（1941 年 7 月 1 日—2015 年 12 月 23 日），出生于美国康涅狄格州纽黑文，1962 年获美国耶鲁大学学士学位，1969 年获凯斯西保留地大学医学博士和哲学博士学位。1962 年大学毕业后，吉尔曼先是进入纽约伯劳斯·韦尔康的实验室工作，之后受聘到克利夫兰的凯斯西储大学研究循环 AMP（CAMP）。在此期间，他遇到了后来的合作伙伴——马丁·罗德贝尔。

血液中的激素或细胞激动素类等生理活性物质，当它们与细胞表面触须般突起的各种受体结合后，会有已结合信号传给细胞内部或细胞核，使其发挥生理作用。由吉尔曼和马丁·罗德贝尔博士发现、由日本研究人员确定其结构的 G 蛋白，是在细胞表面的内侧将受体接收了的信号传导到细胞内部的一种介质，这种介质关系到生物机体的全面运行，在发现 G 蛋白的过程中，百日咳毒素功不可没，因为该毒素对 G 蛋白的机能有阻碍作用，而发现百日咳毒素对 G 蛋白机能有阻碍作用的是日本的研究人员。人类对细胞内信息传递的研究始于科里夫妇，以后又有 E. G. 克雷布斯博士、萨瑟兰德博士等人对生物体内磷酸化的研究。如果将来自细胞外的激素等作为第一信使，将在细胞内发挥其作用的物质作为第二信使的话，那么，对许多第二信使进行诱导的最初的“扳机”就是 G 蛋白。

马丁·罗德贝尔（Martin Rodbell）（1925 年 12 月 1 日—1998 年 12 月 7 日），美国生物化学家、内分泌学家。

3. 发现了一氧化氮（NO）能在心血管系统中充当信号分子（1998 年诺贝尔生理学或医学奖）

该奖授予了 3 名美国科学家——罗伯特·佛契哥特、路易斯·J. 路伊格纳洛和弗里德·穆拉德，因为他们发现硝酸甘油及其他有机硝酸酯可释放一氧化氮气体，而一氧化氮能扩张血管平滑肌从而使血管舒张。

罗伯特·佛契哥特（Robert F. Furchgott）（1916 年 6 月 4 日—2009 年 5 月 18 日），出生于南卡罗来纳州，美国教授、药理学家。

佛契哥特出生于美国罗莱纳州南部的查尔斯顿，1937 年在 Carolina 大学获化学学士学位，1940 年在 Northwestern 大学获生物化学博士学位，1956—1988 年在美国纽约州立大学药理学系任教授，1956 年前往纽约州立大学任教前，一直在科内尔大学和华盛顿大学从事教学科研工作。他有关一氧化氮有助扩张血管的研究，促成治疗阳痿的药物“伟哥”的诞生，外界一直称他为“伟哥之父”。

1980 年，佛契哥特发现血管扩张的原因是其表面细胞能产生一种未知的信号分子，可使平滑肌细胞放松。路伊格纳洛任教于得克萨斯大学医学院，随后加入佛契哥特对“未知信号分子”的研究之中，结果发现是一氧化氮物质。他与佛契哥特于 1986 年 7 月发表这项研究结果。

一氧化氮的发现使人们对于阴茎勃起的生理有了更加科学的了解。一氧化氮经性刺激后大量出现，经阴茎血管平滑肌上的酶产生作用，再因磷酸二酯酶的代谢而消退，阴茎勃起状态便因此而消失。“伟哥”的药理即在抑制二酯酶的代谢，让阴茎血管维持较长的扩张状态，达到治疗阳痿的作用。“伟哥”就是根据这种原理制成的。

路易斯·J. 路伊格纳洛（Louis J. Ignarro）（1941 年 5 月 31 日—），出生于美国纽约，意大利人后裔，1966 年获美国明尼苏达大学药理学博士学位，1979—1985 年任图兰大学医学院药理学教授，1985 年至今任加州大学洛杉矶分校药理学教授、药学院院长等职。

1998 年他和其他两位研究者因发现一氧化氮是机体产生的一种信号分子，能够舒张血管从而有利于血液循环，对心血管系统产生益处，而获当年的诺贝尔生理学或医学奖。他的这一研究还促使了伟哥的研发，因此他也被称为“伟哥之父”。1998 年获诺贝尔殊荣之后，路伊格纳洛加入 HERBALIFE（中国分公司名“康宝莱”）公司，担任该公司科学委员会委员上任后与该公司共同将一氧化氮技术转换为产品成果（夜宁新）。

弗里德·穆拉德（Ferid Murad）（1936 年 9 月 14 日—），生物医学家，生于美国印第安纳州，1956 年获凯斯西储大学医学博士和哲学博士双博士学位，1971—1981 年任弗吉尼亚大学临床研究中心主任，1981—1989 年任斯坦福大学内科和药理学系教授，1988 年任伊利诺伊州芝加哥西北大学医学院药理学系教授，2000 年任深圳科学与技术顾问、2002 年任苏州大学荣誉教授、2002 年任上海第二医科大学荣誉教授、2002 年任我国国家生物技术中心科学指导委员会委员、2002 年任北京生命科学研究所指导委员会委员、2003 年任上海中医药大学荣誉教授、2004 年任上海徐汇区国际咨询委员会成员、2006 年任青岛大学名誉教授、2006 年任北京协和医学院名誉教授。

穆拉德主要从事细胞信号研究，集中在 NO/cGMP 信号途径，鉴别新的分子途径和靶点，以促进新治疗手段的发现和发展。

第十三章　细胞增殖和凋亡异常与疾病

发现器官发育和细胞程序性死亡的遗传调控机理（2002 年诺贝尔生理学或医学奖）

该奖由悉尼·布雷内、罗伯特·霍维茨和约翰·苏尔斯顿 3 位科学家共同获得。

悉尼·布雷内（Sydney Brenner）（1927 年 1 月 13 日—），生于南非，英国科学家，1951 年在南非威特沃特斯兰大学完成硕士学业，1954 年获英国牛津大学博士学位，现任职于美国加利福尼亚州伯克利的分子科学研究所。布雷内发现了器官发育和“程序性细胞死亡”过程中的基因规则。“程序性细胞死亡”是细胞一种生理性、主动性的“自觉自杀行为”，这些细胞死得有规律，似乎是按编好了的“程序”进行的，犹如秋天片片树叶的凋落，所以这种细胞死亡又称为“细胞凋亡”。

罗伯特·霍维茨（Boobert Horvitz）（1947 年 3 月 8 日—），美国生物学家，以研究线虫动物门的秀丽隐杆线虫而著名。霍维茨发现器官发育和细胞程序性死亡（细胞程序化凋亡）的遗传调控机理。

约翰·苏尔斯顿（John Sulston）（1942 年 3 月 27 日—2018 年 3 月 6 日），生物学家，苏尔斯顿对线虫已经坚持不懈地研究了整整 30 年。1963 年，苏尔斯顿从剑桥大学毕业，后来进入美国加州的索克学院攻读博士后，对地球生命的起源进行专门研究。1969 年，苏尔斯顿回到英格兰，加盟布伦纳在剑桥大学分子生物实验室的科研小组。正是这个小组首次确认了 DNA 的结构，公布了线虫的基因图谱。1992 年，剑桥大学建立了新的桑杰尔中心，他被任命为中心主任。1998 年，苏尔斯顿排列出线虫的基因图谱，得出科学界首份动物基因图谱。1992—2000 年，苏尔斯顿在英国剑桥大学领导专家小组参与国际科学家解读人类基因图谱计划，被视为人类基因图谱之父之一。

苏尔斯顿是其中一位力主公开基因图谱的科学家，他指责以基因图谱作为私人公司版权资产牟利的做法“完全不道德”。

他的贡献在于找到了可以对细胞每一个分裂和分化过程进行跟踪的细胞图谱。他指出，细胞分化时会经历一种“程序性死亡”的过程，他还确认了在细胞死亡过程中控制基因的最初变化情况。

第十四章　多器官功能障碍

发现细胞自噬的机制（2016 年诺贝尔生理学或医学奖）

大隅良典（Yoshinori Ohsumi）（1945 年 2 月 9 日—），出生于日本福冈县福冈市。日本分子细胞生物学家，日本东京大学理学博士，现任日本东京工业大学前沿研究中心特聘教授与荣誉教授 。

大隅良典于 1967 年和 1974 年在东京大学获理学学士学位以及理学博士学位，1974—1977 年在美国纽约的洛克菲勒大学做博士后研究工作。1977 年，大隅良典回到母校日本东京大学担任研究助理，直到 1986 年才被校方委以教职，1988 年升为副教授。1996 年，大隅良典搬到日本冈崎，在日本国家基础生物学研究所工作，1996—2009 年，任日本国家基础生物学研究所教授。

自噬（autophagy）一词来源于希腊语 auto-，意为“自我”，和 phagein 组合，即“吞噬”。因此，autophagy 便引申为“自噬”。“自噬”的概念最早在 1963 年首先被提出，但受限于当时的研究条件，人们对自噬的具体机制一直所知甚少。当时，科研人员首次观察到细胞能破坏自身成分，用膜将这些成分包裹，形成袋状囊泡并转移给溶酶体进行降解回收。此前人们对细胞自噬过程几乎毫无了解，因而相关研究一直困难重重，直到 20 世纪 90 年代初，大隅良典在一系列实验中，巧妙地利用面包酵母找到了细胞自噬所需的基因。通过继续研究，大隅良典阐明了酵母自身内自噬的基本原理，并证明类似的复杂机制也存在于人体细胞内。

大隅良典的发现为我们了解细胞是如何循环利用自身成分树立了新典范。他的发现为我们了解并意识到细胞自噬在饥饿适应、感染反应等许多生理过程中的至关重要性开辟了新道路。自噬基因的突变会导致疾病的产生，自噬过程在包括癌症和神经性疾病在内的多种体内环境中充当不可或缺的角色。

第十五章　疾病治疗药物药理学总论

发现了“药物治疗的重要原则”（1988 年诺贝尔生理学或医学奖）

该奖获得者分别是英国的詹姆斯·布莱克、美国的格特鲁德·贝利·伊莱恩和乔治·赫伯特·希钦斯，他们在提出治疗心肌功能混乱等疾病的新药物原理方面做出了很大的贡献。

在发现受体阻断药物具有巨大的治疗潜力后，布莱克在 1964 年研制了可供临床治疗的心得安，也就是普萘洛尔。它能够用来治疗冠心病、高血压等疾病。除此以外，根据 1972 年的研究，布莱克还提出了治疗胃溃疡的新药物原理。伊莱昂和希钦斯在 1945 年开始合作，他们证明了正常人体细胞、癌细胞、原生动物、细菌和病毒之间核酸代谢的差异；并在这些差异的基础上，开发了一系列能阻断癌细胞和有害生物中的核酸合成而不损害正常人细胞的药物，较为成功的是能有效治疗疱疹病毒感染的阿昔洛韦。1988 年诺贝尔生理学或医学奖获得者们发现了“药物治疗的重要原则”。而这些原则导致了一系列新药的开发。如今，这些新药对治疗心绞痛、高血压、胃十二指肠溃疡、白血病、痛风等疾病起着至关重要的作用。可以说，布莱克、伊莱恩和希钦斯开展的研究工作具有更为根本的意义，他们为药物开发引入了更合理的方法。

詹姆斯·布莱克（James Black）（1924 年 6 月 14 日—2010 年 3 月 22 日），化学家，出生于英国苏格兰拉纳克郡。因为在 β 受体阻滞剂方面的工作，布莱克于 1988 年获诺贝尔生理学或医学奖。他发明了广泛使用的药物——心得安（propranolol），迄今还在被许多患有心脏病的病人所服用。2006 年之前，他一直担任英国邓迪大学校长。

格特鲁德·贝利·伊莱恩（Gertrude Belle Elion）（1918 年 1 月 23 日—1999 年 2 月 21 日），生化学家和药理学家，是新药研发的先驱者。她对医学领域最大的贡献是用于治疗白血病的第一种主要药物巯基嘌呤（purinethol）。她生于美国纽约，是立陶宛和俄罗斯人的后代，她的父亲 12 岁时从立陶宛移居美国。1988 年，伊莱恩获诺贝尔生理学或医学奖，以表彰她在开发治疗癌症、痛风、疟疾或病毒性疾病的药物方面取得的成就。

乔治·赫伯特·希钦斯（George Herbert Hitchings）（1905 年 4 月 18 日—1998 年 2 月 27 日），是一名美国医生。1988 年，他与詹姆斯·布莱克和格特鲁德·贝利·伊莱恩一同获诺贝尔生理学或医学奖。

（李伟斯　王　胜　谢协驹）

附录3：获国家勋章和国家荣誉称号的医学科学家介绍

“共和国勋章”是中华人民共和国最高荣誉勋章，是国家授予在中国特色社会主义建设和保卫国家中做出巨大贡献、建立卓越功勋的杰出人士。

“七一勋章”是中共中央表彰全国优秀共产党员、全国优秀党务工作者和全国先进基层党组织的荣誉。

“人民英雄”国家荣誉称号是国家为新中国建设和发展做出杰出贡献的功勋模范人物颁授的国家荣誉称号。

“人民科学家”国家荣誉称号是国家表彰为新中国建设和发展做出杰出贡献的功勋模范人物，以弘扬民族精神和时代精神。

从截至2022年12月31日我国授予的“共和国勋章”“七一勋章”“人民英雄”国家荣誉称号、“人民科学家”国家荣誉称号的功臣中，遴选获得国家勋章和国家荣誉称号的医学科学家，作为课程思政素材，通过学习他们为国家做出巨大贡献的事迹，促进学生学习习近平新时代中国特色社会主义思想、社会主义核心价值观、中华优秀传统文化等，促进学生职业理想和职业道德等思想品德培养。

一、“共和国勋章”

1. “共和国勋章”——屠呦呦

屠呦呦（1930年12月30日—），女，汉族，中共党员，药学家，浙江宁波人。她于1951年考入北京大学医学院药学系生药专业，毕业后接受中医培训两年半，并一直在中国中医研究院（2005年更名为中国中医科学院）工作，期间被晋升为硕士生导师、博士生导师。现为中国中医科学院首席科学家，终身研究员兼首席研究员，青蒿素研究开发中心主任，博士生导师。她多年从事中药和中西药结合研究，突出贡献是创制新型抗疟药青蒿素和双氢青蒿素。1972年她成功提取分子式为$C_{15}H_{22}O_5$的无色结晶体，命名为青蒿素。2015年10月获诺贝尔生理学或医学奖，成为首获科学类诺贝尔奖的中国人。

2. “共和国勋章”——钟南山

钟南山（1936年10月20日—），男，汉族，中共党员，出生于江苏南京，福建厦门人，呼吸内科学家，广州医科大学附属第一医院国家呼吸系统疾病临床医学研究中心主任，中国工程院院士，中国医学科学院学部委员，中国抗击非典型肺炎的领军人物。他长期致力于重大呼吸道传染病及慢性呼吸系统疾病的研究、预防与治疗，成果丰硕，实绩突出。新冠肺炎疫情发生后，他敢医敢言，提出存在“人传人”现象，强调严格防控，领导撰写新冠肺炎诊疗方案，在疫情防控、重症救治、科研攻关等方面做出杰出贡献。

二、“七一勋章”

1. “七一勋章”——吴天一

吴天一（1935年6月25日—），男，塔吉克族，1982年5月入党，新疆伊犁人，青海省心脑血管病专科医院原研究员，中国工程院院士。高原医学事业的开拓者，投身高原医学研究50余年，提出高原病防治救治国际标准，开创藏族适应生理学研究，诊疗救治藏族群众上万名。青藏铁路建设期间，他主持制定一系列高原病防治措施和急救方案，在青藏铁路沿线建供氧站、高压氧舱，创造了铁路建设工人无一例因高原病致死的奇迹，被称为“生命的保护神”。80多岁高龄仍带着心脏起搏器在海拔4500米以上的高原开展科研工作。

2. “七一勋章”——辛育龄

辛育龄（1921年2月—2022年6月7日），男，汉族，1939年7月入党，河北高阳人，中日友好医院首任院长、胸外科主任，教授，博士生导师，新中国胸外科事业的重要开拓者和奠基人。他创新在双腔插管麻醉下施行肺切除手术；通过多年动物实验，成功实施我国首例人体肺移植手术，奠定我国在世界肺移植领域的领先地位；开展针灸理论研究并首创针刺麻醉下肺切除手术，推动针灸走向世界；创造性地开创电化学疗法治疗晚期肺癌和血管瘤，推动当今放疗技术和消融技术的研究和发展。战争时期，他曾与白求恩并肩战斗，多次冲上前线救治伤员。和平年代，他在胸外科领域多个方面取得“从0到1”的突破，为我国卫生健康事业创新发展做出了卓越贡献。

三、“人民英雄”国家荣誉称号

1. “人民英雄”——张伯礼

张伯礼（1948年2月26日—），男，汉族，中共党员，河北宁晋人，天津中医药大学党委副书记、校长，中国工程院院士。他长期致力于中医药现代化研究，奠定中医素质教育和国际教育的标准化工作基础，推动中医药事业的传承与创新发展。新冠肺炎疫情发生后，他主持研究制定中西医结合救治方案，指导中医药全过程介入新冠肺炎救治，取得显著成效，为疫情防控做出了重大贡献。

2. “人民英雄”——张定宇

张定宇（1963年12月—），男，汉族，中共党员，河南确山人，湖北省卫生健康委员会副主任、武汉市金银潭医院院长。他长期在医疗一线工作，曾带队赴汶川抗震救灾，多次参加国际医疗援助。2019年12月29日，在收治首批7名不明原因肺炎患者后，他立即组建隔离病区，率先采集样本开展病毒检测，组织动员遗体捐献，为确认新冠病毒赢得了时间，为开展新冠肺炎病理研究创造了条件。作为渐冻症患者，他冲锋在前，身先士卒，带领金银潭医院干部职工共救治2800余名新冠肺炎患者，为打赢湖北保卫战、武汉保卫战做出了重大贡献。

3. “人民英雄”——陈薇

陈薇（1966年2月26日—），女，汉族，中共党员，浙江兰溪人，军事科学院军事医学研究院生物工程研究所所长、研究员。她长期致力于生物危害防控研究，研制出我军首个 SARS 预防生物新药“重组人干扰素 ω”、全球首个获批新药证书的埃博拉疫苗。新冠肺炎疫情发生后，她闻令即动，紧急奔赴武汉执行科研攻关和防控指导任务，在基础研究、疫苗、防护药物研发方面取得重大成果，为疫情防控做出了重大贡献。

四、“人民科学家”国家荣誉称号

“人民科学家”——顾方舟

顾方舟（1926 年 6 月 16 日—2019 年 1 月 2 日），男，出生于上海市，原籍浙江宁波，第三世界科学院院士，英国皇家内科学院（伦敦）院士，欧洲科学、艺术、文学学院院士，医学科学家、病毒学专家，中国医学科学院北京协和医学院原院长、一级教授。1944 年 9 月—1950 年 9 月，顾方舟本科就读于北京大学医学院医学系；1951 年 8 月—1955 年 9 月，其博士就读于苏联医学科学院病毒学研究所病毒学专业；1958 年 7 月—1964 年 8 月，其任中国医学科学院病毒学研究所脊髓灰质炎研究室主任，副研究员；1964 年 9 月—1971 年 10 月，其任中国医学科学院医学生物学研究所副所长，副研究员；1985 年 11 月—1993 年 12 月，其任中国医学科学院院长，中国协和医科大学校长，研究员。顾方舟对脊髓灰质炎的预防及控制的研究长达 42 年，是中国组织培养口服活疫苗开拓者之一，被称为“中国脊髓灰质炎疫苗之父”。

（李伟斯　王　胜　谢协驹）

附录 4：警醒病例介绍

在中国裁判文书网官方网站（https：//wenshu. court. gov. cn/）检索截至 2022 年 12 月 31 日的全国医疗事故罪刑事判决书，遴选与本教材内容相关的医疗事故刑事案件，作为课程思政素材，提供给学习者学习、借鉴，促进宪法法治教育以及职业理想和职业道德培养。

第一章　疾病概论

案例：

被告人陈某民犯医疗事故罪，判处有期徒刑二年，缓刑二年。[（2017）吉 0122 刑初 129 号]

陈某民，男，1972 年 11 月 27 日出生，汉族，吉林省农安县人，中专文化，无职业，住农安县。2012 年 12 月 26 日，在农安县哈拉海镇的村民肖某向农安县哈拉海镇柴岗卫生院创业卫生所打电话，称其儿子某有病，请求医生到其家中诊疗治病，陈某民作为该卫生所医生，在未见到患者肖某儿子的情况下，即开具药物处方，让其妻子洛某到肖某家为肖某儿子输液。肖某儿子在静点过程中出现过敏反应，导致肖某儿子死亡。

点评：

过敏反应导致机体死亡要警钟长鸣，医务人员一定要时刻警惕。医学生要充分认识免疫因素的致病作用，如免疫反应过强、免疫缺陷或自身免疫反应等均可对机体造成影响。例如，某些花粉或食物可引起支气管哮喘、荨麻疹等变态反应性疾病；机体对异种血清、青霉素等过敏可导致过敏性休克，可致机体死亡。

第二章　水、电解质代谢紊乱

案例：

被告人王某犯非法行医罪，判处有期徒刑三年六个月，并处罚金 30000 元；被告人施某犯医疗事故罪，判处有期徒刑一年六个月，宣告缓刑二年。[（2014）花刑初字第 00306 号]

被告人王某，男。曾因非法行医于 2007 年 8 月至 2014 年 8 月被马鞍山市卫生局先后

8 次给予罚款的行政处罚。2014 年 7 月 23 日上午 9 时 20 分许，被告人王某、施某在马鞍山市花山区“团结西医内科诊所”内接诊被害人田某。被告人施某在没有询问田某病史的情况下，对王某开具的注射林可霉素 1.8 克等内容的处方笺审核无异，并誊抄签名。随后，未取得执业医生资格的王某按照处方笺内容予以配药、输液。在输液约 40 分钟后，被害人田某突发异常情况，口吐白沫，面色发紫，神志不清，王某遂拨打 120 急救电话并与施某一起将田某送至市中心医院救治。当日 11 时 29 分，田某因抢救无效死亡。王某当即拨打 110 报警，施某在明知王某报警的情况下仍在现场等候并向调查单位如实交代了犯罪事实。2014 年 9 月 2 日，马鞍山市公安司法鉴定中心鉴定认为：被害人田某系在患有肥厚性心肌病伴有感冒发热的情况下，被违反医疗规程大剂量、显著过快注射林可霉素、氯化钠溶液导致急性心力衰竭死亡。

点评：

快速、大量输液造成血容量急剧扩大，严重者会导致急性心力衰竭而死亡，特别是有心脏基础疾病造成心功能不全的病人；同时，还会引起水中毒，因水的摄入过多或排出减少，细胞外液水过多，血钠浓度降低，渗透压下降，水分乃向渗透压相对高的细胞内转移而引起细胞水肿。由于脑神经细胞水肿和颅内压增高，故脑症状出现最早而且突出，严重者可因发生脑疝而致呼吸心跳骤停。

第三章　酸碱平衡和酸碱平衡紊乱

案例：

被告人罗某犯医疗事故罪，免予刑事处罚。[（2017）云 2822 刑初 285 号]

被告人罗某，男，1980 年 9 月 6 日出生，汉族，大学本科文化，中共党员，勐海县中医院医生，住云南省勐海县。2016 年 3 月 10 日，被害人李某在勐海县布朗山乡发生交通事故，当日 15 时许被救护车紧急送往勐海县中医医院外科急救。中医院经过检查、会诊后诊断为，右肾严重挫裂伤并巨大血肿，急性失血休克，L2、L3、L4 椎体左侧横突骨折，全身多处皮肤及软组织裂伤，立即手术进行右肾探查止血治疗。当日 18 时许，中医院外科医生被告人罗某（注册执业类别为中医，执业范围为中医专业）主持对李某进行上述右肾探查手术，并在手术前向李某家属告知有可能切除患者右肾。手术开始后，主刀医生被告人罗某从李某右侧腰腹部取第十一肋间斜形切口，切开后见右肾周围大量血肿、肾脏轮廓模糊、出血凶猛、视野不清，伸手探查发现右肾断裂无法修补，被告人罗某决定做右肾切除手术。切除前，做肾脏分离、结扎动静脉，在肾脏分离过程中发现右肾畸形。被告人罗某对畸形变异肾脏缺乏认识，误将李某畸形肾脏全部切除，同时在手术切除肾脏前未再次告知患方。被害人李某手术后在中医院住院期间病情不稳定，于 3 月 11 日 16 时许，转院至西双版纳州人民医院进一步治疗。西双版纳州人民医院在治疗过程中发现李某双肾缺失。2017 年 1 月，李某在云南省昆明市第一人民医院成功进行肾移植。

点评：

肾脏是机体排泄器官，是酸碱平衡调节的最终保证，非挥发酸和碱性化合物均需通过肾脏的泌尿功能排出体外。作为医学生一定要对畸形变异肾脏有充分认识，切勿将畸形肾脏全部切除。

第四章 缺 氧

案例：

被告人马某某和费某某，犯医疗事故罪，免予刑事处罚。[(2015) 田刑初字第00016号]

被告人马某某，女，1975年11月15日生，汉族，系新康医院妇产科医生，住本区；被告人费某某，女，1987年5月15日生，汉族，系新康医院妇产科护士，住本区。2013年1月9日上午9时30分许，被害人刘某的妻子张某到淮南新康医院妇产科分娩，整个产程在被告人马某某的指导下，被告人费某某和另一医护人员杨某三人共同完成了孕妇张某的分娩过程。由于费某某无从事母婴保健技术的资质、马某某对工作严重不负责任，医疗行为存在严重过失，致使孕妇在分娩过程中新生儿重度窒息，造成新生儿脑颅损伤、脑瘫的严重后果。

点评：

新生儿重度窒息、外呼吸功能障碍引起乏氧性缺氧，一般情况下，脑组织完全缺氧15秒，即可引起昏迷几分钟；完全缺氧3分钟以上，可致昏迷数日；完全缺氧8～10分钟，脑细胞即可发生不可逆损害。新生命的到来，是人生幸事、大事，需要医务人员尽力保障分娩过程正常，确保母婴平安，千万不要因技术不精酿成大错。

第七章 休 克

案例1：

被告人孙某明构成过失致人死亡罪，判处有期徒刑三年，缓刑五年；被告人李某学、邸某学、彭某承构成过失致人死亡罪，判处有期徒刑三年，缓刑四年。[(2020) 吉0781刑初152号]

被告人孙某明，男，1983年5月12日出生，汉族，大专文化，吉林省扶余市人，系扶余市中医脑病专科医院工作人员；被告人李某学，男，1983年12月5日出生，汉族，研究生文化，中共党员，吉林省扶余市人，系扶余市中医脑病专科医院医生；被告人邸某学，男，1964年10月16日出生，汉族，小学文化，吉林省扶余市人，群众，系扶余市中医脑病专科医院护理工作人员；被告人彭某承，1962年10月12日出生，汉族，小学文化，吉林省扶余市人，群众，系扶余市中医脑病专科医院护理工作人员。四人均住扶余市。2019年7月7日，被告人孙某明因在扶余市中医脑病专科医院住院的患者冯某不吃饭，便指使被告人邸某学、彭某承等人用约束绳将冯某强行捆绑至床上，在捆绑过程中孙某明用膝盖跪压冯某腰腹部，被告人李某学把按冯某腿部，邸某学按着冯某的肩部，彭某承手按冯某的脚部。在捆绑过程中被害人冯某进行反抗。捆绑后，孙某明用银针刺扎冯某人体穴位，李某学给冯某喂食面包，冯某进餐后，将其松开。2019 年 7 月 13 日冯某尿血，送医后，于 2019 年 7 月 14 日死亡。经司法鉴定：冯某符合因钝性外力作用造成左肾门、脾门血管破裂出血致腹腔积血、左后腹部巨大血肿，创伤性、失血性休克而死亡。

点评：

对于精神病患者尽力护理本应是医务人员应尽的职责，但是千万不能采用粗暴行为，更不应采取强制性的医护措施而损伤患者机体。一般 15 ～20 分钟内失血少于全身总血量的 10%～15% 时，机体可代偿，血压和组织灌流量基本保持正常；若在 15 分钟内快速大量失血超过总血量的 20%（约 1000 毫升），则超出了机体的代偿能力，即可引起心输血量和平均动脉压下降而发生失血性休克。如果失血量超过总血量的 45%～50%，会很快导致死亡。

案例 2：

被告人许某秀犯医疗事故罪，判处有期徒刑一年，缓刑一年。[（2020）川 0623 刑初 26 号]

被告人许某秀，女，1966 年 6 月 6 日出生于四川省中江县，汉族，小学文化，原系中江县卫生站医生。2018 年 11 月 28 日 11 时 40 分许，患者罗某因身体不适到位于中江县卫生站乡村执业医生被告人许某秀处就医。被告人许某秀诊断患者罗某为支气管哮喘、肺炎，在未对患者罗某进行过敏性测试的情况下向患者罗某注射头孢曲松钠 1 支（1 克）、地塞米松 5 毫克、利多卡因 4 毫克。约五分钟后，罗某出现连续咳嗽、哮喘、出大汗、气喘症状，被告人许某秀即采取掐人中穴位和食指与大拇指之间的穴位进行抢救，约 10 分钟后患者罗某因抢救无效死亡。经四川基因格司法鉴定所法医病理学鉴定意见书，罗某的死亡原因符合过敏性休克。

点评：

过敏性休克又称变应性休克，属 I 型变态反应即速发型变态反应，常伴有荨麻疹以及呼吸道和消化道的过敏症状，发病急骤，如不紧急使用缩血管药，可导致死亡。医学生千万要记住：抢救过敏性休克的知识、技能一定要做到“内化于心、外化于行、实化于果”，时间就是生命，分秒必争。

案例 3：

被告人唐某某犯医疗事故罪，判处有期徒刑一年，缓刑一年。[（2016）黑 1283 刑初 21 号]

被告人唐某某，男，1978 年 1 月 11 日出生，汉族，党员，中专文化，职业村医。2014 年 11 月 5 日，本村村民吕某某因腹部胀痛联系唐某某诊治，唐某某到吕某某家中对患者询问了病情并用手按压患者腹部进行了检查，认为患者吕某某所患病为胃肠炎，并当场开具三组点滴给患者输液，给吕某某开具口服药食母生、吗丁啉片剂服用。2014 年 11 月 6 日早，吕某某病情恶化，唐某某到吕某某家给吕某某量血压，当时血压为 90 ～60 mmHg，遂告诉吕某某赶紧转院治疗。吕某某被送往医院的途中出现休克、呼吸停止现象，唐某某赶到后做急救无效，吕某某死亡。经黑龙江省医院司法鉴定中心鉴定：吕某某因患急性化脓性阑尾炎伴穿孔、腹膜炎、阑尾周围脓肿，导致感染性休克死亡。

点评：

感染性休克（也称脓毒性休克）是指病原微生物（如细菌、病毒、真菌、立克次体等）感染所引起的休克，可见于流行性脑脊髓膜炎、细菌性痢疾、大叶性肺炎和腹膜炎等严重感染性疾病。革兰氏阴性杆菌感染引起的脓毒性休克在临床最为常见，细菌所释放的内毒素即脂多糖（LPS）是其重要的致病因子。生物性因素主要包括各种病原微生物（病毒、立克次体、细菌、螺旋体等）和寄生虫（原虫、蠕虫等），是引起疾病最常见的病因，其所致病时引起的脓毒性休克的死亡率高达60%左右。

第十一章　脂代谢紊乱

案例：

被告人王某清犯过失致人死亡罪，判处有期徒刑十一个月。[（2018）苏0581刑初255号]

被告人王某清，男，1978年4月16日出生于安徽省阜南县，汉族，中专文化，农民，住安徽省阜南县。王某清于2017年4月30日下午，在常熟市虞山镇庞浜新村137号二楼刘某的租住地为其输液治疗。输液开始后，被告人王某清严重不负责任，违反诊疗常规，擅离职守。当日下午3时许，刘某在输液中出现呕吐、昏迷，后被送往常熟市第二人民医院抢救，并于当日下午3时56分因抢救无效被宣布死亡。经南京医科大学司法鉴定所鉴定，分析认为被害人刘某罹患较严重冠心病急性发作，治疗中输液反应不能完全排除，有加重病情可能，而致急性循环衰竭猝死；其冠心病急性发作作为根本直接原因，诊疗过程有延误（其输液反应亦不能完全排除），有间接辅助不良影响。

点评：

动脉粥样硬化是指在多种危险因素作用下，血管内膜结构或功能受损，导致通透性改变、血脂异常沉积到血管壁为主要特征的渐进性病理过程，其中脂代谢紊乱导致的高脂蛋白血症是动脉粥样硬化发生的最基本的危险因素。动脉粥样硬化血栓形成，部分或完全堵塞血管腔，一般认为只有管腔截面积被堵塞达50%以上才出现临床症状，斑块部位血管痉挛，使得本来因斑块存在而狭窄的血管更加堵塞。因水的摄入过多，细胞外液水过多，血钠浓度降低，渗透压下降，水分乃向渗透压相对高的细胞内转移而引起细胞水肿，严重者可因发生脑疝而致呼吸心跳骤停。医务人员在临床工作中，要充分认识高脂血症、冠状动脉粥样硬化性心脏病（冠心病），一些医护措施如快速、大量输液，有可能引起急性发作或加重病情的可能，导致急性循环衰竭猝死。

（王　胜　李伟斯　谢协驹）

附录5：病例分析

第一章　疾病概论

病例一

【病例摘要】

男，33岁。工作勤奋，经常加班，甚至到深夜，久而久之，他逐渐感觉周身疲乏无力，肌肉关节酸痛，食欲不振，到医院做了全面检查之后，未发现阳性体征和检验结果。

【分析题】

1. 请问他的身体状况处于何种状态？
2. 是否需要治疗？

病例二

【病例摘要】

男，3岁10个月。发热伴皮疹2天。

患儿2天前无明显诱因出现发热，体温高达39.6 ℃，口服退热药后可退热，但4～5小时后再次发热，同时伴有淡红色皮疹，以躯干部为主，轻度瘙痒，无咳嗽、呕吐、腹泻，服用“抗病毒冲剂”效果不佳。1天前皮疹加重，面部亦出现类似皮疹并伴有水疱。发病以来精神欠佳，食欲下降，大小便如常。既往体健，生长发育同正常同龄儿。幼儿园同班有类似疾病出现。否认药物过敏史，生后按计划接种疫苗。无遗传病家族史。

查体：T 39.6 ℃，P 110次/分，R 32次/分，BP 90/60 mmHg。急性病容，神志清楚，精神稍差。头面部及躯干散在红色充血性斑丘疹，面部及躯干部有水疱，背部可见少数水疱溃破，疹间皮肤正常。口唇红，咽部充血，扁桃体Ⅰ度肿大，咽部可见水疱样疹。双肺呼吸音清，未闻及啰音，心率110次/分，律齐，心音有力，未闻及杂音。肝脾肋下未触及。双下肢无水肿。颈无抵抗，病理征阴性。

实验室检查：血常规：Hb 115 g/L，RBC 3.9×10^{12}/L，WBC 5.0×10^{9}/L，N 0.20，L 0.73，M 0.07，未见异型淋巴细胞，Plt 315×10^{9}/L。尿常规（－），粪常规（－）。

【分析题】

1. 初步诊断是什么？
2. 诊断依据是什么？

第二章　水、电解质代谢紊乱

病例一

【病例摘要】

男，15个月。因腹泻、呕吐4天入院。发病以来，每天腹泻6～8次，水样便，呕吐4次，不能进食，每日补5%葡萄糖溶液1000 mL，尿量减少，腹胀。

体检：精神萎靡，体温37.5 ℃（肛）（正常36.5～37.7 ℃），脉搏速弱，150次/分，呼吸浅快，55次/分，血压86/50 mmHg，皮肤弹性减退，两眼凹陷，前囟下陷，腹胀，肠鸣音减弱，腹壁反射消失，膝反射迟钝，四肢凉。

实验室检查：血清 Na^{+} 125 mmol/L，血清 K^{+} 3.2 mmol/L。

【分析题】

该患儿发生了何种水、电解质代谢紊乱？为什么？

病例二

【病例摘要】

女，16岁。因心慌、气短1年，咳嗽、咯血、腹胀和尿少2周入院。

入院后经各种检查诊断为：风湿性心脏瓣膜病，心功能Ⅳ级，肺部感染。实验室检查：血 K^{+} 4.6 mmol/L，Na^{+} 144 mmol/L，Cl^{-} 90 mmol/L，HCO_3^{-} 29 mmol/L。住院后给予强心、利尿（氢氯噻嗪25 mg/次，3次/日）、抗感染治疗，并进低盐食物。治疗7天后，腹胀、下肢浮肿基本消失，心衰明显改善。

治疗18天后，心衰基本控制，但一般状况无明显改善，且出现精神萎靡不振、嗜睡、全身软弱无力、腹胀、恶心、呕吐、不思进食及尿少等，并有脱水现象；血 K^{+} 2.9 mmol/L，Na^{+} 112 mmol/L，Cl^{-} 50.9 mmol/L，HCO_3^{-} 35.7 mmol/L。立即给予静脉补充含氯化钾的葡萄糖盐水。5天后，一般状况明显好转，食欲增加，肌张力恢复，尿量亦逐渐正常；血 K^{+} 4.4 mmol/L，Na^{+} 135 mmol/L，Cl^{-} 91 mmol/L，HCO_3^{-} 30 mmol/L。

【分析题】

1. 引起患者出现低血钾、低血钠的原因有哪些？
2. 哪些症状与低血钾有关？说明其理由。为什么需补钾5天后病情才好转？
3. 患者是否合并酸碱平衡紊乱？由何种原因引起？为何种类型？

病例三

【病例摘要】

男，1岁。发热、呕吐、腹泻3天。

患儿3天前开始发热39 ℃，起病半天，即开始吐泻，每日约呕吐3～5次，为胃内容物，非喷射性，大便10余次/日，为黄色稀水便，蛋花汤样，无黏液及脓血，无特殊臭味，偶有轻咳。发病后食欲差，两天来尿少，10小时来无尿，曾用新霉素治疗好转。既往常有夜惊。个人史：第二胎，第二产，足月顺产，牛乳喂养。

查体：T 38.3 ℃，P 138 次/分，R 40 次/分，Bp 80/50 mmHg，体重 9 kg，身长 75 cm。急症病容，面色发灰，精神萎靡，烦躁，全身皮肤无黄染，未见皮疹，皮肤弹性差，右颈部可触及黄豆大小淋巴结 1 个，轻度方颅，前囟 1 cm × 1 cm，明显凹陷，肋串珠（+），心率 138 次/分，律齐，心音低钝，肺（-），腹稍胀，肝肋下 1 cm，肠鸣音存在。眼窝明显凹陷，哭无泪。肢端凉，皮肤略发花，呼吸深，急促，口唇樱桃红，牙 3 枚，神经系统检查无异常。

化验：血 Hb：110 g/L，WBC：8.6×10^9/L，plt：250×10^9/L，大便常规偶见 WBC。

【分析题】

1. 初步诊断是什么？
2. 诊断依据是什么？

病例四

【病例摘要】

男，25 岁。腹痛 2 天急诊入院。

患者于 48 小时前突然发作全腹痛，以右下腹更明显，为阵发性绞痛，伴有肠鸣，多次呕吐，开始为绿色物，以后呕吐物有粪臭味。两天来未进食，亦未排便排气，尿少，不觉发烧。三年前曾做过阑尾切除术。

查体：急性病容，神志清楚，血压 100/60 mmHg，脉搏 132 次/分，体温 37.5 ℃，皮肤无黄染，干燥，弹性差。心肺正常，腹膨隆，未见肠型，全腹触诊柔软，广泛轻压痛，无反跳痛，未触及肿块，肝脾不大，肠鸣音高亢，有气过水音。

辅助检查：血红蛋白 160 g/L，白细胞 10.6×10^9/L，尿常规阴性。腹部透视有多个液平面。

【分析题】

1. 初步诊断是什么？
2. 诊断依据是什么？

病例五

【病例摘要】

男，9 岁。浮肿、血尿 10 天，进行性少尿 8 天。

患儿 10 天前晨起发现双眼睑浮肿，尿色发红。8 天前尿色变浅，但尿量进行性减少，每日 130～150 mL，化验血肌酐 498.6 μmol/L，拟诊为“肾实质性肾功能不全”，曾给扩容、补液、利尿、降压等处理，病情仍重。3 天前甘露醇和中草药交替灌肠，口服氧化淀粉及速尿治疗，尿量增至 300～400 mL/日。患儿两月来有咽部不适，无用药史，患病以来精神食欲稍差，大便正常，睡眠可。既往曾患“气管炎、咽炎”，无肾病史。

查体：T 36.9 ℃，P 90 次/分，R 24 次/分，Bp 145/80 mmHg，发育正常，营养中等，重病容，精神差，眼睑浮肿，结膜稍苍白，巩膜无黄染。咽稍充血，扁桃体Ⅰ°～Ⅱ°肿大，未见脓性分泌物，黏膜无出血点。心肺无异常。腹稍膨隆，肝肋下 2 cm，无压痛，脾未及，移动性浊音（-），肠鸣音存在。双下肢可凹性水肿。

化验：Hb 83 g/L，RBC 2.8×10^{12}/L，网织红 1.4%，WBC 11.3×10^9/L，分叶 82%，

淋巴16%，单核2%，Plt $207\times10^9/L$，ESR 110 mm/h，尿蛋白（++），红细胞10～12/高倍，白细胞1～4/高倍，比重1.010，24小时尿蛋白定量2.2 g。血生化：BUN 36.7 mmol/L，肌酐546.60 μmol/L，总蛋白60.9 g/L，白蛋白35.4 g/L，胆固醇4.5 mmol/L，补体C3 0.48 g/L，ASO：800 IU/L。

【分析题】

1. 初步诊断是什么？
2. 诊断依据是什么？

病例六

【病例摘要】

女，43岁。左大腿根部包块1年，肿大疼痛4小时。

患者于1年前洗澡时无意中发现左大腿根部有一半球形软性包块，无红肿疼痛，在长时间站立或咳嗽时包块可增大，平卧后可缓慢变小。未行任何治疗。4小时前包块突然增大、变硬、疼痛。感下腹阵发性疼痛，恶心、呕吐，胃内容物2次量约500 mL。

查体：T 37.1 ℃，P 72次/分，R 20次/分，BP 130/90 mmHg。体态略胖。心肺未见异常。腹部稍隆起，下腹可见肠型，腹肌紧张，压痛（+），无反跳痛，移动性浊音阴性，肠鸣音亢进。左大腿根部可见3 cm×4 cm大小之半球形肿块，压痛明显，活动度差，平卧位不能消失。

实验室检查：血常规：Hb 110 g/L，RBC $4.0\times10^{12}/L$，WBC $12\times10^9/L$。

腹部平片未见膈下游离气体，肠间可见多个液气平面。

【分析题】

1. 初步诊断是什么？
2. 诊断依据是什么？

病例七

【病例摘要】

男，46岁。腹胀半年，加重伴双下肢水肿1个月。

患者半年前开始出现腹胀，劳累后明显，偶有心悸、胸闷、乏力，未诊治。近1个月上述症状加重，并出现双下肢水肿，于门诊就诊。发病以来食欲减退，大便不成形，尿色黄。近3天尿量为500 mL/日，体重无明显变化。既往2年前体检时发现“脂肪肝”，未治疗。否认传染性疾病史。无手术外伤史，大量饮酒25年，不吸烟，否认家族遗传病史。

查体：T 36.8 ℃，P 80次/分，R 22次/分，BP 130/70 mmHg。神志清楚，慢性病容，面部可见皮肤毛细血管扩张，浅表淋巴结未触及肿大。双肺呼吸音清，未闻及干湿性啰音，心界不大，心率80次/分，律齐，各瓣膜听诊区未闻及杂音。全腹膨隆，无压痛及反跳痛，肝脾触诊不满意，液波震颤（+），双下肢凹陷性水肿。

实验室检查：血常规：Hb 90 g/L，RBC $3.1\times10^{12}/L$，WBC $6.9\times10^9/L$，N 0.68，Plt $85\times10^9/L$。AST 85 U/L，ALT 58 U/L，总蛋白65 g/L，白蛋白24 g/L，Cr 110 μmol/L。

【分析题】

1. 初步诊断是什么？

2. 诊断依据是什么？

第三章　酸碱平衡和酸碱平衡紊乱

病例一

【病例摘要】

男，68 岁。慢性肺心病人，其血气分析和电解质测定结果如下：pH 7.40，$PaCO_2$ 67 mmHg，HCO_3^- 40 mmol/L，血 Na^+ 140 mmol/L，Cl^- 90 mmol/L。

【分析题】

分析该患者发生了何种类型的酸碱平衡紊乱？

病例二

【病例摘要】

男，78 岁。冠心病继发心力衰竭患者，服用地高辛及利尿药数月。血气分析和电解质测定显示：pH 7.59，$PaCO_2$ 30 mmHg，HCO_3^- 28 mmol/L。

【分析题】

试分析该患者发生了何种酸碱平衡紊乱？

病例三

【病例摘要】

男，82 岁。肺心病、呼吸衰竭合并肺性脑病患者，用利尿剂、激素等治疗，血气及电解质检查为：pH 7.43，$PaCO_2$ 61 mmHg，HCO_3^- 38 mmol/L，Na^+ 140 mmol/L，CL^- 74 mmol/L，K^+ 3.5 mmol/L。

【分析题】

此患者发生了何种酸碱平衡紊乱？

病例四

【病例摘要】

男，76 岁。慢性肺气肿患者，血气分析及电解质测定结果如下：pH 7.40，$PaCO_2$ 67 mmHg，HCO_3^- 40 mmol/L，Na^+ 140 mmol/L，Cl^- 90 mmol/L。

【分析题】

此患者发生了何种酸碱平衡紊乱？

病例五

【病例摘要】

男，30 岁。低热伴右侧胸痛 1 周。

患者一周前无明显诱因出现午后低热，体温 37.5 ℃，夜间盗汗，伴右侧胸痛，深呼吸时明显，不放射，与活动无关，未到医院检查，自服止痛药，于 3 天前胸痛减轻，但胸闷加重伴气短，故来医院检查，发病来进食无变化，二便正常，睡眠稍差，体重无明显变化。既往体健，否认有结核病密切接触史，吸烟 10 年。

查体：T 37.4 ℃，P 84 次/分，R 20 次/分，Bp 120/80 mmHg，一般情况可，无皮疹，全身浅表淋巴结未触及，巩膜不黄，咽（-），颈软，气管稍左偏，颈静脉无怒张，甲状腺（-），右侧胸廓稍膨隆，右下肺语颤减弱，右下肺叩浊，呼吸音减弱至消失，心界向左移位，心右界叩不清，心率84 次/分，律齐，无杂音，腹平软，无压痛，肝脾未及，下肢不肿。

【分析题】

1. 初步诊断是什么？
2. 诊断依据是什么？

第四章 缺　氧

病例一

【病例摘要】

男，52 岁。入院后进行实验室检查各血氧指标为：PaO_2 97 mmHg，PvO_2 60 mmHg，血氧容量 10.8 mL/dL，动脉血氧饱和度 97%，动静脉血氧含量差 2.8 mL/dL。

【分析题】

此患者可有何种类型缺氧？为什么？

病例二

【病例摘要】

女，45 岁。因于当日清晨4 时在蔬菜温室为火炉添煤时，昏倒在温室里。2 小时后被其丈夫发现，急诊入院。患者以往身体健康。体检：体温 37.5 ℃，呼吸 20 次/分，脉搏110 次/分，血压 100/70 mmHg，神志不清，口唇呈樱红色。其他无异常发现。实验室检查：PaO_2 94.5 mmHg，血氧容量 10.8 mL/dL，动脉血氧饱和度 95%，HbCO 30%。入院后立即吸 O_2，不久渐醒。给予纠酸、补液等处理后，病情迅速好转。

【分析题】

1. 致患者神志不清的原因是什么？简述其发生机制。
2. 缺氧类型是什么？有哪些血氧指标符合？

病例三

【病例摘要】

男，56 岁。心慌、乏力两个月。

两个月前开始逐渐心慌、乏力，上楼吃力，家人发现面色不如以前红润，病后进食正常，但有时上腹不适。不挑食，大便不黑，小便正常，睡眠可，略见消瘦，既往无胃病史。

查体：T 36.5 ℃，P 96 次/分，R 18 次/分，Bp 130/70 mmHg，贫血貌，皮肤无出血点和皮疹，浅表淋巴结不大，巩膜无黄染，心界不大，心率 96 次/分，律齐，心尖部Ⅱ/6 级收缩期吹风样杂音，肺无异常，腹平软，无压痛，肝脾未及，下肢不肿。

化验：Hb 75 g/L，RBC 3.08×10^{12}/L，网织红细胞 1.2%，WBC 8.0×10^{9}/L，分类中性分叶 69%，嗜酸 3%，淋巴 25%，单核 3%，plt136 $\times10^{9}$/L，大便隐血（+），尿常规（-），血清铁蛋白 6 μg/L，血清铁 50 μg/dL，总铁结合力 450 μg/dL。

【分析题】

1. 初步诊断是什么？
2. 诊断依据是什么？

病例四

【病例摘要】

男，29 岁。被发现意识不清 1 小时。

1 小时前（早上 8：00），朋友敲门发现宿舍门窗紧闭，无人应门，进入房间后发现患者及工友睡于床上，昏迷不醒，无抽搐，无口吐白沫，无呼吸困难，无大小便失禁，房内有一煤炉，立即送往医院就诊。家属诉近期睡眠可，大小便正常，体重无明显变化。既往体健，无高血压、心脏病和糖尿病病史，无烟酒嗜好，无情感或精神异常。子女身体健康，无遗传病家族史。

查体：T 36.5 ℃，P 112 次/分，R 28 次/分，BP 112/64 mmHg。浅昏迷。皮肤未见出血点及皮疹，浅表淋巴结未触及肿大，球结膜无充血、水肿，巩膜无黄染，瞳孔等大等圆，直径约 4 mm，对光反射存在，双侧鼻唇沟对称，口角无歪斜，颈无抵抗，气管居中，未触及肿大甲状腺。双肺呼吸音清。心界不大，心率 112 次/分，律齐，各瓣膜听诊区未闻及杂音。腹平软，肝脾肋下未触及，肠鸣音 4～6 次/分，双下肢无水肿。肱二头肌反射、膝反射正常，Hoffmann 征、Babinski 征、Kernig 征、Brudzinski 征均未引出。

实验室检查：血常规：Hb 114 g/L，RBC 3.6×10^{12}/L，WBC 9.6×10^{9}/L，N 0.78，Plt 159 $\times10^{9}$/L。肌钙蛋白 0.096 μg/L。血生化：Cr 86 μmol/L，BUN 8.1 mmol/L，K^{+} 4.26 mmol/L，Na^{+} 138 mmol/L，Cl^{-} 98 mmol/L，Ca^{2+} 2.28 mmol/L，Glu 5.6 mmol/L。

胸部 X 线片：未见明显异常。

心电图：窦性心动过速。

【分析题】

1. 初步诊断是什么？
2. 诊断依据是什么？

第五章 发 热

病例一

【病例摘要】

男，47 岁。3 天前开始发热，体温 38 ℃左右，伴咽喉痛、鼻塞及咳嗽，无呕吐与腹泻。体检：体温 38.2 ℃，咽部充血，心律齐，心率 90 次/分，无杂音闻及。两肺呼吸音清晰。腹平软无压痛。肝脾未扪及。

【分析题】

该患者发热的原因是什么？

病例二

【病例摘要】

女，33岁。妊娠晚期因大叶性肺炎入院，曾有心肌炎病史。发热39 ℃ 2小时，心率120次/分。

【分析题】

试讨论该病人是否需要采取解热措施，如需要，可采取哪些方法？

病例三

【病例摘要】

男，19岁。因“转移性右下腹痛1天”入院，有右下腹压痛，结肠充气实验阳性，体温39.6 ℃，外周血中白细胞1.8×10^{10}/L，中性粒细胞比例81%。患者无咳嗽，咳痰，无胃、肠溃疡病史，无黄疸，无血尿、尿痛。诊断为：阑尾炎。行阑尾切除物术。术后体温38.5 ℃，病理检查：阑尾充血水肿，表面有少量渗出物，镜检诊断为急性单纯性阑尾炎。

【分析题】

1. 患者的体温在手术切除阑尾后下降，为什么？
2. 试述该病例发热的过程、机制及治疗原则。

病例四

【病例摘要】

女，5岁半。发热伴腹泻一天，2小时前发作惊厥一次。

一天前开始发热39 ℃，微感咽痛，不咳嗽，无吐泻，查WBC 19.3×10^9/L，认为上感，静滴青霉素及氨苄青霉素等，体温不退，发病20小时左右开始腹泻，约20～30分钟一次大便，量少，黄色黏液便，有脓血，呕吐1次胃内容物。查大便常规，见白细胞10～15/高倍，红细胞0～1/高倍，口服头孢拉啶、庆大霉素及补液盐，服药后病情无好转。入院前2小时突然惊厥一次，表现为双目上翻，四肢强直、抖动，口周青紫、意识丧失，持续15分钟左右，经针刺人中，肌注鲁米那钠（量不详）缓解，止抽后一直昏迷，医务室已给了5%糖盐500 mL、庆大霉素8万U，5%碳酸氢钠40 mL，转入院。入院时，碳酸氢钠尚未滴完，抽搐前尿量不少，抽搐后未见排尿。发病前无不洁饮食史，既往无高热惊厥史。

查体：T 38 ℃，P 160次/分，R 22次/分，Bp 80/50 mmHg，体重18kg。急性病容，面色略灰，昏睡，神志不清，压眶有反应，不能应答。口腔黏膜光滑，咽微充血，四肢末端发凉、发绀。心率160次/分，律齐，心音尚有力，双肺呼吸音清，腹平软，肝脾未触及，肠鸣音活跃。膝腱、跟腱反射未引出，颈无抵抗，克氏征（－），布氏征（－），双巴氏征（＋）。

化验：血：Hb 109 g/L，WBC 23.4×10^9/L，中性杆状8%，中性分叶70%，淋巴22%，plt 110×10^9/L。便常规：黄色黏液便，WBC 30～40/高倍，RBC 3～8/高倍。

【分析题】

1. 初步诊断是什么？

2. 诊断依据是什么?

第六章 应　激

病例一

【病例摘要】

男，10 岁。左臂、左下肢大面积烫伤。入院时 T 37.5 ℃，HR 125 次/分，Bp 135/80 mmHg，WBC 1.5×10^9/L，N 0.90，GLU 10 mmol/L（空腹血糖 3.9 ～ 6.0 mmol/L 为正常）。2 ～3 日后出现上腹部不适，伴黑便两次，大便潜血阳性。

【分析题】

1. 该患者处于什么病理状态?
2. 患者为什么出现黑便，其发病机制如何?
3. 患者神经 - 内分泌系统有何变化? 与黑便发生有何关系?

病例二

【病例摘要】

男，63 岁。因饱餐后右上腹不适、恶心、呕吐反复发作 1 年多，以慢性胆囊炎、胆石症诊断住院治疗。既往无溃疡病史。体检：一般情况尚好，血压 140/80 mmHg，心律 68 次/分，腹软，剑突下轻压痛，无反跳痛，肝脾未触及。血常规 Hb13.4 g/dL。B 型超声波检查示胆囊壁毛糙、增厚，囊腔内可见结石阴影，胆总管增粗。入院第 3 天作胆囊切除、胆总管探查 T 形管引流，术中检查胃无病变，手术顺利。术后第 7 天上午 9 时突觉心慌、眼花，检查发现四肢厥冷，血压 70/50 mmHg，心率 120 次/min，律齐，T 形引流管无血，初疑为冠心病。患者旋而出现柏油样便，血红蛋白下降至 8.7 g/dL。经输血 1800 mL，胃内碱性药物间断灌注，术后第 10 天出血停止。最后痊愈出院。

【分析题】

1. 本例病人术后出现柏油样便，其原因是什么? 可能的发病机制如何?
2. 此时病人出现四肢厥冷、血压下降、心率增快，说明病人体内发生了什么样的病理变化? 发病机制如何?
3. 治疗中为何要应用碱性药物?

第七章 休　克

病例一

【病例摘要】

女，29 岁。因车祸头部及肢体多处创伤，并伴有大量出血（估计 1200 mL），经清创手术及输血（500 mL）、输液（生理盐水 1000 mL）处理后血压一直不能恢复，处于半昏迷状态，采用人工呼吸、心电监护，同时用2 mg去甲肾上腺素静脉缓慢滴注，最高浓度达8 mg。最终因抢救无效而死亡。

【分析题】

1. 该患者应属何种休克？
2. 你认为对该患者的处理措施是否合理？为什么？

病例二

【病例摘要】

男，19岁。外出务工，不慎从高处坠落，事发后由他人救起，体检：面色苍白、脉搏细弱，四肢冷、出汗，左耻骨联合及大腿根部大片瘀斑、血肿。Bp 65/50 mmHg，HR 125次/分，T 36.8 ℃。伤后送医院，途中患者渐转入昏迷，皮肤瘀斑，最终死亡。

【分析题】

1. 该患者应属何种休克？
2. 送院前该患者处于休克哪一阶段？
3. 此阶段微循环变化的特点是什么？
4. 请从病理生理的角度提出抢救此患者的原则。

病例三

【病例摘要】

男，69岁。因交通事故被汽车撞伤腹部及髋部1小时就诊。入院时神志恍惚，X线片示骨盆线形骨折，腹腔穿刺有血液，血压60/40 mmHg，脉搏140次/min。立即快速输血600 mL，给止痛剂，并行剖腹探查。术中见肝脏破裂，腹腔内积血及血凝块共约2500 mL。术中血压一度降至零。又给以快速输液及输全血1500 mL。术后输5%碳酸氢钠700 mL。由于病人入院以来始终未见排尿，于是静脉注射呋塞米40 mL，共3次。4小时后，血压回升到90/60 mmHg，尿量增多。次日病人稳定，血压逐步恢复正常。

【分析题】

1. 本病例属何种类型的休克，简述其发生机制。
2. 在治疗中为何使用碳酸氢钠和呋塞米？

病例四

【病例摘要】

男，75岁。间断上腹痛10余年，加重2周，呕血、黑便6小时。

10余年前开始无明显诱因间断上腹胀痛，餐后半小时明显，持续2～3小时，可自行缓解。2周来加重，纳差，服中药后无效。6小时前突觉上腹胀、恶心、头晕，先后两次解柏油样便，共约700 g，并呕吐咖啡样液1次，约200 mL，此后心悸、头晕、出冷汗，发病来无眼黄、尿黄和发热，平素二便正常，睡眠好，自觉近期体重略下降。既往30年前查体时发现肝功能异常，经保肝治疗后恢复正常，无手术、外伤和药物过敏史，无烟酒嗜好。

查体：T 36.7 ℃，P 108次/分，R 22次/分，Bp 90/70 mmHg，神清，面色稍苍白，四肢湿冷，无出血点和蜘蛛痣，全身浅表淋巴结不大，巩膜无黄染，心肺无异常。腹平软，未见腹壁静脉曲张，上腹中轻压痛，无肌紧张和反跳痛，全腹未触及包块，肝脾未及，腹水征（-），肠鸣音10次/分，双下肢不肿。

化验：Hb 82 g/L，WBC 5.5×10^9/L，分类N 69%，L 28%，M 3%，plt 300×10^9/L，大便隐血强阳性。

【分析题】

1. 初步诊断是什么？
2. 诊断依据是什么？

病例五

【病例摘要】

女，32岁。停经41天。阴道流血5天，下腹痛2小时。

患者停经41天，出现阴道淋漓流血5天，深咖啡色，2小时前突然出现左下腹剧烈疼痛，自觉头晕、肛门坠胀，急诊就诊。既往体健，月经规律，15岁初潮，月经周期28～30天，持续4～5天。结婚2年未避孕，未孕。

查体：T 36 ℃，P 120次/分，R 22次/分，BP 80/50 mmHg。贫血貌，睑结膜苍白，巩膜无黄染，口唇苍白。双肺未闻及干湿性啰音，心界不大，心率120次/分，律齐，各瓣膜听诊区未闻及杂音。腹稍膨隆，全腹压痛（+），以左下腹为著，无明显肌紧张、反跳痛，肝脾肋下未触及，移动性浊音（+）。四肢皮肤湿冷。妇科检查：外阴已婚未产式；阴道有少许血性分泌物，后穹窿饱满；宫颈举痛（+）；宫体稍大稍软；左侧附件区可触及不规则包块，边界不清，触痛（+）。实验室检查：血常规：Hb 67 g/L，RBC 2.2×10^{12}/L，WBC 4.2×10^9/L，Plt 105×10^9/L。

【分析题】

1. 初步诊断是什么？
2. 诊断依据是什么？

第八章　凝血与抗凝血平衡紊乱

病例一

【病例摘要】

男，6岁。患儿发热，呕吐，皮肤有出血点，出血点涂片检查见脑膜炎双球菌。治疗中出血点逐渐增多呈片状，血压由入院时的92/94 mmHg降至60/40 mmHg。

【分析题】

1. 可能的诊断是什么？依据是什么？
2. 应进一步对该患儿做什么检查？

病例二

【病例摘要】

男，25岁。因急性黄疸型肝炎入院。入院前10天，患者开始感到周身不适，乏力，食欲减退，厌油，腹胀。5天后上述症状加重，全身发黄而来院求治。

体检：神志清楚，表情淡漠，巩膜黄染，肝脏肿大，质软。实验检查：血红蛋白100 g/L，白细胞3.9×10^9/L，血小板120×10^9/L。入院后虽经积极治疗，但病情日益加重。入院后第10天，腹部及剑突下皮肤出现瘀斑，尿中有少量红细胞，尿量减少，血小板50×10^9/L。第11天，血小板39×10^9/L，凝血酶原时间30 s（正常对照15 s），纤维蛋白原定量2.4 g/L，经输血及激素治疗，并用肝素抗凝。第13天，血小板32×10^9/L，凝血酶原时间31 s，纤维蛋白原1 g/L，继续在肝素化基础上输血。患者当日便血600 mL以上，尿量不足400 mL。第14天，血小板30×10^9/L，凝血酶原时间29 s，纤维蛋白原1 g/L，继续用肝素，输血，并加6-氨基己酸，第15天，仍大量便血、呕血，血小板28×10^9/L，凝血酶原时间28 s，纤维蛋白原0.8 g/L，3P试验阳性（++），尿量不足100 mL，血压下降，出现昏迷而死亡。

【分析题】

1. 患者显然发生了DIC，导致此病理过程的原因是什么？

2. 患者的血小板计数为什么进行性减少？凝血酶原时间为什么延长？纤维蛋白原定量为什么减少？3P试验为什么阳性？

3. 患者发生少尿甚至无尿的原因是什么？

第九章 缺血-再灌注损伤

病例一

【病例摘要】

男，54岁。因胸闷、大汗1小时入急诊病房。患者于当日上午7时30分突然心慌、胸闷伴大汗，含服硝酸甘油不缓解，上午9时来诊。体检：血压0，意识淡漠，双肺无异常，心率37次/分，律齐。既往有高血压病史10年，否认冠心病史。心电图示Ⅲ度房室传导阻滞，Ⅱ、Ⅲ、aVF导联ST段抬高10.0 mV，V_3R～V_5R导联ST段抬高3.5～4.5 mV，V_1～V_6导联ST段下移6.0 mV。诊断：急性下壁、右室心肌梗死合并心源性休克。给予阿托品、多巴胺、低分子葡聚糖等治疗。上午10时用尿激酶静脉溶栓。10时40分出现阵性心室纤颤（室颤），立即以300J除颤成功，至11时20分反复发生室性心动过速（室速）、室颤及阿-斯综合征，其中持续时间最长达3分钟，共除颤7次（300J 5次，360J 2次），同时给予利多卡因、小剂量异丙肾上腺素后心律转为窦性，血压平稳，意识清楚。11时30分症状消失，Ⅱ、Ⅲ、aVF导联ST段回降至0.5 mV，V_3R～V_5R导联ST段回降至基线，肌酸激酶同工酶CK-MB于发病后6小时达最高峰（0.15）。冠状动脉造影证实：右冠状动脉上段85%狭窄，中段78%狭窄。远端血管心肌梗死溶栓试验（TIMI）2～3级，左回旋支（LCX）及前降支（LAD）发育纤细，右冠优势型。病人住院治疗22天康复出院。

【分析题】

1. 本例病人入院后出现的室速、室颤是否可诊断为再灌注性心律失常？为什么？

2. 如果该患者符合再灌注性心律失常诊断，其发病机制可能有哪些？

第十章　糖代谢紊乱

病例一

【病例摘要】

女，67岁。多饮、多食、消瘦十余年，下肢浮肿伴麻木一个月。

十年前无明显诱因出现烦渴、多饮，饮水量每日达4000 mL，伴尿量增多，主食由6两/日增至1斤/日，体重在6个月内下降5 kg，门诊查血糖12.5 mmol/L，尿糖（++++），服用降糖药物治疗好转。近一年来逐渐出现视物模糊，眼科检查“轻度白内障，视网膜有新生血管”。一个月来出现双下肢麻木，时有针刺样疼痛，伴下肢浮肿。大便正常，睡眠差。既往7年来有时血压偏高，无药物过敏史，个人史和家族史无特殊。

查体：T 36 ℃，P 78次/分，R 18次/分，Bp 160/100 mmHg，无皮疹，浅表淋巴结未触及，巩膜不黄，双晶体稍混浊，颈软，颈静脉无怒张，心肺无异常。腹平软，肝脾未触及，双下肢可凹性浮肿，感觉减退，膝腱反射消失，Babinski征（-）。

化验：血Hb 123 g/L，WBC 6.5×10^9/L，N 65%，L 35%，plt 235×10^9/L，尿蛋白（+），尿糖（+++），WBC 0～3/高倍，血糖13 mmol/L，BUN 7.0 mmol/L。

【分析题】

1. 初步诊断是什么？

2. 诊断依据是什么？

第十一章　脂代谢紊乱

病例一

【病例摘要】

男，81岁。有外周血管疾病、持续性跛行、高脂血症、高血压、轻度认知障碍、痛风等。每天的治疗药物包括：阿司匹林81 mg，赖诺普利10 mg，阿托伐他汀20 mg，别嘌呤300 mg。之前从未出现过神经系统的症状。今晨出现了急性的自我表述困难和右侧上肢无力。120急诊入院。血压172/98 mmHg，脉搏88次/分，律齐。神经系统检查：失语，右侧面颊、右上肢肌力减退。

入院后做了头颅CT检查，没有显示急性损害和缺血的迹象。尽管在出现症状的90～120分钟内患者的肌力下降在好转，但仍存在失语。在接下来数小时，患者症状有进一步好转，能更清晰表述自我。入院后患者的失语症和右上肢无力在下午完全缓解。第二天各项检查完成，血常规无异常，低密度脂蛋白 86 mg/dL，高密度脂蛋白 38 mg/dL，颈动脉超声示在左颈动脉分支有 80%～90% 的狭窄，右侧颈动脉 50%～60% 狭窄。进一步的 CT 血管造影证实了这一结果。

【分析题】

1. 初步诊断是什么？
2. 诊断依据是什么？

第十二章　细胞信号转导异常与疾病

病例一

【病例摘要】

女，32 岁。多食、多汗、易怒 1 年，劳累后心慌、气短 2 个月。

1 年前与家人生气后，感心慌，易饥，食量由原来的 5 两/日增至 1 斤/日，同时怕热多汗，说话多，易怒、失眠，逐渐发现双眼突出，梳头困难，蹲下站起时困难，查 T3 3600 ng/dL（RIA 法），T4 420.5 μg/dL，TSH <0.015 μIU/mL，给予口服他巴唑 30 mg/日，分 3 次口服，1 月后病情好转，半年前自行停药，2 个月前再次出现多汗、多食，劳累后心慌、气短明显，夜间有时憋醒。病后大便每日两次，成形便，体重减轻 8 kg。既往体健，无药物过敏史，月经初潮 14 岁，4～6 天/30 天，近一年闭经，家中无类似患者。

查体：T 37 ℃，P 110 次/分，R 26 次/分，Bp 110/60 mmHg，发育正常，消瘦，自动体位，皮肤潮湿，浅表淋巴结不大，眼球突出，闭合障碍，唇无紫绀，甲状腺Ⅱ°肿大，质软，无结节，两上极可及震颤，可闻血管杂音，无颈静脉怒张，双肺正常，心界稍向左扩大，心率 150 次/分，律不齐，心尖部可闻及Ⅱ/6 级收缩期杂音，腹软，无压痛，肝脾肋下未及，无移动性浊音，肠鸣音正常，双下肢不肿，双膝、跟腱反射亢进，双 Babinski 征（－）。

【分析题】

1. 初步诊断是什么？
2. 诊断依据是什么？

第十三章　细胞增殖和凋亡异常与疾病

病例一

【病例摘要】

男，47 岁。急性淋巴细胞性白血病，经连续化疗 8 周，自觉症状减轻，但食欲减退，轻度脱发，有低热。抽血，分离淋巴细胞作 DNA 琼脂糖电泳，常规透射电镜检查及核酸内切酶活性测定，发现：DNA 电泳谱呈梯状条带。电镜检查发现：细胞皱缩，细胞膜及细胞器相对完整，核固缩；核酸内切酶活性显著增强。

【分析题】

病人淋巴细胞发生什么病理改变？为什么？

第十四章 多器官功能障碍

病例一

【病例摘要】

男，26岁。于2007年10月14日15时10分在野草地训练时不慎碰撞蜂窝被群蜂袭击头面部，继而出现头晕、全身出冷汗、乏力，嗜睡，恶心、呕吐，少尿。无畏寒、发热，无胸闷、心悸、气促及心前区不适。无腹痛、腹泻。急送当地人民医院诊治。血常规：白细胞 34.6×10^9/L；肾功能：尿素9.64 mmol/L，肌酐192.0 μmol/L；多次血液生化检查标本溶血，结果未测出。给予补液及对症处理后症状无改善遂送我院，途中患者多次呕吐，并解大小便各1次，尿为酱油色，大便稀烂。查体：体温37.2 ℃，呼吸19次/分，脉搏48次/分，血压140/100 mmHg。神志模糊，唤之可应，对答切题。头面部数十个包块，约2 cm×2 cm，边界清，质硬，可见小伤口渗血或附着血痂。双肺呼吸音清；心率48次/分，律齐；各瓣膜区未闻及病理性杂音。全腹轻压痛，肝脾肋下未及。双下肢无水肿。血常规：白细胞 31.7×10^9/L，嗜中性粒细胞0.904，血红蛋白137 g/L，血小板计数 231×10^9/L，网织红细胞计数1.2%。血凝四项：凝血酶原时间13.5 s，活化部分凝血活酶时间93.8 s，纤维蛋白原1.98 g/L，凝血酶时间26.8 s。查血生化：总胆红素94.2 μmol/L，直接胆红素26.9 μmol/L，间接胆红素67.3 μmol/L，丙氨酸转氨酶70 IU/L，天门氨酸转氨酶1820 U/L，肌酸激酶16778 U/L，肌酐297 μmol/L，尿素12.2 mmol/L，二氧化碳结合力31 mmol/L。心电图检查：窦性心动过缓，T波高耸。

【分析题】

1. 初步诊断是什么？
2. 本病的发病机制是什么？
3. 本病可采取哪些方法治疗？

第十五章 疾病治疗药物药理学总论

病例一

【病例摘要】

男，55岁，腹部绞痛，腹泻急诊。诊断：急性胃肠炎。治疗：洛美沙星片0.3 g，每天2次，阿托品注射剂1 mg，立即肌肉注射。给药后腹痛减轻继而消失，但患者皮肤干燥，面部潮红，口干，视物模糊，排尿困难。

【分析题】

1. 两种治疗药物，哪一个是对因治疗？哪一个是对症治疗？

2. 用药后，什么症状改善属于治疗作用？什么症状属于不良反应？这些不良反应能避免吗？

病例二

【病例摘要】

患者1：女，23岁，由于精神受到刺激一时想不开，欲自杀，一次口服了大量的安眠药，急诊入院。体检：患者意识消失，反射减弱，呼吸变慢变浅，血压90/60 mmHg。诊断：巴比妥类药物中毒。

患者2：男，25岁，上呼吸道感染。治疗：复方新诺明2片，一天2次，口服。用药后第2天全身出现小红点，并伴有瘙痒。诊断：药物过敏反应（药疹）。

【分析题】

上述两名患者出现何种药理效应？

（龙儒桃　谢协驹）

附录6：病例分析参考答案

第一章　疾病概论

病例一

【分析题】

1. 请问他的身体状况处于何种状态？

2. 是否需要治疗？

【参考答案】

1. 处于亚健康状态。

2. 因为他在体检后没有发现疾病的存在，但又有疲劳、食欲不振等表现，并不属于健康状态，所以他是处于疾病和健康之间的第三种状态，即亚健康状态。处于亚健康状态的个体不需要治疗，但需要通过自我调节如适当休息、放松、增加睡眠等逐步消除这些症状，使机体早日恢复健康。

病例二

【分析题】

1. 初步诊断是什么？

2. 诊断依据是什么？

【参考答案】

1. 初步诊断：水痘。

2. 诊断依据：

（1）患儿学龄前儿童，急性起病。患儿接触人群中有类似病例。

（2）以发热、皮疹为主要临床表现。

（3）查体：头面部及躯干红色斑丘疹及水疱，少数水疱溃破，咽部可见疱疹。

（4）血常规示白细胞总数正常，淋巴细胞比例增高。

第二章　水、电解质代谢紊乱

病例一

【分析题】

该患儿发生了何种水、电解质代谢紊乱？为什么？

【参考答案】

1. 低渗性脱水，原因为

（1）病史：呕吐、腹泻、不能进食，4天后才入院，大量失液、只补水，因此从等渗性脱水转变为低渗性脱水。

（2）体检：皮肤弹性减退、两眼凹陷、前囟下陷，为脱水貌的表现。

（3）实验室检查：血清 Na^+125 mmol/L（<130 mmol/L）。

2. 低钾血症，原因为

（1）病史：呕吐、腹泻、不能进食——钾摄入不足、消化道丢失钾（小儿失钾的主要途径是胃肠道）；补葡萄糖使细胞外钾转移到细胞内。

（2）体检：精神萎靡，腹胀，肠鸣音减弱，腹壁反射消失，膝反射迟钝——神经肌肉兴奋性降低的表现。

（3）实验室检查：血清 K^+3.2 mmol/L（<3.5 mmol/L）。

病例二

【分析题】

1. 引起患者出现低血钾、低血钠的原因有哪些？

2. 哪些症状与低血钾有关？说明其理由。为什么需补钾5天后病情才好转？

3. 患者是否合并酸碱平衡紊乱？由何种原因引起？为何种类型？

【参考答案】

1. 出现低血钾、低血钠的原因

（1）由于长期利尿药的应用，抑制了髓袢升支对 Na^+、Cl^- 的重吸收，进入远曲小管、集合管的NaCl增多，Na^+-K^+交换增加，尿的流量、流速增加促使 K^+、Cl^- 的排出。

（2）同时脱水致血容量减少、醛固酮分泌增加促使 K^+ 的排出。

（3）患者恶心、呕吐可从胃液中丢失 K^+。

（4）患者食欲不好、低盐饮食，钾和钠的摄入减少。

2. 低血钾临床表现和补钾的时间原因

（1）精神萎靡不振、嗜睡、全身软弱无力、腹胀等症状，提示与低血钾有关。

（2）理由是低血钾引起神经肌肉的兴奋性降低，其机制是由于细胞外 K^+ 减少，使Em负值增大，Em－Et间距加大，即出现超极化阻滞状态，使神经肌肉的兴奋性降低。中枢神经系统兴奋性降低还与缺钾影响糖代谢，使ATP生成减少以及 Na^+-K^+-ATP酶活性下降有关。

（3）由于患者低血钾，需要静脉补钾，在患病情况下补入的钾进入细胞内并达到分布平衡所需时间较正常时要延长，因此宜补钾数日，一般要3～5日，有时甚至数周间断补充，才使缺钾逐步得到恢复。

3. 患者可能合并酸碱平衡紊乱，原因是患者有呕吐（可丢失 H^+、K^+），血清电解质检查：K^+为2.9 mmol/L（正常为3.5～5.5 mmol/L），可能因丢失 H^+和低血钾引起代谢性碱中毒。同时通过补钾及葡萄糖盐水后病情好转也可说明。此外，患者如持续性少尿、累及肾功能，也有可能合并代谢性酸中毒。

病例三

【分析题】

1. 初步诊断是什么？

2. 诊断依据是什么？

【参考答案】

1. 初步诊断

（1）婴儿腹泻：小儿肠炎，轮状病毒感染。

（2）重度等张性脱水。

（3）代谢性酸中毒，中 - 重度？

（4）佝偻病活动期。

2. 诊断依据

（1）急性起病，发热，呕吐，大便 10 余次/日，稀水便、蛋花汤样，镜检偶见 WBC，为轮状病毒感染的特点。

（2）有明显脱水表现：少尿至无尿，皮肤弹性差，前囟和眼窝明显凹陷，哭无泪，肢端凉，皮肤略发花。

（3）中 - 重度代谢性酸中毒，呼吸深，急促，口唇樱桃红。

（4）佝偻病：方颅，1 岁的前囟 1 cm × 1 cm，肋串珠（+），病史中有夜惊和牛奶喂养史。

病例四

【分析题】

1. 初步诊断是什么？

2. 诊断依据是什么？

【参考答案】

1. 初步诊断

急性肠梗阻（机械性，粘连性，低位）。

2. 诊断依据

（1）急性阵发性腹痛，伴肠鸣音亢进。

（2）腹胀，呕吐；停止排便与排气。

（3）有腹部手术史。

（4）腹透有多个液平面。

病例五

【分析题】

1. 初步诊断是什么？

2. 诊断依据是什么？

【参考答案】

1. 初步诊断

（1）急性肾小球肾炎。

（2）急性肾功能不全。

2. 诊断依据

（1）急性肾小球肾炎：先有咽部感染，临床表现少尿，血尿。查体：血压高，眼睑浮肿，双下肢可凹性水肿，尿蛋白（++），尿红细胞增多，血补体（C3）减低，ASO高。

（2）急性肾功能不全：尿少，血BUN和肌酐明显升高。

病例六

【分析题】

1. 初步诊断是什么？

2. 诊断依据是什么？

【参考答案】

1. 初步诊断

（1）左侧嵌顿性股疝。

（2）急性机械性肠梗阻。

2. 诊断依据

（1）左侧嵌顿性股疝。

①患者中年女性，慢性病程，急性加重。

②左大腿根部可复性半球形包块1年，突然肿大、变硬、疼痛4小时。

③查体：左大腿根部可见3 cm×4 cm大小之半球形肿块，压痛明显，活动度差，平卧位不能消失。

（2）急性机械性肠梗阻。

①拟诊“左侧嵌顿性股疝”，急起腹痛，伴恶心、呕吐。

②查体：腹部稍隆起，下腹可见肠型，腹肌紧张、压痛，移动性浊音阴性，肠鸣音亢进。

③腹部平片示肠间可见多个液气平面。

病例七

【分析题】

1. 初步诊断是什么？

2. 诊断依据是什么？

【参考答案】

1. 初步诊断

酒精性肝硬化失代偿期、脾功能亢进、腹水（可补充诊断“贫血”“低蛋白血症”）。

2. 诊断依据

（1）患者中年男性，慢性病程。既往脂肪肝病史，长期大量饮酒。

（2）腹胀、乏力、食欲减退、尿量减少。

（3）查体：慢性病容，面部可见皮肤毛细血管扩张，全腹膨隆，无压痛及反跳痛，液波震颤（+），双下肢凹陷性水肿。

（4）血常规示血红蛋白、红细胞、血小板减少，肝功能异常转氨酶升高，白蛋白水平降低、白球比倒置。

第三章　酸碱平衡和酸碱平衡紊乱

病例一

【分析题】

分析该患者发生了何种类型的酸碱平衡紊乱？

【参考答案】

患者同时存在呼吸性酸中毒和代谢性碱中毒。

根据病史和 $PaCO_2$ 指标可推测存在呼吸性酸中毒。根据病史，肺心病发生缺氧可发生乳酸性酸中毒，但根据 AG 值测定 AG = 140 - (90 + 40) = 10(mmol/L)，可排除该患者有代谢性酸中毒。根据病人 pH 在正常范围，可推测病人发生了代偿性呼吸性酸中毒或者病人发生了呼吸性酸中毒合并代谢性碱中毒。若是代偿性呼吸性酸中毒，则 HCO_3^- 代偿升高的值应等于实测值；若患者合并有代谢性碱中毒，则实测值应大于 HCO_3^- 代偿升高的值。慢性呼吸性酸中毒时 HCO_3^- 的预计值应等于：

$$
\begin{aligned}
HCO_3^- &= 24 + HCO_3^- \\
&= 24 + 0.4 \times \Delta PaCO_2 \pm 3 \\
&= 24 + 0.4 \times (67 - 40) \pm 3 \\
&= 24 + (10.8 \pm 3) \\
&= 31.8 \sim 37.8\ mmol/L
\end{aligned}
$$

因为实测 HCO_3^- 为 40 mmol/L，高于预测范围的最高值，说明患者除存在呼吸性酸中毒外，还存在代谢性碱中毒。

病例二

【分析题】

试分析该患者发生了何种酸碱平衡紊乱？

【参考答案】

患者 pH 为 7.59，明显高于 7.45，存在碱中毒。

引起 pH 上升有两种可能性：$PaCO_2$ 原发性减少引起呼吸性碱中毒；HCO_3^- 原发性升高引起代谢性碱中毒。本例患者既有 $PaCO_2$ 下降，又存在 HCO_3^- 增高，故患者有可能两种情况均存在。根据单纯性酸碱平衡紊乱代偿调节的规律，当 $PaCO_2$ 原发性减少引起呼吸性碱中毒时，HCO_3^- 则应代偿性减少，低于 24 mmol/L 的正常水平，该患者实际 HCO_3^- 为 28 mmol/L，故存在代谢性碱中毒；当 HCO_3^- 原发性增高引起代谢性碱中毒，$PaCO_2$ 则应代偿性增高，其数值应高于 40 mmHg 的正常水平，该患者实际 $PaCO_2$ 为 30 mmHg，故存在呼吸性碱中毒。

病例三

【分析题】

此患者发生了何种酸碱平衡紊乱？

【参考答案】

该患者 $PaCO_2$ 原发性升高，为慢性呼吸性酸中毒。计算代偿预计值为：

$\Delta HCO_3^- \uparrow = 0.35\Delta PaCO_2 \pm 3 = 0.35(61-40) \pm 3 = 7.45 \pm 3$ mmol/L

代偿预计值为：正常 $HCO_3^- + \Delta HCO_3^- = 24 + (7.45 \pm 3) = 31.45 \pm 3$ mmol/L，而实际测得的 HCO_3^- 为 38 mmol/L，大于代偿预计值，因此肯定有另外的一种碱中毒，即代谢性碱中毒的存在。那么有没有代谢性酸中毒呢？用 AG 值可以分析：$AG = Na^+ - CL^- - HCO_3^- = 140 - 38 - 74 = 28$，明显升高，因此可判断代谢性酸中毒的存在。最后得知此患者发生了呼酸、代酸、代碱三重型的酸碱平衡紊乱。

病例四

【分析题】

此患者发生了何种酸碱平衡紊乱？

【参考答案】

（1）仅根据 pH 为 7.40 尚不能确定患者体内酸碱平衡的状况。

（2）根据病史判断患者体内有可能存在原发性的呼吸性酸中毒，血气分析结果证实确定有 $PaCO_2$ 升高，且 $\Delta PaCO_2 = 67 - 40 = 27$（mmHg），提示体内有二氧化碳的潴留。

（3）根据代偿调节规律，呼吸性因素的原发改变可导致代谢性因素的继发改变，且代偿调节的方向应一致，即 $PaCO_2$ 原发性升高，动脉血［HCO_3^-］理应继发性升高，而且若为单纯性酸碱平衡紊乱，继发性升高值应在可预计的范围内。根据代偿预计值公式：$\Delta HCO_3^- = 0.4 \times \Delta PaCO_2 \pm 3 = 0.4 \times 27 \pm 3$（mmol/L），由此预计患者动脉血 HCO_3^- 的范围应为 $24 + (0.4 \times 27) \pm 3$（mmol/L）即在 31.8～37.8（mmol/L）间。但患者 HCO_3^- 的实测值为 40 mmol/L，超过预计范围的上限，表明体液中 HCO_3^- 提示患者体内除了存在呼吸性酸中毒外，还合并有代谢性碱中毒。$PaCO_2$ 的原发性升高使动脉血［HCO_3^-］继发性升高，代谢性碱中毒又促使 HCO_3^- 进一步升高，因这后一种升高与 $PaCO_2$ 的升高分别使血液 pH 向相反方向改变，故患者血液 pH 可显示正常。

病例五

【分析题】

1. 初步诊断是什么？

2. 诊断依据是什么？

【参考答案】

1. 初步诊断

右侧胸腔积液：结核性胸膜炎可能性大。

2. 诊断依据

（1）低热、盗汗，由开始胸痛明显（干性胸膜炎）到有积液后的胸痛减轻。

（2）右侧胸腔积液征：气管、心脏左移，右下肺语颤减弱，叩浊，呼吸减低至消失。

第四章 缺　氧

病例一

【分析题】

此患者可有何种类型缺氧？为什么？

【参考答案】

血液性缺氧和组织性缺氧。

（1）血液性缺氧：因为血氧容量降低，正常值为 20 mL/dL。

（2）组织性缺氧：因为 PvO_2 升高、动静脉血氧含量差降低。

病例二

【分析题】

1. 致患者神志不清的原因是什么？简述其发生机制。

2. 缺氧类型是什么？有哪些血氧指标符合？

【参考答案】

1. 导致患者神志不清的原因是通风不良的温室中原已有一定量的 CO 蓄积，为火炉添煤时因煤不完全燃烧又产生的大量的 CO，结果引起患者中毒。机制：CO 与 Hb 的亲和力比 O_2 约大 210 倍，空气中 CO 过多时，血内形成大量碳氧血红蛋白，使 Hb 丧失携氧能力，致使血氧含量下降。CO 还可抑制红细胞内糖酵解过程，使 2, 3-DPG 生成减少，氧离曲线左移，氧合红蛋白向组织释放 O_2 也减少，从而导致患者严重缺氧致昏迷。

2. 缺氧类型为血液性缺氧，本病例中，血氧容量为 10. 8 mL/dL，属明显降低，但动脉血氧分压（94. 5 mmHg）和血氧饱和度（95%）均属正常，符合血液性缺氧时血氧变化特点。

病例三

【分析题】

1. 初步诊断是什么？

2. 诊断依据是什么？

【参考答案】

1. 初步诊断

（1）缺铁性贫血。

（2）消化道肿瘤可能大。

2. 诊断依据

（1）贫血症状：心慌、乏力；小细胞低色素性贫血；大便隐血（ + ）；有关铁的化验支持诊断。

（2）病因考虑消化道肿瘤：依据：中年以上男性，有时胃部不适，但无胃病史；逐渐发生贫血，体重略有减轻。

病例四

【分析题】

1. 初步诊断是什么？

2. 诊断依据是什么？

【参考答案】

1. 初步诊断

急性一氧化碳中毒。

2. 诊断依据

（1）患者青年男性，急性起病。一氧化碳接触史，同居室内有类似病者。既往体健。

（2）意识障碍。

（3）查体：浅昏迷，其他神经系统检查体征阴性。

（4）胸部 X 线未见异常，心电图示窦性心动过速。

第五章　发　热

病例一

【分析题】

该患者发热的原因是什么？

【参考答案】

根据患者的病史和体检，患者最大可能是发生了上呼吸道感染。

上呼吸道感染多由病毒引起，主要有流感病毒、副流感病毒等，细菌感染可直接或继病毒感染之后发生，尤以溶血性链球菌为多见。患者常在受凉、疲劳等诱因作用下，机体或呼吸道局部防御功能降低时，使原已存在于呼吸道或从外界侵入的病毒或细菌大量繁殖，引起上呼吸道感染。病毒、细菌等作为发热激活物，使机体产生内生性致热原，进而导致机体发热。

病例二

【分析题】

试讨论该病人是否需要采取解热措施，如需要，可采取哪些方法？

【参考答案】

需要解热。因曾有心肌炎病史，且心率已达 120 次/分。

可采取以下措施：

（1）控制原发病：积极治疗大叶性肺炎。

（2）物理降温：酒精擦浴等。

（3）药物解热。

（4）支持治疗：补充营养、维生素等。

病例三

【分析题】

1. 患者的体温在手术切除阑尾后下降，为什么？

2. 试述该病例发热的过程、机制及治疗原则。

【参考答案】

1. 该患者手术后体温下降的可能原因：发炎阑尾的切除。另外，尚有机体对手术过程中产生的坏死组织的物质的吸收而产生的吸收热，为非感性发热，一般不超过 38.5 ℃。

2. 发热原因要考虑到有来自阑尾的因素和手术过程中产生的坏死组织的物质被机体吸收的因素。本病例中去除病因起到了重要作用。

病例四

【分析题】

1. 初步诊断是什么？

2. 诊断依据是什么？

【参考答案】

1. 初步诊断

中毒型细菌性痢疾（混合型）。

2. 诊断依据

（1）起病急，高热，起病 20 小时才出现腹泻、脓血便。

（2）惊厥一次，抽搐后一直昏睡，神志不清，深浅反射未引出，双巴氏征（+），肢端凉，发绀，心率快，血压低（休克型表现）。

（3）大便常规 WBC 30～40/HP，血 WBC 增高伴核左移。

第六章 应 激

病例一

【分析题】

1. 该患者处于什么病理状态？

2. 患者为什么出现黑便，其发病机制如何？

3. 患者神经－内分泌系统有何变化？与黑便发生有何关系？

【参考答案】

1. 该患者处于应激状态。

2. 患者发生应激性溃疡。发生机制：胃、十二指肠黏膜缺血；胃腔内 H^+ 向黏膜内的反向弥散；酸中毒、胆汁反流等。

3. 神经－内分泌变化及与黑便发生的关系

（1）交感－肾上腺髓质系统兴奋→胆汁反流。

（2）交感－肾上腺髓质系统兴奋→黏膜缺血→内毒素血症、酸中毒、氧自由基↑、前列腺素合成↓。

（3）下丘脑－垂体－肾上腺皮质系统兴奋→β 内啡肽↑。

（4）下丘脑－垂体－肾上腺皮质系统兴奋→糖皮质激素大量分泌→黏膜屏障作用↓。

病例二

【分析题】

1. 本例病人术后出现柏油样便，其原因是什么？可能的发病机制如何？

2. 此时病人出现四肢厥冷、血压下降、心率增快，说明病人体内发生了什么样的病理变化？发病机制如何？

3. 治疗中为何要应用碱性药物？

【参考答案】

1. 本病人术后出现柏油样便的原因宜考虑应激性溃疡，这可能与病人因外科手术发生应激反应，引起胃肠黏膜缺血、H^+弥散至黏膜内使膜内 pH 明显下降而损伤黏膜细胞等因素有关。

2. 病人出现四肢厥冷、血压下降、心率增快说明病人发生了失血性休克，且接近失代偿期。其发生机制与应激性溃疡发生后造成消化道大出血，引起体内有效循环血量急剧减少、交感神经－肾上腺髓质系统强烈兴奋等机制有关。

3. 治疗中采用碱性药物胃内间断灌注，目的是针对应激性溃疡发生机制，通过中和胃酸以减轻H^+对黏膜的损伤，利于受损黏膜的修复。

第七章　休　克

病例一

【分析题】

1. 该患者应属何种休克？

2. 你认为对该患者的处理措施是否合理？为什么？

【参考答案】

1. 属失血性休克。

2. 处理措施有不合理之处。原因：虽然去甲肾上腺素可使血管收缩有助于提高血压，但是浓度过高会加重微循环的缺血缺氧，加重休克的进一步发展。

病例二

【分析题】

1. 该患者应属何种休克？

2. 送院前该患者处于休克哪一阶段？

3. 此阶段微循环变化的特点是什么？

4. 请从病理生理的角度提出抢救此患者的原则。

【参考答案】

1. 该患者应属失血性休克（低血容量性休克）。

2. 送院前该患者处于休克初期（缺血缺氧期）。

3. 此阶段微循环变化的特点是：大量真毛细血管关闭；动静脉吻合支开放；毛细血管前阻力↑↑，毛细血管后阻力↑；少灌少流，灌少于流。

4. 止血，补充血容量（需多少补多少、及时尽早、心肺功能允许），纠正酸中毒，合理应用血管活性药物（休克早期可用舒张血管药物、后期在充分扩容的基础上可适当应用缩血管药物），防治细胞损伤、防治器官衰竭、支持营养等。

病例三

【分析题】

1. 本病例属何种类型的休克，简述其发生机制。

2. 在治疗中为何使用碳酸氢钠和呋塞米？

【参考答案】

1. 本病例属失血性休克。由于严重创伤造成短时间内大量失血（腹腔穿刺有血、X线摄片示骨盆骨折、手术见腹腔积血 2500 mL），加上剧烈疼痛引起体内交感－肾上腺髓质系统、肾素－血管紧张素－醛固酮系统强烈兴奋，多种缩血管物质释放，使患者迅速进入休克早期。但由于失血量大及未能及时止血，机体的代偿反应难以达到暂时维持动脉血压和心脑的血供（动脉平均压为 50 mmHg、舒张压仅 40 mmHg），因此很快就进入休克期（神志恍惚、未见排尿、术中血压一度降至零、手术见腹腔积血 2500 mL 相当于总血量的 50%）。

2. 治疗中使用碳酸氢钠溶液是为了纠正患者体内的代谢性酸中毒，此举有助于改善血管壁平滑肌对血管活性物质的反应性，增强心肌的收缩力，降低升高的血钾浓度。应用呋塞米促进利尿，以排出血液中积聚的酸性及有毒代谢产物、降低血钾和防止发生严重的并发症。

病例四

【分析题】

1. 初步诊断是什么？

2. 诊断依据是什么？

【参考答案】

1. 初步诊断

（1）胃溃疡，合并出血。

（2）失血性贫血，休克早期。

2. 诊断依据

（1）周期性、节律性上腹痛。

（2）呕血、黑便，大便隐血阳性。

（3）查体上腹中压痛，四肢湿冷，脉压变小。

（4）Hb 82 g/L（＜120 g/L）。

病例五

【分析题】

1. 初步诊断是什么？

2. 诊断依据是什么？

【参考答案】

1. 初步诊断

（1）左侧输卵管妊娠破裂。

（2）失血性休克。

（3）失血性贫血。

2. 诊断依据

（1）左侧输卵管妊娠破裂。

①患者青年女性，急性起病。既往月经规律。结婚2年未避孕，未孕。

②停经后出现阴道流血、突发下腹剧痛，肛门坠胀。

③查体：脉搏增快，血压下降，贫血貌，腹稍膨隆，全腹压痛（+），移动性浊音（+）。

④妇科检查：阴道有少许血性分泌物，后穹窿饱满，宫颈举痛（+），宫体稍大、稍软，左侧附件区可触及不规则包块，边界不清，触痛（+）。

（2）失血性休克。

①拟诊“左侧输卵管妊娠破裂”，突发下腹痛、阴道流血，伴头晕。

②查体：脉搏增快，血压下降（$<90/60$ mmHg），贫血貌，睑结膜苍白，口唇苍白，移动性浊音（+），四肢皮肤湿冷。血常规示血红蛋白下降。

（3）失血性贫血。

拟诊“左侧输卵管妊娠破裂”，突发下腹痛、阴道流血，伴头晕。查体：贫血貌，睑结膜苍白，口唇苍白。血常规示血红蛋白下降。

第八章　凝血与抗凝血平衡紊乱

病例一

【分析题】

1. 可能的诊断是什么？依据是什么？

2. 应进一步对该患儿做什么检查？

【参考答案】

1. DIC。依据：出血、血压下降。

2. 为了确诊，应进一步检测血小板计数，凝血酶原时间，进一步检测纤维蛋白原含量。DIC患者血小板计数通常低于100×10^9/L、凝血酶原时间延长（>14 s），血浆纤维蛋白原含量低于1.5 g/L。

病例二

【分析题】

1. 患者显然发生了DIC，导致此病理过程的原因是什么？

2. 患者的血小板计数为什么进行性减少？凝血酶原时间为什么延长？纤维蛋白原定量为什么减少？3P 试验为什么阳性？

3. 患者发生少尿甚至无尿的原因是什么？

【参考答案】

1. DIC 的病因：肝炎病毒；诱因：急性黄疸型肝炎引起肝功能严重障碍。

2. 血小板进行性减少是由于 DIC 发生发展过程中血小板消耗与聚集加剧所致。凝血酶原时间（Prothrombin time，PT）延长是由于纤维蛋白原、Ⅶ、Ⅴ和Ⅹ因子减少。另外，也可能受 FDP 增加的影响。PT 是在受检血浆中加入组织凝血活酶（兔脑、胎盘等的浸出液）和适量 Ca^{2+}，观察血浆凝固时间，主要检测外源性凝血途径的试验。纤维蛋白原减少是由于进行性消耗过多所致。3P 试验阳性是由于继发性纤溶亢进，纤溶酶降解纤维蛋白（原），FDP 增多。

3. 少尿、无尿的原因是 DIC 过程中微血栓形成累及肾脏，导致急性肾功能衰竭。

第九章　缺血－再灌注损伤

病例一

【分析题】

1. 本例病人入院后出现的室速、室颤是否可诊断为再灌注性心律失常？为什么？

2. 如果该患者符合再灌注性心律失常诊断，其发病机制可能有哪些？

【参考答案】

1. 本例病人入院后出现的室速、室颤可诊断为再灌注性心律失常。因为患者入院后出现的室性心律失常是在有效地施行了溶栓疗法后发生的。此时，患者心脏受累心肌存在缺血－再灌注过程。

2. 患者再灌注性心律失常的发病机制可能如下：受累心肌缺血－再灌注过程中产生的自由基和钙超载所造成的心肌损失及 ATP 减少使 ATP 敏感性钾通道激活等改变了心肌电生理特性，如缺血－再灌注使纤颤阈降低及心肌电解质紊乱可导致心律失常的发生。

第十章　糖代谢紊乱

病例一

【分析题】

1. 初步诊断是什么？

2. 诊断依据是什么？

【参考答案】

1. 初步诊断

（1）糖尿病2型：白内障，糖尿病周围神经病变，糖尿病肾病。

（2）高血压病Ⅰ期（2级，中危组）。

2. 诊断依据

（1）糖尿病2型及并发症：①有典型糖尿病症状：多饮、多尿、多食、消瘦，起病缓慢，相对较轻；②空腹血糖≥7.0 mmol/L；③糖尿病史10年以上，有白内障；④下肢麻木，时有针刺样疼痛，感觉减退，膝腱反射消失，支持糖尿病周围神经病变；⑤糖尿病史10年以上，尿蛋白（+）。

（2）高血压病Ⅰ期（2级，中危组）：血压高于正常，无脏器损害客观证据。

第十一章　脂代谢紊乱

病例一

【分析题】

1. 初步诊断是什么?

2. 诊断依据是什么?

【参考答案】

1. 初步诊断

缺血性脑卒中。

2. 诊断依据

（1）急性起病。

（2）局灶性神经功能缺损。

（3）症状和体征持续数小时以上。

（4）脑CT或MRI排除出血和其他病变。

（5）脑CT或MRI有责任梗死病灶。

第十二章　细胞信号转导异常与疾病

病例一

【分析题】

1. 初步诊断是什么?

2. 诊断依据是什么?

【参考答案】

1. 初步诊断

（1）Graves病。

（2）甲亢性心脏病：心脏大，心房纤颤，心功能Ⅲ级。

2. 诊断依据

（1）Graves 病：①病史：多食、多汗、消瘦、怕热、肌无力、闭经、易怒；②查体：心率快，脉压大，眼球突出，甲状腺肿大，有震颤及血管杂音；③曾有 T3、T4 增高和他巴唑治疗有效。

（2）甲亢性心脏病：①有 Graves 病；②劳累后心慌、气短明显，夜间有憋醒；③心界稍向左大，心率 150 次/分，有脱落脉，提示心房纤颤。

第十三章　细胞增殖和凋亡异常与疾病

病例一

【分析题】

病人淋巴细胞发生什么病理改变？为什么？

【参考答案】

病人淋巴细胞发生凋亡改变，依据是 DNA 琼脂糖电泳、电镜检查及核酸内切酶活性测定。

第十四章　多器官功能障碍

病例一

【分析题】

1. 初步诊断是什么？
2. 本病的发病机制是什么？
3. 本病可采取哪些方法治疗？

【参考答案】

1. 初步诊断：野蜂哲伤（毒液效应）；急性溶血；急性肾功能衰竭；心肌损害、心动过缓；肝功能损害。

2. 发病机制：当野蜂哲伤时，野蜂毒液由毒囊尾刺（毒刺）注入人体引起中毒，蜂毒含有多种毒性物质，按其作用时间的不同分为直接损伤毒素和继发性损伤毒素。蜂毒进入血流，可引起血液、肝脏、肾脏、心脏、神经等多系统损伤。本例患者遭受野蜂袭击，头面部受伤数十处，伤情较重，且由于头面部血管丰富，血流快，所以本例蜂毒反应剧烈。

3. 治疗：蜂类毒素目前尚无特效解毒药物，应立即清除血液中的毒素，采取抗感染、抗过敏、护肝、改善心功能等对症支持，防治并发症是治疗关键。首先对伤口局部处理，尽快拔出伤口内毒刺或毒囊，及早冲洗伤口，减少蜂毒的存留及吸收，局部涂氨水，急送医院进行系统治疗。

第十五章　疾病治疗药物药理学总论

病例一

【分析题】

1. 两种治疗药物，哪一个是对因治疗？哪一个是对症治疗？

2. 用药后，什么症状改善属于治疗作用？什么症状属于不良反应？这些不良反应能避免吗？

【参考答案】

1. 洛美沙星是对因治疗；阿托品是对症治疗。

2. 腹痛减轻属于治疗作用；干燥、面部潮红、口干、视物模糊、排尿困难属于阿托品导致的不良反应。阿托品的不良反应一般停药后消失，无须特殊处理。若想避免不良反应，可以酌情减少阿托品的注射剂量，还可以用冰袋及酒精擦浴降低患者体温。

病例二

【分析题】

上述两名患者出现何种药理效应？

【参考答案】

患者 1 出现的是量反应，患者 2 出现的是质反应。

（龙儒桃　谢协驹）

附录7：课程思政设计

根据相应的教学内容知识点，课程思政目标主要紧扣5个主题，包括习近平新时代中国特色社会主义思想、社会主义核心价值观、中华优秀传统文化、宪法法治、学生职业理想和职业道德等思想品德。教学内容知识点对应的课程思政目标在“国家勋章和国家荣誉称号”中做了参考性分配。其他如诺贝尔生理学或医学奖、警醒案例、病例分析等可由教师在教学过程中，根据教学内容选择分配，也可供学生通过阅读融会贯通。

章	思政目标	教学内容知识点	国家勋章和国家荣誉称号	诺贝尔生理或医学奖	警醒案例	病例分析	小计
第一章　疾病概论	习近平新时代中国特色社会主义思想	病因学—生物因素（病毒）	“人民科学家”国家荣誉称号——顾方舟	7例	1例	2例	11
第二章　水、电解质代谢紊乱	1. 中华优秀传统文化 2. 社会主义核心价值观	1. 高渗性脱水—肾性尿崩症中医治疗 2. 水肿—肺水肿	1. “人民英雄”国家荣誉称号——张伯礼 2. “人民英雄”国家荣誉称号——张定宇	4例	1例	7例	14
第三章　酸碱平衡和酸碱平衡紊乱	社会主义核心价值观	单纯型酸碱平衡紊乱－呼吸性酸中毒	“共和国勋章”——钟南山	1例	1例	5例	8
第四章　缺氧	职业理想和职业道德	缺氧功能代谢变化	“七一勋章”——吴天一	3例	1例	4例	9
第五章　发热	1. 中华优秀传统文化 2. 宪法法治	1. 发热的病因和发病机制—发热激活物 2. 发热的病因和发病机制—发热激活物—抗原抗体复合物	2. “共和国勋章”——屠呦呦 2. “人民英雄”国家荣誉称号——陈薇	4例	—	4例	10

续表

章	思政目标	教学内容知识点	国家勋章和国家荣誉称号	诺贝尔生理或医学奖	警醒案例	病例分析	小计
第六章　应激	—	—	—	1 例	—	2 例	3
第七章　休克	习近平新时代中国特色社会主义思想	机体代谢与功能变化—器官功能障碍	“七一勋章”——辛育龄	4 例	3 例	5 例	13
第八章　凝血与抗凝血平衡紊乱	—	—	—	2 例	—	2 例	4
第九章　缺血-再灌注损伤	—	—	—	4 例	—	1 例	5
第十章　糖代谢紊乱	—	—	—	2 例	—	1 例	3
第十一章　脂代谢紊乱	—	—	—	2 例	1 例	1 例	4
第十二章　细胞信号转导异常与疾病	—	—	—	3 例	—	1 例	4
第十三章　细胞增殖和凋亡异常与疾病	—	—	—	1 例	—	1 例	2
第十四章　多器官功能障碍	—	—	—	1 例	—	1 例	2
第十五章　疾病治疗药物药理学总论	—	—	—	1 例	—	2 例	3
合计素材数	—	—	共 8 例	共 40 例	共 8 例	共 39 例	95

（龙儒桃　李伟斯　谢协驹）

附录8：与《临床执业医师资格考试大纲》相关内容介绍

为了适应国家执业医师资格考试改革要求，做好教学内容与执业医师资格考试内容相衔接，根据国家卫生健康委员会医师资格考试委员会颁布的《临床执业医师资格考试大纲》（2018年9月），介绍本教材教学内容与《临床执业医师资格考试大纲》相关的考点，供学生参考。

章节	细目	要点
第一章　疾病概论	1. 病因学	（1）病因
		（2）条件
	2. 发病学	（1）一般规律
		（2）基本机制
	3. 疾病的转归	（1）康复
		（2）死亡
第二章　水、电解质代谢紊乱	1. 水、钠代谢紊乱	（1）正常水、钠平衡
		（2）脱水
		（3）水中毒
		（4）水肿
	2. 钾代谢紊乱	（1）正常钾平衡
		（2）钾代谢紊乱
第三章　酸碱平衡和酸碱平衡紊乱	1. 酸碱平衡及其调节	（1）概念
		（2）调节
		（3）常用指标
	2. 单纯型酸碱平衡紊乱	（1）代谢性酸中毒
		（2）代谢性碱中毒
		（3）呼吸性酸中毒
		（4）呼吸性碱中毒
第四章　缺氧	1. 概述	常用血氧指标
	2. 类型	（1）低张性缺氧
		（2）血液性缺氧
		（3）循环性缺氧
		（4）组织中毒性缺氧
	3. 功能与代谢改变	（1）呼吸系统
		（2）循环系统
		（3）血液系统

续表

章节	细目	要点
第五章　发热	1. 病因和机制	（1）发热、过热、发热激活物和内生致热原的概念
		（2）发病机制
	2. 功能与代谢改变	（1）代谢改变
		（2）功能改变
第六章　应激	1. 概述	（1）应激、应激原的概念
		（2）全身适应综合征的概念
	2. 躯体反应	（1）神经内分泌反应
		（2）急性期反应
		（3）细胞反应
	3. 应激与疾病	（1）应激性溃疡
		（2）创伤后应激障碍（PTSD）
第七章　休克	1. 概念、病因和分类	（1）概念
		（2）病因、分类
	2. 发病机制	微循环机制
	3. 功能与代谢改变	（1）代谢障碍
		（2）器官功能障碍
	4. 几种常见休克的特点	（1）失血性休克
		（2）感染性休克
		（3）过敏性休克
		（4）心源性休克
第八章　凝血与抗凝血平衡紊乱	弥散性血管内凝血（DIC）	（1）病因和发病机制
		（2）影响因素
		（3）功能与代谢改变
第九章　缺血－再灌注损伤	1. 概述	概念
	2. 发病机制	（1）自由基的作用
		（2）钙超载的作用
		（3）白细胞的作用
第十章　糖代谢紊乱	无	无
第十一章　脂代谢紊乱	无	无
第十二章　细胞信号转导异常与疾病	无	无
第十三章　细胞增殖和凋亡异常与疾病	无	无

续表

章节	细目		要点
第十四章　多器官功能障碍	无		无
第十五章　疾病治疗药物药理学总论	一、药物效应动力学	1. 不良反应	（1）副反应
			（2）毒性反应
			（3）后遗效应
			（4）停药反应
			（5）超敏反应
			（6）特异质反应
		2. 药物剂量与效应关系	（1）半数有效量
			（2）半数致死量
			（3）治疗指数
		3. 药物与受体	（1）激动药
			（2）拮抗药
	二、药物代谢动力学	1. 吸收	（1）首关消除
			（2）吸入给药
			（3）注射给药
			（4）局部用药
		2. 分布	（1）血浆蛋白结合率
			（2）血脑屏障
			（3）胎盘屏障
			（4）解离度
		3. 代谢	（1）药物代谢酶
			（2）药酶诱导剂
			（3）药酶抑制剂
		4. 药物消除动力学	（1）一级消除动力学
			（2）零级消除动力学
		5. 药物代谢动力学重要参数	（1）半衰期
			（2）清除率
			（3）表观分布容积
			（4）生物利用度

注：除了第十五章疾病治疗药物药理学总论来自药理学以外，其他均来自病理生理学。

（龙儒桃　谢协驹）

参考文献

［1］王建枝，钱睿哲．病理生理学［M］．9 版．北京：人民卫生出版社，2018.
［2］肖献忠．病理生理学［M］．4 版．北京：高等教育出版社，2018.
［3］杨宝峰，陈建国．药理学［M］．9 版．北京：人民卫生出版社，2018.

本教材在编写过程中，引用、借鉴了大量的原始文献和教材、论著的相关内容，包括图、表、文字表达等，为此，谨向被我们引用、借鉴的写作相关论著的专家学者、出版者致以最崇敬的谢意，感谢你们的支持，使本教材得以高质量地完成。

（龙儒桃　刘 嬉）